国家卫生和计划生育委员会"十三五"规划教材

全国高等学校教材

供康复治疗学专业用

神经康复学

NEUROREHABILITATION

第3版

主　编　倪朝民

副 主 编　胡昔权　梁庆成

编　者　（以姓氏笔画为序）

王　龙　长治医学院附属和平医院

刘　波　黑龙江中医药大学附属第二医院

许业松　皖南医学院弋矶山医院

孙莉敏　复旦大学附属华山医院

李　哲　郑州大学第五附属医院

吴　霜　贵州医科大学附属医院

陈　颖　海南医学院第一附属医院

胡昔权　中山大学附属第三医院

姜永梅　大连医科大学附属第二医院

洪永锋　安徽医科大学第二附属医院

倪朝民　中国科学技术大学附属第一医院

梁庆成　哈尔滨医科大学第二临床医学院

秘　书　穆景颂　中国科学技术大学附属第一医院

U0284671

人民卫生出版社

图书在版编目（CIP）数据

神经康复学/倪朝民主编. -- 3版. -- 北京：人
民卫生出版社，2018
全国高等学校康复治疗专业第三轮规划教材
ISBN 978-7-117-25810-4

Ⅰ.①神… Ⅱ.①倪… Ⅲ.①神经系统疾病－康复医
学－高等学校－教材 Ⅳ.①R741.09

中国版本图书馆 CIP 数据核字（2018）第 032129 号

| 人卫智网 | www.ipmph.com | 医学教育、学术、考试、健康，
购书智慧智能综合服务平台 |
| 人卫官网 | www.pmph.com | 人卫官方资讯发布平台 |

神经康复学
第 3 版

主　　编：倪朝民
出版发行：人民卫生出版社（中继线 010-59780011）
地　　址：北京市朝阳区潘家园南里 19 号
邮　　编：100021
E - mail：pmph @ pmph.com
购书热线：010-59787592　010-59787584　010-65264830
印　　刷：人卫印务（北京）有限公司
经　　销：新华书店
开　　本：850×1168　1/16　印张：20
字　　数：563 千字
版　　次：2008 年 1 月第 1 版　2018 年 3 月第 3 版
　　　　　2020 年 10 月第 3 版第 6 次印刷（总第 18 次印刷）
标准书号：ISBN 978-7-117-25810-4/R·25811
定　　价：58.00 元

打击盗版举报电话：010-59787491　E-mail：WQ @ pmph.com
（凡属印装质量问题请与本社市场营销中心联系退换）

全国高等学校康复治疗学专业第二轮规划教材于 2013 年出版，共 17 个品种，通过全国院校的广泛使用，在促进学科发展、规范专业教学及保证人才培养质量等方面，都起到了重要作用。

为深入贯彻教育部《国家中长期教育改革和发展规划纲要（2010—2020 年）》和国家卫生和计划生育委员会《国家医药卫生中长期人才发展规划（2011—2020 年）》文件精神，适应我国高等学校康复治疗学专业教育、教学改革与发展的需求，通过对康复治疗学专业第二轮规划教材使用情况和反馈意见的收集整理，经人民卫生出版社与全国高等学校康复治疗学专业第三届教材评审委员会研究决定，于 2017 年启动康复治疗学专业第三轮规划教材的修订工作。

经调研和论证，本轮教材新增《儿童康复学》和《老年康复学》。

康复治疗学专业第三轮规划教材的修订原则如下：

1. **坚持科学、统一的编写原则**　根据教育部培养目标、卫生计生部门行业要求、社会用人需求，在全国进行科学调研的基础上，充分论证本专业人才素质要求、学科体系构成、课程体系设计和教材体系规划后，制定科学、统一的编写原则。

2. **坚持必需、够用的原则**　根据专业培养目标，始终强调本科教材"三基""五性""三特定"的编写要求，进一步调整结构、精炼内容，满足培养康复治疗师的最基本需要。

3. **坚持紧密联系临床的原则**　强调康复理论体系和临床康复技能的培养，使学生毕业后能独立、正确处理与专业相关的康复常见实际问题。

4. **坚持教材创新发展的原则**　本轮教材采用了"融合教材"的编写模式，将纸质教材内容与数字资源内容相结合，教材使用者可以通过移动设备扫描纸质教材中的"二维码"获取更多的教材相关富媒体资源，包括教学课件、自测题、教学案例等。

5. **坚持教材立体化建设的原则**　从第二轮修订开始，尝试编写了服务于教学和考核的配套教材，本轮 19 种理论教材全部编写了配套《学习指导及习题集》，其中 13 种同时编写了配套《实训指导》，供教师授课、学生学习和复习参考。

第三轮康复治疗学专业规划教材适用于本科康复治疗学专业使用，理论教材共 19 种，计划于 2018 年秋季出版发行，全部数字资源内容也将同步上线。

希望全国广大院校在使用过程中提供宝贵意见，为完善教材体系、提高教材质量及第四轮规划教材的修订工作建言献策。

1. 功能解剖学（第3版）
   主编　汪华侨　　副主编　臧卫东　倪秀芹

2. 康复生理学（第3版）
   主编　王瑞元　　副主编　朱进霞　倪月秋

3. 人体发育学（第3版）
   主审　李晓捷　　主编　李　林　武丽杰　　副主编　陈　翔　曹建国

4. 人体运动学（第3版）
   主编　黄晓琳　敖丽娟　　副主编　潘燕霞　许　涛

5. 康复医学概论（第3版）
   主编　王宁华　　副主编　陈　伟　郭　琪

6. 康复功能评定学（第3版）
   主编　王玉龙　　副主编　高晓平　李雪萍　白玉龙

7. 物理治疗学（第3版）
   主编　燕铁斌　　副主编　姜贵云　吴　军　许建文

8. 作业治疗学（第3版）
   主编　窦祖林　　副主编　姜志梅　李奎成

9. 语言治疗学（第3版）
   主审　李胜利　　主编　陈卓铭　　副主编　王丽梅　张庆苏

10. 传统康复方法学（第3版）
    主编　陈立典　　副主编　唐　强　胡志俊　王瑞辉

11. 临床疾病概要（第 3 版）

主编 周 蕾 副主编 许军英 范慧敏 王 嵘

12. 肌肉骨骼康复学（第 3 版）

主编 岳寿伟 副主编 周谋望 马 超

13. 神经康复学（第 3 版）

主编 倪朝民 副主编 胡昔权 梁庆成

14. 内外科疾病康复学（第 3 版）

主编 何成奇 吴 毅 副主编 吴建贤 刘忠良 张锦明

15. 社区康复学（第 2 版）

主编 王 刚 副主编 陈文华 黄国志 巩尊科

16. 临床康复工程学（第 2 版）

主编 舒 彬

17. 康复心理学（第 2 版）

主编 李 静 宋为群

18. 儿童康复学

主编 李晓捷 副主编 唐久来 杜 青

19. 老年康复学

主编 郑洁皎 副主编 桑德春 孙强三

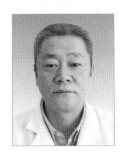

倪朝民

　　教授，主任医师，博导，首届江淮名医。1983 年毕业于安徽医科大学临床医学专业（获学士学位），1988 年获运动医学硕士学位。现任中国科技大学附属第一医院（安徽省立医院）康复医学科（安徽省临床重点学科）科主任，兼任中国康复医学会第 5、6 届常务理事，中华医学会物理医学与康复学分会第 8、9、10 届常委，中国医师协会康复医师分会第 1、2、3 届常委，中国医促会康复医学分会常委，中国老年医学会康复医学分会常委；安徽省医学会常务理事，安徽省医学会物理医学与康复学分会第 6、7 届主委，第 8 届候任主委；《中华物理医学与康复杂志》《中国康复医学杂志》《中国康复理论与实践》和《中国康复》等期刊编委。先后主持和承担省级和国家级科研课题 10 多项，已培养研究生 38 名，发表学术论文 100 余篇，其中 SCI 期刊 2 篇，北图核心期刊 40 余篇。

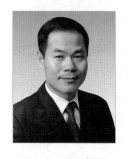

胡昔权

教授，主任医师，博士生导师，中山大学附属第三医院康复医学科／康复医学教研室副主任、岭南医院康复医学科主任。现任中国康复医学会脑血管病专业委员会常务委员、中国残疾人康复协会神经伤残康复专业委员会副主任委员、广东省医学会物理医学与康复学分会主任委员、广东省康复医学会副会长兼神经康复分会候任会长等。

一直承担中山大学、南方医科大学康复治疗专业《神经康复学》等核心课程的教学。参加本套教材《神经康复学》第 1 版到第 3 版的编写。至今已培养全日制博士生、硕士生 20 余人。研究方向为脑损伤后各种功能障碍的康复及其神经可塑性机制。主持国家自然科学基金面上项目 3 项、广东省自然科学基金重点项目 1 项。已发表论文 60 余篇，其中 SCI 论著 10 余篇。主编副主编专著 5 部，参编专著 10 余部。

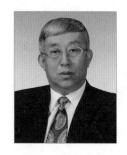

梁庆成

教授，主任医师，硕士研究生导师，现任哈尔滨医科大学第二临床医学院康复科主任、神经科二病房主任。1984 年以优异的成绩毕业于哈医大医学系并分配到哈医大二院工作至今。毕业以后一直从事临床医疗、教学、及科研工作，曾在国内著名医院学习深造。发表学术论文百余篇，参加省级以上课题 10 余项，专著 20 部，培养硕士研究生百余人。参加各层次教学工作，参加统编教材编写 6 部，先后多次评为哈医大优秀工作者和优秀教师。主要社会兼职：黑龙江省医师协会神经康复学会主委，黑龙江省康复医学会运动障碍专业委员会主委，黑龙江脑血管病学会康复专业委员会主委，黑龙江省康复医学会神经专业委员会副主委，黑龙江省康复医学会痴呆专业委员会副主委，黑龙江省卒中学会副理事长兼秘书长，黑龙江省微循环学会副理事长，黑龙江省医学会神经专业委员会副主委等 25 个学会副主委。

前言

神经系统疾患是临床上导致残疾的常见疾病,主要有意识障碍、运动功能障碍、言语吞咽功能障碍、认知功能障碍、二便控制障碍等,涉及各年龄段的人群。神经康复主要是针对神经系统疾患所致的功能障碍进行康复预防、康复评定和康复治疗。

大量科学研究和临床实践表明,早期康复介入是提高康复治疗效果、减轻患者功能障碍程度的重要环节。积极开展二级康复和三级康复,可以使更多神经疾患的功能障碍者受益,提高其生活质量。

本书是本科规划教材《神经康复学》的第3版,系统地介绍了国内外神经康复中常用的功能评定方法和治疗技术。全书分为14章,详细介绍了神经康复的基础理论,中枢神经和周围神经常见疾病的临床特点,相关功能障碍的康复评定和康复治疗,包括脑卒中、脑外伤、脑炎、脑肿瘤、癫痫、脊髓炎等。

本书的特点:内容新颖,实用性强;从基础理论到临床应用,循序渐进;应用面广,可作为康复工作者和其他相关临床学科医务人员的参考用书。较第2版的基础上丰富了融合教材的内容,图文并茂,并使用视频、动画等手段,帮助读者理解文字内容。

本书在编写过程中得到了人民卫生出版社和编委所在单位的大力支持,在此表示衷心的感谢。

由于时间仓促,水平有限,书中介绍的内容难以全面反映国内外神经康复方面的所有进展,书中错误在所难免,恳请读者批评指正。

倪朝民

2017 年 9 月

目录

04

第四章
帕金森病康复

05

第五章
阿尔茨海默病康复

06

第六章
多发性硬化康复

第一章
神经康复学概述

神经康复学是研究神经系统疾患所致的功能障碍，并进行相关的康复预防、康复评定和康复治疗的一门临床学科。神经康复是临床康复的重要分支，是神经系统疾患临床治疗不可分割的重要组成部分。

神经康复学的核心指导思想是功能恢复和功能重建。神经康复的目标是采用以功能训练为主的多种有效措施，加快神经功能的恢复进程，消除或减轻神经系统病损后导致的功能障碍，提高患者的生活质量，使患者回归家庭和社会。

20 世纪初，Ramony cajal 在研究中发现，成年哺乳动物的神经元损伤后不可能再生；Broca 在手术中确定了一个与语言有关的区域，认为一区一功能，损伤后相应功能不复存在，其余脑组织也不能取代。脑细胞死亡是永久不可再生的观点一度成为生物医学界经典理论。

1973 年，挪威神经解剖学家 Acf brodal 提出以下观点：虽然没有确切的证据表明哺乳动物轴索横贯性破坏后的再生，但多数情况下，未受损的神经纤维代替了受损的部分。Ogden R 在实验性偏瘫猴中证明，功能训练可使其运动功能恢复。医学界曾出现早期功能再训练理论（retraining theory），或功能重组理论。随后神经轴突发芽、突触结构和功能改变等研究，室管膜下区、海马齿状回、嗅球等处神经干细胞的发现，使学术界逐渐认识到了脑可塑性（brain plasticity）。

在近年脑的研究中，神经康复学在理论上和临床治疗上取得了飞速的发展。这些发展使神经康复学有了更扎实的理论基础，也使康复医学这门新兴学科得到了较广泛的认可。现在神经康复治疗方法主要有神经生理学和神经发育学方法、脑功能重建方法和相关临床治疗方法。神经生理学和神经发育学方法，是根据神经生理和神经发育原理，运用兴奋或抑制的手法，促进大脑功能再通的方法，典型方法有 Bobath、Brunnstrom、Rood、PNF 和 MRP 等技术。脑功能重建方法是根据脑的可塑性原理，利用神经生理学、神经发育学、分子生物学、细胞生物学、神经电 - 磁学，神经心理学、神经药理学等新技术手段，促进脑功能重建。目前临床上应用的还有运动想象疗法、减重步行训练疗法、肌电生物反馈疗法、功能电刺激疗法、强制性运动疗法、镜像疗法、重复经颅磁刺激和经颅直流电刺激等；另外，随着电脑和网络信息技术的发展，近年又出现了全自动康复机器人训练、虚拟现实训练、精神心理和认知训练等治疗方法。相关临床方法主要有"卒中单元"的管理和治疗，溶栓"时间窗"的选择和把握，脑神经保护剂、运动兴奋剂及抗痉挛药物的适时和合理应用，脑卒中相关病症的预防和治疗，心肺等其他脏器疾患影响的处理等。

神经康复学涉及多学科知识，需要相关学科的联合，才能更好地推动本学科的发展，使更多的患者受益。

第一节 神经康复的理论基础

一、神经系统的基本结构和功能

神经系统包括中枢神经系统（central nervous system）和周围神经系统（peripheral nervous system）两大部分，前者指脑和脊髓部分，后者指脑和脊髓以外的部分。中枢神经系统包括脊髓、脑干、大脑皮质、小脑和基底节，它们对靶器官的调节如下：

脊髓是最低层次的感觉运动中枢，是完成躯体运动最基本的反射中枢。其主要功能是通过神经回路传导最基本的、定型的和反射性运动活动。脊髓的反射活动构成了感觉运动调节的基础。

脑干在感觉运动控制中主要起承上启下的作用，脑干与觉醒、视听觉、口面部运动和眼球运动等许多重要功能有密切的关系。

大脑皮质是最高级神经中枢，对感觉运动的控制极其复杂，它有语言区、听区、视区、躯体运动与感觉等多个中枢。此外，大脑皮质还可通过直接控制放置反射、平衡反应、视觉翻正反射和皮质抓握反射，实现对功能活动所需的快速、精确的运动调节。

小脑是运动中枢调制结构，并无传出纤维直接到达脊髓，而是通过脑干运动系统和大脑皮质对随意运动起启动、监测、调节和矫正作用。小脑通过脑干前庭通路参与控制运动平衡，调整姿势；通过红核脊髓及网状结构参与对牵张反射的调节，影响肌张力，纠正运动偏差，使运动精确完善。

基底节接受几乎所有大脑皮质的纤维投射，其传出纤维经丘脑前腹核和外侧腹核接替后，又回到大脑皮质，从而构成基底神经节与大脑之间的回路。通过各级结构的调节，人的运动才能顺利、协调地完成。

神经系统内含有神经细胞和神经胶质细胞两大类细胞。神经细胞又称为神经元，是构成神经系统结构和功能的基本单位。神经元的主要功能是接受刺激和传递信息。大多数神经元由胞体和突起两部分组成。突起有树突和轴突之分。一个神经元可有一个或多个树突，但一般只有一个轴突。轴突的末端分成许多分支，每个分支末梢的膨大部分称为突触小体，它与另一个神经元相接触而形成突触。轴突和感觉神经元的长树突二者统称为轴索，轴索外面包有髓鞘和神经膜，成为神经纤维。神经纤维可分为有髓鞘神经纤维和无髓鞘神经纤维。神经纤维末端称为神经末梢。神经纤维的主要功能是传导兴奋。在神经纤维上传导兴奋或动作电位称为神经冲动。不同类型的神经纤维传导兴奋的差别很大，这与神经纤维直径大小、有无髓鞘、髓鞘的厚度以及温度的高低等因素有关。有髓鞘神经纤维比无髓鞘神经纤维传导速度快。测定神经纤维传导速度有助于诊断神经纤维的疾患和估计神经损伤的程度和预后。

神经对所支配的组织具有两种作用，即功能性作用和营养性作用。功能性作用也就是神经系统对组织器官的调节作用。营养性作用主要通过神经元生成释放某些营养性因子来维持所支配组织正常代谢与功能。如：运动神经受损后，由于完全或部分失去了神经的营养性作用，神经所支配的肌肉内糖原合成减慢，蛋白质分解加快，肌肉逐渐萎缩。

神经元生成营养因子发挥对所支配组织营养性作用的同时，也接受一类被称为神经营养因子（neurotrophin，NT）的蛋白质分子的支持，以维持其正常的形态和功能。神经营养因子可产生于神经所支配的组织（如肌肉）和星形胶质细胞，它们在神经末梢经由受体介导式入胞的方式进入末梢，再经逆向轴浆运输抵达胞体，促进胞体生成有关的蛋白质，从而发挥其支持神经元生长、发育和功能完整性的作用。目前分离到的神经营养因子种类主要有神经生长因子（nerve growth factor，NGF）、脑源性神经营养因子（brain derived neurotrophic factor，BDNF）、神经营养因子3（NT-3）和神经营养因子4/5（NT-4/5）等。实验证明，神经生长因子对交感神经元和感觉神经元的生长和存活是必需的，神经生长因子对基底前脑和纹状体胆碱能神经元的生长和存活起重要作用。

二、神经康复的理论基础

（一）中枢神经康复的理论基础

经过半个多世纪的研究，中枢神经康复基础已经取得了很大成绩，特别是中枢神经可塑性理论、运动分级理论、学习与记忆、早期临床预防和治疗等在指导中枢神经康复方面起着很重要的作用。

1. **中枢神经的可塑性理论**　为了调节各种适应性反应，中枢神经系统是可变的，这种可变性又称可修饰性或可塑性。这种可塑能力表现在短期功能的改变和长期结构的改变。短期功能的改变是突触效率和效力的变化。长期结构的改变是神经连接的数量和组织的改变。目前经动物实验、临床研究、高新技术手段检测（包括PET-CT、fMRI、分子生物学、细胞生物学等）证实，神经系统损伤后在系统间、系统内存在结构上和功能的可塑性。这些可塑性与神经生物学和神经免疫性等内在因素有关，与外界丰富的环境、干细胞移植、众多的康复治疗密不可分，恒定电场、神经营养因子、脑保护性药物、基因治疗和社会心理因素也有促进中枢神经重塑的作用。在一定程度上康复治疗决定着神经塑造的方向和程度。正确的治疗可以较快地获得原有功能，错误的治疗则可产生误用综合征。

（1）中枢神经系统损伤后系统间功能重组：在中枢神经系统中，当某一部分损伤后，它所支配的功能可由另一部分来代替，表现出中枢神经可塑性的潜能。中枢神经系统的功能重组分为系统间重组和系统内重组。系统间的重组是指由在功能上不完全相同的另一系统，来承担损伤系统的功能。具体形式有：①古、旧脑的代偿：当大脑皮质受到损伤时，较粗糙和较低级的功能即可由古、旧脑来承担。②对侧半球的代偿：中枢神经系统对运动的双侧支配是存在的，在正常情况下，同侧支配居于次要地位。在中枢神经系统受损后，处于次要地位半球功能发挥代偿，可能成为运动功能恢复的神经基础之一。③在功能上几乎完全不相干的系统代偿：在盲人中所做的著名的触觉替代视觉的研究，即是功能上几乎完全不相干的系统代偿的最好例证。

（2）中枢神经系统损伤后系统内功能重组

1）突触可塑性（synaptic plasticity）：系统内功能重组主要表现在突触的可塑性，是指突触连接在形态和功能上的修饰，即突触连接的更新及改变；突触数目的增加或减少；突触传递效应的增强或减弱。

2）神经轴突发芽：神经轴突发芽是神经系统适应性变化、神经再生的表现。它是指当神经元的轴突损伤后，受损轴突的残端向靶组织或神经元延伸，或损伤区邻近的正常神经元轴突侧支发芽，向靶组织或其他神经元延伸，形成新的突触，实现神经再支配。神经轴突发芽是中枢神经系统可塑性的重要形态学基础。一般在2～6个月完成，但要出现较理想的功能恢复，则需数月或一年以上时间。研究表明：长期运动训练可以促进神经轴突发芽的进行。

3）潜伏通路的启用：潜伏通路是指在动物或人发育过程中已经形成并存在的，但在机体正常情况下对某一功能不起主要作用或没有发挥作用，处于备用状态，而一旦主要通路无效时才承担主要功能的神经通路。Wall通过实验证明，脊髓感觉运动神经元存在潜伏通路，颈部本体感受器在迷路反射通路被破坏后，其发挥了控制头眼协调的主导作用。1917 年，Ogden R 在实验性偏瘫猴中证明，皮质的运动局部损伤后，经过适当的训练，周围的皮质可以表达损伤皮质的功能；当把周围皮质切除后，损伤皮质功能的表达又消失。因此可以说明，潜伏通路在中枢神经系统损伤后的功能恢复中发挥着重要的作用。

4）失神经过敏：是中枢神经损伤后机体通过突触传递有效性改变而代偿丧失功能的一种形式，它是指神经损伤后，失去神经支配的组织或细胞对相应递质敏感性增加的现象，这种敏感性增加的现象与乙酰胆碱受体的分布有关。

中枢神经系统损伤后几天至几周发生的失神经过敏现象的机制可能是：①增加了局部化学受体的数量，并使受体出现在以前没有这种结构的区域上；②使递质破坏或灭活的机制消失；③膜通透性的改变；④神经生长相关蛋白（growth associated protein，GAP-43）参与。神经生长相关蛋白是脊髓动物神经细胞膜上一种特异性磷蛋白，它在突触前膜和生长锥中含量极丰富，通常仅在动物胚胎发育中表达。动物成熟后，只在某些"活跃"脑区如大脑皮质、海马、蓝斑、中缝核、迷走神经背核保留一定水平表达。实验表明，在轴突发芽、生长和新突触形成事件中 GAP-43 表达增多，目前是研究脑损伤修复的首选标志物，但其作用不明。GAP-43 可能使现存神经元对刺激的敏感性增高，促进神经损伤的修复。

失神经过敏在神经损伤后的作用，主要表现在以下几个方面：①使失神经后的组织保持一定的兴奋性；②使局部对将来的神经再支配易于发生反应；③引起组织的自发性活动，减少失神经组织的变性和萎缩。

5）轴突上离子通道的改变：电镜研究证实，神经冲动通过髓鞘再生纤维并在脱髓鞘区连接传导是由于重新形成了适当的 Na+ 通道。由于轴突上离子通道的改变，从而引起了突触效率的改变，加速了神经损伤后的功能重组。

6）内源性干细胞：在紧贴侧脑室壁的室管膜下区、海马齿状回、嗅球等处有神经干细胞或祖细胞存在，并与脑损伤修复有关。脑损伤时，这些部位的神经干细胞可以被激活，并分化为神经元细胞和神经胶质细胞，向损伤区迁移。这是现代医学的一个突破性发现，它改写了出生后脑细胞不能再生的经典学说。但这种内源性神经干细胞数量很少，且分化方向难控，单靠内源性神经干细胞修复损伤作用有限。

（3）影响中枢神经可塑性的内在因素：中枢神经系统可塑性变化受到自身神经生物学和神经免疫学等因素影响。神经生物学常见因素有多种神经生长因子、热休克蛋白、早反应基因等；神经免疫学常见因素有免疫因子、神经细胞黏附因子等。新的影响因子还在不断发现。

1）神经生物学因素：神经生长因子（NGF）、脑源性神经营养因子（BDNF）、成纤维细胞生长因子（FGF）、胰岛素生长因子 -1（IGF-1）等主要通过作用于细胞上的受体来调控神经元的存活、分化、生长和凋亡。其作用机制是神经生长因子与受体结合，产生由轴突包膜的、含有神经生长因子并保持其生物活性的小泡，经轴突沿微管逆行到胞体，经第二信使体系的传导，启动一系列连动反应，对靶细胞的基因表达进行调控而发挥其生物学效应。研究表明，神经生长因子在突触水平、轴突水平和细胞水平，乃至神经系统的附属结构水平上调节中枢神经系统的再生。

热休克蛋白是在细胞中应激导出，对中枢神经系统有保护和修复作用。早期反应基因与癌的发生有关，也与细胞的生长调节有关。

2）神经免疫学因素：有关神经可塑性的免疫因子很多，研究较多的有主要组织相容性抗原复合体（major histocompatibility complex，MHC）、肿瘤坏死因子（tumor necrosis factor，TNF）、多种白细胞介素（interleukin，IL）等。免疫因子对中枢神经系统修复具有双向调节作用。研究表明，免疫反应对中枢神经系统的修复可能是有益的，事实上免疫因子不一定通过免疫反应才能发挥作用，如主要组织相容性抗原除介导免疫反应外，还对中枢神经系统的发育和修复起到关键作用。其发挥作用的机制可能是 MHC 有助于将神经系统的电活动转化为突触连接强度的改变。

神经生长因子和免疫因子之间也可能存在某种对话，使两者在表达及发挥作用时相互调节。这种相互调节的机制有待于进一步研究。

（4）影响中枢神经可塑性的外在因素：中枢神经的可塑性存在于系统间和系统内，受到神经生物学因素和神经免疫学因素的调节，同时与外界丰富的环境、干细胞移植、康复治疗密不可分。恒定电场、神经营养因子和脑保护性药物、基因治疗和社会心理因素也有促进中枢神经重塑作用。

1）丰富的环境：在中枢神经康复中的作用：丰富的环境是相对于动物和人生存的单调环境而言的。它是指具有可操纵的多个物品，社会整合因素刺激与体力活动（或运动）的联合体的特征的环境。

大多数研究表明，丰富的环境可以促进中枢神经损伤患者神经的再支配，这与教育学上提出的丰富的环境对儿童智力发育有益的基本理论一致。形态学研究也发现，丰富的环境中动物大脑皮质的重量和体积增加、皮质/皮质下重量比增大、神经元胞体和胞核均变大、树突分支多而长、树突棘多、轴突上突触密度大。也有研究表明，中枢神经损伤后，丰富的环境对神经生长因子 mRNA 的表达也起到一定作用。对中枢神经损伤术后丰富环境能否改善功能结局，学术界观点不一，有待进一步统一。

2）干细胞移植：近年来，胚胎干细胞、嗅鞘细胞和间充质干细胞移植成为人们关注的热点，相关的研究也不断开展。目前，由于嗅黏膜嗅鞘细胞和骨髓间充质干细胞可以自体获得，来源相对容易，成为自体细胞移植研究的热点话题。胚胎干细胞和间充质干细胞有着相同的增殖和分化能力，可以分化成神经元和神经胶质细胞，且可以移行至损伤部位。国内临床研究应用胚胎嗅球嗅鞘细胞移植治疗脊髓损伤晚期的患者，国外临床研究应用骨髓间充质干细胞移植治疗脑卒中患者，对脊髓和脑神经功能有一定程度的提高，且未出现通常担心的损伤和副作用。但是，这些治疗还有许多问题有待解决，目前还不能期望通过人类神经干细胞的移植来解决脑局部损伤后造成的局限性脑功能缺失。影响内源性或外源性干细胞的因素很多，比如神经营养因子、神经递质、年龄、移植的时机、丰富环境和锻炼、局部微环境等。

3）康复治疗：康复治疗对脑的可塑性是外因，但起着至关重要的作用。可塑性理论是康复治疗的理论依据，康复治疗影响中枢神经重塑的方向和时效。这些治疗主要包括运动训练和物理因子治疗，常用的有 Bobath 神经发育疗法、Brunnstrom 运动疗法、Rood 感觉刺激疗法、PNF 技术、MRP、运动想象疗法、部分减重步行训练、强制性运动疗法、镜像疗法、任务导向性训练、双侧训练、经颅磁刺激、经颅直流电刺激，以及生物反馈、FES 等治疗。此外，还有正在研发中的全自动康复机器人训练、虚拟现实系统训练、物联网技术运用、精神心理认知训练等治疗方法。

2. 中枢神经康复治疗 中枢神经康复治疗促进脑的可塑性，也是康复医学的重点内容。多年来各种治疗不断涌现，具体方法和原理在下面简要介绍。

（1）Bobath 神经发育疗法：是由英国物理治疗师 Berta Bobath 根据长期的临床经验创立，由其丈夫 Karrel Bobath 给予理论基础的补充。其基本观点认为：中枢神经系统损伤患者常见的运动功能障碍主要是由于大脑高级中枢对低级中枢失去控制，低级中枢原始的反射失去抑制所致，表现为异常的肌张力、姿势控制的减弱或丧失、异常的协调、异常的运动模式和异常的功能行为。因此，治疗重点是通过抑制异常姿势、病理反射和异常运动模式，诱发正常运动，达到提高患者日常生活活动能力。

Bobath 技术的主要方法有：控制关键点、反射性抑制（RIP）、平衡反应训练和负重、放置和保持等感觉刺激。

（2）Brunnstrom 运动疗法：是第二次世界大战以后美国物理治疗师 Signe Brunnstrom 在进行大量的临床实践后提出的，他将偏瘫患者运动功能的恢复分为六个阶段，这就是著名的 Brunnstrom 运动功能恢复六阶段理论。近年来，Brunnstrom 学派的学者又增加了正常运动功能的第七个阶段。这七个运动功能恢复阶段分别是：①急性发病期，受累肢体软瘫，无主动运动，反射也不能引起运动；②运动功能开始恢复，联合反应和共同运动开始出现；③患者能随意引起共同运动，但痉挛达到高峰；④出现分离运动，开始很困难，逐渐容易，痉挛开始减轻；⑤以分离运动为主，痉挛明显减轻；⑥单关节活动成为可能，协调性接近正常，随着痉挛的消失，患者能进行所有的运动模式；⑦正常的运动功能。神经疾患的恢复过程可能停留在任一阶段，但不会跨越任一阶段。

Brunnstrom 基本治疗是充分利用一切方法引出肢体的运动反应，包括利用各种原始反射、联合反应和共同运动，进而引出分离运动，逐渐向正常功能模式过渡。常用的方法有：本体感觉刺激、皮肤刺激诱发肌肉活动等。Brunnstrom 运动疗法强调用有目的性的活动克服共同运动，反复练习所获得的正确运动的重要性。

（3）Rood 感觉刺激疗法：由物理治疗师 Margaret Rood 创立，是神经发育学治疗方法中最早的方法。Rood 认为感觉刺激可以对运动产生促进或抑制作用。中枢神经系统损伤后功能恢复是按运动发育的顺序而进行，因此，治疗师可以应用各种感觉刺激的方法促进运动功能恢复。

Rood 认为运动模式是从出生时所表现出的基本反射模式发展而来的，通过感觉刺激，这些感觉刺激和反射活动被使用和逐渐地改变，最后获得了皮质水平有意识的更高级的控制。在正常的发育顺序中，使用正确的感觉刺激，遵循神经生理学原则，可以建立正常的运动记忆痕迹。Rood 技术的四个理论原则是：①正确使用某种感觉刺激，可以使张力正常化和引出可取的肌肉反应，强调控制性感觉输入；②感觉运动控制是以发育为基础的，治疗必须根据患者目前所处的发育水平，逐渐达到更高一级的水平；③运动是有目的的活动，通过有目的性的活动引出无意识的希望出现的活动；④重复，即反复练习是运动学习所必需的。Rood 治疗方法由三部分组成，即调控性感觉刺激、应用运动控制的发育顺序和有目的性的活动。

Rood 基本技术是利用多种感觉刺激（包括听、视觉等特殊感觉刺激等），调整感觉通路上的兴奋性，加强与中枢神经系统的联系，诱发或抑制肌肉反应，达到神经运动功能重组。

（4）神经肌肉本体感觉促进技术（proprioceptive neuromuscular facilitation，PNF）：又称为 Kabat-Knott-Voss 技术，是由神经生理学家、内科医师 Herman Kabat 提出理论，物理治疗师 Margaret Knott 和 Dorothy Voss 完善具体操作的治疗方法。

PNF 技术是一种通过治疗性锻炼达到改善运动控制、肌力、协调和耐力，最终改善功能的方法。PNF 技术可应用于神经系统疾病和骨骼肌肉系统疾病。PNF 技术的理论原则有：①任何人都有尚未开发的潜能；②正常的运动发育顺序是由头到尾，由近端到远端。在治疗中应明确运动发育顺序，按照正确的运动发育顺序进行训练；③早期的运动行为是受反射活动所控制的，成熟的运动行为通过姿势反射机制得到巩固和维持；④运动行为的成长最具有循环趋势，具有以屈肌为主导和以伸肌为主导的交替过程；⑤目的导向活动由来回运动组成。例如患者吃饭时，患者的各个动作能反向进行，否则患者功能必然受限；⑥正常的运动和姿势取决于主动肌和拮抗肌之间的平衡与协作。这条原则指出了PNF 技术的主要目的是使主动肌和拮抗肌之间达到平衡；⑦运动行为的发展表现为运动姿势的总体模式的有次序的发展过程；⑧正常的运动发展是有次序的，但并非按部就班，交叉情况时有存在；⑨运动能力的提高有待于运动学习；⑩利用刺激的频率与动作的重复来促进运动学习，增加肌力与耐力。目的导向活动，结合促进技术，用来促进步行的生活自理学习。

PNF 基本技术是通过刺激人体本体感受器，来激活和募集最大数量的肌纤维参与运动，促进瘫痪肌肉收缩，同时通过调整感觉神经的兴奋性改变肌肉张力，缓解痉挛。PNF 强调整体运动而不是单一的肌肉运动，肢体和躯干的螺旋式、对角运动是基本治疗模式。其基本治疗方法有节律性启动、等张收缩组合、拮抗肌逆转、稳定性逆转、反复牵伸、收缩 - 放松、保持收缩 - 放松等技术。

（5）运动再学习方法（motor relearning program，MRP）：是由澳大利亚物理治疗师 Janet . H . Carr 和 Roberta .B .Shepherd 依据最新的神经生理学、运动科学、生物力学、行为科学等理论，于 20 世纪 80 年代为卒中患者创立的。此方法认为中枢神经系统损伤后运动功能的恢复过程是患者重新学习运动功能的过程。MRP 强调患者的认知能力在治疗中的重要作用，强调训练中应用功能性活动和真实环境。

MRP 的基本技术是针对基本日常生活活动中的上肢功能、口腔颜面功能、坐位功能、站位功能、起立、坐下和行走七个部分进行相应的训练。每部分训练强调主观参与，告诉患者正常运动和运动缺失成分；反复练习运动缺失成分；不断纠正异常运动；在真实环境学习，使其逐渐熟练。

（6）运动想象（motor imagery，MI）疗法：是指运动活动在内心反复地模拟、训练，而不伴有明显的身体活动。它包含了许多方面的内容，把运动和认知联系到一起。其可能机制是运动想象与主要认知功能（如语言、记忆等）、运动功能使用了同样的神经网络。目前，"运动想象"疗法主要是建立在"心理 - 神经 - 肌肉理论"（psychoneuromuscular theory，PM 理论）上的。PM 理论认为个体中枢神经系统已经储存了进行运动的计划和"流程图"，假定在实际活动时，所涉及的运动"流程图"和在"运动想象"时所涉及的"流程图"是同样的，那么在"运动想象"过程中就有可能将这个"流程图"强化和完善，通过"想象"可以改善运动技巧形成过程中的协同模式，并给予肌肉额外的技能训练机会，从而有助于学会技能或完成活动，最终实现脑功能重建。功能影像学证实了想象运动和实际运动类似，可激活相应皮质细胞活性。

（7）部分减重步行训练：这种方法主要是通过减轻体重，使患者能够在减重情况下，并在运动平板带动下进行步行训练，通过视听、本体感觉等刺激，不自觉地使大脑活动起来，促进大脑原有程序性运动自动地启动，或者建立新的运动程序。

（8）强制性运动疗法（constraint-induced movement therapy，CIMT）：研究表明，在脑血管意外患者存在"习得性失用（即偏瘫患者患侧肢体的失用）"的现象，可通过限制健侧上肢的活动，强制性保持患侧上肢一定的日常生活活动，一定时间后，患侧上肢的功能较不限制健侧上肢活动时功能恢复好。但在下肢，则没有包括患侧下肢的限制使用，而是让患侧下肢进行高强度的训练。

强制性运动疗法起源于 Taub E 等的灵长类的神经行为学研究，其持续治疗效果的机制可能是皮质的功能重组。强制性运动疗法的治疗措施包括：①在健侧使用连指手套并训练瘫痪侧手；②只训练瘫痪侧手；③对患侧手进行强化的物理治疗（包括水疗、神经生理学促进技术和任务实践），每天进行 5 小时，连续 10 天。

（9）镜像疗法（mirror therapy，MT）：又称为镜像视觉反馈疗法（mirror visual feedback，MVF），是镜像神经元理论在康复医学中的应用。20 世纪 90 年代，Rizzolatti 等在猴子身上进行试验时，观察到猴子在执行某一动作时，运动前皮层（F5 区）中有特定的神经元放电，而同时，当这一动作被呈现于猴子视野中时，该特定的神经元也会放电，故将这些像镜子一样的特定神经元命名为"镜像神经元（mirror neuron）"。它是联系视觉与运动属性的一类特殊神经元，在动作观察，意图理解，运动模仿、学习，以及运动想象中发挥重要作用。镜像疗法是利用平面镜成像的原理，将健侧活动的画面复制到患侧，让患者想象患侧运动，通过视错觉、视觉反馈以及虚拟现实，结合康复训练项目而成的治疗手段。镜像疗法可能的原理包括：①视觉反馈 - 运动观察；②镜像神经元系统激活 - 大脑可塑性；③运动神经通路易化 - 双侧运动；④习得性失用减轻 - 肢体存在感增强。

（10）任务导向性训练（task-oriented training，TOT）：是按照运动学习原理，分析患者有障碍的功能性技能，针对技能中的主要问题，设计相应的任务，引导患者训练与实际生活相关的活动，然后根据情况调整任务，循序渐进，以达到设定的目标。TOT 训练强调设定目标的重要性，恰当的目标可明确努力方向，加强治疗意识，增强动力，减少外界辅助。TOT 训练强调主动参与与有控制性的运动训练，并进行反复强化，训练中不仅要具有功能性，还要有一定的积累。研究发现，反复的 TOT 训练可影响中枢神经系统的适应性，促进脑功能重组。TOT 训练需要个体化才能体现其优越性。关于脑卒中的部分研究发现，任务越有意义，功能相关性越强，患者动作就越精准，动作间的差异就越小。

（11）双侧训练：是通过双侧肢体协调匹配效应，同时使用健肢，从而促进患肢功能的恢复。双侧训练是建立在镜像运动基础上的，当偏瘫患肢能随着健肢的活动出现镜像运动时，其运动功能的恢复明显优于不出现镜像运动的患者。其作用机制是：当一侧肢体有意向性活动时，兴奋性运动信号可投射到对侧上肢的同名肌群，这可能牵涉到了双侧分支的皮质运动神经元投射、未交叉的皮质纤维以及部分神经网络的作用。在镜像运动中，胼胝体的连接，特别是后顶叶纤维可能在编码动作的方向方面起重要作用。

（12）肌电生物反馈（electromyography-biofeedback，EMG-BF）：是利用仪器实时地将人体活动时产生的肌电信号转换成视觉或听觉信号，反馈到大脑皮质，使人能够及时地了解神经系统对肌肉运动的控制情况，并将意向性运动输出与运动方案进行比较，对运动进行指导或改正，从而逐步学会对其进行随意控制与调节的方法。

目前一般认为，中枢神经系统损伤恢复期运动功能的康复是一个运动再学习的过程，运动不仅仅是单方面发布命令、传递命令，还必须有反馈系统进行调节，才能形成协调、精细的动作。当患者的运动中枢（伴有或不伴有感觉中枢）受到损伤后，运动的产生和调节能力受到不同程度的影响，有的患者的某些部位不能产生随意运动，有的患者则由于自身内部的反馈系统失常，产生不协调的动作或表现为原始的异常运动模式。

针对以上情况，可以通过肌电生物反馈的方式，首先从人体外部建立起一个反馈通路，通过反复的学习，根据外部信号调节自身运动的方法，使每个动作的正确运动程序逐渐在中枢神经系统中固化起来，最终达到不需外部设备就能完成预期动作的目的。

肌电生物反馈技术同时又是一项心理治疗技术，它利用操作性条件化的学习程序原理，根据患者的实际情况，不断向患者提出新的要求，最大程度地鼓励患者对患肢的运动功能进行定向诱导及强化。操作性条件化最初在训练动物学习新技能的研究中被证实是一种有效的训练方法，使动物通过主动运动来操作某种物体（如走迷宫），成功后立即获得奖赏，经过反复训练，动物便学会解决问题的办法。这一方法用于人，同样要求患者主动参与到训练中来，按照指令收缩相应的肌肉，同时放松其拮抗肌。屏幕上所显示的肌电信号图形，作为视觉信号实时地反馈给患者，使患者随时能较精确地调整运动时肌肉的收缩，而且能为下一次运动制订适当的目标，使肌电信号图形形态和大小逐渐趋于正常，从而使运动不断接近正常模式。

（13）功能性电刺激（functional electrical stimulation，FES）疗法：是指用低频脉冲电流作用于丧失功能的器官或肢体，以代替或纠正其功能的一种治疗方法，称为功能性电刺激疗法。它主要应用于上运动神经元损伤时，下运动神经元完好并且通路存在、有应急功能，但因失去上运动神经元的信号，不能产生肌肉的正常运动，这时给予适当的电刺激即可产生相应的肌肉收缩，补偿丧失的肢体运动，同时也刺激传入神经，经脊髓投射到高级中枢，促进肢体功能及心理状态的恢复。

（14）重复经颅磁刺激（repetitive transcranial magnetic stimulation，rTMS）：是一种在颅外特定部位采用脉冲磁场作用于颅内，诱发颅内感应电场，调节神经细胞的动作电位，从而影响神经电生理活动的磁刺激技术。rTMS 主要通过调节大脑局部皮质兴奋性，改变皮质代谢及脑血流来达到治疗目的。高频刺激具有易化神经元兴奋作用；低频刺激具有抑制兴奋作用；双侧刺激（健侧半球的低频刺激联合患侧半球的高频刺激）治疗作用更加明显。

（15）经颅直流电刺激（transcranial direct current stimulation，tDCS）：是利用恒定、低强度的直流电（1mA～2mA）通过置于颅骨的电极作用于颅内，调节大脑皮层神经元活动及其兴奋性的技术。主流观点认为，它主要是通过对神经元静息膜电位的阈下刺激，来调节神经网络的活性而发挥作用。其具体机制可能有：改变皮层兴奋性、tDCS 的后效应及增加突触可塑性、对皮质兴奋／抑制平衡的影响、通过调节神经 - 血管耦合或调节脑血管反应性而改善损伤侧大脑血流、对局部皮层和脑网络联系的调节等。

（16）中国传统疗法：常用的中国传统疗法有中药治疗和针灸推拿治疗等。脑血管意外在中医上称为"中风"，多是由于脏腑气血不和、阴阳平衡失调、七情太过等因素造成风气内动、气血痰互结，阻于清窍而成。传统疗法主要通过调节脏腑、平衡阴阳、疏通经络等方法来促进患者功能的恢复。

（17）其他：近来随着电脑和网络信息技术的发展，又出现了全自动康复机器人训练、模拟现实训练、物联网技术运用、精神心理和认知训练等治疗方法。这些治疗推动康复医学的发展，新的方法不断涌现，并在不断地探索和完善中。

3. 运动控制理论　运动控制系统包括神经系统和与运动有关的组织结构（骨、关节、肌肉组织等）。运动可分为反射运动、随意运动、节律性运动。这些运动过程的控制都必须有中枢神经系统的参与才能完成，中枢神经系统在运动控制中起主导作用。控制机构由低级到高级分别为脊髓、脑干和大脑皮质，小脑和基底节在大脑皮质和脑干对运动的控制中起调制作用，但并不直接参与运动的产生。这三层控制，必须从内外环境中获得有效的感觉信息流，它们包括环境中发生的事件、躯体和机体的位置和取向及肌肉的收缩程度。中枢神经系统感受这些信息的变化，及时准确地作出运动应答，或是产生合适的运动，或是调整正在进行的运动。

近年来，随着神经生物化学和分子生物学的迅速崛起，对运动控制的研究已深入到突触水平、细胞水平和分子机制的变化。运动控制的机制相当复杂，学说理论比较多，但没有一个能全面地解释运动起源的本质和原因。这里重点介绍四种运动控制理论：

（1）反射理论：正常情况下，神经系统各个部分相互作用，简单的各种反射综合产生完整的动作，最终构成个体的行为。中枢神经系统损伤后，患者可通过反射刺激运动的产生。反射理论在中枢神经康复中应用很广，中枢神经系统损伤患者可通过反射评定其功能和预后，并为康复治疗提供一个理论基础。

反射理论具有一定的局限性：①它不是行为动作的主要成分；②它没能解释感觉刺激缺失时的运动；③它不能解释快速运动；④它不能解释单一刺激引起的多个反应。

（2）分级理论：20 世纪 20 年代，Rudolf Magnus 研究发现，低水平反射只是在高位中枢损坏时才出现。反射是运动控制分级中的一部分，高级中枢抑制这些低级中枢的活动。因此，许多人认为，神经系统是分级控制运动，是从上到下有组织的结构，也称为运动发育理论。

随着人们对中枢神经系统认识的深入，运动控制的三个水平结构不再被认为是严格的等级结构，在一定程度上也是平行结构。大脑损伤后，大脑具有一定的可塑性和功能重组能力，而且，下位水平的结构也可以承担大脑的部分功能。此外，小脑、脑干和脊髓都有学习和记忆能力，康复治疗中要注意运动学习和记忆及设计各水平的协调运动。通过检测判断神经缺损情况及神经成熟程度，以此推测预后。另外，还可以应用重建运动控制能力的治疗方法来促进患者功能的改善。

（3）运动程序理论：当由反射引起某些固定的运动模式时，去掉刺激或传入冲动，此时仍有模式化的运动反应，这种运动称为中枢性模式化运动，也称为运动程序理论。

有研究表明，当动物受刺激时，此时的反射并不产生运动，而是由中枢模式发生器（central pattern generator，CPG）来产生这种复杂的运动，感觉冲动在这个过程中只是起调节作用。中枢模式发生器是一种特殊的神经环路，与运动程序相一致。根据运动程序理论，当患者运动障碍时，可帮助我们分析是中枢模式发生器的问题，还是高位运动程序的问题。

（4）系统理论：前苏联科学家 Nicolai Bernstein（1896—1966）在研究运动控制的原理时，把人体当作一个系统，在这个系统中，有内力，指惯性和运动依赖的力；外力，即重力。在运动过程中，这些力相互作用，改变人体的动能和潜能。由于内外力的变化，同样的命令，可产生不同的运动；不同的命令可产生相同的运动。他认为，整合运动是各个分离的子系统相互作用的结果，系统理论要求我们在治疗和评价患者时，不仅要考虑单个系统，而且要考虑各个系统的相互作用。但系统理论的不足之处在于没有考虑与环境的相互作用。

尽管对运动的控制已做了不少研究，形成了许多不同的理论体系。但是，单独任何一种理论体系都不太可能完美地解释运动控制问题，人体的运动是极其复杂的，尤其是那些在意识 - 思想支配下的随意、高度协调、精细技巧、需要快速反应的运动控制，很难用一个简单的理论解释清楚。不过，了解和应用这些理论，常常会使我们有一个比较明确的思路，指导我们的临床康复工作。对这些理论了解得越深入，对一些康复临床问题的处理就会觉得越轻松一些。

4. **学习和记忆** 学习是指人和动物获得关于外界知识的神经过程，是对经验做出反应而改变行为的能力。记忆则是将获得的知识储存并读出的神经过程，是把学习所得的信息加以保存的能力。学习和记忆对机体适应生存环境、保存有价值的信息非常重要。

在生物学上，学习常根据接受信息的方式分为非联合型学习和联合型学习。而记忆则根据信息储存和回忆方式分为显性记忆和隐性记忆。学习可发生于大脑的所有部位。显性记忆主要与大脑边缘系统有关，而基底神经节则是隐性记忆的神经回路中最重要的结构。这两种记忆都需要大脑皮质的参与，它们虽有各自的神经回路，但两条回路间又有联络点，即伏隔核。在一定条件下，某些显性记忆都可以转变为隐性记忆，两种记忆方式可以相互促进。学习和记忆过程是通过神经回路中突触的变化而实现的。Hebb 最早提出突触修饰学说，即：两个相互连接的神经元同步活动导致了它们联系的加强。目前，已经初步明确突触效率的增强或减弱、数目的增加或减少，是学习和记忆产生的基本神经机制，并在分子水平上了解到了谷氨酸、γ- 氨基丁酸、5- 羟色胺和环磷酸腺苷（cyclic adenosine monophosphate，cAMP）发挥了重要的作用。

5. **临床防治对神经康复的作用和影响** 临床正确及时处理无疑是神经康复的基础，心肺疾病同步治疗是神经康复的保证，与神经系统疾患相关的临床病症的预防和治疗影响神经康复的效果。

（1）早期溶栓：在缺血性脑血管病变的早期，溶栓"时间窗"的选择和把握至关重要，重组人组织型纤溶酶原激活剂（recombinant tissue plasminogen activator，rt-PA）在发病后 3 小时内使用，尿激酶在 6 小时内使用。如弥漫加权成像（diffusion weightedi maging，DWI）/ 灌注加权成像（perfusion weighted imaging，PWI）不匹配、半暗带存在、无恶性血量不足，可适当延长溶栓时间窗。正确的、及时的溶栓处理，有利于半暗带的挽救，有利于神经功能的恢复。

（2）脑神经保护药物：许多药物可促进中枢神经功能的恢复，即对中枢神经可塑性起正性作用。如消除脑自由基的脑功能保护剂，可提高恢复期的康复效果，其作用机制主要可能是消除缺血后的自由基，抑制炎症或水肿，从而保护神经细胞，有助于重建神经通路，促进脑功能恢复。

（3）神经系统疾患相关临床病症的预防和治疗：神经系统疾患相关的临床病症主要有痉挛、误用综合征、肩手综合征等。痉挛防治最能影响康复效果。痉挛被认为是肌梭、脊髓 γ- 神经元和梭内肌过度活跃所造成的肌张力升高。因而控制痉挛的方法主要集中在通过神经生理学理论指导下的神经生理学方法上。如：持续缓慢牵拉痉挛肌、抑制联合反应和共同运动等。这些年随着神经药理学发展，使我们认识到上运动神经元损伤后痉挛的产生是一个复杂的"系统工程"，它涉及大脑（上运动神经元）、脊髓（下运动神经元）。γ- 神经元 GABA-B 受体、神经干、神经肌肉接点、肌肉（肌梭、梭内肌、梭外肌的作用）等不同解剖部位，有着十分复杂的机制。因此也形成了十分复杂的抗痉挛理论。相应的抗痉挛方法有神经促进技术、药物（如巴氯芬、肉毒素 A 等）、理疗等。

（4）"卒中单元"的管理和治疗："卒中单元"是包括康复医学科参与的多学科处理模式，为急性脑卒中患者开辟绿色通道，在第一时间给患者检查、诊断、溶栓、血管介入治疗、早期康复介入等，使患者神经损伤最小，康复最好。

（5）心肺等脏器疾患的影响和处理：心脑血管病变有相近的病因、诱因和病理基础，心脑血管病又可相互影响，心脑血管病同病同治是许多心脑专家的共识，单纯注意神经康复而忽略心脏疾患无疑是错误的。长时间卧床和缺失运动影响肺功能，甚至产生坠积性肺炎或肺栓塞等。心肺疾患影响神经康复，心肺康复治疗可以促进神经康复。

（6）其他：损伤区周围组织水肿的消退，侧支循环的建立等也是需要临床解决和研究的问题，它们均有助于脑功能的恢复，可为中枢神经系统的再生提供合适的环境。

（二）周围神经康复的理论基础

周围神经外包结缔组织，从外向内分为神经外膜、神经束膜、神经内膜。神经损伤后神经元胞体肿胀，尼氏体消失，细胞核偏移，突触终端减少，运动轴突和髓鞘因瓦氏变性而崩解。但雪旺细胞却很少坏死，相反呈肥大增殖，之后远端轴突开始以 1 ~ 4mm/d 的速度逆行性生长。同时神经元胞体逐渐产生轴突反应，由胞体合成蛋白质和轴突生长所需的物质，通过轴突运输到达断端的回缩球，在回缩球的表面长出许多再生的轴突支芽（生长锥），称之为终末再生。轴突支芽有许多分支，其末端膨大处称为丝足。丝足为雪旺细胞所包裹，轴突再生相当迅速，一般以 2 ~ 4mm/d 的速度向靶器官生长。在神经轴突的再生过程中，雪旺细胞分泌多种神经营养因子和细胞外基质，参与构成周围神经再生的微环境，影响神经再生。

周围神经损伤在临床上极为常见，按其损伤程度可分为：①神经功能失用；②轴索断裂；③神经断裂。周围神经损伤根据其程度不同，可采用不同的治疗方式：

1. 外科修复 20 世纪 50 年代，显微外科手术开始运用到神经损伤的修复，其方法有神经松解术、神经缝合术、神经移植术、神经移位术等。但由于神经结构复杂，即使辅以神经束定位图、神经电刺激、胆碱酯酶组化染色及神经束定位染色等手段，也很难达到神经束完全准确的对位，导致轴突错长及误向支配，达不到令人满意的生理功能要求。因此，修复时如何做到准确的神经束对位仍是神经修复面临的一个很大的难题。

对于小的神经缺失，可以利用神经本身具有一定的弹性和曲度的特性，在保证无张力缝合的条件下，通过适当牵引和游离来延长神经，弥补神经缺失，当神经缺损超过一定距离，很难达到无张力缝合时，必须进行神经移植。

神经移植包括自体移植、异体移植、异种移植。目前，临床应用最多的是自体神经移植，并作为其他修复的金标准。异体移植、异种移植主要需要解决的是排斥反应的问题，许多研究者尝试用多种措施来降低供体神经的抗原性，如冷冻、冻干、放疗、预溃变、胚胎神经移植及对宿主使用免疫抑制剂等方法，但目前尚无一种十分理想的办法。

2. **组织工程学建构**　组织工程学建构在神经再生桥接物、神经因子、支持细胞（如雪旺细胞）和细胞外基质等四方面对神经再生有着重要的影响。

（1）神经再生桥接物：神经桥接物分天然和人工两种，天然材料有生物膜、静脉、动脉等，人工材料有壳聚糖、几丁质、胶原等，它们常用于支持轴突再生迁移。在桥接体内注入促神经再生的活性因子（如轴突促进因子等），能够提高轴突再生的速度。

（2）神经因子：研究表明，许多神经营养因子有直接提高突触存活率及间接影响神经细胞以及非神经细胞的再生能力。周围神经损伤后，在其断端局部应用神经生长因子，可防止感觉神经元死亡。周围神经再生时应用神经生长因子，可加快感觉神经的再生速度。但这些因子的作用机制还有许多细节未阐明，有待于进一步研究。

（3）支持细胞：周围神经损伤后，神经远端的支持细胞会伴随轴突再生发生较大变化。它能够提供轴突迁移的高结合性底物并分泌生物活性因子以增强神经再生迁移。支持细胞中的施万细胞和嗅被膜细胞均能促进轴突再生和髓鞘形成。总之，支持细胞通过释放生物活性因子与提供轴突移行生长时的支持在周围神经损伤的再生中起着不可替代的作用。

（4）细胞外基质：细胞外基质能够通过分子间的粘连或类似过程结合于天然的生物活性管道，促进轴突生长。

3. **基因治疗**　在周围神经损伤的治疗手段中，基因治疗随着基因工程的研究进展得到了广泛的重视。周围神经损伤的基因治疗作用包括对中枢神经元起保护作用和促进损伤神经的再生。基因治疗中较常用的是基因修饰，它是将有功能的目的基因导入发病灶的细胞，或导入其他类型的相关细胞，使目的基因的产物大量表达，以达到治疗的目的。

4. **康复治疗的相关理论与治疗方法**

（1）低、中频电刺激疗法：低、中频电刺激可使细胞膜去极化，兴奋神经-肌肉组织。通过低、中频电刺激治疗可促进神经再生，恢复神经传导功能；促进受累肌血液循环，改善肌肉营养，减少肌肉中蛋白质消耗，防止肌肉失水和发生电解质、酶系统及收缩物质的破坏，抑制肌肉纤维化，防止肌肉结缔组织变厚、变短、硬化和延缓肌萎缩。

（2）感觉功能训练：在周围神经切断和缝合后，虽有神经再生，但在大脑皮质感觉区却出现明显的表位异常，从而妨碍执行细致的、精确度要求高的动作。研究证明，在周围神经损伤后进行专门的感觉功能训练，有助于学会把功能上配对失误的神经纤维重新编码，组成大脑新的、对应的、功能上有特异性的接受区。

（3）肌力训练：肌肉收缩与松弛交替进行时，有利于肌肉周围的毛细血管扩张充血，从而使肌肉获得更多的营养，有利于肌力的增长。肌力训练在可触及肌肉收缩时即可进行。

（4）作业疗法：作业疗法通过各种活动（如创作、工艺、生产性活动等）对患者进行眼、脑、手协调运动的训练，以克服、适应或代偿其生理、心理功能障碍，最大限度地发挥其残存功能，使患者能恢复一定的生活和工作能力。

随着科学的发展，康复治疗技术不断创新与提高，神经康复的理论日臻完善，但要将相关的理论更好地应用于临床实践中，还需要康复医学科和相关学科医务工作者的共同努力，提高神经损伤后的康复效果。

（倪朝民）

第二节 神经系统疾病的病史与查体

神经系统疾病的病史和检查是临床康复人员的基本技能之一，按本专业的技能要求应有所侧重和扩展，并与相关基础和临床学科内容融合，将为我们更好的为临床诊断及治疗打下坚实基础。

一、 神经系统疾病的常见症状

1. **头痛** 需要了解：头痛部位、时间、程度、性质、类型、加重和缓解因素和伴发症状，有无先兆症状。

2. **抽搐** 通常指突发、短暂性以肢体为主抽动。

3. **瘫痪** 瘫痪是指随意运动功能的减低和消失，由上、下运动神经元、锥体束及周围神经病变所致，分中枢性瘫和周围性瘫。病史询问及查体时应注意：①发病的急缓；②发病的部位，应注意瘫痪的分布是全身还是半身，一个肢体还是肢体的某一部分或仅涉及某个动作，是在肢体的近端还是远端；③程度是否影响了坐起、站立、行走、上下楼、进食、构音、呼吸等动作，或仅影响手部的精细动作；④伴发的症状：有无疼痛、挛缩、肌肉萎缩、语言障碍、排尿困难、抽搐等。

4. **感觉障碍** 是指各种刺激作用于感受器在人脑中的反映，分为一般感觉和特殊感觉。前者分：①浅感觉（痛觉、温度觉和触觉）；②深感觉（运动觉、位置觉和振动觉）；③皮质感觉（复合感觉）。感觉障碍检查时应注意，感觉障碍的部位分部、性质、加重和缓解因素、伴随症状等。

5. **视力障碍** 询问是视物不清、视野缺损、复视，还是全盲。

6. **眩晕** 应注意分清是眩晕还是头昏。需询问患者发作时是否确有本身旋转、移动、或外界旋转、移动的感觉，以及有无伴发的症状如恶心、呕吐、苍白、出汗、平衡不稳、晕厥、耳鸣和听力改变等。

7. **其他** 其他常见的症状包括脑神经障碍，如咀嚼无力、口眼歪斜、耳聋、耳鸣、进食困难、构音障碍等；内脏障碍，如腹痛、呕吐、尿便障碍等；语言障碍；意识障碍；精神障碍，如焦虑、抑郁、行为失常等。

二、 神经系统体格检查

神经系统检查主要包括：脑高级神经系统（意识、语言、智能和精神状态）；脑神经系统；运动系统；感觉系统；反射系统。

（一）一般检查

检查项目同一般内科检查，着重检查以下几方面：

1. **一般情况** 观察患者意识是否清晰，检查是否合作，是否有发热、抽搐、全身或局部剧烈疼痛等，有无血压、脉搏、呼吸等生命体征的变化。另外应注意有无精神症状、对话是否正确、情绪是否紧张、有无痛苦面容、异常步态或不自主运动等。

2. **意识状态**

（1）嗜睡（somnolence）：是意识障碍的早期表现，患者可有不自主肢体运动，患者可被语言和疼痛刺激所唤醒，勉强能回答问题和配合检查，刺激停止后又进入睡眠。

（2）昏睡（stupor）：在较强的疼痛刺激或较响的声音刺激下方可醒来，并能做简单模糊的答话，刺激停止后又进行昏睡。

（3）昏迷（coma）：是一种最严重的意识障碍，不能被语言和疼痛刺激所唤醒的意识障碍。

1）浅昏迷：意识丧失。患者语言丧失，自发运动少见。但强烈的疼痛刺激可见患者有痛苦表情、防御动作等。吞咽反射、角膜反射、瞳孔对光反射、腱反射无明显改变。

2）深昏迷：自发运动完全消失，对外界各种刺激均无反应，眼球固定，角膜反射、瞳孔对光反射、腱反射等均消失，生命体征常有改变。

近年来临床趋向于用评分方法来评定昏迷深浅的程度，目前最常用的方法是 Glasgow 评分表，详见有关章节。

3. 脑膜刺激征

（1）颈强直：检查时嘱患者仰卧，用一手托住枕部，并将其颈部向胸前屈曲，使下颌接触前胸壁，正常人应无抵抗存在。颈强直为脑膜受激惹所致，表现为颈后肌痉挛，被动屈颈时遇到阻力。多见于各种脑膜炎、蛛网膜下腔出血、脑脊液压力增高等。也可见于颈椎病、颈椎结核、肌肉损伤等。

（2）Kernig 征：嘱患者仰卧，先将一侧髋关节和膝关节屈成直角，再用手抬高小腿，正常人膝关节可被伸至 135° 以上。阳性表现为伸膝受限，并伴有疼痛与屈肌痉挛。

（3）Brudzinski 征：嘱患者仰卧，下肢自然伸直，医生一手托患者枕部，一手置于患者胸前，然后使头部前屈，阳性表现为两侧髋关节和膝关节屈曲。

4. 头部和颈部

（1）头颅：观察头的形状、对称性、大小和有无畸形及发育异常。

（2）面部、五官：主要检查有无口眼歪斜、眼部有无眼睑肿胀、眼睑下垂、眼球突出、眼球下陷、巩膜黄染等；耳、鼻口部有无畸形、出血、流脓、溃疡、疱疹等；帕金森病的面部表情减少等。

（3）颈部：颈部的姿势与运动，如检查时头不能抬起，可见于重症肌无力、肌炎、进行性脊肌萎缩或严重消耗性疾病的晚期；头部向一侧偏斜常见于斜颈等。

5. 躯干及四肢 略。

（二）脑神经检查

脑神经检查是神经系统检查中的重要部分，异常的发现往往是神经系统疾病中最早出现的症状，结合其他症状，对定位有重要意义。

1. 嗅神经 检查时须两侧鼻孔分开试验。将对侧鼻孔填塞，请患者闭目，用松节油、醋、酒、香皂置于鼻孔前，让患者嗅闻，说出气味的名称，然后检查另一侧。嗅神经损害后嗅觉减退或消失。

2. 视神经 主要检查视力、视野和眼底。

（1）视力：视力分为近视力和远视力，检查时应两眼分别测试。查近视力时，多用国内通行的近视力表；远视力检查用国际远视力表。视力减退的常见原因为眼部本身疾病。

（2）视野：视野是指眼球保持固定位置时所能看到的空间范围。当用单眼向前凝视时，正常人均可看到向内约 60°，向外 90°～100°，向上 50°～60°，向下 60°～75°，外下方视野最大。多用手试法测定（嘱患者双眼注视检查者的双眼，检查者将双手向外伸出约 50cm，高于眼水平 30cm 左右，并伸出双示指，此时检查者双手指应出现在患者双上颞侧视野。询问患者说出哪一侧手指在动，是左、右还是双侧。然后在眼水平以下 30cm 重复本动作。如果检查者双手运动而患者只看到一侧，即有视野缺损存在），精确测定要用视野计。

视野的变化可分为视野缩小和盲点两类。视野向心性缩小严重时称为呈管状视野，可见于视神经萎缩或色素性视网膜变性，但需除外疲劳、照明不足或癔症等。局部性缩小可分为偏盲（占视野的一半）和象限盲（占视野的1/4）。单眼全盲常见于视神经的病变（血管和炎症病变），双颞侧偏盲见于垂体瘤、颅咽管瘤的压迫，单侧鼻侧偏盲见于一侧视交叉侧部病变（如颈内动脉粥样硬化时压迫视交叉的外侧部），双眼对侧同向偏盲见于颞叶肿瘤向内侧压迫时，双眼对侧视野的同向上象限盲见于颞叶后部肿瘤或血管病，双眼对侧同向下象限盲见于顶叶肿瘤或血管病，双眼对侧同向偏盲但有黄斑回避（偏盲侧光反射仍存在，同时视野的中心部保存）见于枕叶肿瘤或血管病。

（3）眼底：检查时应注意：①视盘的形态、大小、色泽、隆起、边缘等；②血管的粗细、弯曲度、动静脉粗细比例、动静脉交叉处情况等；③视网膜的水肿、出血、渗出物、色素沉着等。

视盘的病理变化主要有视盘水肿，早期视盘水肿在眼底检查时常不易发现，需结合临床表现和颅高压征象。常见的眼底改变有：①视盘边缘模糊，先见于鼻侧，后为颞侧；②视盘充血；③静脉充盈，静脉与动脉之比可为4∶2甚至5∶2（正常为3∶2）。重度视盘水肿可见生理凹陷全部消失，视盘边缘十分模糊，其直径增大，静脉怒张，并可出现迂曲。另需注意视神经萎缩，视神经萎缩是视神经纤维变性的结果，主要表现为视力减退或视盘苍白。

3. 动眼、滑车和展神经

（1）眼睑：嘱患者平静地睁眼，观察双眼裂是否等大，有无增大或变窄，眼睑有无下垂。睑垂常见于动眼神经瘫痪、重症肌无力等。

（2）瞳孔外形：应注意瞳孔大小和瞳孔对光反射。正常人瞳孔直径多为3~4mm，小于2mm为瞳孔缩小，大于5mm为瞳孔扩大。

1）瞳孔大小：单侧瞳孔缩小见于动眼神经受到刺激或颈交感神经破坏。双侧瞳孔缩小可见于脑桥病变、深昏迷、颅内压增高等。单侧瞳孔扩大见于天幕裂孔疝、动眼神经损伤。双侧瞳孔扩大见于中脑病变、脑缺氧、疼痛、深昏迷、阿托品中毒等。瞳孔形状：正常人瞳孔为圆形，边缘整齐。

2）瞳孔对光反射：有两种方法，一种是嘱患者向光亮处注视，检查者用手掩盖其双眼，然后交替地移开一手，观察瞳孔变化。另一种方法用电筒照射患者瞳孔，观察检查侧（直接）和对侧瞳孔（间接）是否收缩、敏捷程度及收缩持续时间；检查侧有视神经损害时，表现为双瞳不收缩或反应迟钝；检查侧动眼神经损害时，直接光反射消失，但对侧间接光反射仍存。

（3）眼球运动：在检查中注意有无眼球向某一方向运动障碍和眼肌麻痹。眼球运动神经的损害有周围性、核性、核间性和核上性四种。

4. 三叉神经

（1）运动功能：首先观察双侧颞肌及咬肌有无萎缩，然后以双手触按上述肌肉，嘱患者做咀嚼动作，如果双侧咀嚼瘫痪，则下颌下垂，不能完成这一动作。另嘱患者露齿，以上下门齿的中缝线为标准，观察张口时下颌有无偏斜，以测试翼内、外肌的功能。一侧三叉神经运动支受损时，病侧咀嚼肌力弱或出现萎缩，张口时下颌偏向病侧。双侧病变时，肌萎缩不明显，下颌前后左右运动受限，下颌反射亢进。

（2）感觉功能：以针、棉絮，以及盛冷、热水的玻璃管等测试面部三叉神经分布区域内皮肤的痛觉、触觉及温度觉，并进行两侧对比，评定有无过敏、减退或消失，并定出感觉障碍的分布区域，是三叉神经的周围分布，还是中枢分布。

（3）角膜反射：嘱患者向一侧注视，以捻成细束的棉絮轻触其对侧角膜，正常反应为双侧的瞬眼动作。三叉神经感觉和面神经运动支病变，均可使角膜反射消失。

（4）下颌反射：患者略微张口，检查者将手指放在其下颌中部，以叩诊锤叩击手指。反应为双侧咬肌和颞肌的收缩，使口部闭合。双侧皮质延髓束病变时反应亢进。

5. 面神经

（1）运动功能：先观察患者额纹、眼裂及鼻唇沟是否变浅，口角是否低垂或向一侧歪斜，然后嘱患者做睁眼、闭眼、皱眉、示齿、鼓腮、吹哨等动作，以判断两侧是否对称及有无瘫痪。一侧面神经周围性（核性或核下性）损害时，病侧额纹变浅或下消失，眼裂较大，闭目困难，鼻唇沟变浅，示齿时口角歪向健侧，鼓腮及吹口哨时病变侧漏气。中枢性损害时，只出现病灶对侧眼裂下半部面肌瘫痪，上半部面肌因受两侧皮质运动区支配，皱眉及闭眼动作不受影响。

（2）味觉：嘱患者伸舌，检查者用棉签蘸取食糖、食盐、醋或奎宁溶液涂在舌前部的一侧，每次用过一种试液要漱口，舌的两侧要分别对照，面神经损害时舌前 2/3 味觉丧失。

6. 耳蜗神经和前庭神经

（1）耳蜗神经：损害主要表现为耳聋、耳鸣。检查听力。用耳语、捻发音或音叉检查，声音由远及近，至听到声音，测其距离，双侧对比侧，并和检查者比较。必要时可做电测听计检查。

（2）前庭神经：损害时主要产生眩晕、呕吐、眼球震颤和平衡失调。平衡障碍：主要表现为步态不稳，向患侧倾倒，Romberg 征和指鼻试验和轮替试验等，患侧阳性等。眼球震颤多见于前庭及脑干、小脑病变。

7. 舌咽、迷走神经

（1）运动：检查时注意患者有无声音嘶哑，有无饮水呛咳和吞咽困难。然后令患者张口，发"啊"音，观察两侧软腭是否对称，悬雍垂是否居中。一侧麻痹时，该侧软腭变低，发音时悬雍垂偏向健侧，同时咽后壁由患侧向健侧运动。

（2）感觉：主要检查两侧软腭和咽后壁的感觉，常用棉签进行测试。

（3）咽反射：嘱患者张口，发"啊"音，用压舌板分别轻触两侧咽后壁，观察有无作呕反应。舌咽及迷走神经损害时，患侧咽反射减退或消失。

8. 副神经 副神经为单纯运动神经，支配胸锁乳突肌和斜方肌。斜方肌瘫痪时该侧上臂不能抬过水平位，强举时肩胛内缘离开胸壁，称为翼状肩胛。副神经为双侧皮质支配，一侧瘫痪现象提示核性或核下性病变，或者肌病。

9. 舌下神经 检查时观察舌在口腔内的部位及其形态，然后患者伸舌并向各个方向动作。一侧麻痹时伸舌偏向麻痹侧，双侧麻痹时舌部不能动作。核下性病变可见舌肌萎缩，核性病变有肌束颤动。

（三）运动系统检查

1. 肌肉体积和外观 注意左右是否对称，有无萎缩和肥大，如有者应确定其部位及范围。

2. 肌张力 指肌肉静止松弛状态下肌肉的紧张度，检查时可根据触摸肌肉的硬度及被动伸屈肢体时的阻力来判断。锥体束损害时肌张力增高，称为痉挛性肌张力增高，特点为上肢的屈肌和下肢的伸肌增高明显，被动运动开始时阻力大，终了时变小（折刀现象）。锥体外系损害所致的肌张力增高，伸肌和屈肌均等增高，被动运动时所遇到的阻力是均匀的，称铅管样肌张力增高；伴有震颤者，在均匀的阻力上出现断续的停顿，像齿轮转动一样，称为齿轮样强直。肌张力增高见于锥体束病变如脑卒中等，锥体外系疾病如帕金森病，脑干病变如炎症、脱髓鞘病变等。上运动神经元损伤引起的肌张力增高多用改良 Ashworth 肌张力评定法。

肌张力减低见于周围神经和肌源性疾患如吉兰 - 巴雷综合征（Guillain-Barre syndrome）、单神经炎、进行性肌营养不良、肌炎、脊髓痨（后根或后索疾患）、脊髓灰质炎、小脑疾患等。

3. 肌力 是指肌肉的收缩力量。一般以关节为中心检查肌群的伸、屈、外展、内收、旋前、旋后力量。肌力检查常采用 Lovett 分级法：

0 级：完全瘫痪。

1 级：肌肉可收缩，但不产生关节运动。

2 级：关节不抗重力可做全范围运动。

3 级：关节抗重力可做全范围运动。

4 级：关节抗部分阻力可做全范围运动。

5 级：关节抗充分阻力可做全范围运动。

4. 共济失调　运动协调作用的障碍称为共济失调。主要见于小脑半球本身病变或其与对侧额叶皮质间的联系损害、前庭功能障碍、脊髓后索病变。共济失调可以通过患者的日常生活来观察，如穿衣、系纽扣、取物、进食等。共济失调的检查时一定是肌力正常情况下进行，常见的检查方法有下列几种：

（1）指鼻试验：嘱患者用示指尖触及前方 0.5 米处检查者的示指，再触自己鼻尖，以不同方向、速度、睁眼、闭眼重复进行，两侧比较。小脑半球病变可看到同侧指鼻不准，接近鼻尖时动作变慢，或出现偏指，常超过目标（辨距不良）。感觉性共济失调的特征是睁眼时无困难或仅见轻微障碍，闭眼时很难完成动作。

（2）轮替动作试验：嘱患者快速、反复地做：①前臂的内旋和外旋，例如用手的掌侧和背侧交替地接触床面或桌面；②伸指和握拳，或其他来回反复动作。小脑性共济失调动作速度缓慢和节律不协调。

（3）跟膝胫试验：嘱患者仰卧，抬起一侧下肢，然后以足跟置放于对侧的膝盖上，最后沿胫骨向下移动。小脑性共济失调在抬腿触膝时呈现辨距不良，沿胫骨下移时摇晃不稳。感觉性共济失调患者寻找膝盖困难，下移时不能和胫骨保持接触。

（4）反跳试验：嘱患者用力屈肘，检查者握其腕部向相反方向用力，随即突然松手，正常人因为有对抗肌的拮抗作用，前臂屈曲迅即终止。小脑病变时缺少这种拮抗作用，屈曲的前臂可碰击到自己的身体。

（5）Romberg 征（闭目难立征）：嘱患者双足并拢站立，双手向前平伸，然后闭目，观察其姿势。感觉性共济失调特征为闭目后站立不稳，而睁眼时能保持稳定的站立姿势，称 Romberg 阳性。小脑性共济失调者睁、闭眼都站立不稳，但在闭眼时更为明显。

5. 不自主运动　观察有无舞蹈样运动、手足徐动、震颤（静止性、动作性）、抽搐、肌束颤动、肌阵挛等骨骼肌的病态动作。

6. 姿势和步态　观察患者平卧、站立和行走有无异常。平卧时可见上运动神经元病变引起的上肢瘫痪，呈肘部、腕部、指部屈曲，前臂内旋的姿态；下肢的瘫痪，即使是轻微时一般也有小腿外旋的倾向。站立时的姿势异常主要依靠视诊，帕金森病患者头部前倾，躯干俯曲；小脑蚓部病变者常前后摇晃，小脑半球或前庭病变者向病侧倾倒。常见的步态异常有以下几种：

（1）偏瘫步态：患侧上肢内收、旋前，屈曲姿势。下肢伸直并外旋，行走时患侧骨盆部提高，足尖拖地，向外做半圆形划圈步态。主要由于一侧锥体束损害引起，见于脑卒中偏瘫等。

（2）痉挛性步态：双下肢肌张力增高，呈强直内收，行走时两足向内交叉呈剪刀样，故又称"剪刀样步态"。

（3）共济失调步态：①小脑性共济失调步态行走时两腿分开，因重心掌握困难，故左右摇晃，前仆后跌，不能走直线，方向不固定，上下身动作不协调，犹如酒醉，又称"醉汉步态"。小脑半球或前庭病变时向患侧偏斜，直线行走时尤甚。②感觉性共济失调步态，深感觉障碍时可有抬腿过高和落地过重，但睁眼时明显改善。

（4）慌张步态：全身肌张力增高，起步和停步困难，走路时步伐细碎，足擦地而行，双上肢前后摆动的连带动作丧失。由于躯干呈前倾状而重心前移，致患者行走时不得不追逐重心而小步加速前冲，形似慌张不能自制。主要见于帕金森病。

（5）跨阈步态：称为垂足步态，常出现足下垂不能背屈，行走时或是拖拽病足，或是将该侧下肢抬得很高，落脚时足尖先触地面。主要见于腓总神经麻痹脊髓灰质炎。

（四）感觉系统检查

1. 感觉检查

（1）浅感觉

1）触觉：用一束棉絮在皮肤上轻轻掠过，有毛发处可轻触其毛发，嘱患者说出感受接触的次数。

2）痛觉：以大头针轻刺皮肤，嘱患者感到疼痛时作出反应，须确定感觉到的是疼痛还是触觉。如发现痛觉减退或过敏的区域，需从各个方向用针尖在患区皮肤向外检查，以得到确切的结果。

3）温度觉：用盛有冷（5～10℃）及热水（40～45℃）试管交替接触皮肤，嘱患者报告"冷"或"热"。

（2）深感觉

1）运动觉：患者闭目，检查者轻轻夹住患者指（趾）的两侧，上下移动5°左右，嘱其说出移动的方向。如发现有障碍可加大活动的幅度，或再试较大的关节。

2）位置觉：患者闭目，将患者一侧肢体摆放在一定位置，让患者说出所放位置，或用另一肢体模仿。

3）振动觉：常应用128Hz的音叉，振动时置于患者的手指、足趾，以及肢体躯干骨隆起处。询问有无振动的感受，注意震动感减弱和消失时限，左右对比，与检查者对比。

4）压觉：用不同的物体交替轻触或下压皮肤，令患者鉴别。

（3）复合感觉

1）触觉定位觉：患者闭目，以手指或其他物体轻触患者皮肤，嘱患者用手指出刺激部位。

2）两点辨别觉：患者闭目，用钝脚的两角规，将其两脚分开达到一定距离，接触患者皮肤，如患者能感觉到两点，则再缩小两脚的距离，一直到两脚的接触点被感觉成一点为止。正常身体各部位辨别两点的能力：指尖为2～4mm，指背4～6mm，手掌8～12mm，手背、前臂和上臂、背部、腿部更大。检查应注意两侧对照。

3）形体觉：患者闭目，可将常用物体如钥匙、纽扣、钢笔、硬币、圆球等放在患者一侧手中，任其用单手抚摸和感觉，并说出物体名称和形状。左、右分试。

2. 感觉障碍的类型

（1）末梢神经型：为限于该神经支配皮肤区域内各种感觉的缺失。如果损害是部分性的，则可表现为该区域中的感觉减退、感觉过度、感觉异常或自发性疼痛。多发性周围神经病变中，感觉障碍以四肢末端最为明显，呈手套、袜套型分布。

（2）后根型：脊神经后根的损害可产生区域性的感觉缺失、减退或过敏，其范围按节段分布。同时后根受到压迫或刺激时常有放射性疼痛。

（3）脊髓型：横贯性脊髓病变出现损伤平面以下各种感觉缺失。但脊髓不完全损害则可出现部分感觉障碍或分离性感觉障碍。

（4）脑干型：脑桥下部和延髓病变可发生分离性感觉障碍。到脑干上部，内侧丘系、三叉丘系和脊髓丘脑束已聚合，则产生偏身障碍。

（5）丘脑型：丘脑病变感觉障碍的特征是偏身麻木、中枢性疼痛和感觉过度。

（6）内囊型：内囊病变也可以产生对侧偏身感觉障碍，一般不伴有中枢痛。

（7）皮质型：顶叶感觉皮质的病变一般产生部分性对侧偏身麻木。复合感觉的深感觉障碍比较严重，浅感觉变化轻微，分布也多不完善，往往仅限于一个肢体。

（五）反射系统检查

检查时应将被检查部位暴露，肌肉放松，并进行两侧反射的比较。反射活动还有一定程度的个体差异，在有明显改变或两侧不对称时意义较大。一侧增强、减低或消失在神经系统检查中有重要定位意义。

1. 深反射

（1）肱二头肌反射（$C_{5\sim6}$，肌皮神经）：患者坐或卧位，前臂屈曲90°，检查者以手指置于其肘部肱二头肌腱上，以叩诊锤叩击手指，反应为肱二头肌收缩，前臂屈曲。

（2）肱三头肌反射（$C_{6\sim7}$，桡神经）：患者坐或卧位，肘部半屈，检查者托住其肘关节，用叩诊锤直接叩击鹰嘴上方的肱三头肌腱，反应为肱三头肌收缩，肘关节伸直。

（3）桡反射（$C_{5\sim6}$，桡神经）：又称桡骨膜反射。患者坐或卧位，前臂摆放于半屈半旋前位，叩击其桡侧茎突，反应为肱桡肌收缩，肘关节屈曲，旋前，有时伴有指部的屈曲。

（4）膝反射（$L_{2\sim4}$，股神经）：患者坐于椅上，小腿弛缓下垂，与大腿成直角，或取仰卧位，检查者以手托起膝关节，小腿屈成120°，然后用叩诊锤叩击膝盖下股四头肌腱，反应为小腿伸展。

（5）踝反射（$S_{1\sim2}$，胫神经）：又称跟腱反射。患者仰卧位，股外展，屈膝近90°，检查者手握足，向上稍屈，叩击跟腱，反应为足向跖侧屈曲。如不能引出，令患者俯卧，屈膝90°，检查者手的拇指和其他各指分别轻压两足足趾的前端，而后叩击跟腱。

（6）Hoffmann征：患者腕部略伸，手指微屈，检查者以右手示、中指夹住患者中指中指节，以拇指快速地弹拨其中指指甲，阳性反应为拇指和其他各指远端指节屈曲然后伸直的动作。反射中心$C_7\sim T_1$，经正中神经传导，以往被认为是上肢锥体束病理征，现多认为是牵张反射，是腱反射亢进的表现。

（7）Rossolimo征：患者手指微屈，检查者左手握患者腕部，右手指快速向上弹拨中间三个手指尖，阳性反应同Hoffmann征。

（8）阵挛：阵挛是在深反射亢进时，用一持续力量使被检查的肌肉处于紧张状态，则该深反射涉及的肌肉就会发生节律性收缩，称为阵挛。

1）髌阵挛：检查时嘱患者下肢伸直，医生用拇指和示指捏住髌骨上缘，用力向远端方向快速推动数次，然后保持适度的推力。阳性反应为股四头肌节律性收缩，致使髌骨上下运动，见于锥体束损害。

2）踝阵挛：嘱患者仰卧，髋关节与膝关节稍屈，检查者左手托住窝，右手握住足前端，突然推向背屈方向，并用力持续压足底，阳性反应为跟腱的节律性收缩反应。

2. 浅反射

（1）腹壁反射（$T_{7\sim12}$，肋间神经）：患者仰卧，下肢膝关节屈曲，腹壁完全松弛，两上肢置于躯体的两侧。检查以钝针或木签沿肋缘下（$T_{7\sim8}$）、平脐（$T_{9\sim10}$）及腹股沟上（$T_{11\sim12}$）的平行方向，由外向内轻划腹壁皮肤，反应为该侧腹肌的收缩，使脐孔略向刺激部位偏移。

（2）提睾反射（L₁～₂，生殖股神经）：用钝针或木签由上向下轻划上部股内侧皮肤，反应为同侧提睾肌收缩，睾丸向上提起。

（3）跖反射（S₁～₂，胫神经）：膝部伸直，用钝针或木签轻划足底外侧，自足跟向前方至小趾根部足掌时转向内侧，反应为各个足趾的屈曲。

（4）肛门反射（S₄～₅，肛尾神经）：用大头针轻划肛门周围，反应为肛门外括约肌收缩。

3. 病理反射

（1）Babinski 征：方法同跖反射检查，但足趾不向下屈曲，趾反而较缓地向足背方向背曲，可伴有其他足趾呈扇形展开，为 Babinski 征阳性。一般认为本征为上运动神经元病变的重要征象，但也可见于两岁以下的婴儿和智能发育不全、昏迷、深睡、中毒、严重全身感染、足趾屈曲肌瘫痪、疲劳，甚至少数正常人。临床意义需结合其他症状体征考虑。

（2）Chaddock 征：用钝针或木签轻划外踝下部和足背外侧皮肤，阳性反应同 Babinski 征。

（3）Oppenheim 征：以拇指和示指沿患者胫骨前面自上而下加压推移，阳性反应同 Babinski 征。

（4）Gordon 征：以手挤压腓肠肌，阳性反应同 Babinski 征。

以上四种测试，方法虽然不同，但阳性结果表现一致，临床意义相同。一般情况下，在锥体束损害时较易引出 Babinski 征，但在表现可疑时应测试其余几种以协助诊断。

（5）强握反射：用手触摸患者手掌时，患者强直性握住检查者手指。可见于成人对侧额叶运动前区病变。在新生儿为正常反射。

（6）脊髓自主反射：脊髓横贯损伤时，针刺病变平面以下皮肤引起单侧或双侧髋、膝、踝部屈曲和 Babinski 征。如双侧屈曲同时伴腹肌收缩、膀胱直肠排空，病变平面以下竖毛、出汗等，称为总体反射。

（六）语言障碍检查

1. 构音障碍 系指神经系统器质性疾病引起的发音不清而用词正确，与发音清楚用词不正确的失语不同。发音困难由下列病变引起。

（1）肌肉病变：指构音相关的肌肉病变，如面肌肌营养不良症、重症肌无力侵犯咽喉肌肉等可引起构音困难。

（2）下运动神经元病变：是构音困难的常见原因，如面瘫可产生唇音障碍，迷走神经和舌下神经的周围性或核性麻痹时发音不清楚、无力、带鼻音。常见于周围面神经麻痹、吉兰 - 巴雷综合征、脑干病变等。

（3）上运动神经元（皮质延髓束）疾病：一侧锥体束病变只引起暂时的发音困难，如脑血管疾病的急性期。一侧广泛的皮质运动区病变引起持久的发音不清，尤其是在优势半球时，常合并某种程度的运动性失语。两侧锥体束损害时，均有构音不清，如两侧脑血管病、脑性瘫痪、假性延髓性麻痹、多发性硬化等。

（4）锥体外系统疾病：如帕金森病等，由于肌强直使言语缓慢、单调和不清楚。舞蹈病、肝豆状核变性等引起面、舌、软腭以及呼吸肌的不随意运动也可以影响发音的清晰和流畅。

（5）小脑疾病：由于发音肌肉的共济失调，以致发音生硬（爆发性言语）、声调高低不一、音节停顿不当或停顿延长。

2. 失语（aphasia） 失语指意识清楚、无精神症状、无智能减退的情况下，因脑部疾病所致原有的言语表达、理解、阅读和书写能力残缺或丧失的一种综合征。

（1）失语症常见的类型

1）运动性失语：又称表达性失语或 Broca 失语。患者主要表现为说话不流畅，或只能讲出一两个简单的字词，能理解别人的语言，也能理解书写的文字。此型失语由优势半球额下回后部皮质即语言运动中枢病变引起，可分完全性和不完全性运动性失语。

2）感觉性失语：又称听觉性失语或 wernicke 失语。患者不能理解别人的语言，自己却说话流利，但内容失常，用词欠当，严重时胡言乱语，也不能正确回答问题，答非所问。患者常能够书写，写出的内容常有错误遗漏，抄写能力则相对不受影响。本型失语常由优势半球颞上回后部病变引起。

3）命名性失语：患者对物品和人名的称呼能力丧失，但能叙述某物是做什么用的、如何使用，也能对别人称呼该物的名称对错作出正确判断，本型失语是由优势半球颞顶枕交界区病变引起。

4）失写：又称书写不能，患者虽无手部肌肉瘫痪，但不能书写，或写出的字句有错误，抄写能力仍保存。单独发生的书写不能较少见，常合并其他类型的失语如运动性或感觉性失语。病变在优势侧额中回后部。

5）失读：患者并无失明，但丧失对视觉符号的识别，对词句、图画不认识。失读常合并失写，表现为不能阅读，不能自发地书写，也不能抄写，病变在优势侧顶叶角回。

（2）失语症的检查

1）语言表达能力检查：①自发谈话：包括自我叙述、系列语言和回答问题。注意语音、语量、语调、流畅性、发音是否清晰、有无语法错误及错语。②复述：要求患者"我说什么你也说什么"。从常用词，到少用词、抽象词、短句，再到长的复合句和无意义词组。③命名：包括指物命名、颜色命名、反应命名。

2）语言理解能力检查：①是非题判断，回答"是或否"，从易到难，从无语法逻辑问句到有语法逻辑复杂问句；②执行口头指令，从简单指令到多重指令、复杂逻辑指令；③听辨认，听名称后从一组物体挑出符合者，从特征差别大的物体到特征相近的物体。

3）书面文字理解能力检查：①读报上文章讲出大意，或读字卡上的词并配物作相对应的词、物解释；②朗读文字指令并做执行动作。

4）书写能力检查：①自发书写：嘱患者写出姓名、年龄、地址及全家状况，看其有无困难或出现漏字、错字；②听写：检查者一字一字地念出一段话，让患者写出；③抄写：嘱患者抄出报纸一段文字，看其有无错误。

有关失语症的量化功能评定请见相关章节和本套教材的《语言治疗学》。

3. 失用症 失用症又称为运用不能症，患者没有躯体运动和感觉方面的缺陷，但不能随意完成有目的的动作，可能是大脑的运动指令提取或排序等整合功能障碍。主要见于左侧顶叶缘上回、胼胝体和额叶病变。

失用症检查常用的方法有：①检查者给予口头指令，测试其执行简单动作的能力，如闭眼、伸舌、举手等；②检查者做某些动作令患者模仿；③给患者梳子、牙刷等实际物品，嘱其做某种动作，如梳头、刷牙、划火柴、倒水入杯等；④检查者观察患者在日常生活中的自发动作如穿衣、脱袜、梳头、刷牙、吃饭、表示再见等；⑤嘱患者做一些想象的动作，如倒水、点烟、洗脸等；⑥检查患者自发画画、临摹画、摆火柴棍、摆积木、空间分析测验、三维结构、难题重建等结构能力，及穿衣、书写、构音等能力。

4. 失认症 是指大脑局部损害所致的一种后天获得性认识功能障碍。分为：①视觉失认：指患者不能正确认识所看到的、摆在面前的物品并作出正确反应；多见于双侧后枕叶病变；②听觉失认：指患者听力正常，但不能认识或不能辨别各种原来自己所熟悉的声音，见于两侧听觉联络皮质尤其是优势半球（左侧）颞叶的损害；③触觉失认：指患者的触觉、温度觉、本体感觉正常，但闭目后不能通过用手触摸的方法认识手中原来熟悉的物体，但若睁眼看到或用耳听到该物体发生的声音就能认识，见于两侧大脑半球顶叶角回、缘上回的病变；④体像障碍：指对本人自体结构的认识发生障碍。包括自体空间失认或人体自身的失认，本质上是一种综合的、复杂的失认症，见于非优势侧（右侧）顶叶病变。

（1）失认症检查常用的方法：①视觉性失认：观察是否能辨认物品、颜色和面孔，是否能阅读等；②听觉性失认：观察是否能辨认日常生活声音及乐曲等；③触觉性失认：观察是否能在闭目后对手中的日常用品通过抚摸辨认；④体像障碍检查。

（2）失认症常见的类型：①自体部位和偏身失认：如不认自己身体的某个部分存在，为自体部位失认，如认为自己的半侧肢体不复存在，为半侧身体失认症。多见于右侧顶叶病变。②Gerstmann综合征：以双侧性手指失认（不能辨认手指）、左右失定向（左右不分）、失写（写字和抄写困难）和失算（笔算困难）为主要表现。多见于优势侧角回、缘上回病变。③疾病感缺失、偏瘫漠视与偏瘫失认：患者对自己疾病无感知称疾病感缺失，对自己的偏瘫不关心和不注意称偏瘫漠视，对自己的偏瘫全然否认则为偏瘫失认。④单侧视空间忽视：患者在进行各种活动时忽略其损伤大脑半球对侧的空间，多为左侧。严重时，刮脸、修饰、穿衣均限于右边一侧，吃饭也只吃病灶同侧一半等。阅读书写也只限于病侧一半。病灶多位于右侧大脑半球顶枕部。

（梁庆成）

第三节　神经康复中的影像学检查

一、常用的影像学检查

（一）头颅平片和脊柱平片

随着计算机的广泛应用，给 X 线摄影技术带来很大的进展，计算机 X 线摄影（computed radiography，CR）和数字 X 线摄影（digital radiography，DR）替代了原有传统的 X 线片。CR 采用"成像板"代替胶片技术，主要用于 X 线摄影而不用于动态观察。DR 技术近年才用于临床，是应用"平板检测器"采集 X 线信号的技术，除 X 线摄影外还可用于透视和动态观察。以上两种技术使 X 线摄影提供的信息数字化，图像清晰度和对比度明显优于传统的 X 线片。

1. 头颅平片　头颅平片包括正位和侧位。还可有颅底、内听道、视神经孔、舌下神经孔及蝶鞍像等。头颅平片主要观察颅骨的厚度、密度及各部位结构；颅缝的状态；颅底的裂和孔；蝶鞍及颅内钙化斑等，颅板的压迹，如脑回压迹、脑膜中动脉压迹、板障静脉压迹、蛛网膜颗粒压迹等。

2. 脊柱平片　包括前后位、侧位和斜位。可观察脊柱的生理屈度，椎体有无发育异常，骨质有无破坏、骨折、脱位、变形和骨质增生等，以及椎弓根的形态，椎间孔和椎间隙的改变，椎板和棘突有无破坏或脊柱裂，椎旁有无软组织阴影等。

（二）电子计算机体层扫描

计算机体层扫描（computer tomography，CT）是一种临床广泛应用的影像学检查技术。螺旋CT是当前临床应用CT的代表，它改变了旧式CT的单层扫描方式，大大缩短了扫描时间，明显提高了CT机的密度分辨率和空间分辨率。计算机技术的不断发展，也使CT机已经达到了秒成像，病灶分辨率为1.0mm。CT血管成像（computed tomography angiography，CTA）技术和三维立体重建技术在临床上的应用也越来越广泛。功能CT成像技术也在临床认同。

1. 头部CT扫描

（1）头部CT平扫：头部CT平扫是指不用任何密度对比剂的CT直接扫描，依据扫描方式又分为常见的轴位扫描和冠状位扫描。轴位扫描是指以听眦-线或听-眶线为基线，进行平行扫描。冠状位扫描是指垂直于听-眦线或听-眶线扫描。轴位扫描应用最为广泛，冠状位扫描应用较少，适用于鞍区、中线、眼眶、鼻窦等部位的病变检查。

（2）头部CT增强扫描：头部CT增强扫描是指扫描前，通过静脉注入一定量的密度对比剂（碘制剂），然后迅速进行扫描，用以增加组织间的密度对比来进行的检查。增强扫描可明显提高正常脑组织和病变组织间的密度分辨率，进一步了解病变组织的血液供应情况。缺血性脑血管病的脑灌注研究正在临床上逐渐开展。

（3）头部CTA扫描：头部CTA扫描是指头部CT扫描的血管成像技术，也称CT血管造影，主要是螺旋CT扫描的后计算机后处理技术。处理方法可分为几种：最大密度投影法、表面遮盖法、多层面重建和曲面重建。扫描方法为静脉注射对比造影剂后进行快速螺旋扫描，将扫描数据进行三维立体重建，就形成了脑部血管影像。

（4）头部三维立体重建成像：头部三维立体重建成像是指利用CT平扫及增强所得的图像信息，利用高性能计算机系统进行三维重建显示，可分别显示肌肉、骨骼，脑组织、脑室等，可对病变进行精确定位。

2. 脊柱、脊髓CT扫描

（1）脊柱、脊髓CT平扫：脊柱是人体的躯干部，长度较大，由于CT机的成像原理，CT机的检查孔径有限，除了进行脊柱轴位扫描外，难以直接进行矢、冠状位扫描。脊柱轴位扫描较为简单，依据临床的需要，在定位像上确定扫描的范围、层厚、层距等进行直接扫描。脊柱、脊髓CT轴位扫描.以良好显示病变为原则。

（2）脊柱、脊髓增强扫描：脊柱脊髓增强扫描是指静脉注射增强造影剂后进行的扫描，增强扫描帮助增加脊柱各种组织结构的密度对比，有助于病变观察。

（3）脊柱、脊髓造影CT扫描：也称之为CT脊髓造影，方法为经硬膜囊穿刺后，注入适量的脊髓造影剂，数十分钟后行脊髓CT扫描，扫描图像除轴面观察外，还可以进行三维重建显示，显示脊柱、脊髓、硬膜囊、马尾神经之间的关系，帮助临床进行诊断。

（三）磁共振成像

磁共振成像扫描（magnetic resonance imaging，MRI）磁共振检查的问世，是继CT后医学影像学技术上又一次飞跃，是一个里程碑，也是一个全新的领域，是发展最迅速的影像检查方法，也是医学诊断学的一个飞跃。现已经发展地较为完善、成熟，并广泛应用于临床。

与CT比较，MRI能提供更多的图像清晰度高解剖学信息，没有电离辐射，无放射性损害；无颅骨的伪影；不需要造影剂可清楚地显示冠状、矢状和横轴三位图像；可清晰地观察到脑干及后颅窝病变的形态、位置、大小及其与周围织结构的关系；对脑灰质与脑白质可以产生明显的对比度，因此常用于诊断脱髓鞘疾病、脑变性疾病和脑白质病变等。扫描时间长，噪声大，体内有金属物、起搏器等不能检查，幽闭恐惧症、重症患者不能检查。但对于急性颅脑损伤、颅骨骨折、钙化病灶及出血性病变急性期等，MRI 检查不如 CT 敏感。

磁共振机目前已由单纯成像向多机型、多用途、快速、高清晰方向发展。低场强磁共振机除发展 MRI、MRA 成像外，还向动态成像（MR 透视）、开放式、手术介入治疗等方向发展。高场强磁共振的 MRI 除向快速、高清晰方向发展外，并能利用其高性能计算机进行血管成像（MRA）、水成像（MR 水造像）、功能成像（弥散成像、灌注成像）、三维立体成像、仿真内镜成像及波谱分析等多方向发展。磁共振的各种成像方法使病变性质显示更准确、更清楚。

1. **磁共振成像血管造影**　磁共振成像血管造影（magnetic resonance angiography，MRA）是基于 MR 成像平面血液产生的"流空效应"而开发的一种磁共振成像技术。在不使用对比剂的情况下，通过抑制背景结构信号将血管分离出来，单独显示血管结构，可显示成像范围内所有血管，也可显示侧支血管。MRA 的优点是：方便省时、无放射损伤、不需插管等无损伤性检查。缺点是：空间分辨率差，不及 CTA 和 DSA；信号变化复杂，易产生伪影；对细小血管显示差。临床主要用于颅内动脉瘤、脑血管畸形、大血管闭塞和静脉窦闭塞等的诊断。

2. **脂肪抑制技术**　脂肪抑制成像技术指在 MR 成像中通过调整采集参数而选择性地抑制脂肪信号，使其失去亮的信号特征变为暗信号，以区分同样为亮信号的不同结构，在临床诊断上具有重要的意义。

3. **液体衰减反转恢复**　液体衰减反转恢复（fluid attenuated inversion recovery，FLAIR）又称水抑制或黑水脉冲序列，清楚显示邻近脑脊液的脑组织结构和病灶，使用其在 T2 加权像上由亮信号变成暗信号，使脑脊液信号被抑制，使病灶的检出率和病变性质的识别大为提高。FLAIR 诊断早期脑梗死的效果优于 T_2WI。

4. **MR 弥散成像**　MR 弥散成像（diffusion-weighted imaging，DWI）采用的是回波平面成像技术，通过测量病理状态下水分子布朗运动的特征，进行缺血性脑血管病的早期诊断，发病 2 小时内即可发现缺血改变。DWI 主要用于急性和超急性期脑梗死的诊断。DWI 不需要注射造影剂。也可以用于癫痫的病理生理机制方面的研究。

5. **MR 灌注成像**　MR 灌注成像（perfusion-weighted imaging，PWI）是在静脉注射顺磁性对比剂后，通过回波平面成像技术观察成像的变化。可计算出局部脑血容量（rCBV）、局部脑血流量（rCBF）和平均通过时间（MTT）等。MR 灌注成像的目的是显示通过毛细血管网的血流情况，提供周围组织氧和营养物质的功能状态。补充常规 MRI 和 MRA 不能获得血流动力学、脑血管功能状态信息的缺陷，显示急性脑缺血及其病理变化细节，在早期脑缺血具有高度敏感性，其异常改变早于 DWI。

6. **磁共振波谱分析**　磁共振波谱分析（magnetic resonance spectroscopy，MRS）是利用磁共振技术和化学移位作用对体内的组织化学成分进行分析，以波谱的形式表示，可提供病变组织的代谢功能及生化方向的信息。最常采用的是质子 MRS（^{1}H-MRS），对病变的定性可提供一定的帮助。目前 ^{1}H-MRS 可测定 12 种脑代谢产物和神经递质的共振峰，其中以 N-乙酰天门冬氨酸（NAA）、肌醇、肌酸、胆碱和乳酸等研究得最多。目前应用的判断标准不是根据各波波峰的绝对值，而是相对值，因此 MRS 尚不能作为独立的指标用于疾病的诊断，主要用于中枢神经系统代谢性疾病、癫痫、肿瘤和痴呆等脑变性疾病的研究。

7. **MRI 脑功能成像**　MRI 脑功能成像（functional MRI，fMRI）以脱氧血红蛋白的敏感效应为基

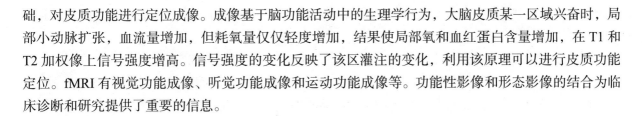

础，对皮质功能进行定位成像。成像基于脑功能活动中的生理学行为，大脑皮质某一区域兴奋时，局部小动脉扩张，血流量增加，但耗氧量仅仅轻度增加，结果使局部氧和血红蛋白含量增加，在 T1 和 T2 加权像上信号强度增高。信号强度的变化反映了该区灌注的变化，利用该原理可以进行皮质功能定位。fMRI 有视觉功能成像、听觉功能成像和运动功能成像等。功能性影像和形态影像的结合为临床诊断和研究提供了重要的信息。

（四）脑血管造影和脊髓血管造影术

1. 数字减影血管造影　脑血管造影是应用含碘显影剂如泛影葡胺注入颈动脉或椎动脉内，在动脉期、毛细血管期和静脉期分别摄片。

数字减影血管造影（digital subtraction angiography，DSA）技术利用数字化减影的方法成像，应用电子计算机程序组织图像转变成数字信号输入并储存，然后经动脉或静脉注入造影剂，将所获得的第二次图像也输入计算机，然后进行减影处理，使充盈造影剂的血管图像保存下来，而骨骼、脑组织等影像均被减影除去，保留下的血管图像经过再处理后转送到监视器上，得到清晰的血管图像。DSA 的方法通常采用股动脉或肱动脉插管法，可做全脑血管造影，可以观察脑血管的走行、有无移位、闭塞和有无异常血管等。主要适应证是头颈部血管病变如动脉瘤和血管畸形等。而且是其他检查方法所不能取代的。优点为简便快捷；血管影像清晰，使减影血管三维显示；并可做选择性拍片，减少 X 线曝光剂量等。缺点是该方法仍是有创性检查，需要插管和注射对比剂。

DSA 也是血管内介入治疗不可缺少的技术，所有介入治疗必须通过 DSA 检查明确病变的部位、供养血管、侧支循环和引流血管。

2. 脊髓造影和脊髓血管造影

（1）脊髓造影：也称椎管造影，是将造影剂经腰穿注入蛛网膜下腔后，改变体位在 X 线下观察其流动有无受阻，以及受阻的部位和形态，然后在病变部位摄片。

（2）脊髓血管造影：是将含碘的水溶性造影剂注入脊髓的动脉系统，显示血管分布的情况，称为脊髓动脉血管造影，有助于诊断脊髓血管畸形和脊髓动静脉瘘等。

二、 CT、MRI 在神经康复中的应用

（一）CT 在常见神经疾病康复中的诊断价值

1. 头部 CT 扫描的诊断要点　正常 CT 像上，可以见到脑实质（灰质、白质）脑沟、脑回、基底节、内囊、脑室、脑池、脑干、小脑、松果体及脉络丛钙化影等。阅读 CT 图像，需注意以下各点。

（1）正常结构的改变：如脑室、脑沟、脑回、脑池、松果体钙化影有否移位、挤压、变形、扩大或消失，灰白质界限是否清楚，左右是否对称。

（2）病理改变：若出现钙化、血肿、肿瘤、炎症等病理结构改变时，则需注意以下方面：病变的部位；病变的密度，高于脑实质者称高密度，低于脑实质者称低密度，等于脑实质者称等密度，密度又有均匀性和不均匀性之别；病变界限，与正常组织是决然分明还是没有明确边界；病变边缘的形态，有否一定形状，边缘是否光滑、规则；病变周围的改变，有无水肿等低密度反应带。

（3）造影剂强化反应：造影强化对诊断颅内病变很有价值，造影不强化说明血供少或无血 - 脑屏障破坏，见于陈旧性脑挫伤、脑梗死、低度恶性的胶质瘤等。均质性强化见于脑膜瘤等。不规则的周边强化，中心呈坏死或囊变的低密度影，见于恶性胶质瘤。平滑的环形强化则见于脑脓肿或囊变的胶

质瘤。多发性的强化病灶见转移瘤。强化可用以鉴别肿瘤和水肿带，强化亦可发现畸形的动、静脉血管。

2. 颅内肿瘤的 CT 表现 颅内肿瘤的首选检查方法是 CT，常能单独作出诊断。它明确颅内肿瘤的部位、数目和大小，显示肿瘤所致的继发变化，并且还常常能作出定性诊断。若参考典型的发病部位，特定的发病年龄，增强前后的密度特征，肿瘤的形态，则 80% 以上的颅内肿瘤可作出正确的定性诊断。常见脑肿瘤的 CT 表现如下：

（1）胶质瘤：CT 平扫显示肿瘤多呈低密度或等密度为主的低、等混合密度病灶，病灶较大，形态以不规则形为多见，少数呈圆形或椭圆形。可伴不同程度的瘤体周围水肿和占位效应。增强扫描可显示实质部分可强化，强化形式表现为花圈状或环状。跨中线生长呈蝴蝶样表现时颇为典型。广泛侵犯半球不形成明显肿块。

（2）脑膜瘤：CT 平扫呈等或高密度，增强后多呈均匀强化，边界清楚，多伴颅骨改变及占位效应等征象。

（3）转移性肿瘤：发病年龄较大，起病快，病灶小，瘤周水肿显著，增强后病灶多呈环状或结节状强化，临床上有原发肿瘤史可提供线索。

3. 脑血管疾病的 CT 表现 脑血管病中最多见的为脑卒中，可分为出血性和缺血性两大类，由于两者治疗方法不同，因此其正确诊断非常重要。

（1）脑出血：脑出血的 CT 特征是出血区密度增高，这很容易确定颅内出血的部位、形态、大小、扩散方向等。脑出血急性期的 CT 表现有四种：①脑实质或脑室内，呈高密度影像，CT 值为 60～80Hu。②血肿周围低密度影，提示血肿周围的水肿带，少数为血肿穿破脑室，流入下腔。③血肿与水肿引起的占位效应，如脑室受压变形，中线结构移位等。④血块堵塞脑脊液循环引起的脑积水。

血肿开始时呈密度均匀、边界清晰的高密度影。发病后第 4 天，血肿开始溶解吸收，血肿边缘部分密度降低，边界由清晰转为不清。一般血肿于 1 个月时转入等密度，进而形成清晰的充满水样液的囊肿。血肿周围的脑水肿，亦呈动态改变，开始时水肿带为薄薄一层，于第 2 周时增厚，第 2～3 周时发展至高峰。此不只为血肿周围的水肿，还有血肿溶解，溶解中的血肿边缘与脑水肿合在一起，使低密度影增厚。脑水肿于第 3 周后开始减退。

多数情况下，对脑出血患者不做增强 CT。为了鉴别诊断或研究需要，进行强化造影可发现血肿周边的低密度影内环状强化，这种强化于发病后 3～5 周时出现率最高。研究指出，早期强化环是血-脑屏障破坏所致；而晚期是因毛细血管增生，肉芽组织形成。

（2）蛛网膜下腔出血：在发病后 CT 既可发现在蛛网膜下腔、脑沟、脑裂、脑池高密度影像。

（3）脑梗死：脑梗死的 CT 特征是阻塞血管供血区出现低密度影，此与脑出血引起的高密度影形成鲜明对照。脑梗死的低密度改变在发病后 24 小时内常难于显示。一般在 24～72 小时出现，一周后，梗死区密度明显减低，低密度影变得明显，平均 CT 值为 10～30Hu，较对侧相应部分至少降低 6 Hu。脑梗死范围较大者，由于伴有脑水肿，亦会产生占位效应。占位效应于发病后 1～2 周最明显，而后逐渐减轻，第 4 周后基本消退。脑梗死经水肿期、吸收期，于第 4～6 周转入瘢痕期，此时病灶内坏死组织被移除，最后为水样液所充填，遗留下一囊腔。由于梗死灶液化，脑组织丢失或瘢痕收缩，可使邻近脑沟、脑室增宽扩大，中线结构向病侧移位。有时梗死的低密度影与脑室仅仅以一薄层组织相隔。

（4）脑动脉瘤：颅内动脉瘤依据动脉瘤内血栓形成情况分三种类型：①无血栓的薄壁动脉瘤，CT 显示圆形高密度区，注射造影剂后明显增强。②有部分血栓的动脉瘤，CT 呈现圆球形阴影，中心或偏心为高密度区，周围为高密度边，两者之间为等密度影，代表动脉瘤血栓。造影剂增强时中心和周围囊壁出现明显增强，血栓无强化，呈"靶征"。③完全闭塞的动脉瘤，CT 显示为等密度影，可有弧形或斑点状钙化。造影剂强化时无中心增强，但可能出现囊壁的环状增强。需要注意的是，CT 显示的是动脉瘤全形，而脑血管造影显示的是动脉瘤内腔，两者在形态上完全不相同。

（5）脑动静脉畸形：脑动静脉畸形（arteriovenous malformation，AVM）的 CT 表现从它的病灶、周围变化及并发出血三个方面进行观察。AVM 病灶 CT 扫描可显示高、低及混合密度。明显曲张的血管团、附壁血栓及病灶内的胶质增生和钙化可呈斑片状或不规则高密度影，动静脉畸形及附壁血栓也可表现为低密度影，很多动静脉畸形呈混合密度；造影剂强化后，可见弧线状或树枝状的增强血管影，这有助于 AVM 的诊断。由于 AVM 的"盗血"，周围脑组织缺血引起脑萎缩。也可能是 AVM 出血，血肿破坏附近脑组织，吸收后留下瘢痕囊腔，均呈现脑萎缩改变。CT 上出现病灶周围的低密度影，邻近脑室扩大，皮质萎缩，脑沟增宽等等。

（6）烟雾病：烟雾病的 CT 表现为非特异性的脑萎缩、脑梗死，如基底节区、额、颞部等多发的低密度区，往往双侧同时受累；部分烟雾病临床表现为脑出血，CT 上呈形状不规则、周围有水肿带的脑内血肿，并有占位表现。在增强后，于 CT 上看到与脑血管造影上的异常血管网相一致的不规则点状、线状或网状血管影，多见于基底节区，则为烟雾病的特殊改变，具有诊断意义。此外，增强 CT 上或 CTA 上脑底动脉环，特别是大脑前、中动脉近端充盈不良，也是提示烟雾病的一个特征。

4. 颅脑损伤的 CT 表现 颅脑损伤于 CT 上出现多种改变。颅骨外头皮下软组织损伤的表现最主要的是帽状腱膜下血肿，呈现高密度影，此种高密度影常伴有凹陷骨折、急性硬膜外血肿和脑实质损伤。在对冲性脑损伤，往往于外伤着力点出现高密度的帽状腱膜下血肿，于对冲点出现脑实质挫伤及脑内血肿。颅骨线形骨折于单纯 X 头颅片上即可诊断，凹陷骨折伴有其下硬膜外血肿或脑实质损伤，则只有在 CT 上才能迅速诊断。CT 最有用的是颅底、眼眶及鼻窦的骨折，从骨折处进入颅腔 0.5ml 空气，也能被发现。

5. 颅内炎症的 CT 表现 颅内炎症包括脑炎、脑膜炎、脑脓肿及寄生虫等。脑炎在 CT 上表现为界限不清的低密度影或不均匀混杂密度影；多发于颞叶、额叶等；当化脓性炎症局限化时，将成为界限清楚的脓肿，并在造影剂强化时出现环状增强影。脑炎和脑脓肿的周围都可围绕低密度水肿带。脑膜炎的 CT 表现虽无特征，如蛛网膜下腔增宽及作为后期表现的脑积水和钙化；但近年的研究却发现细菌性脑膜炎和无菌性脑膜炎有不同的 CT 表现，使 CT 在各种颅内炎症性疾病中都具有不小的诊断价值。

6. 脱髓鞘疾病的 CT 表现 CT 的特征是白质低密度改变，但无占位表现。晚期转变为萎缩性改变。

7. 脑变性疾病的 CT 表现 脑变性疾病的 CT 表现除了其固有的病理特征外，与疾病处于急性期还是慢性期以及患者的年龄有关。常见脑变性疾病损害有多种形式，CT 特征是大脑萎缩，海马变性为主，包括 Alzheimer 症，克罗伊茨费尔特 - 雅各布（Creutzfeldt-Jacob）病；CT 表现为小脑及脑干萎缩，如橄榄脑桥小脑萎缩症，Marie 共济失调症（遗传性痉挛性共济失调症），有的系滥用酒精饮料及因霍奇金（Hodgkin）病、癌症引起；CT 表现为局限性皮质萎缩，如单侧脑萎缩、多发性梗死性痴呆及皮克（Pick）病；CT 上以基底节萎缩，如帕金森（Parkinson）病、肝豆状核变性（Wilson 病）、亨廷顿（Huntington）病、哈勒沃登 - 施帕茨（Hallervorden-Spatz）病及一氧化碳中毒症；CT 表现为脑白质损害为主皮质下动脉硬化性白质脑病。

8. 脊髓疾病的 CT 表现 脊柱和脊髓 CT 检查时，当疑有脊髓血管性或肿瘤性等病变时，应静脉注射造影剂后再做 CT 检查。如脊髓和椎管内的结构可能显示不太清楚，应做甲泛葡胺（Metrizamide）

脊髓CT造影（CTM）。

（1）髓内肿瘤：较多为胶质瘤、室管膜瘤、血管网状细胞瘤和脂肪瘤。胶质瘤和血管网状细胞瘤CT显示为等密度灶，静脉注射造影剂后常不强化，诊断较难。CTM可见脊髓增粗，其内可见充盈缺损，且硬膜囊不规则，结合不注射造影剂之CT表现可作出诊断。室管膜瘤和脂肪瘤，CT显示为均匀低密度灶，静脉注射造影剂后也不增强。但室管膜瘤常多发，脂肪瘤之CT值是特征，不难诊断。

（2）髓外硬膜内肿瘤：多为神经纤维瘤和脊膜瘤。神经纤维瘤可发生在脊髓任何节段。CT特征性表现为椎间孔扩大，脊柱内外均有瘤体，肿瘤呈哑铃状。瘤体较小时不侵及脊髓，长大明显时可见脊髓和硬膜囊移位，硬膜外间隙增宽。CTM显示尤为清晰。脊膜瘤常是在胸段脊髓。CT检查可见椎管内软组织块影，有时肿瘤内有钙化或骨化影，颇为特征。CTM呈现脊髓和硬膜囊及硬膜外脂肪均受压移位。

（3）髓外硬膜外肿瘤：大多为恶性肿瘤。原发者以淋巴源性肿瘤为多见，CT显示为密度不均匀影像。脊髓、硬膜囊和硬膜外脂肪受压移位，常可有椎旁软组织块影。继发者常为转移性肿瘤，邻近脊柱常有改变。脊柱CT可呈现高密度灶（成骨性肿瘤转移者），溶骨性者呈现低密度灶，亦有呈现混合密度的。

（4）椎间盘病变：椎间盘突出时，椎间盘后缘呈现凸面自中央突向椎管，侧突者常自一侧凸向椎管。硬膜外脂肪后移或侧移，有时脊膜囊也可移位。椎间盘突出严重时，可见硬膜外脂肪闭塞。部分病例可见椎间盘钙化。

（5）脊髓空洞症：脊髓空洞症的CT表现为脊髓中央管异常扩张所致，脊髓膨胀、增粗，呈圆形，其中央可见圆形低密度空腔，重者占据脊髓的1/3或1/2；脊髓呈扁平形。颈脊髓空洞时常同时伴Chiari畸形，CT呈现上颈段脊髓后面或外侧面肿块影，为扁桃体下疝所致。MRI在显示此类病变时较CT优越。

（二）MRI在常见神经疾病康复中的诊断价值

1. 正常颅脑组织的MRI表现 脑组织的MRI信号强度因采集信号的技术而异，也受机器参数不同的影响。自旋回波序列（spin-echo sequence，SE）是目前最常用的技术。主要参数有T_1、T_2和质子密度等，在同一部位，同一层面可获得T_1、T_2加权图像。图像由黑到白不同灰度，黑影表述为低信号，灰影为中信号，白影为高信号，黑白混合影为混杂信号。

同一组织的信号在不同加权像上强度不同，其中脑白质、脑灰质、脑脊液和水在正T_1、T_2加权图像上信号强度/影像灰度正好相反，脑灰质影像灰度为灰、白灰，脑白质为白灰、灰，脑脊液和水为黑、白。其他颅脑组织在T_1、T_2加权图像上为：脂肪为白、白灰，肌肉为灰、灰黑，骨皮质为黑，骨髓为白、灰，脑膜为黑。

2. MRI对颅内病变具有重要的诊断价值 颅内很多疾病有脑水肿，MRI对组织内水含量特别敏感。含水量增加导致T_1和T_2弛豫时间延长，T_1延长显示水肿区的信号强度降低，而T_2延长显示水肿区的信号增强。MRI对于颅内血肿很敏感，出血区的T_1弛豫时间缩短，在T_1加权的图像可见高信号区；T_2弛豫时间延长，在T_2加权的图像亦可见高信号区。血肿周围的水肿和陈旧血肿中心区血红蛋白吸收液化，在T_2加权的图像上两者和血液一样都呈高信号；但在T_1加权的图像，则可分辨出高信号的出血和低信号的水肿或液化区。颅内肿瘤的T_1、T_2时间可互相重叠。肿瘤囊性变时T_2时间特别延长，在合并脑水肿的情况下，T_1、T_2的时间都延长，因此MRI对显示颅内肿瘤具有一定优越性。MRI成像可以发现CT不能显示的脑脱髓鞘病变。由于脱髓鞘改变、脂肪消失和合并水肿，在

T_2加权的成像图中显示为高信号强度病灶。

3. 脑肿瘤的 MRI 表现

（1）星形胶质瘤：最常见。MRI 平扫时，T_1WI 多呈低、等混合信号，其次部分可呈低、等、高混合信号，少数为均匀低或等信号；T_2WI 呈等、高信号，信号不均匀，与肿瘤内坏死/囊变和出血有关。肿瘤形态多呈不规则形，少数可见圆形或椭圆形，边缘不整，轮廓不清。肿瘤周围水肿多为中、重度，占位效应常较明显。增强后扫描病灶多呈不均匀强化，其强化形式多样，可呈斑片状、不规则环形和环状伴结节型。近来，MRI 的动态增强扫描及 MR 血管造影也用于评价肿瘤的血供和血-脑屏障破坏情况。

（2）脑膜瘤：MR 表现为 T1WI 上病灶呈等或低、等混合信号，T_2WI 上呈高或等、高信号，随回波时间延长，实质性病灶信号衰减；增强后多呈均匀明显强化。多伴颅骨改变及肿瘤占位的征象，如可见脑膜瘤以宽基底与硬膜相连，脑膜尾征的出现更有助于确诊。

（3）转移性肿瘤：发病年龄较大，起病急，病灶小，瘤周水肿显著，多数病灶 T_1WI 呈低信号，T2WI 呈高信号；增强后病灶多呈环状或结节状强化，常有原发肿瘤史可提供。

4. 感染性疾病的 MRI 表现

（1）脑脓肿：位置多表浅，好发于灰、白质交界区，病灶局限但水肿明显，脓肿壁增强后呈均匀连续环形强化，近期复查病灶缩小及追溯感染史有助于诊断。

（2）瘤样脑炎：是脑部炎症性病变的一种特殊类型，以脑内单发炎性肿块为主，MRI 特征为：病变好发于额、顶部灰、白质交界区，边界不清；T_1WI 为低信号，T_2WI 为高信号，增强后可见结节状、斑片状或沿血管壁袖套样增强，极少数伴病灶邻近脑膜线性强化；病变周围水肿广泛，但占位效应与之不成比例；抗感染治疗或适当应用激素后短期病灶缩小。

5. 脑血管病的 MRI 表现

（1）脑出血：急性期脑出血 CT 检查为最佳，MRI 在出血不同期表现差异较大。急性脑出血病灶在 MRI 上因其含氧血红蛋白或脱氧血红蛋白，表现为略长 T_1（信号比长 T_1 略高）、略长 T_2（信号比长 T_2 略高）或略短 T_2 信号（信号比略长 T_2 更低），有一定的占位效应。当相邻脑组织发生早期脑水肿时，可见轻度晕状略长 T_1 略长 T_2 水肿灶，其信号变化大于出血灶。进入亚急性期，出血演变为变性血红蛋白期（1~2 周），血红蛋白铁离子从细胞内析出，铁离子有缩短 T_1 信号作用，出血灶表现为短 T_1、长 T_2 信号，周边为长 T_1、长 T_2 水肿灶。由于出血灶多是由周边向中间演变，此期病灶形成 3 个环状。血肿进入囊变期，出血灶有形成分被吞噬细胞吞噬，残留液性病灶和含铁血黄素信号。液性信号呈长 T_1、长 T_2 信号，多位于病灶中央。含铁血黄素信号呈长 T_1 短 T_2 信号，在 T_2 像上给囊变灶镶了一个黑环，这一征象将较长时间存留，是陈旧性脑出血的信号特征，给我们识别出血性软化灶提供了证据。

（2）脑梗死：MRI 是目前显示脑缺血性病变的最佳影像学手段，多与脑血管分布范围一致，急性期可伴水肿，治疗后可见病灶缩小。慢性期可见软化灶及局部脑萎缩。MRI 显示病灶及病灶周围水肿均呈 T_1WI 低信号，T_2WI 高信号。脑梗死的 MRI 影像特点为：①病变发现早：在缺血发生 6 小时后即可在 T_2 加权像上看到信号变化，病变区呈略长 T_2 信号。②脑干、小脑病变能及时发现：因其成像原理不受颅骨影响，脑干、小脑梗死能早期清晰显示。③脑内小缺血性病灶发现率高：MRI 扫描方向、序列运用合理，脑内的缺血性病灶都能及时发现，早期小病灶仅在 T_2 加权像上见到略高信号，T_1 信号常无变化，腔隙梗死（lacunar infarction）发现率 MRI 明显高于 CT。④脑组织病变程度的区分：在 MRI 上仔细观察，能区分出组织变性和软化，变性表现为单纯略长 T_2 信号，或伴有略长 T_1 信号。软化灶表现为明显长 T_1 长 T_2 信号，呈液性信号特征。MRI 能帮助观察病变的演变过程及发展变化情况。MRI 灌注成像和弥散成像还将帮助观察局部脑组织的功能变化，判断半暗带（penumbra）的存在。⑤对再通期少量出血敏感：再通期出血在 CT 上只能在急性期发现，仅能显示 3~5 天，而 MRI 发现变性血红蛋白的时间约 2 周~1 个月。表现为病灶周边或病灶内斑片状短 T_1 信号；⑥增强扫描：梗死发生 3~7 天至 4~6 周在 MRI 上均可见到不同程度的强化，呈脑回状强化。

（3）蛛网膜下腔出血：蛛网膜下腔出血起病较急，患者危重，因 MRI 检查时间较长，不宜进行 MRI 检查，但 MRI 检查也能发现蛛网膜下腔出血征象。蛛网膜下腔出血表现为脑沟、脑裂内正常脑脊液信号消失，呈不均匀等 T_1、等 T_2 信号。部分病例可在显示出血灶的同时，显示引发出血的动脉瘤及动静脉畸形等。

（4）动静脉畸形：MRI 上可见蜂窝样的血管流空，钙化明显，无或仅有占位征象，MRI 可见粗大的供血动脉和引流静脉，MRA 和 DSA 可明确诊断。

6. 颅脑损伤的 MRI 表现

（1）脑挫伤：表现为局限性或弥漫性脑水肿，T_1WI 呈低信号，T_2WI 示高信号，增强后急性期无强化，慢性期可见沿脑回沟的强化。

（2）脑内血肿：多有外伤史，T_1WI 和 T_2WI 的信号变化较为复杂，根据出血时间的不同，其信号变化不一。

7. 多发性硬化症的 MRI 表现　　多发生于侧脑室周围脑白质区，以 20~40 岁为发病高峰，临床上以缓解-复发方式侵犯中枢神经系统为特征。急性期病灶 T_1WI 见多发低信号，T_2WI 显示多发高信号，增强后可见多发强化。病灶常位于脑室周围，病变长轴与脑室呈垂直，慢性期强化不明显。

8. MRI 对脊髓病变的诊断价值

（1）硬膜外肿瘤和肿瘤样病变：MR 可直接显示硬膜外肿块影，局部硬膜受压移位，脊髓受压移位，有些病例尚可见肿瘤被新月状硬膜外脂肪包绕。增强后有助于鉴别诊断。最常见的硬膜外肿瘤为恶性肿瘤，以转移瘤最多见，大多位于硬膜外腔的后方或侧后方。最常见硬膜外良性病变为退行性病变，如椎间盘突出、骨肥大增生等。

（2）硬膜下髓外肿瘤：占椎管内肿瘤的 60%，绝大部分为良性肿瘤，以神经鞘膜瘤、神经纤维瘤和脊膜瘤最多见。MRI 可显示肿瘤的部位、范围及对脊髓压迫情况。

1）神经鞘瘤：75% 神经鞘膜瘤 T_1WI 呈与脊髓相等或略高于脊髓信号，25% 为低于脊髓信号。40% 神经鞘膜瘤可发生囊变、出血或坏死，在 T_1WI、T_2WI 上呈现相应信号变化。增强后所有神经鞘膜瘤均见强化，实质性肿瘤强化均匀；而合并囊变、坏死的实质肿瘤可呈不均匀强化。

2）脊膜瘤：MRI 平扫，T_1WI 病灶可呈等信号，T_2WI 可呈等或略高信号，伴钙化时，T_1WI、T_2WI 均为低信号。呈卵圆形位于脊髓背侧，很少超过两个节段，脊髓多向健侧移位。静脉注射 Gd-DTPA 后 T_1WI，肿瘤呈持久性均匀强化，邻近硬脊膜可见"尾巴状"线性强化，颇具特征。

（3）髓内肿瘤：90%~95% 为胶质瘤，MR 扫描可直接显示肿瘤部位、范围及与脊髓邻近结构的关系。

1）星形细胞瘤：占髓内胶质瘤的 30%，是儿童最常见的髓内肿瘤。MRI 表现：典型者肿瘤范围广泛，呈多个脊髓节段受累。横段面上，T_1WI 肿瘤呈低信号，T_2WI 上呈高信号，肿瘤内合并囊变或出血时，可见信号不均匀；Gd-DTPA 增强后扫描，肿瘤区明显强化。

2）室管膜瘤　　占脊髓内胶质瘤的 60%，占马尾、终丝区原发肿瘤的 90%。为成人最常见的髓内肿瘤。MRI 表现：脊髓增粗或终丝肿块，肿瘤区呈 T_1WI 呈与脊髓等信号，T_2WI 呈高信号，其内可见囊变、坏死、出血。Gd-DTPA 增强后扫描，T_1WI 上可见肿瘤均匀强化，囊变坏死区无强化。

（4）脊髓损伤：MR 在显示脊髓受压、髓内损伤、外伤性椎间盘病变和椎管内出血、神经根等软组织损伤方面明显优于 CT。尤其矢状面成像可直接观察脊髓损伤的全貌和周围结构受损的程度。脊髓震荡伤多无阳性发现。脊髓挫裂伤可见局部脊髓外形膨大，脊髓内灰、白质对比消失，T_1WI 呈低信号水肿，其内可见散在矢状高信号出血灶，T_2WI 显示出血、水肿均为高信号。T_2WI 在显示水肿方面较 T_1WI 敏感。

（5）脊髓脱髓鞘性疾病

1）多发性硬化：斑块好发于脊髓的背外侧束。可发生于脊髓的任何节段，常局限于 1~2 个节段。早期，颈髓居多，晚期，分布较均匀。MR 为首选检查方法，矢状面 T_1WI、T_2WI 可显示病变范围，急性期 T_1WI 仅显示脊髓因水肿、炎症反应而增粗，其内信号可正常，T_2WI 可见一个或数个高信号灶；增强后可见脱髓鞘斑块呈斑片状强化，多伴不同程度肿块效应。亚急性期和慢性期，可见脊髓逐渐变细呈萎缩性改变。

2）急性散发性脊髓炎：为一组炎症后脱髓鞘性疾病，常发生在某些感染性疾病（如麻疹、天花、水痘、腮腺炎、百日咳、流行性感冒）后，MRI 可显示弥漫性异常信号区，病灶散在，病灶周围可见水肿，肿块效应明显，脊髓可出现局限性肿胀膨大，增强后一般无强化。病灶内较少合并出血。急性坏死性脊髓炎易出现髓内出血。慢性期可见白质萎缩，灰质也可见萎缩改变，脊髓变细伴中央管扩大。

3）急性横贯性脊髓炎（acute transverse myelitis，ATM）：又称急性横贯性脊髓病，原因不明。急性期，MR 扫描，一半以上 ATM 显示正常，其他显示脊髓呈纺锤形肿胀增粗，T_1WI 呈等或低信号，T_2WI 呈高信号，病灶边界不清；有些病例增强后可见强化。MRI 需对类似 ATM 的病变如急性椎间盘突出、血肿、硬膜外脓肿或脊髓压迫症加以鉴别，也可作为 ATM 治疗后随访。

（梁庆成）

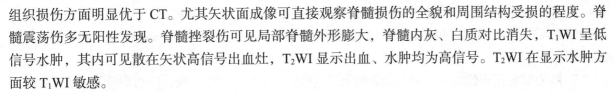

第四节　头颈部血管超声检查

一、彩色经颅多普勒超声检查在神经康复中的应用

经颅多普勒超声检测方法临床应用始于 1982 年。目前，彩色多普勒超声技术对颅内、外各主要动脉，通过特定颅窗及相应传感器，进行脑血流动力学功能状态的观察和定量测定。其特点，无创、无害、简单、费用低得以广泛应用。在临床康复中，彩色经颅多普勒（color transcranial doppler，TCD）超声主要用于下列疾病的辅助检测：

1. 颅外血管狭窄或闭塞　如在血管的收缩期，血流速度大于 120cm/s，频谱紊乱有涡流杂音，可能存在颅外血管狭窄。当血管闭塞时，相应部位检测不到血流。严重狭窄或闭塞时，可有侧支循环的建立。

TCD 对颈内动脉颅外段严重狭窄或闭塞时侧支循环的判断：前交通动脉开放（同侧大脑前动脉反向流动，对侧大脑前动脉代偿性增高，压迫对侧颈总动脉后同侧大脑中动脉血流速度下降）；后交通动脉开放（同侧大脑后动脉和椎基底动脉血流速度均增快）；颈外到颈内通过眼动脉侧支循环形成（同侧眼动脉反向流动）。

锁骨下动脉狭窄时：根据同侧椎动脉血流部分反向或完全反向、基底动脉血流降低或逆转、对侧椎动脉血流速度增高程度可判断锁骨下动脉盗血综合征（subclavian steal syndrome，SSS）的存在和盗血程度。

2. 颅内血管狭窄或闭塞 颅内血管狭窄诊断原则：①血流速度增快，特别是局限性血流速度增快；②血流频谱紊乱，颅窗消失，涡流伴杂音。

大脑中动脉收缩期血流速>（140～160cm/s）或平均血流速度>80～120cm/s，大脑前动脉收缩期血流速度>120cm/s，大脑后动脉和椎基底动脉收缩期血流速度>100cm/s，伴血流频谱紊乱，有涡流、杂音，两侧不对称超过对侧20%，提示该被检血管狭窄。注意：由于狭窄程度小于50%时不引起血流动力学改变，因此，TCD判断血管狭窄时通常是程度已超过50%的狭窄。

如经颞窗能检测到大脑前和大脑后动脉，检测不到大脑中动脉或大脑中动脉血流速度明显低于大脑前和大脑后动脉时，提示可能有大脑中动脉闭塞。TCD对其他颅内血管闭塞诊断特异性不高。

3. 动静脉畸形和动静脉瘘 TCD常规检查可以发现大的动静脉畸形和动静脉瘘，典型表现为：①供血动脉内血容量增加致高速血流；②血流层流状态受到破坏，血流紊乱，可以听到响亮粗糙的血管杂音；③缺乏小动脉和毛细血管导致低阻力产生低搏动指数。④脑动脉自动调节功能减退导致其对CO_2反应性下降。

血动脉血流速度增高的程度与血管畸形的关系密切，血管床越大，血流速度越快；另外，血流速度越快提示该血管与畸形血管床的关系越密切。脉动指数在判断供血动脉与畸形血管的关系上也很有帮助，脉动指数越小说明与畸形血管的关系越密切。脉动指数为0.5左右提示该血管与畸形血管有关；0.45～0.4说明与畸形血管床的关系很密切；≤0.35说明该血管为畸形血管的专门供血动脉。介入治疗或手术后供血动脉发生变化，手术前后比较供血动脉的血流速度和脉动指数有助于对手术效果的评价。

4. 脑血管痉挛 蛛网膜下腔出血是导致脑血管痉挛最常见的原因。TCD可代替脑血管造影，通过血流速度的变化、动脉参数的变化及血流杂音等检测，确定是否存在脑血管痉挛。TCD的随访观察对评价蛛网膜下腔出血的预后很有意义。

5. 脑动脉血流中微栓子的监测 TCD可以监测到在脑血流中经过的固体颗粒（血栓、血小板聚集和粥样斑块）或气体颗粒，这些颗粒在血流背景信号中产生特殊的多普勒高信号。微栓子信号具有以下特点：①短时程<300毫秒；②信号比强度背景≥3dB；③单方向出现在频谱中；④伴有尖锐的鸟鸣音；⑤应用双深度探头监测时在双深度之间有时间差。在具有潜在心脏源性栓塞疾病，如房颤、瓣膜性心脏病、房间隔缺损和卵圆孔未闭等；有潜在动脉栓塞源性疾病，如颈动脉狭窄、颈内动脉夹层动脉瘤、颈内动脉内膜剥脱术（术前、术中或术后）、椎动脉狭窄、颅内大血管狭窄；以及血管检查或介入治疗患者（脑血管造影、经皮血管内成形术）等，都可能在脑动脉中检测到微栓子信号。

6. 颅内压增高和脑死亡 随着颅内压的不断升高，TCD血流频谱发生一系列改变，血流速度逐渐降低，脉动指数逐渐增高。当颅内压力接近舒张血压时，TCD频谱中舒张末期的血流开始消失；当颅内压力继续增高超过舒张期血压，舒张期血流复现，出现舒张期反向频谱，与收缩期正向频谱形成"振荡波"；当颅内压继续增高达到和超过收缩压时，已经很难有血流进入到脑循环中，TCD表现为收缩早期针尖样血流（钉子波）；当颅内压继续增高，针尖样血流越来越小，最终在颅底大血管检测不到血流。振荡波、钉子波或无血流信号也是颅内血流停止、脑死亡的特征性改变。但值得注意的是，要进行2条以上血管检测，避免闭塞血管的无血流影响；TCD证实脑死亡的敏感性为91.3%，特异性为100%。当发现有脑死亡频谱后，观察12小时仍未见恢复，方可诊断为脑死亡。

二、 颈血管多普勒超声检查

颈血管多普勒超声检查已广泛应用于临床，通过血管壁结构、血管内径和血流动力学变化检查，可直观检出血管内膜弥漫性或节段增厚、管腔动脉粥样斑块形成、动脉狭窄或闭锁、血管走行或流向异常。对缺血性脑血管病等的诊断有重要意义。临床主要用于：颈动脉粥样硬化、颈动脉瘤、大动脉炎、锁骨下动脉盗血综合征、先天性颈内动脉肌纤维发育不良等检测。

（梁庆成）

第五节　放射性核素检查在神经康复中的应用

一、 单光子发射计算机体层扫描

1. **基本原理**　单光子发射计算机体层扫描（single photon emission computerized tomography，SPECT）是利用 SPECT 接收器探测到检查前以注入患者体内显影剂发射 γ 光子的核素成同位素体层显像技术。是将常用的 99mTc 标记的放射性药物如 99mTc- 六甲基丙烯胺肟（99mTc-HM-PAO）注入血液循环，它可通过正常的血 - 脑屏障，快速进入脑组织，在脑内的分布与局部脑血流量成正比，并在血流丰富的脑组织中，发射单光子，然后利用断层扫描和影像重建，构成矢状、冠状及任意方位的断面，或三维立体像。SPECT 因价格较 PET 明显低廉，较易被临床接受和推广。用于 SPECT 检测的放射性示踪剂主要有碘、铊和锝，最常用的是 99mTc-HM-PAO，其优点是放射剂量低、价格便宜及物理性能较理想等。

2. **临床意义**　SPECT 检测主要是了解脑血流和脑细胞代谢情况。对颅内占位性病变诊断的阳性率一般为 80% 左右。尤其是脑膜瘤及血管丰富的或恶性度高的脑瘤。阳性率可以达到 90% 以上。该检查对急性脑血管病、癫痫、帕金森病、痴呆分型及脑生理功能的研究也有重要的价值。

二、 正电子发射计算机体层扫描

正电子发射体层扫描（positron emission tomography，PET）是利用放射性核素体层显影技术。PET-CT 是将 CT 与 PET 融为一体，由 CT 提供病灶的精确解剖定位，而 PET 提供病灶功能与代谢等分子信息，具有灵敏高、准确好、特异及定位精确等特点，一次显像可获得全身各方位的断层图像。是一种无创性的探索人脑生化过程的技术。可客观检测人脑生理和病理代谢活动，尤其对肿瘤等疾病的病理生理过程、血流状态、受体密度的变化及分子代谢水平的认识具有重要的意义。

1. **基本原理**　PET 是将正电子发射同位素（^{11}C、^{13}N、^{15}O、^{18}F- 脱氧葡萄糖和 ^{18}F- 多巴），经吸入和静脉注射，通过血 - 脑屏障进入脑组织，参与脑的代谢并发出 γ 射线，用体外探测仪可测定脑不同部位示踪剂浓度。PET-CT 经与 CT 的显像技术处理后获得脑切面组织的精确定位图像，并可计算脑血流、氧摄取、葡萄糖利用和 13F- 多巴的分布情况，也可在彩色图像上显示不同部位示踪剂量的差别。PET 采用短半衰期的核素，因此可在短期内可反复使用，空间分辨率可达 3~5mm。而且均匀性好，影像的对比度和空间分辨率方面明显优于 SPECT。

2. PET 检查的临床意义

（1）用于脑肿瘤的分级、预后判断、肿瘤组织与放射性坏死组织的鉴别。

（2）癫痫病灶的定位：癫痫发作期表现癫痫灶的代谢增加，而在癫痫发作间歇期表现为代谢降低，其准确率可达到 80%，明显高于 CT 和 MRI 检查，对手术前原发性癫痫的病灶定位具有重要的意义。

（3）帕金森病早期诊断：多巴胺受体及转运蛋白的 PET 研究，对帕金森病的诊断具有较高的敏感性和特异性，特别是对于早期和症状较轻的未经治疗的帕金森病可见到基底节高代谢，单侧帕金森病有对侧基底节高代谢；有助于与帕金森综合征的鉴别诊断。

（4）脑梗死的早期可见低代谢和局部脑血流减少，氧摄取系数增加，可能有助于可逆性脑缺血和不可逆组织损伤的鉴别。

（5）PET 还用于脑功能的研究，如脑内受体、递质、生化改变及临床药理学研究等。但因该仪器十分精密，仪器设备的价格和放射性标记物均很昂贵，尚不能广泛应用，仅限于少数大医院的临床或科研。

（6）Alzheimer 病（AD）早期诊断　AD 表现为双侧顶叶和颞叶 ^{18}F-FDG 下降，出现其他分子标志物 PIB/FDDNP 可以佐证。

（梁庆成）

第六节　神经电生理检查在神经康复中的应用

神经电生理检查是利用电子仪器来记录大脑功能状态，神经肌肉的电活动，并通过对这些生物电活动各项参数的分析，对神经系统疾病作出正确的诊断、观察治疗效果和判断预后。神经电生理检查包括脑电图、肌电图、神经传导测定、诱发电位、各种反射检查、直流 - 感应电诊断和强度 - 时间曲线检查等。神经电生理检查是康复评定的重要内容和手段。神经肌肉的生物电活动是神经肌肉电生理检查的基础。

一、脑电图

脑电图（electroencephalography，EEG）是指脑生物电活动的检查技术，通过测定自发、有节律的生物电活动，了解大脑功能状态，是一些疾病的诊断、分类和疗效判断客观手段之一。脑电图的描记要在安静、闭目、觉醒或睡眠状态下连续记录，为提高阳性检测率，往往通过睁闭眼、过度换气、闪光刺激、药物等诱发。

（一）正常脑电图

1. 正常成人 EEG　在清醒、安静和闭目放松状态下，脑电为 8~13Hz 的 α 基本节律，波幅为 20~100μV，主要分布在枕部和颞部，在额部和顶部有节律为 15~25Hz β 活动，波幅为 5~20μV，部分正常人可出现 4 ~ 7Hz 的 θ 波，4Hz 以下的为 δ 波，8Hz 以下的脑电波为慢波。

2. **儿童 EEG** 以慢波为主，随着年龄的增长慢波减少，α 波逐渐增多，14 ~ 18 岁接近成人脑电。

3. **睡眠 EEG** 分快速眼动相和非快速眼动相。

（二）常见的异常脑电图

1. 弥漫性慢波是常见的无特异性的表现，多见于弥漫性脑损害，缺氧性脑病，脑膜炎，中枢神经系统变性等。

2. 局灶性慢波多为脑实质损害所致，常见于癫痫，脑炎，脓肿局灶血肿等。

3. 癫痫样放电常见的癫痫放电有：棘波、尖波、3Hz 棘慢波综合、多棘波、尖慢复合波、多棘慢复合波和高幅失律等。

EEG 主要应用癫痫的诊断、分类和病灶定位，此外用于脑部器质性损害和功能损害、局限性损害和弥漫性损害及脑炎和中毒、代谢性疾病有辅助诊断价值。

二、 肌电图

肌电图是检测肌肉在安静、随意收缩和周围神经受到刺激时记录各种数据的电生理技术。

（一）正常肌电图

1. **电静息** 神经支配正常的肌肉在完全松弛状态下肌电活动，肌电图呈一条平线，无电活动，称之为电静息。

2. **插入电位** 在肌肉放松的情况下，指针电极插入和移动针电极的瞬间，引起的电活动称为插入电位。在正常肌肉变异较大，针电极移动一旦停止，插入电位即消逝。在肌肉安静状态下的电活动称之为自发电位。

3. **正常运动单位电位** 正常肌肉作轻微收缩时，会出现一个单一的运动单位的动作电位，称为运动单位电位。它表示一个脊髓前角细胞支配的肌纤维电活动的综合结果。一个运动单位实际上是几个或几十个亚运动单位电活动的总和。

正常肌肉的动作电位波形、电压及时限变异较大，原因是不同肌肉或同一肌肉的不同点运动单位的神经支配比例不同，年龄差异、记录电极的位置等也是影响变异的因素。

（1）波形：正常肌肉的动作电位一般以单相、双相或三相多见。双相、三相者约占 80%；达四相者的 10% 以内，五相者极少，五相以上者定为病理或异常多相电位。

（2）电压：正常肌肉运动单位电压是亚运动单位肌纤维兴奋时动作电位的综合电位，是正、负波最高偏转点的差。一般正常肌肉运动单位电压为 100 ~ 300μV，通常平均电压 2mV，最高电压不超过 5mV。

（3）时限：运动单位电位的时限是指运动单位电位起止的总时间。时限的测定是从开始离开基线至终末回到基线之间的总时间。正常肌肉运动单位电位的时限变动甚大，故测定平均时限。

4. **不同程度用力收缩的运动单位电位**

（1）混合型：骨骼肌做中度用力收缩时，参加收缩的运动单位数量和频率均大大增加，有些区域较密集，难以分出单个运动单位电位，有些区域较稀疏可以分出单个运动单位电位，称混合型。

（2）干扰电位：当逐渐增强肌肉收缩力量时，必须动员更多的运动单位参与收缩活动，每个运动单位的放电频率也逐渐增加，表现为肌动作电位的数量也越来越多，这是肌电的募集（recruitment）

现象。肌肉最大力收缩时肌电位变得非常密集丰富，相互重叠，这种募集形式称干扰相。既然肌电位的密集程度与发放的运动单位数量有关，由此可以估计病理情况下运动单位缺失程度。

（二）异常肌电图

1. 插入电位的异常

（1）插入电位的减弱或消失：常见于失用性肌萎缩、重症进行性肌萎缩，两者插入电位均显著减小或消失。另外严重的家族性周期性瘫痪时，由于肌纤维兴奋性降低，插入电位亦减小。

（2）插入电位增多或延长：常见于神经源性和肌源性损害。插入电极和移动电极可诱发。

2. 放松时的异常电位

（1）肌纤维颤动电位：简称纤颤波，为单条肌纤维肉眼看不见的不自主收缩所产生的动作电位，是肌纤维不稳定兴奋性亢进的个别肌纤维放电的结果。多见于失神经支配的肌肉纤维。见于下运动神经元损伤和肌源性损伤。

（2）正相尖波：简称正尖波／正相波，是针电极置于损伤肌纤维处记录的结果，肌肉失神经支配时出现的另一种自发性电位，病理意义同纤颤电位。与纤颤电位合称"失神经电位"。失神经电位的分布及数量多寡反映了疾病病理过程和病情严重性。

（3）束颤电位：简称束颤波，为一组肌肉纤维不自主收缩产生的肌肉动作电位。有两种束颤电位：①单纯束颤电位，也可见于低钙血症、甲状腺功能亢进等引起神经肌肉兴奋性增高情况；②复合束颤电位，复杂多项电位，病理意义较大，最常见于前角细胞病变，必须与纤颤电位、正相电位同时存在才有意义。

（4）肌强直电位：肌肉自主收缩后或受到刺激后不自主强直收缩。插入或移动针极或叩击肌肉的瞬间所猝发的一系列成串密集放电，其频率在 25～100Hz，振幅可有一阵大、一阵小的特点。肌强直电位可看作插入电位延长的一种特殊形式。这是各类强直性肌病所特有的一种电位。

（5）群放电位：为节律性、阵发性放电，系由群化的运动单位电位组成。见于肌阵挛、震颤等情况，如帕金森病、舞蹈病、手足徐动症等。

3. 轻度用力时的异常电位　轻度用力时，出现两类异常的动作电位，一类为短时限，往往伴随低振幅；另一类为长时限，往往伴随高振幅。

（1）长时限运动单位电位：平均时限长于正常值的20%时称为长时限运动单位电位。长时限运动单位电位往往伴有振幅增高，但也可正常。长时限电位多见于各种运动神经元病、发生侧芽的神经病、慢性神经根病或神经病、神经病的后遗症以及慢性肌炎。

（2）短时限运动单位电位：平均时限短于正常值的20%。常见于肌肉疾病、运动单位内肌纤维数目减少时，也可见于神经性损害早期或神经再生的早期。

（3）多相电位增加：正常时多相电位不超过20%，超过时为多相电位增加。多相电位发生的原因是神经轴索再生时肌纤维或轴索的传导速度较慢，使运动单位的各肌纤维兴奋的不同时性增加，可见于各种脊髓与周围神经疾病和肌病。肌病时则由于运动单位内的肌纤维减少而诸肌纤维的兴奋性不能够平滑整合。

4. 最大用力时的异常电位　最大用力时肌电图分孤立、混合、干扰型。孤立型仅出现少数几个运动单位电位，各个运动单位电位图形互不重合。混合型是各运动单位电位经常重合，但各重合波不完全连续。干扰型是电位变化连续不断，几乎看不到基线。最大用力时正常肌电图为干扰型。异常电位有干扰不充分和干扰过度两类。病理性干扰不充分可见于各种严重的神经病或肌肉疾病，干扰过度则常见于某些肌肉疾病。

（一）神经传导速度

神经传导速度（nerve conduction velocity，NCV）是评定周围神经的感觉或运动兴奋传导功能的一项诊断技术。传导测定一般用表面电极刺激和记录，其优点是方便、无痛，易为受试者接受。有时也用针电极，其优点是定位准确，近神经记录的电位振幅较高。

1. 运动神经传导速度（motor nerve conduction velocity，MCV） 检查运动神经传导时，刺激电极置于运动或混合神经干上，而记录电极采用一对表面电极，主电极置于肌腹上，参考电极置于远端肌腱上。从刺激伪迹到诱发电位起点的时间称为潜伏期，它包括从刺激点到神经末梢的传导时间、神经兴奋通过神经肌接头到达运动终板的时间、终板去极化并在肌细胞膜诱发电活动的时间和肌纤维兴奋自运动终板传导到达记录针电极的时间。运动神经传导速度；计算公式为：神经传导速度＝两点之间距离（cm）乘以10两点间潜伏期差（ms）。

在传导速度测定上主要呈现三种结果：①波幅明显下降而潜伏期正常或接近正常，主要病变在轴索；②波幅正常而潜伏期明显延长，主要病变在髓鞘；③无反应，可能是神经离断或者完全性传导阻滞。

神经脱髓鞘和轴索损害所致的神经传导异常的表现是有区别的，在轴索损害时主要为波幅明显下降，而神经脱髓鞘则为明显的传导减慢。

2. 感觉神经传导速度 刺激远端指（趾）神经或皮神经，从该神经近端引导感觉神经动作电位（sensory nerve action potential，SNAP）（顺行法），也可从相反方向进行，称之逆行法。有时刺激混合神经干，从该神经的近端一点记录混合神经动作电位计算传导速度，大致代表该神经的感觉传导。由于感觉神经电位潜伏期不包含神经肌肉传递和肌膜去极化的部分，所以可以采用一个刺激点和一个记录点就可算出感觉传导速度（sensory nerve conduction velocity，SCV）。

神经传导测定时对周围神经疾患有很大的诊断意义，可以了解：①病损部位，是单发或是多发；②病情严重程度；③病损性质，即脱髓鞘或轴索退变。

3. 神经重复电刺激 用不同频率的一串电流脉冲刺激周围神经，在所支配的肌肉记录诱发的肌肉动作电位，根据诱发电位幅度变化来判定神经肌肉接头的传递功能。

重复刺激主要用于检查重症肌无力的诊断。记录电极置于肌肉的终板位置，参考电极置于肌腱上。刺激电极用针电极，常用2～3Hz刺激，连续刺激4～5次，计算第4～5个诱发电位反应波幅对第一个的比，衰减10%以上为阳性，是为衰减试验。此外还要进行易化试验，即在肌肉强力收缩或强直刺激后再进行衰减试验。在强直收缩后10秒钟再行衰减试验时，反应波幅可能较收缩前增高，此为易化现象。但在1分钟后再检查时衰减现象更明显，此为衰竭现象。重症肌无力和肌无力综合征者有衰减、易化和衰竭现象。

（二）神经反射检查

1. M波和F波（F反应） 刺激神经干时，运动纤维的兴奋呈双向传导，向下传导引起肌肉兴奋，其电活动称为M波。向近心端的传导将上达于运动神经元，激发运动神经元的兴奋，此兴奋再回返传导，引起同一肌肉的第二次兴奋，称为F反应。F反应的临床价值主要在于测定近心端的传导时间，F波异常可见于遗传性运动感觉神经病、急性或慢性脱髓鞘病和近心段的神经损害等。

2. H 反射 刺激混合神经干而强度尚不足以刺激运动神经引起 M 波时，即刺激了感觉神经，兴奋起后根至脊髓前角细胞，引起前角细胞兴奋，产生肌肉反应，即为 H 反射。H 反射可用于检测近心端的感觉与运动纤维传导的异常。H 反射潜伏期延长或消失可见于多发性神经病等。

3. 眨眼反射 眨眼反射是在一侧眶上切迹刺激，在双侧下睑用表面电极记录，参考电极置内眦，接地电极置于颏部。眨眼反射可用于诊断其反射通路上的损害部位，证实脑干病变的存在。此外眨眼反射可用于鉴别吉兰 - 巴雷综合征、糖尿病性神经病、进行性神经性肌萎缩、多发性硬化、癌症性三叉神经痛等。

四、 诱发电位

（一）躯体感觉诱发电位

躯体感觉诱发电位也称之为体感诱发电位（somatosensory evoked potential，SEP）是指刺激躯体神经时在中枢记录的神经电位，通常是指从头顶记录到的头皮 SEP，也包括从脊髓记录的 SSEP。

1. 检查方法 一般用表面电极刺激，刺激部位在上肢通常为腕部的尺神经或正中神经，下肢为踝部的胫神经或腓神经。刺激强度一般用感觉阈以上，运动阈以下。刺激脉冲波宽 0.1 ~ 1 毫秒，频率 0.5 ~ 1Hz，观察 100 毫秒以上的慢成分则用 1 次 / 1 ~ 3 秒。在头皮的相应点 C3、C4 和 Cz 记录。记录必须平均 1000 次以上以保证必要的信噪比。重复两次检查的峰潜伏期差不得大于 0.5 毫秒，波幅差不得大于 20%。

2. 临床应用

（1）周围神经病：①臂丛神经损伤的鉴别诊断，损伤部位在节前或节后；②颈或腰骶神经根病的诊断；③间接测算病损周围神经的感觉传导速度。

（2）脊髓病变：对脊髓外伤有辅助诊断意义，可判断损伤程度、范围和预后。

（3）脑干、丘脑和大脑半球病变：取决于病损部位是否累及有关通路。

（4）中枢脱髓鞘病（多发性硬化）。

（5）昏迷预后及脑死亡诊断。

（6）脊柱和脊髓部位手术中监护、颅后窝手术监护。

（二）运动诱发电位

运动诱发电位（motor evoked potential，MEP）指经颅电或磁刺激大脑皮质运动细胞、脊髓及周围神经运动通路在相应的肌肉上记录的复合肌肉动作电位。目前主要用于检查运动系统，特别是中枢运动神经通路 - 锥体束的功能，是诊断中枢运动功能障碍性疾病的一种直接和敏感的方法。

1. 检查方法 通常采用磁刺激，上肢刺激部位为大脑皮质相应运动区、相应神经根或脊髓节段等，记录部位是上肢拇短展或小指展肌等；下肢刺激部位为大脑皮质相应运动区、T_{12} 或 L_1 及窝等，记录部位多为伸趾短肌和胫前肌。

2. 检查指标 电位的起始潜伏期和波幅是两项主要测量指标。刺激颈或腰部的电位潜伏期粗略反映上、下肢运动神经的周围传导功能。将刺激头部（大脑皮质）的反应潜伏期减去刺激颈或腰部的反应潜伏期，差值称为中枢运动传导时间（central motor conduction time，CMCT），代表上、下肢皮质脊髓束（锥体束）的传导时间，这是 MEP 检查的一个重要诊断参量。

3. 临床应用 MEP 的主要诊断价值是将常规周围神经运动传导测定向中枢端段延伸，利用 MEP

可测定近端段神经传导，特别是测定锥体束（皮质脊髓束）的传导功能。目前的主要应用范围：①多发性硬化；②运动神经元病；③脑梗死后偏瘫；④肝脑变性；⑤枕大孔区病变；⑥一侧大脑半球萎缩（中枢运动通路重组和功能代偿研究）；⑦亚急性脊髓联合变性；⑧脊髓型颈椎病等。

（三）视觉诱发电位

视觉诱发电位（VEP）是指给予一定模式图形的视觉刺激，沿视觉通路在枕部可记录到电位变化，按其发生来源有视网膜电图、皮质下和皮质视觉诱发电位。目前技术上尚难记录来自皮质下的电位。因此在枕部记录到的主要是皮质部分电位。

1. **检查方法**　通常用显示屏上的黑白或彩色棋盘格翻转作为刺激，可以是双眼刺激，也可以是单眼刺激或1/2、1/4视野刺激。在枕部用表面电极记录。1～4Hz的刺激为瞬态刺激，是目前最常采用的刺激频率。

2. **临床意义**　视觉诱发电位的传导路径为视网膜经视神经到外侧膝状体到枕叶视皮质。潜伏期延长主要反映传导路径的脱髓鞘变化。波幅的下降主要反映视感觉输入下降或视觉传导路径的变性。

视觉诱发电位异常大致分为两类。一类为视神经炎和多发性硬化等脱髓鞘疾病，其主要特征是P100潜伏期延长35～45毫秒或更多。视觉诱发电位检出上述疾病的阳性率极高。另一类为轴索变性，视觉诱发电位的主要表现是波幅下降以至于记不出，还可能有波形畸变，但潜伏期延长不多。当多数疾病在病程的不同阶段可以涉及两方面的变化，可同时具有P100潜伏期的延长和波幅降低。还有一些情况是角膜不透明和屈光不正、视网膜病变等视敏度降低和注视不良的疾病，可以有波幅降低，有时伴轻度潜伏期延长。

（四）脑干听觉诱发电位

脑干听觉诱发电位（BAEP）是声音刺激后诱发的短潜伏期电位，主要反映听神经和脑干部分听传导路径的功能。

1. **检查方法**　一般主记录电极 C_z、F_z 或 P_z，参考电极置刺激侧耳垂或乳突，地电极置 F_z 或 FP_z。记录与参考电极分别置于外耳道和耳垂则Ⅰ波更清晰。使用100～200微秒的短声音刺激，常用的刺激频率为10Hz左右。标准的方法是耳机或耳塞给声。可以仅刺激患侧，也可以双侧刺激。不过神经兴奋到达脑干后均为双侧传导。

2. **临床意义**　潜伏期除受年龄、性别、体温影响外，一般较为恒定。超出正常两个标准差视为异常。Ⅰ波潜伏期延长或消失见于刺激强度不足、传导性耳聋、耳蜗毛细胞损害等。Ⅰ～Ⅲ、Ⅲ～Ⅴ波传导间期受各种药物的影响，其延长仅见于相应部分的器质性损害、多发性硬化等。BAEP具有定位诊断的意义而无定性诊断的价值。

五、　电刺激式电诊断

（一）直流-感应电诊断

1. **检查方法**　直流-感应电诊断使用两种电流，一种为波宽100～1000毫秒的方波，称为断续直流电，另一种为波宽不大于1毫秒的三角波，称为感应电。需要两个电极，一个为主电极，一个为辅电极。将辅电极置于远离患肌的部位，经主电极用直流电和感应电在体表刺激神经和肌肉，观察通电和断电时肌肉收缩的速度，和引起肉眼可见或可触及的肌肉收缩所必需的最小电流，即兴奋阈或刺激阈。兴奋阈必须在刺激反应最大的一点进行，此点称为运动点。神经的运动点在神经走行的较表浅处，肌肉的运动点在神经进入肌肉开始分支并脱髓鞘处，一般在肌腹的中央。

2. 临床意义 直流 - 感应电诊断检查的结果分为绝对变性反应、完全变性反应、部分变性反应和无变性反应四类，它们的判断标准和临床意义如下。

（1）绝对变性反应：诊断要点是肌肉对直流电刺激无反应，神经对直流电刺激也无反应。病理基础是神经完全变性，肌肉已完全纤维化。

（2）完全变性反应：诊断要点是神经对直流电刺激无反应，但是肌肉的反应存在。病理基础是支配某一肌肉的神经全部离断，或严重受压，轴索完全变性。

（3）部分变性反应：诊断要点是神经对感应电刺激无反应或兴奋阈增高；但对直流电刺激有反应，不论其阈值高低。其病理基础是支配该肌肉的神经轴索部分受损，多见于神经变性时；也可能是神经干的某一束完全受损，这时对于神经干来说是部分变性反应，对于该束来说是完全变性反应，此种情况常见于神经外伤. 对于手术的选择有重要意义。

（4）无变性反应：诊断要点是神经肌肉对感应电和直流电刺激的反应正常而兴奋阈无明显变化，临床表现为瘫痪，这可能为神经失用症、上运动神经元损害、癔症、诈病或肌病。

（二）强度 - 时间曲线检查

1. 检查方法 强度 - 时间曲线检查仪应用输出频率 0.5 ~ 1Hz，波宽 0.01（或 0.03）毫秒至 1000 毫秒的方波与三角波脉冲。将刺激电极置于运动点上 / 神经 / 肌肉。从最短或最长的波宽开始，用肉眼观察肌肉反应，求取阈反应的刺激电流强度，然后依次延长或缩短脉冲宽度，求取兴奋阈。强度 - 时间曲线检查坐标纸的横轴标记刺激波宽的对数，纵坐标则为兴奋阈的真值（恒压刺激时）或对数值（恒流刺激时）。各波宽的阈强度的连线称为强度 - 时间曲线（I/T 曲线或 S-D 曲线），正常情况下为近似于抛物线的曲线。

强度 - 时间曲线检查只检查肌肉而不检查神经，只检查患侧而不检查健侧，这两点均有别于直流 - 感应电检查。

2. 观察指标

（1）弯折：光滑抛物线出现弯折，是部分失神经支配的确切指标，也是神经恢复的指标之一。

（2）时值（chronaxia）：以二倍基强度刺激，引起肌肉最弱收缩所必需的最短时间。

（3）最短反应时：曲线最左端对应的时间。

3. 临床意义 强度 - 时间曲线检查的结果分为完全失神经曲线、部分失神经曲线、正常曲线。可分别对应于直流 - 感应电诊断时的完全变性反应、部分变性反应、无变性反应。它们的判定标准如下：

（1）正常曲线：诊断要点是最短反应时正常，时值小于 1ms，曲线无弯折。其病理基础和临床意义同直流 - 感应电诊断的无变性反应。

（2）部分失神经曲线：诊断要点是曲线有弯折，最短反应时有延长，时值可能不正常，但不大于 10ms。其病理基础和临床意义同部分变性反应。

（3）完全失神经曲线：诊断要点是曲线无弯折，但最短反应时明显延长，时值 >1ms，最高可达 20 ~ 50ms。

（梁庆成）

第二章
脑卒中康复

第一节　概述

一、定义

　　脑卒中（stroke）亦称脑血管意外（cerebrovascular accident，CVA）是指突然发生的、由脑血管病变引起的局限性或全脑功能障碍，持续时间超过24小时或引起死亡的临床综合征。它包括脑梗死（cerebral infarction）、脑出血（intracerebral hemorrhage）和蛛网膜下腔出血（subarachnoid hemorrhage）。脑梗死包括脑血栓形成（cerebral thrombosis）、脑栓塞（cerebral embolism）和腔隙性脑梗死（lacunar stroke）。

二、流行病学

　　脑卒中是危害中老年人生命与健康的常见病，我国城乡脑卒中年发病率为200人/10万人，年死亡率为80～120人/10万人，存活者中70%以上有不同程度的功能障碍，其中40%为重度残疾，脑卒中的复发率达40%。

三、病因

　　WHO提出脑卒中的危险因素包括：①可调控的因素，如高血压、心脏病、糖尿病、高脂血症等；②可改变的因素，如不良饮食习惯、大量饮酒、吸烟等；③不可改变的因素，如年龄、性别、种族、家族史等。近年来，随着临床诊疗水平的提高，脑卒中急性期死亡率有了大幅度下降，使得人群中脑卒中的总患病率和致残率明显升高。

四、临床特点

　　由于发生脑卒中时，脑损伤的部位、大小和性质等不同，其临床上可以表现为：①感觉和运动功能障碍，表现为偏身感觉（浅感觉和深感觉）障碍、一侧视野缺失（偏盲）和偏身运动障碍；②交流功能障碍，表现为失语、构音障碍等；③认知功能障碍，表现为记忆力障碍、注意力障碍、思维能力障碍、失认等；④心理障碍，表现为焦虑、抑郁等；⑤其他功能障碍，如吞咽困难、二便失控、性功能障碍等。按照WHO"国际功能、残疾和健康分类"（ICF），脑卒中患者功能受损的程度可分为三个水平：①器官水平的功能障碍，即身体结构与功能的损害；②个体水平的功能障碍，即活动受限（指日常生活活动能力受限）；③社会水平的功能障碍，即参与受限（指参与社会生活的能力受限）；环境因素与所有功能及其损害交互作用，对三个水平产生积极或消极的影响。

五、 三级康复

为了最大限度地降低脑卒中的致残率，提高患者的生存质量，应在及时抢救治疗的同时，积极开展早期康复治疗。脑卒中三级康复网络的建立符合我国分层级医疗服务体系的基本要求，一级康复是指脑卒中急性期在神经内科或神经外科住院期间进行的康复治疗，卒中单元（stroke unit）已经成为脑卒中规范治疗的重要组成部分，即将早期规范的康复治疗与脑卒中急性期治疗有机地结合，积极防治各种并发症，为患者下一步改善受损的功能创造条件；二级康复是指脑卒中恢复早期在康复医学科或康复中心进行的康复治疗，尽可能使脑卒中患者受损的功能达到最大程度的改善，提高患者日常生活活动能力；三级康复是指脑卒中恢复中后期和后遗症期在社区或家庭开展的康复治疗，进一步提高患者日常生活活动能力和参与社会生活的能力。

第二节　康复评定

一、 脑损害严重程度的评定

1. 格拉斯哥昏迷量表（Glasgow coma scale，GCS） GCS 是根据患者睁眼情况（1~4分）、肢体运动（1~6分）和言语表达（1~5分）等三个方面来判定患者脑损害的严重程度。GCS ≤ 8 分为重度脑损害，呈昏迷状态，9~12 分为中度脑损害，13~15 分为轻度脑损害。

2. 脑卒中患者临床神经功能缺损程度评分标准 该量表是我国学者在参考爱丁堡和斯堪的纳维亚评分量表的基础上编制而成，它是目前我国用于脑卒中临床神经功能缺损程度评定最广泛的量表之一。其评分为 0~45 分，0~15 分为轻度神经功能缺损，16~30 分为中度神经功能缺损，31~45 分为重度神经功能缺损。

3. 美国国立研究院脑卒中评定量表（NIH stroke scale，NIHSS） NIHSS 是国际上公认的、使用频率最高的脑卒中评定量表，有 11 项检测内容，得分低说明神经功能损害程度重，得分高说明神经功能损害程度轻（表 2-1）。

表 2-1　美国国立研究院脑卒中评定量表（NIHSS）

项目	得分	项目	得分
1. 意识与定向力		两个问题均回答正确	0
①意识水平		一个问题回答正确	1

续表

项目	得分	项目	得分
清醒	0	两个问题回答均不正确	2
嗜睡	1	③定向力命令	
昏睡	2	睁眼闭眼，健侧手握拳与张开	
昏迷	3	两个任务执行均正确	0
②定向力问题		一个任务执行正确	1
现在的月份和患者的年龄。回答必须正确，接近的答案不给分		两个任务执行均不正确	2

2. 凝视功能

项目	得分	项目	得分
只评测水平凝视功能		部分凝视麻痹	1
正常	0	完全性的凝视麻痹	2

3. 视野

项目	得分	项目	得分
没有视野缺失	0	完全偏盲	2
部分偏盲	1	双侧偏盲	3

4. 面瘫

项目	得分	项目	得分
正常	0	部分瘫痪	2
轻度瘫痪	1	完全性的瘫痪	3

5. 上肢的运动

项目	得分	项目	得分
如果坐位，上肢前屈至90°，		不到10秒	1
手掌向下；如果卧位，前屈45°，		不能抗重力	2
观察上肢是否在10秒钟前跌落		直接跌落	3
保持10秒	0	截肢或关节融合	UN

6. 下肢的运动

项目	得分	项目	得分
下肢抬高30°，常常在卧位评测下		不能抗重力	2
肢是否在5秒钟内跌落		直接跌落	3
保持5秒	0	截肢或关节融合	UN
不到5秒	1		

7. 肢体共济失调

项目	得分	项目	得分
指鼻试验和足跟膝胫试验		上下肢体均共济失调	2
无	0	截肢或关节融合	UN
上肢或下肢共济失调	1		

8. 感觉

项目	得分	项目	得分
正常	0	明显缺失	2
部分缺失	1		

9. 忽视

续表

项目	得分	项目	得分
没有忽视	0	存在一种以上类型的忽视	2
存在一种类型的忽视	1		

10. 语言

没有失语	0	重度失语	2
轻中度失语	1	完全性失语	3

11. 构音障碍

正常	0	重度障碍	2
轻度至中度障碍	1		

二、 运动功能评定

1. **Brunnstrom 运动功能评定方法** Brunnstrom 将脑卒中偏瘫运动功能恢复分为 6 期，根据患者上肢、手和下肢肌张力与运动模式的变化来评定其运动功能恢复状况。Brunnstrom 1 期为患者无随意运动；Brunnstrom 2 期为患者开始出现随意运动，并能引出联合反应、共同运动；Brunnstrom 3 期为患者的异常肌张力明显增高，可随意出现共同运动；Brunnstrom 4 期为患者的异常肌张力开始下降，其共同运动模式被打破，开始出现分离运动；Brunnstrom 5 期为患者的肌张力逐渐恢复，并出现精细运动；Brunnstrom 6 期为患者的运动能力接近正常水平，但其运动速度和准确性比健侧差。

2. **Fugl-Meyer 评定法** Fugl-Meyer 评定法（表 2-2）主要包括肢体运动、平衡和感觉积分，以及关节被动活动度积分（包括运动和疼痛总积分），其评分细则可参见相关书籍的有关章节。

表 2-2 Fugl-Meyer 评定积分总表

评定内容	最大积分
运动	
上肢	36
腕和手	30
上肢总积分	66
下肢总积分	34
总运动积分	100
平衡总积分	14
感觉总积分	24
被动关节活动度	
运动总积分	44
疼痛总积分	44
Fugl-Meyer 总积分	226

三、 平衡功能评定

1. **三级平衡检测法** 三级平衡检测法在临床上经常使用，Ⅰ级平衡是指在静态下不借助外力，患者可以保持坐位或站立位平衡；Ⅱ级平衡是指在支撑面不动（坐位或站立位），身体某个或几个部位运动时可以保持平衡；Ⅲ级平衡是指患者在外力作用或外来干扰下仍可以保持坐位或站立平衡。

2. **Berg 平衡评定量表（Berg balance scale test，BBS）** Berg 平衡评定量表是脑卒中临床康复与研究中最常用的量表，一共有 14 项检测内容（包括：①坐→站；②无支撑站立；③足着地，无支撑坐位；④站→坐；⑤床→椅转移；⑥无支撑闭眼站立；⑦双脚并拢，无支撑站立；⑧上肢向前伸；⑨从地面拾物；⑩转身向后看；转体 360°；用脚交替踏台阶；双足前后位，无支撑站立；单腿站立，每项评分 0 ~ 4 分，满分 56 分，得分高表明平衡功能好，得分低表明平衡功能差。

四、 日常生活活动能力的评定

日常生活活动（activity of daily living，ADL）能力的评定是脑卒中临床康复常用的功能评定，其方法主要有 Barthel 指数和功能独立性评定（functional independence measure，FIM），详见有关章节。

五、 生存质量（quality of life，QOL）评定

QOL 评定分为主观取向、客观取向和疾病相关的 QOL 三种，常用量表有生活满意度量表、WHO-QOL100 和 SF-36 等。

六、 其他功能障碍的评定

其他功能障碍评定的量表还有感觉功能评定、认知功能评定、失语症评定、构音障碍评定和心理评定等，请参见有关章节和相关书籍。

第三节　康复治疗

脑卒中突然发病后，根据脑组织受损的程度不同，临床上可有相应中枢神经受损的表现。常见的功能障碍有偏身感觉障碍、运动障碍、偏盲，可以合并有吞咽功能障碍、交流功能障碍、认知功能障碍、心理障碍，以及肩部问题和二便问题等，严重的可以出现四肢瘫、昏迷，甚至死亡。脑卒中康复主要是针对上述功能问题进行相应的处理，只有早期康复介入，采取综合有效的措施，并注意循序渐进和患者的主动参与，才能最大限度地减轻其中枢神经受损的功能，为提高脑卒中患者的生存质量创造条件。

一、 脑卒中的康复目标与时机选择

1. **康复目标** 采用一切有效的措施预防脑卒中后可能发生的并发症（如压疮、坠积性或吸入性肺炎、泌尿系感染、深静脉血栓形成等），改善受损的功能（如感觉、运动、语言、认知和心理等），提高患者的日常生活活动能力和参与社会生活能力，即提高脑卒中患者的生存质量。

2. **康复时机** 循证医学研究表明，早期康复有助于改善脑卒中患者受损的功能，减轻残疾的程度，提高其生存质量。为了避免过早的主动活动使得原发的神经病学疾患加重，影响受损功能的改善，通常主张在生命体征稳定48小时后，原发神经病学疾患无加重或有改善的情况下，开始进行康复治疗。脑卒中康复是一个长期的过程，病程较长的脑卒中患者仍可从康复中受益，但其效果较早期康复者差。对伴有严重的合并症或并发症，如血压过高、严重的精神障碍、重度感染、急性心肌梗死或心功能不全、严重肝肾功能损害或糖尿病酮症酸中毒等，应在治疗原发病的同时，积极治疗合并症或并发症，待患者病情稳定48小时后方可逐步进行康复治疗。

二、 脑卒中康复治疗的基本原则

1. 选择合适的病例和早期康复时机。

2. 康复治疗计划是建立在功能评定的基础上，由康复治疗小组共同制订，并在其实施过程中酌情加以调整。

3. 康复治疗贯穿于脑卒中治疗的全过程，做到循序渐进。

4. 综合康复治疗要与日常生活活动和健康教育相结合，并有脑卒中患者的主动参与及其家属的配合。

5. 积极防治并发症，做好脑卒中的二级预防。

三、 急性期康复治疗

脑卒中急性期通常是指发病后的1～2周，相当于Brunnstrom分期1～2期，此期患者从患侧肢体无主动活动到肌肉张力开始恢复，并有弱的屈肌与伸肌共同运动。康复治疗是在神经内科或神经外科常规治疗（包括原发病治疗，合并症治疗，控制血压、血糖、血脂等治疗）的基础上，患者病情稳定48小时后开始进行。本期的康复治疗为一级康复，其目标是通过被动活动和主动参与，促进偏瘫侧肢体肌张力的恢复和主动活动的出现，以及肢体正确的摆放和体位的转换（如翻身等），预防可能出现的压疮、关节肿胀、下肢深静脉血栓形成、泌尿系和呼吸道的感染等并发症。偏瘫侧各种感觉刺激、心理疏导，以及其他相关的床边康复治疗（如吞咽功能训练、发音器官运动训练、呼吸功能训练等），有助于脑卒中患者受损功能的改善。同时，积极控制相关的危险因素（如高血压、高血糖、高血脂和心房纤颤等），做好脑卒中的二级预防。

1. **体位与患肢的摆放** 定时翻身（每2小时一次）是预防压疮的重要措施，开始以被动为主，待患者掌握翻身动作要领后，由其主动完成。为增加偏瘫侧的感觉刺激，多主张偏瘫侧卧，此时偏瘫侧上肢应呈肩关节前屈90°，伸肘、伸指、掌心向上；偏瘫侧下肢呈伸髋、膝稍屈、踝背屈90°，而健侧肢体放在舒适的位置。仰卧位时，偏瘫侧肩胛骨和骨盆下应垫薄枕，防止日后的后缩，偏瘫侧上肢呈肩关节稍外展、伸肘、伸腕、伸指、掌心向下；偏瘫侧下肢呈屈髋、屈膝、足踝在床面上（必要时给予一定的支持或帮助）或伸髋、伸膝、踝背屈 90°（足底可放支持物或置丁字鞋，痉挛期除外），健侧肢体可放在舒适的位置。健侧卧时，偏瘫侧上肢有支撑（垫枕），肩关节呈前屈 90°，伸肘、伸腕、伸指，掌心向下；偏瘫侧下肢有支撑（垫枕），呈迈步状（屈髋、屈膝、踝背屈 90°，患足不可悬空）。

2. 偏瘫肢体被动活动　本期多数脑卒中患侧肢体主动活动不能或很弱，肌张力低。为了保持关节活动度，预防关节肿胀和僵硬，促进偏瘫侧肢体主动活动的早日出现，以被动活动偏瘫肢体为主。活动顺序为从近端关节到远端关节，一般每日 2～3 次，每次 5 分钟以上，直至偏瘫肢体主动活动恢复。同时，嘱患者头转向偏瘫侧，通过视觉反馈和治疗师言语刺激，有助于患者的主动参与。被动活动宜在无痛或少痛的范围内进行，以免造成软组织损伤。在被动活动肩关节时，偏瘫侧肱骨应呈外旋位，即手掌向上（仰卧位），以防肩部软组织损伤产生肩痛。

3. 床上活动　①双手叉握上举运动：双手叉握，偏瘫手拇指置于健手拇指掌指关节之上（Bobath 握手），在健侧上肢的帮助下，作双上肢伸肘、肩关节前屈、上举运动；②翻身：向偏瘫侧翻身呈患侧卧，双手叉握、伸肘、肩前屈 90°，健侧下肢屈膝屈髋、足踩在床面上，头转向偏瘫侧，健侧上肢带动偏瘫侧上肢向偏瘫侧转动，并带动躯干向偏瘫侧转，同时健侧足踏在床面用力使得骨盆和下肢转向偏瘫侧；向健侧翻身呈健侧卧，动作要领同前，只是偏瘫侧下肢的起始位需他人帮助，健侧卧的肢位摆放同前；③桥式运动（仰卧位屈髋、屈膝、挺腹运动）：仰卧位，上肢放于体侧，双下肢屈髋屈膝，足平踏于床面，伸髋使臀部抬离床面，维持该姿势并酌情持续 5～10 秒。

4. 运动想象疗法　运动想象疗法可用于脑卒中恢复的任何阶段，因为其实施不依赖患者的残存运动功能，而是想象执行一个或一系列具体动作（不产生肢体活动），但要求患者有适当的认知功能和想象力，认知功能障碍会阻碍神经功能恢复。目前在脑卒中手功能、步行、平衡障碍方面应用较多。

5. 物理因子治疗　局部机械性刺激（如用手在相应肌肉表面拍打等）、冰刺激、功能性电刺激、肌电生物反馈和局部气压治疗等，可使瘫痪肢体肌肉通过被动引发的收缩与放松，逐步改善其张力；音乐治疗能够易化运动，增加肢体活动范围，规律运动节律，改善运动效率，提高运动耐力；经颅磁刺激能够改变大脑皮质兴奋性，改变皮质代谢及脑血流，对神经元起到易化或抑制作用；经颅直流电刺激可通过调节神经网络的活性发挥作用，采用阳极刺激和阴极刺激不同的脑功能区，从而起到不一样的治疗效果。

6. 中国传统疗法　常用的有按摩和针刺治疗等，通过深浅感觉刺激，有助于局部肌肉的收缩和血液循环，从而促进患侧肢体功能的改善。

四、　恢复早期康复治疗

脑卒中恢复早期（亚急性期）是指发病后的 3～4 周，相当于 Brunnstrom 分期 2～3 期，患者从患侧肢体弱的屈肌与伸肌共同运动到痉挛明显，患者能主动活动患肢，但肌肉活动均为共同运动。本期的康复治疗为二级康复，其目标除前述的预防常见并发症和脑卒中二级预防以外，应抑制肌痉挛，促进分离运动恢复，加强患侧肢体的主动活动并与日常生活活动相结合，注意减轻偏瘫肢肌痉挛的程度和避免加强异常运动模式（上肢屈肌痉挛模式和下肢伸肌痉挛模式）。同时，针对患者其他方面的功能障碍配合相应的康复治疗。

1. 床上与床边活动　①上肢上举运动：当偏瘫侧上肢不能独立完成动作时，仍采用前述双侧同时运动的方法，只是偏瘫侧上肢主动参与的程度增大；②床边坐与床边站：在侧卧的基础上，逐步转为床边坐（双脚不能悬空），开始练习该动作时，应在治疗师的帮助指导下完成；床边站时，治疗师应站在患者的偏瘫侧，并给予其偏瘫膝一定帮助，防止膝软或膝过伸，要求在坐 - 站转移过程中双侧下肢应同时负重，防止重心偏向一侧；③双下肢交替屈伸运动，休息时应避免足底的刺激，防止跟腱挛缩与足下垂；④桥式运动：基本动作要领同前，可酌情延长伸髋挺腹的时间，患侧下肢单独完成可增加难度。

2. 坐位活动 ①坐位平衡训练：通过重心（左、右、前、后）转移进行坐位躯干运动控制能力训练，开始训练时应有治疗师在偏瘫侧给予帮助指导，酌情逐步减少支持，并过渡到日常生活活动；②患侧上肢负重：偏瘫侧上肢于体侧伸肘、腕背伸 90°、伸指，重心稍偏向患侧。可用健手帮助维持伸肘姿势；③上肢功能活动：双侧上肢或偏瘫侧上肢肩肘关节功能活动（包括肩胛骨前伸运动），双手中线活动并与日常生活活动相结合；④下肢功能活动：双侧下肢或偏瘫侧下肢髋、膝关节功能活动，双足交替或患足踝背屈运动。

3. 站立活动 ①站立平衡训练：通过重心转移，进行站立位下肢和躯干运动控制能力训练，开始应有治疗师在偏瘫侧给予髋、膝部的支持，酌情逐步减少支持，注意在站立起始位双下肢应同时负重；②偏瘫侧下肢负重（单腿负重）：健腿屈髋屈膝，足踏在矮凳上，偏瘫腿伸直负重，其髋膝部从有支持逐步过渡到无支持；③上下台阶运动：患者面对台阶，健手放在台阶的扶手上，健足踏在台阶下，偏瘫足踏在台阶上，将健腿上一台阶，使健足与偏瘫足在同一台阶上，站稳后再将健腿下一台阶回到起始位，根据患者的体力和患侧股四头肌力量等情况，酌情增加运动次数和时间。

4. 减重步行训练 在偏瘫侧下肢不能适应单腿支撑的前提下可以进行减重步行训练，训练通过支持部分体重使得下肢负重减轻，又使患侧下肢尽早负重，为双下肢提供对称的重量转移，重复进行完整的步行周期训练，同时增加训练的安全性。

5. 机器人辅助下步行训练要求患者能够适应站立体位下进行，可借助机器人减重系统调整患者在动力平台上的负重成程度，并通过与腿部或足部相连的驱动装置带动患者步行，通过不断重复的运动不但可以提高步行能力，同时可以保证训练中步态的对称性。

6. 平行杠内行走 在偏瘫侧下肢能够适应单腿支撑的前提下可以进行平行杠内行走，为避免偏瘫侧伸髋不充分、膝过伸或膝软，治疗师应在偏瘫侧给予帮助指导，如果患侧踝背屈不充分，可穿戴踝足矫形器，预防可能出现的偏瘫步态。

7. 室内行走与户外活动 在患者能较平稳地进行双侧下肢交替运动的情况下，可先行室内步行训练，必要时可加用手杖，以增加行走时的稳定性。上下楼梯训练的原则是上楼梯时健腿先上，下楼梯时偏瘫腿先下，治疗师可在偏瘫侧给予适当的帮助指导。在患者体力和患侧下肢运动控制能力较好的情况下，可行户外活动，注意开始时应有治疗师陪同。

8. 强制性使用运动疗法 主要用于脑卒中患者上肢功能的恢复。经典的强制性使用运动疗法包含三个部分：即重复的任务训练、以提高日常生活能力为目的的适应性任务训练、对于健侧肢体的持续限制。治疗中要求患者 90% 的清醒时间均限制非患侧上肢活动，同时进行每天 6 小时的训练，维持 2～3 周。

9. 物理因子治疗 重点是针对偏瘫侧上肢的伸肌（如肱三头肌和前臂伸肌），改善伸肘、伸腕、伸指功能；偏瘫侧下肢的屈肌（如股二头肌、胫前肌和腓骨长短肌），改善屈膝和踝背屈功能，常用方法有功能性电刺激、肌电生物反馈和低中频电刺激等。

10. 中国传统疗法 常用的有针刺和按摩等方法。部位宜选择偏瘫侧上肢伸肌和下肢屈肌，以改善其相应的功能。

11. 作业治疗 根据患者的功能状况选择适应其个人的作业活动，提高患者日常生活活动能力和适应社会生活能力。作业活动一般包括：①日常生活活动：日常生活能力的水平是反映康复效果和患者能否回归社会的重要指标，基本的日常生活活动（如主动移动、进食、个人卫生、更衣、洗澡、步行和用厕等）和应用性日常生活活动（如做家务、使用交通工具、认知与交流等）都应包括在内；②运动性功能活动：通过相应的功能活动增大患者的肌力、耐力、平衡与协调能力和关节活动范围；③辅助用具使用训练：为了充分利用和发挥已有的功能，可配置辅助用具，有助于提高患者的功能活动能力。

12. 步行架与轮椅的应用　对于年龄较大，步行能力相对较差者，为了确保安全，可使用步行架以增加支撑面，提高行走的稳定性。若下肢瘫痪程度严重，无独立行走能力者可用轮椅代步，以扩大患者的活动范围。

13. 言语治疗　对有构音障碍或失语的脑卒中患者应早期进行言语功能训练，提高患者的交流能力，有助于其整体功能水平的改善，详细的治疗方法可参见有关章节。

五、 恢复中期康复治疗

脑卒中恢复中期一般是指发病后的 4~12 周，相当于 Brunstrom 分期 3~4 期，此期患者从患肢肌肉痉挛明显，能主动活动患肢，但肌肉活动均为共同运动到肌肉痉挛减轻，开始出现选择性肌肉活动。本期的康复治疗为二级康复向三级康复过渡，其目标是加强协调性和选择性随意运动为主，并结合日常生活活动进行上肢和下肢实用功能的强化训练，同时注意抑制异常的肌张力。脑卒中患者运动功能训练的重点应放在正常运动模式和运动控制能力的恢复上。相当一部分偏瘫患者的运动障碍与其感觉缺失有关，因此，改善各种感觉功能的康复训练对运动功能恢复十分重要。

1. 上肢和手的治疗性活动　偏瘫上肢和手功能的恢复较偏瘫侧下肢相对滞后，这可能与脑损害的部位和上肢功能相对较精细、复杂有关。上肢和手是人体进行功能活动必需的功能结构，尽管健侧上肢和手在一定程度上可起到代偿作用，但是，偏瘫侧上肢和手的功能缺失或屈曲挛缩仍然对患者的日常生活活动有相当大的影响。因此，在康复治疗中，应当重视患侧手臂的功能训练。在日常生活活动中，不能忽略偏瘫侧上肢和手。酌情选用强制性运动疗法，以提高偏瘫侧上肢和手的实用功能。

在进行偏瘫侧上肢功能性活动之前，必须先降低该肢体的屈肌张力，常用的方法为反射性抑制模式（RIP）：患者仰卧，被动使其肩关节稍外展，伸肘，前臂旋后，腕背伸，伸指并拇指外展。该法通过缓慢、持续牵伸屈肌，可以明显降低上肢屈肌的张力，但效果持续时间短。为了保持上肢良好的屈肌张力，可重复使用该方法。另外，主动或被动地进行肩胛骨的前伸运动也可达到降低上肢屈肌张力的目的。患手远端指间关节的被动后伸、患手部的冰疗、前臂伸肌的功能性电刺激或肌电生物反馈均有助于缓解该肢体的高屈肌张力，改善手的主动活动，尤其是伸腕和伸指活动。值得注意的是，此时的肢体推拿应为上肢的伸肌（肱三头肌和前臂伸肌），否则将加强上肢屈肌张力。在进行上述的功能性活动中，可逐步增加上肢和手的运动控制能力训练（如某一肢位的维持等）和协调性训练，为以后的日常生活活动创造条件。在进行上肢和手的运动控制能力训练时，为了防止共同运动或异常运动模式的出现，治疗师可用手给予一定的帮助，以引导其正确的运动方向。

在偏瘫侧上肢和手的治疗性活动中，尤其是在运动控制能力的训练中，尤要重视"由近到远，由粗到细"的恢复规律，近端关节的主动控制能力直接影响到该肢体远端关节的功能恢复（如手功能的改善与恢复）。

2. 下肢的治疗性活动　当偏瘫侧下肢肌张力增高和主动运动控制能力差时，常先抑制异常的肌张力，再进行有关的功能性活动（以主动活动为主，必要时可给予适当的帮助）。降低下肢肌张力的方法（卧位）有：腰椎旋转（动作同骨盆旋转）；偏瘫侧躯干肌的持续牵伸（通过患髋及骨盆内旋牵拉该侧腰背肌）；跟腱持续牵拉（可在屈膝位或伸膝位进行被动踝背屈）。下肢的运动控制能力训练可在屈髋屈膝位、屈髋伸膝位、伸髋屈膝位进行偏瘫侧下肢主要关节的主动运动控制活动，可以加用前述的指压第1和第2跖骨间的肌肉，以促进踝背屈功能的恢复；患足的跟部在健腿的膝、胫前、内踝上进行有节律的、协调的、随意的选择性运动（称跟膝胫踝运动）。该运动是下肢运动控制能力训练的重要内容，同时可作为评定其训练效果的客观依据。由于下肢肌张力增高主要为伸肌（与上肢相反），因此，在使用推拿、针灸等方法时，应以促进下肢的屈肌功能恢复为主（如胫前肌）。

在运动控制训练中，主要练习不同屈膝位的主动伸膝运动、主动屈膝运动和踝背屈活动，可加用指压第1和第2跖骨间的肌肉。

下肢的功能除负重以外，更重要的是行走，人们通过行走可以更好地参与日常生活、家庭生活和社区生活，以实现其自身的价值。如果患者的踝背屈无力或足内翻明显，影响其行走，可用弹性绷带或踝足矫形器（AFO）使其患足至踝背屈位，以利于行走，休息时可将其去除。对于老年体弱者，可根据其具体情况，选用相应的手杖或步行架。如果患者脑损害严重，同时合并有其他功能障碍（如认知功能障碍等），影响了肢体运动功能恢复，使其无法行走时，可使用轮椅，以减轻其残障的程度，在患者出院前，治疗师应教会患者及其家属如何进行床椅转移和轮椅的使用。

3. **作业性治疗活动**　针对患者的功能状况选择适合的功能活动内容，如书写练习、画图、下棋、打毛线、粗线打结；系鞋带、穿脱衣裤和鞋袜、家务活动、社区行走，使用交通通讯工具等。

4. **认知功能训练**　认知功能障碍有碍于患者受损功能的改善，因此，认知功能训练应与其他功能训练同步，具体方法详见有关章节。

六、 恢复后期康复治疗

脑卒中恢复后期一般是指发病后的4～6个月，相当于Brunnstrom分期5～6期，此期患者大多数肌肉活动为选择性的，能自主活动，不受肢体共同运动影响，到肢体肌肉痉挛消失，肌肉活动为选择性的，分离运动平稳，协调性良好，但速度较慢。本期的康复治疗为三级康复，其目标是抑制痉挛，纠正异常运动模式，改善运动控制能力，促进精细运动，提高运动速度和实用性步行能力，掌握日常生活活动技能，提高生存质量。

1. **上肢和手的功能训练**　综合应用神经肌肉促进技术，抑制共同运动，促进分离运动，提高运动速度，促进手的精细运动。

2. **下肢功能训练**　抑制痉挛，促进下肢运动的协调性，增加步态训练的难度，提高实用性步行能力。

3. **日常生活活动能力训练**　加强修饰、用厕、洗澡、上下楼梯等日常生活自理能力训练，增加必要的家务和户外活动训练等。

4. **言语治疗**　在前期言语治疗的基础上，增加与日常生活有关的内容，以适应今后日常生活活动。

5. **认知功能训练**　结合日常生活活动进行相关的训练，详见有关章节。

6. **心理治疗**　鼓励和心理疏导，加强患者对康复治疗的信心，以保证整个康复治疗顺利进行。

7. **支具和矫形器的应用**　必要的手部支具、患足矫形器和助行器等的应用，有助于提高患者的独立生活能力。

七、 后遗症期的康复治疗

脑卒中后遗症期是指脑损害导致的功能障碍经过各种治疗，受损的功能在相当长的时间内不会有明显的改善，此时为进入后遗症期，临床上有的在发病后 6～12 个月，但多在发病后 1～2 年。导致脑卒中后遗症的主要原因有颅脑损害严重、未及时进行早期规范的康复治疗，治疗方法或功能训练指导不合理而产生误用综合征、危险因素（高血压、高血糖、高血脂）控制不理想致原发病加重或再发等。脑卒中常见的后遗症主要表现为患侧上肢运动控制能力差和手功能障碍、失语、构音障碍，面瘫、吞咽困难、偏瘫步态、患足下垂、行走困难，大小便失禁、血管性痴呆等。

此期的康复治疗为三级康复，应加强残存和已有功能的恢复，即代偿性功能训练，包括矫形器、步行架和轮椅等的应用，以及环境改造和必要的职业技能训练，以适应日常生活的需要。同时，注意防止异常肌张力和挛缩的进一步加重。避免失用综合征、骨质疏松和其他并发症的发生，帮助患者下床活动和进行适当的户外活动，注意多与患者交流和必要的心理疏导，激发其主动参与的意识，发挥家庭和社会的作用。

八、 脑卒中特殊临床问题的处理

1. **肩部问题** 脑卒中患者在发病 1～3 个月，有 70% 左右发生肩痛及其相关功能障碍，限制了患侧上肢功能活动和功能的改善，常见的有肩手综合征、肩关节半脱位和肩部软组织损伤（如肩袖损伤、滑囊炎、腱鞘炎）等。肩手综合征表现为肩痛、肩部运动障碍、手肿痛，后期出现手部肌萎缩、手指关节挛缩畸形，常用的治疗方法有抬高患侧上肢，腕关节背屈，鼓励主动活动，活动受限或无主动活动时加用被动活动、向心性气压治疗或线缠绕加压治疗、手部冷疗、类固醇制剂局部注射治疗等。肩关节半脱位表现为肩部运动受限，局部有肌萎缩，肩峰与肱骨头之间可触及明显凹陷，常用的治疗方法有纠正肩胛骨的后缩，刺激三角肌和冈上肌的主动收缩（如关节挤压、局部拍打或冰刺激、电针治疗等），Bobath 肩托有利于患侧肩关节的主被动活动，预防肩部损伤。肩部软组织损伤表现为肩部主动或被动活动时肩痛，后期可有局部肌萎缩，治疗上应在肱骨外旋位做肩部活动，可加用局部理疗、中药外用和口服非甾体消炎镇痛药物等。

2. **肌痉挛与关节挛缩** 大多数脑卒中患者在运动功能恢复的过程中都会出现不同程度的骨骼肌张力增高，主要是由于上运动神经元受损后引起的牵张反射亢进所致，表现为患侧上肢屈肌张力增高和下肢伸肌张力增高，常用的治疗方法有神经肌肉促进技术中的抗痉挛方法，正确的体位摆放（包括卧位和坐位）和紧张性反射的利用，口服肌松药物（如 Baclofen 等），局部注射肉毒毒素等。挛缩是脑卒中患者长时间骨骼肌张力增高，受累关节不活动或活动范围小使得关节周围软组织短缩、弹性降低，表现为关节僵硬，常用的治疗方法有抗痉挛体位和手法的应用，被动活动与主动参与（患肢负重），矫形支具的应用，必要时可用手术治疗。

3. **吞咽困难** 脑卒中患者颅脑损害严重或有脑干病变常出现吞咽困难并有构音障碍。正常的吞咽过程包括口腔期、咽期和食管期，脑卒中患者的吞咽障碍主要在口腔期和咽期。常用的治疗方法：①唇、舌、颜面肌和颈部屈肌的主动运动和肌力训练；②一般先用糊状或胶状食物进行训练，少量多次，逐步过渡到普通食物；③进食时多主张取坐位颈稍前屈，易引起咽反射；④软腭冰刺激有助于咽反射的恢复；⑤咽下食物练习呼气或咳嗽有助于预防误咽；⑥构音器官的运动训练有助于改善吞咽功能。

4. **下肢深静脉血栓** 脑卒中患者由于患侧下肢主动运动差，长期卧床或下肢下垂时间过长，肢体肌肉对静脉泵的作用降低，使得下肢血流速度减慢、血液呈高凝状态以及血管内皮的破坏，血小板沉积形成血栓。临床可表现为患侧下肢肿胀、局部温度稍高，受累关节被动活动受限，严重的可出现发绀、肢体远端坏死。如果血栓脱落可引起肺动脉栓塞，患者突发呼吸困难、胸闷、急性心衰，危及生命。超声检查有助于诊断。早期预防可以避免下肢深静脉血栓形成。

常用的方法有：①下肢主动运动和被动运动；②抬高下肢（卧床时）和穿弹力袜；③下肢外部气压循环治疗；④对主动活动差进行下肢肌肉功能性电刺激，对已出现下肢深静脉血栓者可采用肝素抗凝治疗、尿激酶溶栓治疗、血管外科手术治疗或介入治疗。

5. **肺炎** 脑卒中患者发生肺炎主要有吸入性肺炎和坠积性肺炎，前者可以通过治疗原发病和吞咽功能训练预防，后者可以通过呼吸功能训练、主动咳嗽和体位排痰以减少其发生。肺炎的治疗请参见相关书籍的有关章节。

6. **压疮** 脑卒中患者发生压疮主要是由于保持某一体位时间过长，使得局部皮肤长时间受压迫，血液循环障碍造成皮肤组织缺血坏死。应注意减轻局部压力，定时翻身（2小时一次）、充气垫应用、清洁床面和皮肤护理、注意营养等可以预防压疮的发生。对已出现的压疮应及时解除压迫，进行疮面处理，紫外线治疗和增加营养，必要时考虑外科治疗。

7. **抑郁** 脑卒中后抑郁的发生率为30%~60%，大多抑郁患者常哭泣、悲伤、沉默寡言，几乎每天疲倦或乏力、失眠或睡眠过多，注意力和判断能力降低，自我责备和自卑感，严重者可有自杀念头。常用的治疗方法有：①心理康复治疗：可采用个别治疗和集体治疗两种方式，同时要有患者家庭成员和朋友或同事等社会成员的参与，心理治疗人员应注意建立良好的医患关系，使患者身心放松，解除其内心痛苦，矫正或重建某种行为等；②药物治疗：三环类或四环类抗抑郁药（如多塞平、米安舍林）、5-羟色胺再摄取抑制剂（如氟西汀）。

第四节　康复结局

一般来说，脑卒中后有三种结局：①经神经内科常规治疗，其受损功能完全恢复，临床痊愈；②经神经内、外科治疗，仍留有不同程度的功能障碍；③经积极抢救治疗无效，死亡。对于存活并有功能障碍的脑卒中患者来说，由于干预措施等因素的影响，其功能结局仍有较大差异。

一、影响脑卒中功能结局的因素

1. **年龄** 随着年龄的增加，人体器官功能会发生退行性改变，易合并多种慢性疾病，有研究表明年龄≥75岁的脑卒中患者受损功能恢复不如年轻患者。

2. **合并症与继发性功能损害** 合并有心脏病的脑卒中患者，由于心功能受限，可影响原发病造成功能障碍的改善；继发于原发病的吞咽困难、失语、智力下降、感觉障碍、二便失禁和抑郁，也可延长脑卒中患者的住院时间，影响其受损功能恢复的速度，从而使其生存质量下降。

3. **病灶部位与严重程度** 在损害程度相同的情况下，脑卒中患者左、右半球病变对其功能结局没有明显影响，若有忽视存在，即右半球损害的患者功能结局相对较差。一般来说，脑卒中后受损功能程度越重，持续时间越长，其功能结局越差。

4. 早期与综合康复治疗 大量的临床实践表明规范康复治疗可以促进脑卒中患者的功能恢复，早期康复治疗不仅可以预防并发症的发生，缩短住院日，加快恢复时间，其效果也较非早期康复者为好。

5. 家庭与社会的参与 在脑卒中患者的功能恢复过程中，家庭成员的积极配合和社会相关因素的参与，都对其功能结局产生积极的影响。

二、 脑卒中预后的预测

相关的影响因素有助于脑卒中患者预后的预测，Brunnstrom 运动功能恢复分期、Fugl-Meyer 运动功能评定、FIM 量表和 Barthel 指数，以及反映神经功能缺损的脑卒中量表如 NIHSS 等和多元回归数学模型等方法均可预测脑卒中预后。

第五节 健康教育

脑卒中的健康教育主要是针对易患人群和已患病者分别进行相关的健康知识宣传普及。

对于脑卒中易患人群应采取各种有效的措施，对脑卒中可调控的危险因素（如高血压、心脏病、糖尿病、高脂血症等）加以控制，对可改变的因素（如不良饮食习惯、大量饮酒、吸烟等）加以纠正，预防脑卒中的发生。

对于脑卒中患者在积极开展早期康复干预和综合康复治疗，提高患者日常生活自理能力的同时，继续控制相关的危险因素，预防脑卒中的复发。在脑卒中恢复期或后遗症期，采取有效措施，减轻患者功能障碍的程度，进一步改善其日常生活的自理能力，提高其主动参与社会生活的能力。

（倪朝民）

第三章
颅脑损伤康复

第一节　概述

一、定义

颅脑损伤（traumatic brain injury，TBI）是指头颅部，特别是脑受到外来暴力打击所造成的脑部损伤，又称脑外伤（brain injury or brain damage，BI or BD）或头损伤（head injury，HI），可导致意识障碍、记忆缺失及神经功能障碍。

颅脑损伤具有发病率高、病情急、病情变化快、导致的功能障碍多以及多发生于青壮年的特点，因此，一直以来都是临床康复的重点工作内容之一。

二、病因与流行病学

交通事故、工伤事故、意外坠落、运动损伤、跌倒是平时产生颅脑损伤的常见原因，难产和手术产时引起的婴儿颅脑损伤也偶有所见；枪伤、炸伤等火器伤，以及车祸事故、工事和建筑物倒塌则是战时颅脑损伤的主要原因。

颅脑损伤是一种发病率高、死亡率高、致残率高的损伤。我国20世纪80年代进行的六大城市神经系统疾病的流行病学调查表明，颅脑损伤的患病率为783.3人/10万人口，仅次于脑血管病。据国内另一组10年间创伤患者的统计报告，各类颅脑损伤患者占同期创伤患者的25%～42%，在各类创伤中列第2位，仅次于四肢损伤，而死亡率、致残率却居首位。在美国，颅脑损伤的发生率大约为200人/10万人口，每年有50万新增病例，每年约有8万人死于颅脑损伤。轻度、中度和重度颅脑损伤的病死率分别是0.7%和58%，而致残率分别为10%、66%和100%。

颅脑损伤可以发生在各年龄组，其分布呈两极分化，即15～24岁青少年（200人/10万人口）、65～75岁老年人（200人/10万人口）居多。老年人死亡率高，与青壮年相比，老年患者恢复过程非常慢，甚至难以恢复。男性颅脑损伤的发生率明显高于女性，约为2∶1。男性颅脑损伤的死亡率也是女性的3～4倍。

三、病理生理

颅脑损伤是因头部遭受外界暴力打击所造成。暴力作用于头部的方式有直接暴力与间接暴力两种，以前者更为常见。暴力直接作用于脑组织可引起脑的加速性损伤、减速性损伤或挤压性损伤。间接暴力是指外力作用于身体部位，经传递达于头部，并引起脑间接损伤。常见的如坠落时臀部着地所受到的暴力，可经脊柱传递到达枕骨髁部，引起颅底骨折和脑损伤。躯干受到暴力打击时由于惯性作用而引起的脑挥鞭样损伤、胸部遭受挤压导致的脑损伤也是典型的间接损伤。

按外伤后脑组织是否与外界相通，临床上将颅脑损伤分为闭合性颅脑损伤与开放性颅脑损伤两类，以前者更为多见。闭合性颅脑损伤多为头部接触较钝物体或间接暴力所致，头皮、颅骨和硬脑膜三者中至少有一项保持完整，因而脑组织与外界不相沟通，无脑脊液漏；开放性颅脑损伤多由锐器或火器直接造成，头皮、颅骨和硬脑膜三者均有破损，颅腔与外界沟通，有脑脊液漏。颅底骨折时，如骨折线通过鼻窦或耳道，同时局部硬脑膜破裂，可使脑脊液甚至脑组织外溢，虽然表面看不到伤口，但颅脑已与外界沟通，也属于开放性颅脑损伤。

在颅脑损伤的全部病理生理过程中，脑组织不仅可因暴力的直接作用产生原发性损伤，还可出现继发性损伤而使伤情复杂化。原发性脑损伤是暴力作用于头部时直接造成的脑损害，局部脑损伤如脑震荡、脑挫裂伤，弥漫性脑损伤如原发性脑干损伤、弥漫性轴索损伤等。原发性脑损伤其病变性质与严重程度在受伤当时已经决定，并立即出现相应的临床症状与体征。继发性脑损伤指在受伤一定时间后在原发性损伤基础上出现的脑病变，主要有脑水肿、颅内血肿、脑压增高、脑移位和脑疝等，其症状和体征是在伤后逐步出现或加重，因而有别于原发性脑损伤，且其严重程度并不一定与原发性脑损伤的严重程度一致。

四、 临床特点

（一）临床表现

颅脑损伤的表现呈多样性与多变性，但其受伤后常见症状与体征仍有一定的共性，具体表现在以下方面：

1. **意识障碍**　绝大多数颅脑损伤患者有不同程度的即刻出现的意识丧失。依伤情不同，意识障碍的程度可不等，可表现为嗜睡、昏睡、浅昏迷或深昏迷等。意识障碍程度与脑损伤程度一致，如昏迷程度深、持续时间长，提示重型颅脑损伤；反之则提示轻型颅脑损伤。意识障碍还提示脑损伤的病理类型，如伤后即发昏迷，多为原发性脑损伤所致；清醒后又昏迷，多为继发性脑损伤（如脑水肿、血肿等）所致。

2. **头痛、呕吐**　头皮损伤及颅骨骨折可有伤处局部的疼痛。颅内高压时，头痛常呈持续性胀痛，呕吐常为频繁的、喷射状呕吐。

3. **生命体征的改变**　体温、呼吸、脉搏、血压、心率也可以反映脑损伤的程度。不同类型的颅脑损伤其生命体征的变化也不一致。如颅内血肿形成时，常出现呼吸深慢、脉压增大、心率减慢、血压升高；脑挫裂伤时，脉搏与呼吸不仅不减慢，反而加快；出现枕骨大孔疝时，早期即可出现呼吸节律紊乱，甚至呼吸骤停；脑干、下丘脑受损，常有中枢性高热。

4. **眼部征象**　眼部症状与体征对伤情判断和预后估计有重要意义，因此应特别注意观察瞳孔大小、光反射和眼球活动、眼底的改变。如一侧瞳孔先缩小，继而散大，光反射迟钝和消失，而另一侧瞳孔正常，提示脑疝（小脑幕切迹疝）；一旦双侧瞳孔均散大，光反射消失，提示濒危状态。颅内高压时，常伴有视盘水肿或视神经萎缩。

5. **神经系统局灶症状与体征**　依病变部位的不同可出现单肢瘫、偏瘫或四肢瘫、感觉障碍、失语、共济失调等。如一侧大脑半球损伤时，可出现对侧上肢或下肢或上下肢的中枢性瘫痪，伴感觉障碍；内囊损伤可出现对侧的"三偏"综合征，即偏瘫、偏盲与偏身感觉障碍。

6. 脑疝　颅内高压进一步发展致各腔室间压力不均，推压部分脑组织向解剖间隙移位，引起脑疝的发生。最常见的脑疝有小脑幕切迹疝和枕骨大孔疝等。一旦出现脑疝，若不及时全力抢救，很快导致死亡。

（二）主要类型

除上述共性表现外，各型颅脑损伤可有自己的特点。下面分述临床上主要类型的颅脑损伤。

1. 脑震荡　脑震荡主要表现为伤后立即发生短暂的意识障碍，一般不超过半小时，清醒后多数患者并有近事性遗忘而不能叙述当时的受伤经过。神经系统检查无阳性特征，脑脊液检查无红细胞，CT检查颅内无异常发现。一般认为脑震荡是最轻微的一种颅脑损伤。

2. 脑挫裂伤　脑挫裂伤包括脑挫伤与脑裂伤两部分，但实际上是同一种病变不同程度的表现，往往同时存在，临床上常难以区别，因而将其统称为脑挫裂伤。脑挫裂伤好发于额叶与颞叶，往往合并硬膜下血肿和外伤性蛛网膜下腔出血，其继发性改变如脑水肿和血肿形成等具有更为重要的临床意义。

临床表现主要有不同程度的意识障碍、与损伤部位相关的局灶症状和体征如偏瘫与失语等、颅内压增高的症状与体征等。CT检查可了解损伤部位、范围、脑水肿程度及中线结构移位情况，损伤部位表现为低密度脑水肿区内可见多发散在的点、片状高密度出血灶，病变广泛则有占位效应。

3. 弥漫性轴索损伤　是一种脑实质的弥漫性损伤。既可单独存在，也可与其他脑损伤并存，临床上并不少见。多因车祸导致头部的加速运动，造成脑白质广泛性轴索损伤。病理特征是伤后出现轴索肿胀和轴索回缩球。其主要表现为广泛的脑挫裂伤，伴以点、片状出血灶。病变可分布于大脑半球、胼胝体、小脑或脑干。

弥漫性轴索损伤患者伤后通常立即昏迷，而且昏迷程度深、持续时间长，一般无中间意识清醒（或好转）期。CT或MRI检查显示弥漫性脑肿胀，灰质和白质界限不清，脑室脑池受压，但占位效应常轻微，中线移位不明显；此外，两侧大脑半球白质内、胼胝体、基底节区和脑干上端背外侧等处还可见到多发性点、片状出血灶。

弥漫性轴索损伤所引起的病理改变常难以恢复，且至今仍缺乏有效治疗手段，不仅死亡率高，而且是导致颅脑损伤患者伤后植物生存状态和严重神经功能障碍的重要原因。

4. 原发性脑干损伤　临床上相当常见。虽可单独出现，但常与其他部位脑挫裂伤同时存在，多数情况下它是广泛性脑挫裂伤的一个组成部分。主要病理表现是脑干表面挫裂伤和脑干内点、片状出血，病理变化如脑干神经组织结构紊乱、轴突断裂、挫伤或软化等。MRI检查有助于明确诊断，了解损伤部位与范围。

原发脑干损伤的主要表现：①伤后立即出现意识障碍，特点是昏迷程度深，持续时间长和恢复过程慢，甚至终生昏迷不醒。②早期出现脑干损伤的症状与体征：如呼吸、循环功能紊乱，严重者可迅速导致生命中枢衰竭而死亡；常出现眼球活动与瞳孔变化，严重者表现为眼球固定；出现双侧病理反射，严重时处于急性脑休克状态，各种深浅反射与病理反射均不能引出，待病情稳定后方才出现；中脑受损时可出现去大脑强直。

原发性脑干损伤与继发性脑干损伤不同的是，其症状和特征在损伤当时即出现，且不伴有颅内压增高的表现，常与弥漫性脑损伤并存。

5. 颅内血肿　颅内血管损伤出血是脑损伤的常见表现之一。如果出血在颅腔内某一部位积聚形成占位性病变，即为颅内血肿。颅内血肿是颅脑损伤后常见和重要的继发性病变之一。血肿达到一定体积，可以压迫脑组织，引起颅内压增高和相应的局灶性症状。若不及时处理，其症状往往呈进行性加重，最终导致脑疝形成而危及生命。

颅内血肿按血肿来源和部位分为硬膜外血肿、硬膜下血肿和脑内血肿，以硬膜外和硬膜下者为常见。按伤后血肿症状出现的时间可将颅内血肿分为急性、亚急性和慢性三种，以急性者为常见。血肿可单发，也可多发。

颅内血肿最具特征性的临床表现是其意识障碍的演变过程具有外伤后原发性昏迷、中间意识清醒（或好转）期和继发性昏迷三个阶段。原发性昏迷是由脑震荡、脑挫裂伤等原发性脑损伤引起的，继发性昏迷则为血肿引起颅内压增高和脑受压造成。但并非所有颅内血肿患者意识障碍的演变过程均如此典型。少数无原发性脑实质损伤或脑实质损伤程度轻微的患者伤后早期可能不出现原发性昏迷，仅在受伤一定时间之后因血肿形成而出现继发性昏迷。原发性脑损伤严重而血肿形成速度快者，则可表现为伤后持续性昏迷并进行性加深，而不出现中间清醒（或好转）期。

（1）硬膜外血肿：硬膜外血肿一般位于颅盖部，血液积聚于颅骨内板与硬脑膜之间。其临床表现中，意识障碍常有中间清醒期，视血肿大小可有瞳孔异常、锥体束征及生命体征的改变。CT 检查可见在颅骨内板与脑表面之间有局限性双凸透镜形或梭形高密度影。CT 检查可明确部位、出血量、脑室受压情况及中线移位情况等。

（2）硬膜下血肿：其发生率远高于硬膜外血肿。由于经常合并脑挫裂伤及继发的脑水肿存在，硬膜下血肿的病情多较重，可有意识障碍、颅内高压的表现及脑挫裂伤的表现等。CT 检查可见在颅骨内板与脑表面下方有新月形或半月形高密度或混杂密度影，此外 CT 上占位效应常较硬膜外血肿明显。

（3）脑内血肿：脑内血肿可位于脑挫裂损伤灶附近或伤灶裂口中，也可位于白质深部。临床表现主要是进行性意识障碍加重及局灶性症状与体征。CT 检查可见圆形、类圆形或不规则形高密度影，周围常伴有点状、片状高密度出血灶，同时可见血肿周围的低密度水肿区。

（4）脑室内出血：外伤性脑室内出血多见于脑室邻近的脑实质内出血破入脑室，出血量大者可形成血肿。病情常较复杂、严重，除原发性脑损伤、脑水肿及颅内其他血肿的临床表现外，脑室内血肿可堵塞脑脊液循环而导致脑积水，引起急性颅内压升高，加重意识障碍。CT 检查可发现脑室扩大，脑室内有高密度或中等密度影。

（5）迟发性外伤性颅内血肿：指伤后首次 CT 检查时无血肿，而在以后的 CT 检查中发现了血肿，或在原来无血肿的部位发现了新的血肿。临床表现为伤后经历了一段病情稳定期后，患者出现进行性意识障碍加重等颅内压增高的现象，确诊需多次进行 CT 检查以对比。

五、 康复时机

颅脑损伤的康复是指利用各种康复手段，对患者身体上、精神上、职业上的功能障碍进行训练，使其功能缺陷消除或减轻，最大限度地恢复正常或较正常的生活、劳动能力并参加社会活动。

颅脑损伤的康复，强调早期介入。康复曾被认为是一种后续治疗，康复治疗大多是在针对导致残疾的伤病的特异治疗告一段落，并转送至康复机构之后才开始进行。许多患者因此丧失了早期康复的宝贵时机，甚至由于发生了继发性功能障碍而进一步增加了康复的难度。目前国际上一致强调颅脑损伤的康复治疗要早期开始，应从急性期就介入。为了获得最佳治疗效果，康复治疗必须在伤病发生后尽早开始，预防性康复措施应该完全融入到伤病急性期的治疗之中。

当然，伤病的临床治疗和康复治疗的结合需要根据患者的具体情况全面考虑，因为任何的康复措施均涉及某种程度的活动，康复措施的强度应该取决于患者体质情况和疾病的稳定状况。

六、 康复目标

颅脑损伤后产生的经济、社会影响巨大。颅脑损伤是青年人因创伤致死亡的主要原因之一，颅脑损伤后即使生存下来，也都有不同程度的功能障碍，如感觉、运动、言语、认知、情绪、行为障碍等。如不进行康复治疗将导致终身残疾，给家庭、社会带来沉重负担。为了减少致残率，改善残存的功能，颅脑损伤后的康复成为不可缺少的一环。

颅脑损伤的总体康复目标：通过规范、系统的康复治疗，使颅脑损伤患者的感觉运动功能、生活自理能力、认知功能、言语交流功能和社会生活功能恢复到可能达到的最大限度，促进其回归家庭，回归社会，从而提高颅脑损伤患者的生活质量。

颅脑损伤患者的康复治疗分为急性期康复、恢复期康复和后遗症期康复。每个阶段具体的康复治疗目标见本章第三节。

第二节 康复评定

存活下来的颅脑损伤患者中 40％ 常有不同程度的神经功能障碍，如意识、认知、运动、言语等原发性功能障碍，而且颅脑损伤多数病情重、卧床时间长，如不及时康复治疗常产生不同程度的继发性功能障碍，如关节挛缩、肌肉萎缩、直立时直立性低血压、肩关节半脱位、足下垂等失用综合征的表现，这些也可导致残疾。

在对颅脑损伤患者进行康复治疗之前，必须首先要对各种功能障碍进行科学的评定。康复评定，不仅能了解患者功能障碍的存在及其程度，判断其预后，而且能以此为依据制订出合理的康复方案，并且确定康复治疗的疗效。

一、 评定内容

为了进行全面康复，首先应及时对颅脑损伤患者进行神经功能的全面评定，评定的内容详见表3-1。

表 3-1 颅脑损伤患者神经功能全面评定项目

1. 医学方面
病史、发病情况和病因
辅助检查结果（如 X 线、CT、MRI 等）
预防
呼吸状况

续表

吞咽困难
膀胱、直肠功能
皮肤
用药情况

2. 感觉运动功能

视力和听力

视 - 空间能力

感觉 - 轻触觉、痛觉、运动觉、位置觉

肌力

肌张力

异常运动模式

平衡反应

协调性

运用能力

姿势

运动速度和运动质量

保持姿势和平衡的运动技巧

功能运动（可被代偿的异常运动）

耐力

3. 功能状态

床上活动

体位转移

坐和站的能力

平衡

步行与步态

上下楼梯

户外活动

高水平活动（包括体育运动）

在变化环境中的功能

耐力

工作或学习能力

4. 认知 / 交流 / 行为方面

　　觉醒水平

　　注意力

　　定向力

　　记忆力

　　交流能力

　　行为情况

　　高级认知功能

5. 心理学方面

　　受伤前状况

　　神经心理学或心理学评价

6. 社会方面

　　家庭状况

　　教育和职业情况

　　经济和保险情况

　　住房或出院后的环境

　　对上述所有的评定项目进行综合，找出存在的问题，在此基础上制订出相应的康复治疗计划及康复的近期、远期目标。对于颅脑损伤患者来说，评定的重点应特别强调在认知及行为等方面的内容上。

二、 颅脑损伤严重程度评定

　　颅脑损伤的严重程度差别很大，可以是最轻微的脑震荡，也可以是脑干严重受损而长期昏迷，甚至终生不醒。因而在讨论康复问题前，首先要确定颅脑损伤病情的严重程度，并据以判断预后，考虑其康复指征及评价其疗效。

　　颅脑损伤的严重程度主要依据昏迷的程度与持续时间、创伤后遗忘（PTA）持续的时间来确定。临床上常采用格拉斯哥昏迷量表（GCS）、盖尔维斯顿定向遗忘试验（GOAT）等方法来确定颅脑损伤的严重程度。

　　1. **格拉斯哥昏迷量表（Glasgow coma scale，GCS）**　是颅脑损伤评定中最常用的一种评定量表（表3-2）。国际上普遍采用GCS来判断急性损伤期患者的意识情况。该量表通过检查颅脑损伤患者的睁眼反应、运动反应和言语反应三项指标，确定这三项反应的计分后，再累计得分，作为判断伤情轻重的依据。GCS能简单、客观、定量评定昏迷及其深度，而且对预后也有估测意义。

表 3-2　格拉斯哥昏迷量表（GCS）

项目	试验	患者反应	评分
睁眼反应	自发	自己睁眼	4
	言语刺激	大声向患者提问时患者睁眼	3
	疼痛刺激	捏患者时能睁眼	2
	疼痛刺激	捏患者时不睁眼	1
运动反应	口令	能执行简单指令	6
	疼痛刺激	捏痛时患者拨开医生的手	5
	疼痛刺激	捏痛时患者撤出被捏的手	4
	疼痛刺激	捏痛时患者身体呈去皮质强直（上肢屈曲、内收内旋；下肢伸直，内收内旋，踝跖屈）	3
	疼痛刺激	捏痛时患者身体呈去大脑强直（上肢伸直、内收内旋；腕指屈曲，下肢与去皮质强直相同）	2
	疼痛刺激	捏痛时患者毫无反应	1
言语反应	言语	能正确会话，并回答医生他在哪、他是谁及年和月	5
	言语	言语错乱，定向障碍	4
	言语	说话能被理解，但不适当	3
	言语	发出声音但不能被理解	2
	言语	不发声	1

GCS 最高计分 15 分为正常，最低计分为 3 分；8 分及以下属昏迷，9 分及以上不属昏迷；得分越低，昏迷越深，伤情越重。

下述两种情况不计入评分：①颅脑损伤入院后 6 小时之内死亡；②颅脑火器伤。

根据 GCS 计分及昏迷时间长短，可将颅脑损伤分为以下四型：

轻型：GCS 13～15 分，伤后昏迷时间为 20 分钟之内。

中型：GCS 9～12 分，伤后昏迷时间为 20 分钟～6 小时。

重型：GCS 6～8 分，伤后昏迷或再次昏迷持续 6 小时以上。

特重型：GCS 3～5 分。

2. **盖尔维斯顿定向遗忘试验**（Galveston orientation and amnesia test，GOAT）　创伤后遗忘（post traumatic amnesia，PTA）是颅脑损伤后记忆丧失到连续记忆恢复所需的时间，其情况如表 3-3 所示。

表 3-3　创伤后遗忘（PTA）

受伤时刻			
伤前		伤后	
连续记忆	逆行性遗忘	PTA	恢复连续记忆

对于患者是否仍处于 PTA 之中，还是已恢复了连续记忆，常用 GOAT（表 3-4）来确定。目前认

为 GOAT 是评定 PTA 客观可靠的方法。它主要通过向患者提问的方式了解患者的连续记忆是否恢复。该项检查满分为 100 分，患者回答错误时按规定扣分，将 100 减去总扣分为 GOAT 实际得分。75 ~ 100 分为正常；66 ~ 74 分为边缘；少于 66 分为异常。一般认为达到 75 分才可以认为脱离了 PTA。

表 3-4　Galveston 定向遗忘试验（GOAT）检查表

姓名	性别：男　女		出生日期：　　年　　月　　日
诊断：			
检查时间：		受伤时间：	

1. 你叫什么名字（姓和名）？（2 分）

　　你什么时候出生？（4 分）

　　你现在住在哪里？（4 分）

2. 你现在在什么地方：城市名（5 分）

　　　　　　　　　　在医院（不必陈述医院名称）（5 分）

3. 你是哪一天入这家医院的？（5 分）

　　你是怎么被送到医院里的？（5 分）

4. 受伤后你记得的第一件事是什么（如苏醒过来等）？（5 分）

　　你能详细描述一下你受伤后记得的第一件事吗？（5 分）

　　（如时间、地点、伴随人等）

5. 受伤前你记得的最后一件事是什么？（5 分）

　　你能详细描述一下你受伤前记得的最后一件事吗？（5 分）

　　（如时间、地点、伴随情况等）

6. 现在是什么时间？（最高分 5 分，与当时时间相差半小时扣 1 分，依次类推，直至 5 分扣完为止）

7. 今天是星期几？（与正确的相差 1 天扣 1 分，直至 5 分扣完为止）

8. 现在是几号？（与正确的相差 1 天扣 1 分，直至 5 分扣完为止）

9. 现在是几月份？（与正确月份相差 1 月扣 5 分，最多可扣 15 分）

10. 今年是公元多少年？（与正确年份相差 1 年扣 10 分，最多可扣 30 分）

　　根据 PTA 时间的长短，将颅脑损伤的严重性分为以下四级：PTA < 1 小时为轻度；PTA 1 ~ 24 小时为中度；PTA 1 ~ 7 天为重度；PTA > 7 天为极重度。该项检查可作为受伤严重性的重要参考，还可用来推测颅脑损伤患者的预后。有人认为根据 PTA 的持续时间来估计预后可能比用昏迷时间长短或 CT、MRI 估算准确得多，但如今 PTA 数周而恢复良好者也并不少见。

三、 认知功能障碍评定

认知（cognition）是指人们认识与知晓（理解）事物过程的总称，包括感知、识别、记忆、概念形成、思维、推理及表象过程。认知是人们了解外界事物的活动，即知识的获得、组织和应用过程，它是体现功能和行为的智力过程，是人类适应周围环境的才智。认知功能属于大脑皮质的高级活动范畴。颅脑损伤时大脑皮质常常受累，因而可出现各种认知功能障碍（cognitive deficits），如意识的改变、记忆障碍、听力理解异常、空间辨别障碍、失认症、失用症、忽略症、体像障碍、皮质盲、智能障碍等，其表现随损伤部位的不同而有所差别。如果大脑皮质广泛受损则可能导致全面智能减退，成为外伤性痴呆。

认知功能障碍导致颅脑损伤患者生活与社会适应的障碍。认知障碍不仅在颅脑损伤患者中相当常见，而且往往影响到其他功能障碍的康复治疗效果，因此认知功能障碍常常成为颅脑损伤患者康复中的重要问题，在颅脑损伤患者中，进行认知障碍的评定有特别重要的意义。认知障碍的评定主要涉及记忆、注意、思维及成套测验等。

（一）Rancho Los Amigos（RLA）认知功能分级

依 RLA 的评定标准（表 3-5），颅脑损伤患者恢复过程中的认知与行为变化包括从无反应到有目的反应共 8 个等级。该等级评定虽然不能表明患者特定的认知障碍，但可大致反映患者颅脑损伤后一般的认知及行为状态，并常常作为制订治疗计划的依据，因此在临床上广泛使用。1997 年，该量表的原作者之一 Chris Hagen 将原量表进一步修订成 10 个等级（见知识拓展），由于修订版较为复杂，临床未能推广使用。

表 3-5 Rancho Los Amigos 认知功能分级（RLA 8 级）

分级	特点	认知与行为表现
Ⅰ级	没有反应	患者处于深昏迷，对任何刺激完全无反应
Ⅱ级	一般反应	患者对无特定方式的刺激呈现不协调和无目的的反应，与出现的刺激无关
Ⅲ级	局部反应	患者对特殊刺激起反应，但与刺激不协调，反应直接与刺激的类型有关，以不协调延迟方式（如闭着眼睛或握着手）执行简单命令
Ⅳ级	烦躁反应	患者处于躁动状态，行为古怪，毫无目的，不能辨别人与物，不能配合治疗，词语常与环境不相干或不恰当，可以出现虚构症，无选择性注意，缺乏短期和长期的回忆
Ⅴ级	错乱反应	患者能对简单命令取得相当一致的反应，但随着命令复杂性增加或缺乏外在结构，反应呈无目的、随机或零碎性；对环境可表现出总体上的注意，但精力涣散，缺乏特殊注意能力，用词常常不恰当并且是闲谈，记忆严重障碍常显示出使用对象不当；可以完成以前常有结构性的学习任务，如借助帮助可完成自理活动，在监护下可完成进食，但不能学习新信息
Ⅵ级	适当反应	患者表现出与目的有关的行为，但要依赖外界的传入与指导，遵从简单的指令，过去的记忆比现在的记忆更深更详细

分级	特点	认知与行为表现
VII级	自主反应	患者在医院和家中表现恰当，能自主地进行日常生活活动，很少差错，但比较机械，对活动回忆肤浅，能进行新的活动，但速度慢，借助结构能够启动社会或娱乐性活动，判断力仍有障碍
VIII级	有目的反应	患者能够回忆并且整合过去和最近的事件，对环境有认识和反应，能进行新的学习，一旦学习活动展开，不需要监视，但仍未完全恢复到发病前的能力，如抽象思维、对应激的耐受性、对紧急或不寻常情况的判断等

（二）认知障碍的成套测验

颅脑损伤患者常常需要评估多领域的认知功能，因此往往需要进行认知功能的成套测验。在成套测验中，正规的方法如韦氏成人智力量表（Wechsler adult intelligence scale，WAIS），Halstead-Reitan 神经心理成套测验和 Luria-Nebraska 神经心理成套测验，固然以其全面和可信而见长，但由于项目较多，检查费时，在颅脑损伤患者中使用比较困难，因而临床上仅在必要时使用。在临床上较为普遍采用的还是一些综合性的、较为简易的方法，如神经行为认知状况测试（NCSE）、洛文斯顿作业治疗用认知评定（Loewenstein occupational therapy cognitive assessment，LOTCA）等。

1. **神经行为认知状况测试（neurobehavioral cognitive status examination，NCSE）** NCSE 是由 the Northern California Neurobehavioral Group, Inc. 于 1986 年制订，现又名为 Cognistat。它是一个全面性的标准认知评定，可按患者的认知状况做初步的筛选及评估。已在国外及香港地区广泛使用。国内已有中文版，经信度、效度检验，结果良好。NCSE 可以评估患者的定向、专注、语言（理解、复述和命名）、结构组织、记忆、计算、推理（类似性、判断）等领域。NCSE 能比较敏感地反映患者认知能力的问题所在及认知障碍的程度，而且操作比较方便，结果可以图示，因而比较直观。

2. **洛文斯顿作业治疗用认知评定（Loewenstein occupational therapy cognitive assessment，LOTCA）** LOTCA 由以色列希伯来大学和 Loewenstein 康复医院的专家们提出，最先用于脑损伤患者认知能力的评定。它基本涵盖了检测认知功能的各个方面，操作简单，实用性强，是临床康复中评定认知功能的敏感、系统的指标。其信度和效度在国外已得到广泛证实和认可，国内也已有使用。LOTCA 是评定颅脑损伤认知功能障碍的成套测验，评定内容分为四大类：定向力、知觉、视运动组织及思维运作检查，共 20 项测验，除思维运作中的三项检查为 5 分制外，均采用 4 分制评分标准。通过检查结果可了解患者在定向、视失认、命名、空间失认、失用、单侧忽略、视空间组织推理能力、颜色失认、失写、思维运作、注意力等方面的能力。

（三）记忆功能的评定

记忆是人对过去经历过的事物的一种反应，是对获得的信息的感知及思考（又称编码）、储存和提取的过程，可分为长时记忆、短时记忆和瞬时记忆三种。记忆功能是人脑的基本认知功能之一。颅脑损伤患者经常出现记忆功能障碍，这就要求对患者的记忆状况进行客观的评定。

1. **韦氏记忆量表（Wechsler Memory Scale，WMS）** 它是应用较广的成套记忆测验，也是神经心理测验之一。该量表共分 10 项分测验，分别测量长时记忆、短时记忆和瞬时记忆。记忆商

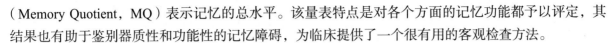

（Memory Quotient，MQ）表示记忆的总水平。该量表特点是对各个方面的记忆功能都予以评定，其结果也有助于鉴别器质性和功能性的记忆障碍，为临床提供了一个很有用的客观检查方法。

2. Rivermead 行为记忆测试（Rivermead behavioral memory test，RBMT） 由 Barbara Wilson 等人于 1985 年设计而成。它是一个日常记忆能力的测试，包括 11 个项目，主要检测患者对具体行为的记忆能力。患者在此项行为记忆能力测验中的表现，可帮助治疗师了解患者在日常生活中因记忆力受损所带来的影响。

3. 临床记忆量表 由我国学者根据国外单项测验编制的成套记忆量表，用于成人（20～90 岁）。由于临床所见记忆障碍以近事记忆障碍或学习新事物困难为多见，故该量表各个分测验都是检查持续数分钟的一次性记忆或学习能力。本测试可以鉴别不同类型的记忆障碍，如词语记忆障碍或视觉记忆障碍，并对大脑功能障碍评定提供参考数据。

（四）注意的评定

注意是对事物的一种选择性反应。注意是心理活动对一定事物的指向和集中。它使人们清晰地认知周围现实中某一特定的对象，避开不相关的事物。根据参与器官的不同，可以分为听觉注意、视觉注意等。下面介绍几种视觉和听觉注意的评估方法。它们不是成套测验，可根据临床需要选用。

1. 视跟踪和辨认测试

（1）视跟踪：要求患者目光跟随光源做左、右、上、下移动。每 1 方向记 1 分，正常为 4 分。

（2）形态辨认：要求患者临摹画出垂线、圆形、正方形和 A 字各一。每项记 1 分，正常为 4 分。

（3）划消字母测试：要求患者用铅笔以最快速度划去随机排列的一行或多行字母中的某个或某两个字母（测试字母大小应按规格）。100 秒内划错多于 1 个为注意有缺陷。

2. 数或词的辨别注意测试

（1）听认字母测试：在 60 秒内以每秒 1 个的速度念无规则排列的字母给患者听，其中有 10 个为指定的同一字母，要求患者听到此字母时举手，举手 10 次为正常。

（2）背诵数字：以每秒 1 个的速度念一列数字给患者听，要求患者立即背诵。从两位数开始至不能背诵为止。背诵少于 5 位数为不正常。

（3）词辨认：向患者放送一段短文录音，其中有 10 个为指定的同一词，要求患者听到此词时举手，举手 10 次为正常。

3. 声辨认

（1）声辨认：向患者放送一段有嘟嘟声、电话铃声、钟表声和号角声的录音，要求患者听到号角声时举手。号角声出现 5 次，举手少于 5 次者为不正常。

（2）在杂音背景中辨认词：测验内容及要求同上述 2 中之"词辨认"，但录音中有集市喧闹的背景等。举手少于 8 次为不正常。

（五）思维的评定

思维是心理活动最复杂的形式，是认知过程的最高级阶段。思维是对客观事物间接性的、概括性的反映。它反映的是客观事物共同的、本质的特征和内在联系。按思维探索答案的方式，思维分为集中（或求同）思维、分散（或求异）思维；按思维活动所依赖的一些活动基础，思维分为动作思维、形象思维和抽象思维。思维的过程极为复杂，包括分析、综合、比较、抽象与概括、系统化、具体化等，其中分析与综合是基本的。

思维的评定可选自认知功能成套测验中的某些分测验，如韦氏成人智力量表（WAIS）中的相似性测验和图片排列测验或 Halstead-Reitan 神经心理成套测验中的范畴测验等。此外，还可用以下一些方法对颅脑损伤患者进行思维的评定：

1. 从一个系列的图形或数字中找出其变化的规律。
2. 将排列的字、词组成一个有意义的句子。
3. 比拟填空或给出某些词语的反义词。
4. 成语或谚语的解释，如"一石二鸟"、"瓜田李下"、"三个臭皮匠，顶得上一个诸葛亮"等。
5. 假设突发情况下的如何应变，如赴约路上遇到塞车，将要迟到该怎么办等。

（六）严重认知障碍的评定

颅脑损伤后严重认知障碍即外伤性痴呆，指的是记忆、注意、思维、言语等认知领域严重的认知衰退，而且影响到患者的日常生活活动与社会交往。

对于痴呆，临床上常用简易精神状态检查（mini-mental status examination，MMSE）与长谷川痴呆量表（Hasegawa dementia scale，HDS）来进行筛查。二者分别由 Folstein、长谷川和夫分别于 1975 年、1974 年编制，检查内容相似，都包括定向、注意、记忆、语言、计算等方面，具有简单、易行、效度较理想等优点。

四、 感知障碍评定

前已述及，认知（cognition）是指大脑处理、储存、回忆和应用信息的能力，而感知是指大脑将各种感觉信息综合为有含义的认识的能力，其形成的是人脑对直接作用于感官的客观事物各部分或各属性的整体反映即知觉（perception）。知觉以感觉为基础，但不是感觉的简单相加，而是对各种感觉刺激分析与综合的结果，是大脑皮质的高级活动。感知障碍（perception deficit）是指在感觉输入系统完整的情况下，大脑皮质特定区域对感觉刺激的认识和整合障碍，临床上常常表现为各种类型的失认症与失用症等。感知障碍属于认知功能障碍的范畴，这里为了叙述的方便，将感知障碍的评定单独列出。

（一）失认症的评定

失认症（agnosia）是指患者不能认识经由某一感觉（如视觉、听觉和触觉）辨察的事物，如不认识放在眼前的茶杯，不知道听到的是汽车喇叭声，或不知道手中触摸的是钢笔。这种对感知对象的认识障碍并不是由于感觉、语言、智能和意识障碍所引起，也不是因为不熟悉这些物体所造成，而是由于脑部受损使患者对经由视觉、听觉和触觉等途径获得的信息丧失了正确的分析和识别能力，即感觉皮质整合功能发生了障碍。失认症的发生主要与颞叶、顶叶和枕叶交界区皮质受损有关。

失认症包括视觉失认症、听觉失认症、触觉失认症和躯体失认症，还常常伴有各种忽略症和体像障碍。下面择要介绍几种常见失认症的评定。

1. 单侧忽略　指患者对大脑损伤对侧一半视野内的物体的位置关系不能辨认，病变部位常在右侧顶叶、丘脑。常用的评定方法如下。

（1）Albert 划杠测验：是较敏感的试验，由 40 条 2.5cm 长的短线在不同方向有规律地分布在一张纸的左、中、右方位，让患者用笔与线条正交地删去。

（2）字母删除试验（Diller 测验）：在纸上排列 6 行字母或数字，每行大约 60 个，字母随机出现，让患者删掉指定的字母或数字。

（3）高声朗读测验：高声朗读一段文字，可以发现空间阅读障碍，表现在阅读时另起一行困难，常常漏掉左半边的字母和音节。

（4）平分直线测验：将一直线平分，可显示中段判断错误，常偏向大脑损伤侧。Shekenberg 等分线段测验：在纸上有长短不一、位置偏左、偏右或居中的水平线 20 条，让患者在每根线的中点做等分记号，如单侧漏切 2 根，或中点偏移距离超过全线长度的 10% 均为阳性。

2. 疾病失认 指患者不承认自己有病，因而安然自得，对自己不关心，淡漠，反应迟钝。病变多位于右侧顶叶。评定主要根据临床表现。

3. 视觉失认 指患者对所见的物体、颜色、图画不能辨别其名称和作用，但一经触摸或听到声音或嗅到气味，则常能说出。病变部位一般位于优势半球的枕叶。评定主要根据临床表现。

4. Gerstmann 综合征 包括左右失定向、手指失认、失写和失算四种症状。病变常在左侧顶叶后部和颞叶交界处。评定方法如下。

（1）左右失定向：检查者叫出左侧或右侧身体某一部位的名称，嘱患者按要求举起相应部分。或由检查者指患者的一侧肢体，让患者回答是左侧还是右侧。回答不正确即为阳性。

（2）手指失认：试验前让患者清楚各手指的名称，检查者说出左侧或右侧手指的名称，让患者举起相应的手指，或指出检查者的相应手指。回答不正确即为阳性。

（3）失写：让患者写下检查者口述的短句，不能写者为失写阳性。

（4）失算：患者无论是心算还是笔算均会出现障碍。重症患者不能完成一位数字的加、减、乘，轻症患者不能完成两位数字的加、减。失算患者完成笔算往往比心算更觉困难，这是因为患者在掌握数字的空间位置关系上发生了障碍。简单的心算可从 65 开始，每次加 7，直到 100 为止，不能算者为失算阳性。

（二）失用症的评定

失用症（apraxia）是指患者因脑部受损而不能随意进行其原先能够进行的活动。这一情况并非因肌肉瘫痪、感觉缺失、共济失调或理解障碍所造成，而是由于大脑皮质受损，导致皮质所储存的运动程序的提取出现紊乱，从而对其所接受到的外周刺激不能调动相应的程序予以应答。

失用症包括运动性失用、意念性失用、结构性失用以及穿衣失用和步行失用等多种类型，并常伴有失语等脑损害的其他表现。下面择要介绍几种常见失用症的评定。

1. 结构性失用 患者不能描绘或搭拼简单的图形，其病灶常在非优势半球顶、枕叶交界处。检查有 Benton 三维结构测验，该测验是让患者按模型搭积木。还有画图、用火柴棒拼图等检查。

2. 运动性失用 患者不能按命令执行上肢的动作，如洗脸、刷牙、梳头等，但可自动地完成这些动作，其病灶常在非优势半球顶、枕叶交界处。

常用 Goodglass 失用试验评定。分别检查以下四个方面的动作：①吹火柴或用吸管吸饮料；②刷牙或锤钉子；③踢球；④做拳击姿势或正步走。这四个动作分别检查面颊、上肢、下肢和全身。Goodglass 失用试验评定标准为：正常，不用实物也能按命令完成；阳性，在给予实物的情况下才能完成大多数动作；严重损伤，给予实物也不能按命令完成指定的动作。

3. 穿衣失用 穿衣失用是视觉空间失认的一种失用症，表现为对衣服各部位辨认不清，因而不能穿衣。其病灶部位常在右顶叶。评定时让患者给玩具娃娃穿衣，如不能则为阳性。让患者自己穿衣，如出现正反不分、穿衣及系鞋带困难或不能在合理时间内完成均为阳性。

4. 意念性失用 正常的有目的的运动需要经历认识 - 意念 - 运动的过程。意念中枢在左顶叶下回、缘上回，由此产生冲动，经弓状纤维到运动前区皮质及运动皮质。认识到需要运动时就有了运动的动机，产生了运动的意念，作出运动的计划，控制肌力、肌张力、感觉，完成有目的的运动。意念中枢受损时，不能产生运动的意念，此时，即使肌力、肌张力、感觉、协调能力正常也不能产生运动，称为意念性失用。

其特点是对复杂精细动作失去应有的正确观念，以致各种基本动作的逻辑顺序紊乱，患者能完成一套动作中的一些分解动作，但不能连贯结合为一套完整的动作。如让患者用火柴点烟，再将香烟放在嘴上，患者可能用烟去擦火柴盒，把火柴放在嘴里当作香烟。患者在日常生活中常常作出用牙刷梳头、用筷子写字、用饭勺刷衣等动作。模仿动作一般无障碍。患者常伴有智能障碍，生活自理能力差。病灶部位常在左侧顶叶后部或缘上回及胼胝体。

评定可进行活动逻辑试验：①给患者茶叶、茶壶、暖水瓶和茶杯，让患者泡茶。如果患者活动的逻辑顺序混乱，则为阳性。②把牙膏、牙刷放在桌上，让患者打开牙膏盖，拿起牙刷，将牙膏挤在牙刷上，然后刷牙。如果患者动作的顺序错乱，为阳性。③将信纸、信封、邮票、糨糊放在桌子上，让患者折好信纸，放入信封，封好口，贴上邮票。如果患者动作顺序错乱，为阳性。

5. 意念运动性失用　是意念中枢与运动中枢之间联系受损所引起的。意念中枢与运动中枢之间的联系受损时，运动的意念不能传达到运动中枢，因此患者不能执行运动的口头指令，也不能模仿他人的动作。但由于运动中枢对过去学会的运动仍有记忆，有时能无意识地、自动地进行常规的运动。表现为可进行无意识的运动却不能进行有意识的活动。病灶部位常在缘上回运动区和运动前区及胼胝体。可通过模仿动作、执行口头指令等情况进行评定。

五、 行为障碍评定

颅脑损伤患者常见的器质性行为障碍见表3-6。

表3-6　颅脑损伤患者常见的行为障碍

性质	表现		性质	表现	
Ⅰ正性	A	攻击	Ⅲ症状性	A	抑郁
	B	冲动		B	类妄想狂
	C	脱抑制		C	强迫观念
	D	幼稚		D	循环性情感（躁狂 - 抑郁气质）
	E	反社会性		E	情绪不稳定
	F	持续动作		F	癔症
Ⅱ负性	A	丧失自知力			
	B	无积极性			
	C	自动性			
	D	迟缓			

上述行为障碍表现的评定，主要依据颅脑损伤患者的临床症状。以下介绍颅脑损伤患者一些典型的行为障碍。

1. 发作性失控　发作性失控往往是颞叶内部损伤的结果，发作时脑电图有阵发异常，表现为无诱因、无预谋、无计划的突然发作，直接作用于最近的人或物，如打破家具、向人吐唾沫、抓伤他人以及其他狂乱行为等。发作时间短，发作后有自责感。

2. 额叶攻击行为 额叶攻击行为又称脱抑制攻击行为，因额叶受损引起，特点是对细小的诱因或挫折发生过度的反应，其行为直接针对诱因，最常见的是间歇性的激惹，并逐步升级为一种完全与诱因不相称的反应。

3. 负性行为障碍 负性行为障碍常为额叶和脑干部位受损的结果，特点是精神运动退滞，感情淡漠，失去主动性，患者往往不愿动、嗜睡，即使是日常生活中最简单、最常规的活动也完成得十分困难。

六、 言语障碍评定

颅脑损伤患者常见的言语障碍见表3-7。

表 3-7　颅脑损伤患者常见的言语障碍

I	错乱言语（confused language）	V	言语失用（apraxia of speech）
II	构音障碍（dysarthria）	VI	阅读困难（dyslexia）
III	失语（aphasia）	VII	书写困难（dysgraphia）
IV	命名障碍（dysnomia）		

颅脑损伤患者言语障碍的特点如下：

1. 言语错乱 它是颅脑损伤早期最常见的言语障碍。其特点：①答非所问但言语流畅，没有明显的词汇与语法错误；②失定向：时间、空间、人物等定向障碍十分明显；③缺乏自知力：不承认自己有病，不能配合检查，且意识不到自己的回答是否正确。

2. 构音障碍 常见。主要表现有吐词不清、鼻音过重、说话费力等。

3. 命名障碍 常见，而且可以持续很久。

4. 失语 除非直接损伤言语中枢，真正的失语较少见。在发病初期，在闭合性、开放性颅脑损伤中，其发病率分别为12%～15%、14%～23%。但3个月后，闭合性颅脑损伤患者的失语迅速恢复，因而比例比开放性者明显减少。在失语症中，约50%左右为命名性失语，另外对复杂资料理解差也很常见。

至于颅脑损伤患者言语障碍的筛查和评定，其方法可参阅本套教材中《语言治疗学》一书的相关章节。

七、 运动障碍评定

颅脑损伤可致痉挛、偏瘫、共济失调、手足徐动等运动障碍，它们的评定与脑卒中或脑性瘫痪所致运动障碍评定相似，可参见本书的相关章节。

八、 情绪障碍评定

颅脑损伤患者常见的情绪障碍见表3-8。其中以焦虑、抑郁较为重要。

表 3-8 颅脑损伤患者常见的情绪障碍

Ⅰ 淡漠无情感	Ⅴ 情绪不稳定
Ⅱ 易冲动	Ⅵ 神经过敏
Ⅲ 抑郁	Ⅶ 攻击性
Ⅳ 焦虑	Ⅷ 呆傻

对于颅脑损伤患者的焦虑，可用汉密尔顿焦虑量表（Hamilton anxiety scale，HAMA）进行评定。对于抑郁，则可用汉密尔顿抑郁量表（Hamilton depression scale，HAMD）进行评定。量表的具体内容可参阅本套教材中《康复功能评定学》一书的相关章节。

九、 日常生活活动能力评定

颅脑损伤患者由于运动、认知等功能障碍的存在，经常导致日常生活活动（ADL）能力的下降。评定基本 ADL（basic ADL，BADL），可用 Barthel 指数（BI）或改良 Barthel 指数（MBI），更推荐使用功能独立性评定（FIM），因为颅脑损伤患者多有认知障碍，而 FIM 不仅评估躯体功能，而且还评定了言语、认知及社会功能，显然比 BI 或 MBI 更客观、全面。

评定工具性 ADL（instrumental ADL，IADL），可用社会功能活动问卷（functional activities questionnaire，FAQ）。其内容和评分如表 3-9。

表 3-9 社会功能活动问卷（FAQ）（问患者亲属）

	正常或从未做过，但能做（0分）	困难，但可单独完成或从未做过（1分）	需要帮助（2分）	完全依赖他人（3分）
1. 每月平衡收支的能力、算账的能力				
2. 患者的工作能力				
3. 能否到商店买衣服、杂货和家庭日用品				
4. 有无爱好？会不会下棋和打扑克				
5. 会不会做简单的事，如点炉子、泡茶等				
6. 会不会准备饭菜				
7. 能否了解最近发生的事件/时事				

	正常或从未做过，但能做（0分）	困难，但可单独完成或从未做过（1分）	需要帮助（2分）	完全依赖他人（3分）
8. 能否参加讨论和了解电视、书、杂志的内容				
9. 能否记住约会时间、家庭节日和服药				
10. 能否拜访邻居、自己乘公共汽车				

注：≤ 5 分为正常

≥ 5 分表示该患者在家庭和社区中不能独立

十、其他功能障碍评定

部分颅脑损伤患者还可能涉及以下功能障碍或损伤，如吞咽障碍、感觉障碍、脑神经损伤（如面神经、位听神经、动眼神经、滑车神经、展神经、视神经等）、迟发性癫痫等，它们也需要进行相应的评定。

第三节 康复治疗

一、临床处理原则

颅脑损伤患者首诊在神经外科。颅脑损伤临床处理原则是在密切观察病情的基础上，根据损伤程度及性质进行处理。早期治疗的重点是及时处理继发性脑损伤，着重于脑疝的预防和早期发现，特别是颅内血肿的发现与处理。对原发性脑损伤的处理主要是对已发生的昏迷、高热等的护理和对症治疗，预防并发症。有手术指征则及时手术，以尽早解除脑受压。具体说来，颅脑损伤的临床处理包括以下几个方面。

1. **病情观察** 主要观察患者的意识、瞳孔、生命体征、神经系统体征等。较重的颅脑损伤患者应进入监护病房，以便于观察。动态的病情观察有助于鉴别原发性和继发性脑损伤，有助于早期发现脑疝，并有助于判断治疗的效果与及时调整治疗方案。

2. **特殊检查** 包括头颅 CT 或 MRI 扫描、颅内压监测及脑电图、脑诱发电位检查等。

3. **脑水肿的治疗** 主要是进行脱水治疗。常用药物如 20 % 甘露醇、呋塞米及白蛋白等。皮质激素的使用仍有争议。脱水过程中要注意监测水电、酸碱平衡及肾功能等。

4. 手术治疗 开放性颅脑损伤原则上应尽早行清创缝合术，使之成为闭合性颅脑损伤。闭合性颅脑损伤的手术主要针对颅内血肿或重度脑挫裂伤合并脑水肿引起的颅内压增高并脑疝，其次为颅内血肿引起的局灶性脑损害。常用的手术方式包括开颅血肿清除术、去骨瓣减压术、钻孔探查术、脑室引流术、钻孔引流术等。

5. 对症治疗与并发症的处理 如针对高热、躁动、蛛网膜下腔出血、外伤性癫痫、上消化道出血、尿崩等予以相应的处理。同时注意加强护理等。

二、 康复治疗指征

1. 适应证 康复治疗是颅脑损伤治疗中不可缺少的重要组成部分。颅脑损伤引起的各种功能障碍，包括认知、行为、言语、情绪及运动、感觉等方面的功能障碍以及继发性功能障碍都是康复治疗的适应证。康复治疗的目的就是使功能障碍能够最大程度地降低，残余的功能能够最大程度地提高及代偿，尽可能防止继发性功能障碍的产生。

2. 禁忌证 颅脑损伤康复治疗的实施与否以及康复措施的强度取决于疾病的稳定状况和患者的体质情况。以下情况需要首先进行临床处理（包括手术治疗），因而均属于颅脑损伤康复治疗的禁忌证：开放性颅脑损伤、意识障碍加重、生命体征不稳定、神经系统症状体征进展、颅内血肿进行性扩大、弥漫性脑肿胀、颅内压明显增高、脑疝、高热、癫痫发作等。

三、 康复治疗原则与方法

不论脑的损伤程度如何，其始终是学习的主要器官，即使脑部分损伤后认知能力降低，学习的速度变慢，但经过训练，仍可学习新的知识，因此，康复过程实质上是再学习的过程。在这过程中，要对患者进行训练，通过训练使他们学会代偿的方法，其次是设法恢复其缺失的功能。脑损伤后功能恢复的可能机制包括：损伤因素的解除、神经再生、功能重组、突触改变及特定能力的学习等。许多实验研究证实，脑的可塑性与皮质的功能重组能力是脑损伤后功能恢复的神经基础。

在颅脑损伤康复治疗的过程中，应遵循以下康复治疗原则。

1. 早期介入 目前国际上一致强调颅脑损伤的康复治疗要早期开始，应从急性期就介入，这是关系到颅脑损伤康复治疗效果好与差的关键。

2. 全面康复 颅脑损伤所引起的功能障碍是多方面的，因此其康复治疗必须整体考虑。要将各种方法如物理治疗（运动疗法和理疗等）、作业治疗、言语治疗、心理治疗以及中医传统疗法（如针灸、按摩、中药等）和药物治疗等综合应用，交叉使用，并且最好有家属参与，以保证康复治疗效果。

3. 循序渐进 在进行功能训练的过程中，时间由短到长，难度由简单到复杂，使患者有一个适应的过程，同时注意保持和增强患者对治疗的信心。

4. 个体化治疗 由于每位患者损伤的部位、损伤的程度不同，患者的体质、个性也不同，因此在制订治疗方案时，应因人而异，采取个体化的治疗方案，并随时根据病情与功能状况的变化来修订治疗方案。

5. 持之以恒 颅脑损伤的康复还要做好长期的准备，从急诊外科手术、ICU 阶段开始，直到康复中心、社区和患者家庭，都要坚持进行康复治疗。应帮助患者安排从康复机构到社区的过渡。在每个阶段均应帮助患者及家庭面对伤病现实、精神和社会能力方面的变化。重度颅脑损伤患者的康复需要持续许多年，一些患者可能需要长期照顾。

颅脑损伤患者的康复治疗可以分为以下三个阶段：急性期康复、恢复期康复和后遗症期康复。每个阶段康复治疗各有其不同的目标与方法，具体如下。

四、急性期康复

颅脑损伤后急性期患者采取的是综合性治疗措施，无论手术与否，非手术治疗不可缺少。非手术治疗中，除了药物治疗外，康复治疗也发挥重要的作用。颅脑损伤患者的生命体征，即呼吸、心率、血压稳定，特别是颅内压持续 24 小时稳定在 2.7kPa（20mmHg）以内即可进行康复治疗。

此期的康复治疗目标：防治各种并发症；提高觉醒能力；促进创伤后的行为障碍改善；促进功能康复。此期康复治疗包括：一般康复处理；综合促醒治疗；创伤后行为恢复过程中的治疗等。

（一）一般康复处理

具体康复措施包括床上良肢位摆放；定时翻身与拍背，并指导体位排痰引流；各关节被动活动；牵拉易于缩短的肌群与软组织，必要时应用矫形器固定关节于功能位；尽早开始床上活动和坐位、站位的练习。其他如理疗、按摩、针灸、高压氧等均可应用。这些治疗可参考"脑卒中康复"的相关内容。

中度及重度的颅脑损伤患者不管其意识状态如何，在急性卧床期上述的一般康复治疗措施均适合，并不因此导致病情加重。不仅如此，这些治疗措施还有助于预防肢体关节挛缩、压疮、肺部感染、尿路感染、静脉血栓等并发症的发生，也有助于促进功能障碍的恢复。

（二）综合促醒治疗

严重颅脑损伤患者会出现不同程度的昏迷、昏睡或嗜睡等。除临床上应用药物促进脑细胞代谢、改善脑的血液循环，必要时施行手术降低颅内压力以外，还可以给予各种感觉刺激，以帮助患者苏醒，恢复意识。以下是一些常用的感觉刺激方法。

1. **听觉刺激** ①定期播放患者受伤前较熟悉的音乐；②亲属定期与患者谈话，谈话内容包括患者既往遇到过的重要事件、患者喜欢或关心的话题等。通过患者面部及身体其他方面的变化，观察患者对听觉刺激的反应。

2. **视觉刺激** 患者头上放置五彩灯，通过不断变换的彩光刺激视网膜、大脑皮质。上述治疗每日 2 次，每次 1 小时。

3. **肢体运动觉和皮肤感觉刺激** 肢体关节位置觉、皮肤触觉刺激对大脑皮质有一定的刺激作用。可由治疗师或患者家属每天对患者的四肢关节进行被动活动；利用毛巾、毛刷等从肢体远端至近端进行皮肤刺激。

4. **穴位刺激** 选用头针刺激感觉区、运动区、百会、四神聪、神庭、人中、合谷、内关、三阴交、劳宫、涌泉、十宣等穴位，采用提插泻法，并连接电针仪加用电刺激，有助于解除大脑皮质的抑制状态，起到开窍醒脑的作用。

除了上述感觉刺激的方法之外，高压氧治疗在颅脑损伤患者的促醒及功能恢复等方面有着重要的作用，一般要常规应用。高压氧治疗的作用：高压氧治疗能提高氧浓度，增加脑组织的氧含量，改善脑缺氧所致的脑功能障碍，从而促进脑功能的恢复。特别是高压氧下颈动脉系统血管收缩，血流量减少，但椎动脉血流量反而增加，因此，网状激活系统和脑干部位的血流量和氧分压相对增加，刺激网状结构上行激活系统的兴奋性，有利于昏迷患者的觉醒和生命活动的维持。

高压氧治疗的方法：按常规方案进行。每日1次，每次90分钟，10次为一个疗程，可连续数个疗程。

（三）创伤后行为恢复过程中的康复治疗

与其他神经障碍的康复处理比较，颅脑损伤通常有一个长期的恢复过程，并且能够显示出较大程度的功能改善，严重的颅脑损伤恢复过程可由几个性质截然不同的阶段组成，RLA认知功能分级描述了颅脑损伤神经行为恢复的顺序，为每一个恢复阶段的认知康复提供了理论基础。

1. 创伤后遗忘症康复　创伤后遗忘（post-traumatic amnesia，PTA）是指患者处于如下这样的阶段：患者学习新的信息的能力最低或不存在，在PTA早期，患者并没有意识到他在医院里，可能认为他处在家里或在工作单位，这种假象称之为虚构症。PTA后期，患者的虚构症状大为减少，但是难以保持特殊事件的记忆。遗忘症的康复训练有以下几个方面。

（1）视觉记忆：先将3~5张绘有日常生活中熟悉物品的卡片放在患者面前，告诉患者每张卡片可以看5秒，看后将卡片收去。让患者用笔写下所看到物品的名称，反复数次，成功后再逐步增加卡片的数目。

（2）地图作业：在患者面前放一张大的、上有街道和建筑物而无文字标明的城市地图，告诉患者用手指从某地方出发，沿其中街道走到某一点停住，让患者将手指放在治疗师停住处，从该处找回到出发点，反复10次，连续两日无误，再增加难度。

（3）彩色积木块排列：用品为6块2.5cm×2.5cm×2.5cm不同颜色的积木块和一块秒表，以每秒1块的速度向患者呈示木块，呈示完毕，让患者按治疗师所呈示次序向治疗师呈示木块，正确的记"＋"，不正确的记"－"，反复10次，连续两日10次均完全正确时，再加大难度进行（如增多木块数或缩短呈示时间等）。

（4）日常生活活动安排：将每天的日常生活活动、治疗安排、时间、地点贴在患者房间里，以期达到不断强化的目的。

2. 躁动不安的康复处理　在PTA期间，许多患者表现出一种神经行为综合征，称之为躁动或躁动不安（agitation）。它包括认知混乱、极度情感不稳定、运动与活动过度、身体或言语性攻击，这种躁动患者通常不能保持注意力持续到完成一项简单任务如穿衣等，患者易受激怒，对工作人员、家庭成员表现出粗俗的不适当行为。如果患者对自己或别人有危害（如拔出鼻饲管、跳楼、试图从病房逃跑），躁动不安则成为临床及康复治疗的关键。康复措施包括以下几个方面：

（1）排除引起躁动不安的一些原因：躁动时可由一种或多种医疗并发症引起，如电解质紊乱、营养不良、癫痫活动、睡眠障碍或水肿所致，有时躁动是对正经历的一种不舒服状态的反应，如亚急性感染或骨骼肌损伤；躁动也有可能是镇静剂、某些抗高血压药、胃肠道药物甚至是控制躁动本身的药物使用不当所致。康复医师应对这些原因引起的躁动做具体分析，排除诱因。

（2）环境管理：假如躁动的医疗诱因解除后，对躁动首选的干预是环境处理。其目标是降低刺激的水平和患者周围认识的复杂性，对不同患者建议采取如下环境管理选择方案：

1）减少或降低环境中的刺激水平：把患者放在一个安静的房间里；如果可能，尽量排除有害刺激，如导管、引流管、手脚约束、牵引；限制不必要的声音如电视、收音机、背景谈话；限制探视者数量；医务人员的行为应当平静、毫无顾虑；限制治疗的次数和治疗的时间；在患者的房间里提供治疗。

2）避免患者自伤或伤害别人：把患者放在周围用海绵垫围起来的地铺上；安排陪护（按1：1或1：2比例）看护患者并保证安全；避免让患者离开病房；把患者放在房门有锁的病房中。

3）降低患者的认知混乱：在特定时间里，专门由一个人同患者谈话；诊治、护理患者的医务人员尽量固定专人，不要随意变动；最大限度减少与不熟悉医务人员的接触；与患者交谈应简明扼要，如在一定时间内只给予一个概念；让患者反复地重新确定时间和空间。

4）允许患者情感宣泄：允许患者在地铺上翻来覆去；允许患者在监护病房内走动，实施一对一监护；允许错乱的患者语言不适当。

（3）药物应用：在尽可能排除引起躁动不安的因素后，一些药物如卡马西平、普萘洛尔、锂盐、奥氮平等选择应用可有助于控制或减轻症状。

五、 恢复期康复

颅脑损伤的急性期过后，生命体征已稳定 1～2 周后，可以认为病情已稳定，即可开始恢复期康复治疗。前已述及，颅脑损伤后引起的功能障碍多种多样，因此需要针对患者存在的功能障碍，有计划地、针对性地安排康复治疗。

此期的康复治疗目标：最大限度地恢复患者的运动、感觉、认知、语言等功能和生活自理能力，提高其生存质量。

在颅脑损伤的康复中，运动障碍、感觉障碍、言语障碍、情绪障碍等的治疗可参见本书"脑卒中康复"的相关部分，这里主要介绍认知、感知和行为障碍的康复治疗。

（一）认知障碍的康复治疗

认知是指大脑处理、储存、回忆和应用信息的能力。颅脑损伤的认知障碍主要表现在觉醒和注意障碍、学习和记忆障碍及思维障碍等。可根据其认知功能恢复的不同时期（RLA 分级标准），采用相应的治疗策略。

早期（Ⅱ、Ⅲ）：对患者进行躯体感觉方面的刺激，提高觉醒能力，使其能认出环境中的人和物。

中期（Ⅳ、Ⅴ、Ⅵ）：减少患者的定向障碍和言语错乱，进行记忆、注意、思维的专项训练，训练其组织和学习能力。

后期（Ⅶ、Ⅷ）：增强患者在各种环境中的独立和适应能力，提高在中期获得的各种功能的技巧，并应用于日常生活中。

1. 改善患者自知力的康复训练　在颅脑损伤（尤其是额叶损伤）的恢复早期，患者常缺乏自知力，否认疾病，拒绝治疗，或即使接受治疗但会确定不现实的目标，使康复治疗变得困难，严重影响治疗的效果。因此，在此阶段应首先恢复患者的自知力。可采用下述的方法。

（1）改善患者对自己缺陷的察觉：如有条件录像，可向患者播放一段针对暴露他在一些活动中的缺陷的录像，向他指出哪些是对的，哪些是错的，并逐步将放录像任务交给患者，并要求他在录像带中出现他的错误时停住，由自己述说错误的所在。如无录像条件，可面对镜子活动并在自己的实际活动中指出自己的错误。

（2）改善患者的感知功能：让患者观看一群颅脑损伤患者的集体活动，并让他观察和记录下其中某一患者的错误，和他一起分析错误的特征和原因。

（3）改善患者判断行为是否成功的知觉：选出一些与患者康复目标有关的行为，用录像机分别播放该行为成功和不成功的录像带，和患者一起进行足够详尽的分析，使他认识到行为成功和不成功的特征和原因，并告诉患者克服不正确行为的方法。

（4）改善患者对现存缺陷和远期目标之间差距的认识：具体地详尽地讨论患者的长期目标和期

望，拟定一个为了达到这一目标所需技能的、详尽的一览表，和他讨论哪些已掌握而哪些尚不足。

2. 注意障碍的康复训练 可用下述的一些方法。

（1）猜测作业：取两个透明玻璃杯和一粒弹球，在患者注视下治疗师将一个杯子扣在弹球上，让患者指出哪个杯子中有弹球，反复进行数次。成功后可通过逐步改用不透明的杯子、用三个或更多的杯子、用两粒或更多不同颜色的弹球等方式以增加训练难度。

（2）删除作业：在一张纸中部写几个大写的汉语拼音字母如 KBEZBOY（也可依据患者文化程度选用数字或图形），让患者删除由治疗师指定的字母如其中的"B"。成功后，改变字母顺序和要删除的字母，反复进行多次。进一步可通过逐步缩小字母的大小、增加字母的行数、增加小写字母或插入新字母等方式以增加训练的难度。

（3）时间作业：给患者一个秒表，让他按命令启动，并于 10 秒内停止。如此反复进行练习。随后可以逐步延长秒表走动时间以增加训练难度，进而还可在与患者交谈分散其注意力的情况下进行训练，以进一步提高难度。

（4）顺序作业：让患者按顺序写出 0～10 的数字，如有困难，可排列 10 张数字卡。成功后，加大数字系列，反复进行。随后改为让患者按奇数或偶数的规律说出或写出一系列数字，并由治疗师任意改变起点的数字。在此基础上再进行该列数字的算术处理如在该列数字的每 4 个数字的末一个数字上加上由治疗师指定的数目，并由患者报出两者相加的结果等方式以增加训练难度。

3. 记忆障碍的康复治疗 可采用下述的方法。

（1）运用环境能影响行为的原理

1）日复一日地保持恒定、重复的常规和环境。

2）控制环境中信息的量和呈现条件，每次提供的信息量少要比多好；信息重复的次数多比少好；多个信息相继出现时，间隔时间长比短好等。

3）充分利用环境中的记忆辅助物，要帮助患者学会充分利用记忆策略和内、外环境中的记忆辅助物，而不是单调、重复的训练。

（2）教会患者充分利用内部记忆辅助和外部记忆辅助

1）内部记忆辅助：所谓内部记忆辅助（internal memory aid）是指在患者记忆损伤的严重程度不同的情况下，让患者以损伤较轻的部分来从事主要的记忆工作，或是以另一种新的方式去记忆的方法（如患者言语记忆差就让他改用形象记忆的方法等）。内部记忆辅助主要依靠以下一些记忆的策略（internal memory strategy）：

①背诵：是反复无声地背诵要记住的信息。背诵的好处是背诵一个项目可以增加对它的注意时间，从而加强对它们的记忆；另外，背诵可以将一些项目保持在短期记忆之中，将它们编好码，并将之转移到长期记忆中去。

②PQRST 法

P（preview）——先预习要记住的内容；

Q（question）——向自己提问与内容有关的问题；

R（read）——为了回答问题而仔细阅读资料；

S（state）——反复陈述阅读过的资料；

T（test）——用回答问题的方式来检验自己的记忆。

③精细加工：是教会患者将要记住的信息详细地分析，找出各种细节，并将之分解，并设法与已知的信息联系起来，以便于记忆的方法。

④兼容：要患者培养成一种良好的、善于将新信息和已知的、熟悉的信息联系起来记忆的方法。

⑤自身参照：让患者学会分析新信息与其自身有何关系，并将之尽量与其自身的事物联系起来记忆的方法。

⑥视意象：是让患者将要记住的信息在脑中形成预知与之有关的视觉形象的方法。

⑦首词记忆法：将要记住的信息的头一个词编成一些类似诗歌的句子，以便记忆。例如将训练记忆的要点编成"天天复习，不要偷懒，作业勤快，美好的结果将等着你"的句子，由于头一个字合起来是"天不作美"这样一个好记的句子，因而易于记住。

⑧编故事法：按自己的喜爱和习惯将要记住的信息编成一个自己熟悉的故事。

2）外部记忆辅助：所谓外部记忆辅助（external memory aid）是指利用身体以外的"提示"或"辅助物"来帮助记忆的方法。对于提示，要求：①能在最需要的时候提供；②其内容要和需记住的信息密切相关。对于辅助物，要求：①便于携带，而且容量要大；②容易使用而无需再借助于其他工具。常用的外部记忆辅助物如下。

a. 日记本：应用的条件包括：①患者能阅读，最好能写，如不能写，由他人代写也可；②患者能提取信息中的关键词。应用时要注意：一人一本；随身携带；放置的地点要恒定；开始使用时记录要勤，以15分钟为一段记下要记的事，记忆能力改善后再逐步延长。如患者视力不佳、注意力差或口语能力不良等情况下使用日记本的效果较差。

b. 时间表：将有规律的每日活动写在大而醒目的时间表上，张贴在患者经常停留的场所，初用时，经常提醒患者观看时间表，让患者知道什么时候应当做什么。这样，即使有严重的记忆障碍，患者也能掌握生活的规律。

c. 地图：适用于伴有空间、时间定向障碍的患者。用大的地图、大的罗马字和鲜明的路线，标明常去的地点和顺序，以便应用。

d. 闹钟、手表和各种电子辅助物：有一种可以定期报时的手表就很适用。如日记本上每15分钟记一次事，则将手表调到每15分钟报时一次，便可及时地提醒患者看日记本。

e. 应用连接法训练记忆：将作业分解为许多步骤，每次只要求患者记住其中的一个步骤，记住后再加入下一步。

f. 修改外部环境以利于记忆：如房门上贴粗大的字或鲜明的标签，物品放置的位置恒定，简化环境，突出要记住的事物等，均有助于记忆。

g. 提供言语或视觉提示：让患者记住一件事物时，口头提问有关的问题并同时让患者观看相关的图片等。

进行记忆训练时，需要注意的事项：①每次训练的时间要短，开始要求患者记忆的内容要少，而信息呈现的时间要长。以后逐步增加信息量，反复刺激以提高记忆能力。②训练要从简单到复杂，可将整个练习分解为若干小节，分节进行训练，最后再逐步联合训练。③如每次记忆正确时，应及时地给予鼓励，使其增强信心。

（3）药物治疗：胆碱酯酶抑制剂如多奈哌齐（安理申）、卡巴拉汀（艾斯能）、石杉碱甲（哈伯因）等有助于促进记忆。颅脑损伤后记忆障碍患者可选择应用。药物与记忆训练两者相结合，效果可能会更好。

4. 思维障碍的康复训练 颅脑损伤可引起推理、分析、综合、比较、抽象、概括等多种认知过程的障碍，常表现为解决问题的能力下降。对于这些患者，训练其解决问题的能力就是改善其思维障碍的有效方法。简易有效的方法如下：

（1）提取信息的训练：取一张当地当天的报纸，让患者找出尽可能多的、不同种类的信息（表3-10）。

表3-10 报纸中的各类信息

信息内容	提取正确时的得分（%）	信息内容	提取正确时的得分（%）
Ⅰ 报纸名称	10	Ⅵ 电视节目	10
Ⅱ 日期	10	Ⅶ 体育节目	10
Ⅲ 头版头条新闻	10	Ⅷ 招聘广告	10
Ⅳ 天气预报	10	Ⅸ 保健或化妆品广告	10
Ⅴ 患者感兴趣的栏目	10	Ⅹ 家用电器广告	10

给患者报纸后，先让患者自己述说其内容，当说得不完全时，再按表中的项目提问。提问时要稍加扩大，以核实患者是否真正了解。对真正了解的项目给相应的分数。再次训练时，如分数增加，即可看出进步。

（2）排列顺序的训练：让患者进行数列的排序（表3-11）

表3-11 数列的排序

序列	范围	排列正确时的得分（%）
Ⅰ 数目	1～20	20
Ⅱ 字母	A～Z	20
Ⅲ 星期	1～7	20
Ⅳ 月份	1～12	20
Ⅴ 年份	2000—2012	20

将上述内容制作成分列的卡片，每次一组，打乱后让患者重新排列，正确时给相应的分数。

（3）物品分类的训练：将每类有5种共5大类物品（表3-12）的卡片，打乱后让患者重新分类，正确时给相应的得分。

表3-12 物品的分类

类别	内容	分类正确时的得分（%）
Ⅰ 食物	西红柿、青椒、鸡蛋、土豆、香肠	20
Ⅱ 家具	写字台、沙发、书柜、茶几、椅子	20
Ⅲ 衣物	衬衫、长裤、西装、背心、鞋子	20
Ⅳ 家用电器	电视机、电脑、电扇、电冰箱、电话机	20
Ⅴ 梳洗用品	牙刷、洗发水、沐浴露、梳子、毛巾	20

在每组内，如排列不完全对时，可按每对一小项给4分计算。

（4）从一般到特殊的推理训练：方法是向患者提供一类事物的名称（表3-13），让患者通过向治疗师提问的方式，推导出究竟为何物。如告诉患者为食物，患者可以问是否是蔬菜？如回答是，患者可以再问是叶子？茎类？还是根类？如回答是根类，患者可以再问是长的还是圆的？如回答为长的，患者可以再问，是红的还是白的？如回答是红的，患者即可推导出是胡萝卜。起初允许患者通过无数次的提问猜出结果，以后限制他必须至多20次提问猜出结果，成功后再逐步限定为至多10次乃至5次。

表 3-13　从一般到特殊的推理

类别	目标事物	推理正确时的得分（%）
Ⅰ 食物	香蕉	20
Ⅱ 工具	铁锤	20
Ⅲ 植物	柳树	20
Ⅳ 动物	孔雀	20
Ⅴ 职业	医生	20

（5）问题及突发情况的处理训练：可让患者设想遇到的一些问题（表3-14），训练患者处理问题的能力；进一步增加难度，可假设一些突发情况（表3-14），训练其应变处理能力。这里需要指出的是，突发情况下的应变方法可以有多种，只要患者言之有理，均可认为是正确的。

表 3-14　问题及突发情况的处理

问题	回答正确时的得分（%）
Ⅰ 刷牙	20
Ⅱ 煎鸡蛋	20
Ⅲ 丢了钱包怎么办	20
Ⅳ 外出回到家门口时发现忘了带钥匙怎么办	20
Ⅴ 到新地方迷路了怎么办	20

（6）计算和预算的训练：让患者进行简单的计算，并作出一个家庭预算（表3-15）。

表 3-15　计算和预算

项目	例	回答正确时的得分（%）
Ⅰ 加法	54 + 47	10
Ⅱ 减法	67 − 39	10
Ⅲ 乘法	15 × 6	20
Ⅳ 除法	90 ÷ 15	20
Ⅴ 家庭预算	每月工资用在房租、水电、伙食、衣着、装饰、文化、娱乐、保健、医疗、预算外支出等方面的分配是否合理	40

在计算方面，可以先是笔算，每题限半分钟，以后可改为心算，最后即便心算也将规定的时间缩

短。在家庭预算方面，视其合理性如何？所需时间是多少？为增加难度，可假设某月因故有较大的预算外开支，将余下的钱让患者重新分配，视其处理问题的能力如何。

以上各种训练，均应得分达到80%或以上，方可增加难度或更换训练项目。另外，并非一日之内将所有训练做完，每日可选择其中的2~3项进行练习，视患者的耐受和反应而定。

5. 电脑在认知障碍康复训练中的应用 由于电脑提供的刺激高度可控，给予的反馈即时、客观、准确；患者自己可以完成训练，也可以自己控制治疗的进程，因而可以节省治疗师的劳动；此外，由于电脑操作的趣味性较大，患者常乐于使用。因此，电脑及电脑软件在注意、记忆、思维等认知功能障碍的训练中得到了广泛应用。

在编制或选用电脑软件时，应该注意到以下要求：①作业应有稳定的、可被控制的难度；②训练过程能培养患者的能力；③指导语简明易懂；④有一致的反应形式；⑤内容与年龄相符；⑥有患者乐于接受的反馈方法；⑦有保存记录的方法。由于电脑软件的种类终究不可能多到能满足所有患者的个别需要，因此，只宜作为一种训练方法应用，不能代替全部，更不能代替治疗师。

（二）感知障碍的康复治疗

感知是指大脑将感觉信息综合为知觉的认知能力。感知障碍主要表现为各种失认症和失用症。康复训练的方法就是采用反复多次的训练，通过给予患者特定的感觉刺激，使大脑对感觉输入产生较深影响，从而提高感知能力。

1. 失认症的康复训练 常见失认症的训练方法如下。

（1）单侧忽略训练法

1）不断提醒患者集中注意其忽略的一侧。

2）站在忽略侧与患者谈话和训练。

3）对忽略侧给予触摸、拍打、挤压、擦刷、冰刺激等感觉刺激。

4）将患者所需物品放置在忽略侧，要求其用健手越过中线去拿取。

5）鼓励患侧上下肢主动参与翻身，必要时可用健手帮助患手向健侧翻身。

6）在忽略侧放置色彩鲜艳的物品或灯光提醒其对患侧的注意。

7）阅读文章时，在忽略侧一端放上色彩鲜艳的标尺，或让患者用手摸着书的边缘，从边缘处开始阅读，避免漏读。

（2）视觉空间失认训练法

1）颜色失认：用各种颜色的图片和拼板，先让患者进行辨认、学习，然后进行颜色匹配和拼出不同颜色的图案，反复训练。

2）面容失认：先用亲人的照片，让患者反复观看，然后把亲人的照片混放在几张无关的照片中，让患者辨认出亲人的照片。

3）让患者自己画钟面、房屋，或在市区路线图上画出回家路线等。如画一张地图，让患者用手指从某处出发到某处停止，让患者将手放在停止处，要求其能原路找回出发点，如此反复训练。连续2次无误可再增加难度。

4）让患者按要求用火柴、积木、拼板等构成不同图案。如用彩色积木拼图，治疗师演示拼积木图案，然后要求患者按其排列顺序拼积木，如正确后再加大难度进行。

5）垂直线感异常：监控患者头的位置，偏斜时用声音给患者听觉暗示。进行镜子前训练，在镜子中间放垂直线，让患者认知垂直线，反复多次地进行。

（3）Gerstmann综合征训练法

1）左、右失认：反复辨认身体的左方或右方，接着辨认左方或右方的物体。左右辨认训练可贯穿于运动训练、作业训练及日常生活活动中。

2）手指失认：给患者手指以触觉刺激，让其呼出该手指的名称，反复在不同的手指上进行。

3）失读：让患者按自动语序，辨认和读出数字，让患者阅读短句、短文，给予提示，让他理解其意义。

4）失写：辅助患者书写并告知写出材料的意义，着重训练健手书写。

（4）触举失认（失实体觉）训练法：触觉失认也称之为体觉障碍，包括实体觉和体像觉。实体觉训练方法同身体失认训练。而体像觉则是对身体各部分的定位及命名能力有障碍。训练时可用人的轮廓图或小型人体模型让患者学习人体的各个部分及名称，再用人体拼板让患者自己拼配；同时，刺激患者身体某一部分，让其说出这一部分的名称，或说出患者身体某一部分的名称，让其刺激自己身体的这一部分。也可以看图说明，让患者按要求指出身体的各部分和说出身体各部位名称。

2. 失用症的康复训练　失用症的治疗一定要根据患者的损伤和相应功能障碍有针对性地进行。在训练时先选用分解动作，熟练后再逐步把分解动作组合起来，即通过活动分析法进行训练。对难度较大的运动分解动作要反复强化练习。先做粗大运动，再逐步练习精细运动。治疗师使用柔和、缓慢、简单的口令指导患者，也可用触觉、视觉和本体觉暗示患者。应尽可能在真实的生活环境中训练。

失用症的训练方法如下。

（1）结构性失用：如训练患者对家庭常用物品的排列、堆放等，可让治疗师先示范一下，再让患者模仿练习，开始练习时一步一步给予较多的暗示、提醒，有进步后再逐步减少暗示和提醒，并逐渐增加难度。

（2）运动失用：如训练患者完成刷牙动作，可把刷牙动作分解一并示范，然后提示患者一步一步完成或手把手地教患者。也可以将牙刷放在患者手中，通过触觉提示完成一系列刷牙动作。反复训练，改善后可减少暗示、提醒等，并加入复杂的动作。

（3）穿衣失用：训练者可用暗示、提醒指导患者穿衣，甚至可一步一步地用言语指示并手把手地教患者穿衣。最好在上衣、裤子和衣服的左右标上明显的记号以引起患者的注意。

（4）意念性失用：当患者不能按指令要求完成系列动作，如泡茶后喝茶，洗菜后切菜，摆放餐具后吃饭等动作时，可通过视觉暗示帮助患者。如令其倒一杯茶，患者常常会出现顺序上的错误，如不知道先要打开茶杯盖子，再打开热水瓶塞然后倒水这一顺序，那么就必须把一个个动作分解开来，演示给患者看，然后分步进行训练，上一个动作要结束时，提醒下一个动作，启发患者有意识的活动，或用手帮助患者进行下一个动作，直到有改善或基本正常为止。

（5）意念运动性失用：患者不能按训练者的命令进行有意识的运动，但过去曾学习过的无意识运动常能自发地发生。治疗时要设法触动其无意识的自发运动。如要让患者刷牙，患者不能完成；让他假装刷牙也不行；令其模仿刷牙也不一定能完成。当其不能完成这项动作时，可以将牙刷放在患者手中，通过触觉提示完成一系列刷牙动作。再如患者划火柴后不能吹灭它，假装或模仿也不能完成，但训练者把火柴和火柴盒放到患者手中或许能完成；把点燃的火柴放到患者面前他常能自动吹灭。因此要常启发患者的无意识活动以达到恢复功能的目的。

（三）行为障碍的康复治疗

对于颅脑损伤患者的行为障碍，其治疗目的在于设法消除患者不正常的、不为社会所接受的行为，促进其亲社会（prosocial）的行为。其治疗方法如下。

1. **创造适当的环境** 指创造一种能减少异常行为出现和增加亲社会行为出现几率的环境。这需要对患者进行详细的观察，找出能够促进亲社会行为出现的一些因素，以及能引发异常行为出现的一些不良因素，对于前者要多加维护与保持；对于后者，要设法消除之。稳定、限制的住所与结构化的环境，是改变不良行为的关键。

2. **药物治疗** 一些药物对患者的运动控制和运动速度、认知能力和情感都有一定效果。尤其在颅脑损伤早期，药物治疗确有必要。多应用对改善行为和伤后癫痫有效而副作用少的药物。如卡马西平、普萘洛尔、锂盐、奥氮平等对攻击行为或焦躁等有效；选择性 5- 羟色胺再摄取抑制剂如氟西汀、帕罗西汀、西肽普兰等对症状性抑郁等有效。

3. **行为治疗** 行为障碍可分为正性行为障碍和负性行为障碍。正性行为障碍常表现为攻击他人，而负性行为障碍常表现为情绪低落、感情淡漠，对一些能完成的事不愿意做。其治疗原则：①对所有恰当的行为给予鼓励；②拒绝奖励目前仍在继续的不恰当行为；③在每次不恰当行为发生后的一个短时间内，杜绝一切鼓励与奖励；④在不恰当行为发生后应用预先声明的惩罚；⑤在极严重或顽固的不良行为发生之后，及时地给患者以他所厌恶的刺激。

在行为疗法中，常用代币法或用优惠券法向患者提供他所需要的东西；常用氨气等提供厌恶性刺激，或用隔离室等给以惩罚。行为干预的基本模式如表 3-16。在强化与惩罚中，实践证明最重要的是正强化与负惩罚。

表 3-16　行为干预的基本模式

强化		
Ⅰ技术	正强化	负强化
Ⅱ目的	增加行为的出现频率	增加行为的出现频率
Ⅲ方法	向患者提供一些他所需要的东西	先向患者提供一些他所不需要的东西，然后再撤除这些东西
惩罚		
Ⅰ技术	正惩罚	负惩罚
Ⅱ目的	减少行为的出现频率	减少行为的出现频率
Ⅲ方法	向患者提供一些他所不需要的东西	先向患者提供一些他所需要的东西，然后再撤除这些东西

六、 后遗症期康复

颅脑损伤患者经过临床处理和正规的急性期、恢复期康复治疗后，各种功能已有不同程度的改善，大多可回到社区或家庭，但部分患者仍遗留有程度不等的功能障碍，需要进入后遗症期康复。

此期的康复治疗目标：使患者学会应付功能不全状况，学会用新的方法来代偿功能不全，增强患者在各种环境中的独立和适应能力，回归社会。

此期的康复治疗包括：

1. **继续加强日常生活能力的训练，强化患者自我料理生活的能力，提高其生活质量**　自理生活困难时，可能需要各种自助具等。尤其注意强化其操作电脑的能力，以便既能训练手的功能与大脑的认知功能，同时方便患者通过电脑网络与外界交流。逐步加强与外界社会的直接接触，学习乘坐交通工具、去超市购物、看电影、逛公园等，争取早日回归社会。

2. **矫形支具与轮椅的训练**　当患者的功能无法恢复到理想状况时，有时需要矫形支具或轮椅的帮助。如足下垂内翻的患者可佩戴足托。当下肢行走非常困难时，应帮助患者学会操纵手动或电动的轮椅。

3. **继续维持或强化认知、言语等障碍的功能训练**　利用家庭或社区环境尽可能开展力所能及的认知与语言训练，如读报纸、看电视、发声与语言的理解、表达训练等，以维持或促进功能的进步，至少预防功能的退化。

4. **物理治疗因子与传统疗法等的应用**　物理因子治疗和传统疗法如针灸、按摩、中药等仍有一定的作用。高压氧治疗也可考虑应用。

5. **复职前训练**　颅脑损伤患者中大部分是青壮年，其中不少患者在功能康复后尚要重返工作岗位，部分可能要转变工作性质。因此，当患者的运动功能、认知功能等基本恢复后，应同时进行就业前的专项技术技能的训练，包括驾车、电脑操作、汽车修理、机械装配和货物搬运等。可在模拟情况下练习操作，也可把复杂过程分解成几个较为简单的动作，反复操练后，再综合练习。为满足某些工种的特殊需要，也可为患侧的上下肢装配一定的支具，以利于重返工作岗位。

第四节　康复结局

一、颅脑损伤患者预后估计

关于颅脑损伤患者的预后估计，目前有以下方法。

1. **综合评定量表**　在入院后立即评估患者的预后，可采用我国学者提出的综合评定量表（表3-17）。该表最低为7分，最高为36分。7~19分为预后不良；>25分为预后良好；20~24分为不能判定。

表3-17　颅脑损伤预后综合评定量表

内容	评分	内容		评分
Ⅰ GCS 评分	3~15	B 体温	正常　38~39℃	3
Ⅱ 脑干反射			>39℃	2
A 额-眼轮匝肌反射	5		60~120次/分钟	1
B 垂直性眼反射	4	C 脉搏	>120次/分钟	3
C 瞳孔对光反射	3		<60次/分钟	2
D 水平头眼反射	2		正常	1
E 眼心反射	1			

内容	评分	内容		评分
Ⅲ运动姿势		D 血压	> 20/12 kPa	3
A 正常	2		< 12 kPa	2
B 去皮质强直	1		0 ~ 20 岁	1
C 去大脑强直或弛缓性麻痹	0	Ⅴ 年龄	21 ~ 40 岁	3
				2
Ⅳ生命体征			41 ~ 60 岁	1
A 呼吸正常	2		> 60 岁	0
> 30/ 分钟	1			
病理性呼吸	0			

2. 临床预测 颅脑损伤后，决定预后的最重要因素是脑损伤的程度。此外，由电生理检查结果及临床用药情况等方面也能推测颅脑损伤者的预后。影响颅脑损伤预后的因素有很多，表 3-18 从症状、体征、检查和用药等方面列举了一些常见的主要参考因素。

表 3-18　影响颅脑损伤预后的临床因素

影响因素	预后较好	预后较差
昏迷时间	< 6 小时	> 30 天
PTA	< 24 小时	> 30 天
GCS	≥ 8 分	≤ 5 分
损伤范围	局灶性	弥漫性
颅内压	正常	增高
颅内血肿	无	有
脑室大小	正常	扩大
脑水肿	无	有
颅内感染	无	有
伤后癫痫	无	有
冲撞所致凹陷性骨折	无	有
脑电图	正常	异常
诱发电位	正常	异常
抗癫痫药物的使用	无需使用	需长期使用
影响精神的药物使用	无需使用	需长期使用

二、 颅脑损伤患者康复过程

脑损伤后大部分神经功能的恢复是在 6 个月之内，但整个恢复过程可持续至 2 年或更长时间。过去若有过颅脑损伤或其他脑部疾患均可影响恢复进程，原先存在精神、认知和行为异常也会使恢复变慢。据统计，占颅脑损伤总数80％的轻伤患者的康复治疗需时约1～2周，然后可在门诊治疗1～2个月。占总数15％的中度颅脑损伤患者的住院期为4～9个月。其余5％的严重颅脑损伤患者由于记忆力差、注意力集中困难，每天的训练往往只能维持很短时间，从而使治疗的持续期延长；对于这些患者常常还要先花很长时间控制其行为障碍，因而总治疗过程可能长达2～3年。

一般来说，儿童患者的恢复情况好于成人，因而往往也能比成人早出院回家。但与成人相比，儿童也有其不利的方面。如果患儿存在不同程度的认知障碍，其今后的学习能力将受到影响；而成人对以往所学的知识往往仍能记得。

三、 颅脑损伤患者康复结局

颅脑损伤的预后主要受伤情严重程度、脑损伤的性质与部位等影响，但也与患者受伤至接受治疗的时间、临床与康复治疗、患者的年龄与身体状况等因素有关。颅脑损伤的病情不同，临床与康复处理不同，其最终的结局可以完全不同。

在进行结局评定时，除了神经学表现外，更重要的是要考虑到患者的功能表现如生活自理能力，恢复工作、学习能力等。评价颅脑损伤患者的治疗结局，临床上常使用格拉斯哥预后量表（Glasgow outcome scale，GOS）和残疾分级量表（disability rating scale，DRS）。特别需要指出的是，颅脑损伤患者的康复结局并不是依靠患者出院当时的情况作出判断，而是在伤后至少半年（一般为一年）通过随访，根据患者的恢复情况按照下述标准来进行评定。

1. **格拉斯哥结局量表** 该量表于1975年制订，并已被国际学术界普遍采纳。它根据患者是否恢复工作、学习、生活自理，将颅脑损伤患者的恢复及其结局分为死亡、持续植物状态、重度残疾、中度残疾、恢复良好5个等级（表3-19）。

表3-19 格拉斯哥结局量表（GOS）

分级	简写	特征
Ⅰ死亡（death）	D	死亡
Ⅱ持续性植物状态（persistent vegetation state）	PVS	无意识、无言语、无反应，有心跳呼吸，在睡眠觉醒阶段偶有睁眼，偶有呵欠、吸吮等无意识动作，从行为判断大脑皮质无功能。特点：无意识但仍存活
Ⅲ重度残疾（severe disability）	SD	有意识，但由于精神、躯体残疾或由于精神残疾而躯体尚好而不能自理生活。记忆、注意、思维、言语均有严重残疾，24小时均需他人照顾。特点：有意识但不能独立
Ⅳ中度残疾（moderate disability）	MD	有记忆、思维、言语障碍、极轻偏瘫、共济失调等，可勉强利用交通工具，在日常生活、家庭中尚能独立，可在庇护性工厂中参加一些工作。特点：残疾，但能独立
Ⅴ恢复良好（good recovery）	GR	能重新进入正常社交生活，并能恢复工作，但可遗留有各种轻的神经学和病理学的缺陷。特点：恢复良好，但仍有缺陷

2. **残疾分级量表** 该量表（表3-20）主要用于中度和重度残疾的颅脑损伤患者，目的是评定其

功能状态及其随时间的变化。DRS的最大优点是覆盖面广，从昏迷到社区活动，从睁眼、言语、运动反应到认知、心理、社会活动，全面反映了WHO有关残疾的最新国际功能分类（international classification of functioning，disability and health，ICF）。此外，该量表评定简单，约5分钟即可完成。

该量表共有8项，前3项（睁眼反应、言语反应、运动反应）为GCS的简化，反映身体的功能和结构（body function and stracture）的损伤；第4~6项（认知水平在进食、如厕、梳洗方面的表现）和第7项（功能水平）反映活动（activity）的受限；第8项（工作能力）反映参与（participation）的受限。

表3-20 残疾等级评分表（DRS）

项目	评分	项目	评分
Ⅰ 睁眼自发睁眼	0	Ⅱ 语言回答正确	0
呼唤睁眼	1	回答错误	1
疼痛刺激睁眼	2	语言不恰当	2
无反应	3	不可理解	3
		无反应	4
Ⅲ 运动执行指令动作	0	Ⅴ 功能水平完全独立	0
疼痛时定位	1	在特定环境中独立	1
疼痛时回撤	2	轻度依赖	2
屈曲反应	3	中度依赖	3
伸直反应	4	重度依赖	4
无反应	5	完全依赖	5
Ⅳ 进食、如厕、梳洗方面的认知能力		Ⅵ 工作能力　不受限制	0
完好	0	选择地工作	1
部分完好	1	保护的工作	2
极少	2	不能工作	3
无	3		

注：第Ⅳ项进食、如厕、梳洗三个项目分别评分。在评分时，不管运动有何残疾，只考虑患者是否知道怎样做和什么时间做。

依DRS评分将颅脑损伤患者的残疾水平分为从无残疾到死亡共10个等级（表3-21）。若动态评定，则能连续反映患者的病情与功能的变化。

表3-21 残疾分类

DRS 总分	残疾水平	DRS 总分	残疾水平
0	无	12~16	重度
1	轻微	17~21	极重度
2~3	轻度	22~24	植物状态
4~6	中度	25~29	永久植物状态
7~11	中重度	30	死亡

第五节　健康教育

颅脑损伤是一种常见的创伤，其死亡率高，致残率高。其常见原因是交通事故、工伤事故、运动意外等。因此，最为重要的是应努力做好预防工作，加强生产安全、交通安全和运动安全等的教育，提高全社会的防范意识，如驾驶汽车或坐车时要系安全带，驾车速度不能太快，忌疲劳驾驶、酒后驾驶，开摩托车时要戴头盔，进入建筑工地要戴安全帽，体育运动时注意安全、预防意外的发生等。

颅脑损伤一旦发生，应及时送入医院脑外科救治。通过药物和（或）手术等综合的临床治疗，尽快控制生命体征，稳定病情。如果早期的治疗能够逆转患者的病理状态，也就没有进一步处理的必要了。然而在很多情况下，患者的恢复过程可能是长期的和不完全的，包括颅脑损伤在内的神经损害更是如此。对于这些患者，就可能出现两个问题：①由于缺少活动而引起并发症；②残留持久性的身体和精神活动受限，从而需要接受进一步的康复治疗。

长期不活动可导致挛缩畸形、压疮、肌肉无力、心肺功能低下，以及患者家属的情绪压抑。这些情况都将有碍于随后为恢复功能所进行的努力，而且这些情况还可能演变为不可逆性，成为永久性障碍。为了避免这一后果，就提出了预防性康复的概念，并受到普遍关注。预防性康复措施主要是针对那些在一段时期内不能在床上翻身和进行自身生活照料的患者。如果存在永久性损害，那就不能仅仅依赖于预防性康复措施，还需要采取进一步的治疗措施以最大限度地开发患者的潜在能力。康复医学以残疾为中心，着眼点是功能的恢复，致力于生活质量的提高，并将促进患者重归家庭、重归社会、重新成为社会中自立的一员作为最终目标。

康复治疗必须尽早介入。康复不再是一种后续治疗，康复治疗必须在颅脑损伤发生后尽早开始，预防性康复措施应该完全融入伤病急性期的治疗之中。特别是像颅脑损伤这类往往引起严重残疾而治疗过程又相当漫长的伤病，康复医学的原则和方法应该贯彻在整个伤病的治疗过程之中。尽早开始康复治疗，可以预防继发性功能障碍的发生；尽早开始功能锻炼，有助于功能和能力的及早恢复。

患者家属应尽早参与患者的康复计划，并应对颅脑损伤康复的长期性和艰巨性有清醒的认识。首先要使他们熟悉患者的残疾情况，并接受残疾存在的现实。其次要让家庭成员能为患者康复作出贡献。为此需教会家属在家中能应付复杂局面和掌握为患者提供帮助的技能。当患者出院后，家属还需继续得到康复专业人员的指导和支持。此外，家属还需要为存在类似情况的患者创造相互交往的机会。整个社会均应为这些患者回归社会、并将他们视为同等的一员创造条件。

颅脑损伤常使患者的工作能力受到影响。对于从事脑力劳动的患者，如果存在抽象思维、适应能力等方面的认知障碍，则很少有可能重返原来的工作岗位。假如患者身体状况良好，认知功能基本正常，则可以引导其选择智力要求较低的脑力劳动或体力劳动岗位。即使没有认知功能障碍，共济失调或偏瘫也可影响手部功能而使患者的工作能力受到限制。而那些身体和认知均有障碍的患者则更是难以重新就业。尽管如此，社会仍应尽可能为这些患者提供机会。

颅脑损伤因其损伤部位的多发、损伤的复杂性，其康复不仅是单纯的肢体运动障碍的康复，还牵涉中枢高级功能障碍的康复，而且其康复疗程长，所需费用多，所以颅脑损伤的康复是神经康复学中难度最大的康复之一。颅脑损伤的康复可能是长期的，少数患者甚至终生都需要康复。患者本人与家属对这些应有充分、清醒的认识。除了伤情与临床处理之外，颅脑损伤的预后与康复治疗的介入、家庭的支持、患者的体质及对康复治疗的配合等众多因素有关。系统的、规范的康复治疗以及良好的家庭与社会支持对颅脑损伤后的预后有较大的影响。

（胡昔权）

第四章
帕金森病康复

第一节　概述

一、定义与流行病学

帕金森病（Parkinson disease，PD），又称帕金森病（paralysis agitans），由英国医师 James Parkinson（1817 年）对此病进行了详细的描述，临床表现以静止性震颤、运动迟缓、肌强直和姿势平衡障碍等为主要特征，是一种常见的中老年的神经变性疾病。据统计，我国 65 岁以上的老年人群患病率为 1000人/10 万，随年龄增加而升高，男性稍高于女性。估计全国每年新发患者数达 10 万以上，目前，我国有帕金森病患者人数约 200 万。本病的致残率较高，国外报道发病 1～5 年后，致残率为 25%，5～9年时达 66%，10～14 年时超过 80%。

二、病因

本病的研究已有 200 年的历史，其病因和发病机制十分复杂。最近 10 多年，无论是对它的发病机制的认识还是对治疗手段的探索，都有了长足的进步。但是具体导致发生帕金森病的病因还不清楚，至今仍未彻底明确，可能与下列因素密切相关：

（一）环境因素

20 世纪 80 年代美国几个年轻的海洛因成瘾者，在应用自行合成的海洛因制剂后出现的神经症状与帕金森病极其相似，而且服用左旋多巴后病情缓解。经进一步研究发现该海洛因毒品中含有一种副产品，即 1- 甲基 -4- 苯基 -1，2，3，6- 四氢吡啶（MPTP）。随后，给猴子服用 MPTP 也出现与人类帕金森病相似的临床症状和病理学改变，对左旋多巴也有良好的治疗反应。动物实验证明 MPTP 可选择性地引起黑质致密区多巴胺能神经元损伤，黑质 - 纹状体内的多巴胺递质排空。一些在农作物生产中使用的除草剂、杀虫剂的化学结构与 MPTP 相似，使人们意识到环境中一些类似 MPTP 的化学物质有可能是本病的致病因素之一。

（二）遗传因素

遗传因素在本病发病机制中的作用越来越受到学者们的重视。自 90 年代后期第一个帕金森病致病基因 α- 突触核蛋白（α-synuclein，PARK1）被发现以来，目前至少发现有 10 个单基因与家族性帕金森病连锁的基因位点，其中 6 个致病基因已被克隆。但目前认为约 10% 的患者有家族史，大部分还是散发病例。遗传因素也只是本病发病的因素之一。

（三）年龄因素

随着年龄的增高，该病的发病率和患病率均有所增加。患者多在 60 岁以上发病，40 岁以前很少发病，这提示衰老与发病有关。有资料表明，随着年龄的增长，正常成年人 30 岁以后脑内黑质多巴胺能神经元开始呈退行性变，多巴胺能神经元逐渐减少。但老年人群中患病者也只有少数，年龄老化也只是本病发病的危险因素之一。

目前认为帕金森病并非单一因素所致，而是多因素交互作用下发病。

三、 病理特点

（一）组织病理

大脑外观无明显改变，脑重量一般在正常范围内。切面上主要的改变是中脑黑质、脑桥的蓝斑及迷走神经背核等处脱色，其中尤以黑质最为显著，外观颜色变浅甚至完全无色。光镜下特征性病理改变是黑质多巴胺能神经元大量变性丢失，残留的神经元胞浆中有路易小体（Lewy body）形成。路易小体是帕金森病最显著的病理标志之一，由于它出现在神经元变性的过程中，其形成机制和病理意义很重要，但至今仍不明确，已成为目前的研究热点。

（二）生化病理

帕金森病最显著的生物化学特征是脑内多巴胺含量减少。多巴胺含量在纹状体中减少的程度与黑质致密区多巴胺能神经元丢失的严重程度密切相关，当纹状体中多巴胺含量减少到 70% ~ 80% 以上时则出现帕金森病的临床症状。多巴胺递质降低的程度与患者的症状严重度呈正相关。

多巴胺和乙酰胆碱是纹状体内两种重要的神经递质，功能相互拮抗，维持两者之间的平衡对于基底节运动功能起着重要的调节作用。纹状体多巴胺含量显著降低，造成乙酰胆碱系统功能相对亢进，这种递质失衡与皮质 - 基底节 - 丘脑 - 皮质环路活动紊乱和肌张力增高、运动减少等运动症状的产生密切相关。中脑 - 边缘系统和中脑 - 皮质系统多巴胺浓度的显著降低可能会导致智能减退、情感障碍等高级神经活动异常。多巴胺替代治疗和抗胆碱药物对帕金森病的治疗原理正是基于纠正这种递质失衡。

四、 临床特点

（一）临床表现

多见于 60 岁以后发病，40 岁以前发病相对少见。男性稍多于女性，起病隐匿，缓慢进展。

1. 运动症状　常自一侧上肢开始，逐渐扩展至同侧下肢、对侧上肢及下肢。

（1）静止性震颤（static tremor）：震颤常为本病的首发症状，多自一侧上肢远端开始，表现为拇指与屈曲的示指间呈"搓丸样"（pill-rolling）动作，其频率为 4 ~ 6Hz，幅度不定，以粗大震颤为多。震颤可逐渐扩展至四肢，但上肢震颤通常比下肢明显，先出现震颤的一侧始终比后出现的一侧为重，表现明显的不对称性。震颤于静止时明显，精神紧张时加剧，随意运动时减轻，睡眠时消失。少数患者可不出现震颤，部分患者可合并轻度姿势性震颤（postural tremor）。

（2）肌强直（rigidity）：帕金森病的肌强直特点是伸肌和屈肌的张力同时增高。当被动运动关节时，检查者感受到的阻力增高是均匀一致的，并且阻力大小不受被动运动的速度和力量的影响，类似弯曲软铅管的感觉，称为"铅管样强直"（lead pipe rigidity）；如患者合并有震颤，则在伸屈关节时可感到在均匀阻力上出现断续的停顿，如同齿轮转动一样，称为"齿轮样强直"（cogwheel rigidity）。躯干、四肢和颈部肌强直常呈现一种特殊的姿势，称之为"屈曲体姿"，表现为头部前倾，躯干俯屈，肘关节屈曲，腕关节伸直，前臂旋前，髋关节和膝关节略微弯曲。疾病进展后还可表现扭头、转身困难，此时因颈部和躯干肌肉强直，必须采取连续原地小步挪动，使头和躯干一起缓慢转动才能完成相应动作。

帕金森病患者常因肌强直严重而出现颈痛、腰痛及肢体关节疼痛，尤其在老年患者有时易被误诊为颈、腰椎间盘突出，骨关节病或其他疾病等。

（3）运动迟缓（bradykinesia）：是帕金森病一种特殊的运动症状，患者可表现多种动作的缓慢，随意运动减少，尤以开始动作时为甚，如坐位或卧位时起立困难，翻身、起床，解系纽扣或鞋带，穿鞋袜或衣裤，洗脸及刷牙等日常活动均发生障碍。让患者起立、转身，手掌的往复动作，拇指与示指的对指动作均明显缓慢。由于臂肌和手部肌肉强直，使患者上肢不能做精细动作，可表现书写困难，写字时越写越小，呈现"写字过小症"（micrographia）。面部表情肌少动，表现为面无表情，眨眼少，双眼凝视，称之为"面具脸"（masked face）。因口、舌、咽和腭肌运动障碍使讲话缓慢，语调变低，严重时发音单调，吐字不清使别人难以听懂，还出现吞咽困难。

（4）姿势平衡障碍（postural balance instability）：患者因平衡功能减退、姿势反射消失而出现姿势步态不稳，容易跌倒，严重影响生活质量，是病情进展的重要标志，也是致残的重要原因之一。轻症患者行走时患侧上肢自动摆臂动作减少，走路时患侧下肢拖曳。病情逐渐加重时双上肢伴随动作消失，双足擦地行走，步幅变小，步速变慢，遇障碍物不敢跨越，走下坡路更为恐惧。有时行走过程中双脚突然不能抬起好像被粘在地上一样，称为"冻结"（freezing）现象。还可出现"慌张步态"（festinating gait），这是帕金森病患者的特有体征，表现为迈步时以极小的步伐前冲，越走越快，不能立刻停下脚步。

2. 非运动症状 也是常见和重要的临床征象，而且有的可先于运动症状而发生。

（1）感觉障碍：疾病早期即可出现嗅觉减退或睡眠障碍。中、晚期患者常有肢体麻木、疼痛。

（2）自主神经功能障碍：便秘、出汗异常、性功能减退、直立性低血压和皮脂腺分泌亢进如脂颜（oily face）。吞咽活动减少可导致口水过多、流涎。

（3）精神障碍：伴有抑郁、焦虑、认知障碍、幻觉、淡漠、睡眠障碍。疾病的晚期可出现智力衰退现象，约15%～30%的患者发生痴呆。

（二）辅助检查

1. 血、脑脊液常规化验均无异常，脑脊液高香草酸（homovanillic acid，HVA）含量降低。

2. 影像学 CT、MRI 检查无特征性改变，PET 或 SPECT 进行特定的放射性核素检测，可显示脑内多巴胺转运体（dopamine transporter，DAT）功能显著降低，多巴胺递质合成减少等，对早期诊断、鉴别诊断及监测病情有一定价值。

3. 其他嗅觉测试可发现早期患者的嗅觉减退等。

4. 基因诊断采用 DNA 印记技术（southern blot）、PCR、DNA 序列分析等可能发现致病基因。

（三）诊断及鉴别诊断

1. 诊断 依据中老年发病，缓慢进展性病程，必备运动迟缓及至少具备静止性震颤、肌强直或姿势平衡障碍中的一项，偏侧起病，对左旋多巴治疗敏感即可作出临床诊断。

2. 鉴别诊断

（1）继发性帕金森综合征：主要有明确的病因，如药物、中毒、感染、脑外伤和脑卒中等，详细询问相关病史及查体是鉴别诊断的关键。

（2）伴发其他神经变性疾病的帕金森病综合征：如多系统萎缩（multiple system atrophy，MSA）、进行性核上性麻痹（progressive supranuclear palsy，PSP）、皮质 - 基底节变性（corticobasal ganglion degeneration，CBGD）等。

（3）其他：早期患者需与特发性震颤、抑郁症、脑血管病鉴别。

第二节　康复评定

在对帕金森病患者进行康复治疗前，应了解患者临床特点和分级，以及用药前后的症状变化，必须对患者的状况作全面综合的评估，确定患者现有的各种功能障碍，制定客观的康复治疗目标及措施，指导患者进行康复治疗。评定的范围包括以下几个方面：身体功能、日常生活活动能力、认知、心理状况以及针对帕金森病患者严重程度的综合评定。

一、身体功能评定

（一）关节活动范围测量

关节活动范围（range of motion，ROM）是指关节运动时所通过的运动弧。一个关节从起始端至终末端的运动范围。测量所使用的仪器设备通常为：通用量角器、电子量角器、指关节测量器等。具体操作参见本套教材《康复功能评定学》相关章节。

（二）肌力评定

通常采用手法肌力测定（manual muscle testing，MMT）来判断肌肉的力量。具体方法参见本套教材《康复功能评定学》相关章节。

（三）肌张力评定

大多采用 Ashworth 痉挛量表或改良 Ashworth 痉挛量表。具体方法参见本套教材《康复功能评定学》相关章节。

（四）平衡能力评定

平衡评定方法分主观评定和客观评定两个方面。主观评定以观察法和量表测试为主，客观评定需借助平衡测试仪等设备进行。

1. 观察法 观察患者在静止、运动状态下能否保持平衡，如 Romberg 检查法，坐或站立时移动身体，在不同条件下行走等方法。参见本套教材《康复功能评定学》相关章节。

2. 量表评定法 目前临床上普遍使用的信度和效度较好的平衡量表主要有 Berg 平衡量表（Berg balance scale，BBS）、Tinnetti 量表（performance-oriented assessment of mobility）、"站起—走"计时测试（Timed "Up & Go" test，TUGT）、功能性前伸（functional reach）及跌倒危险指数（fall risk index）等。Berg 平衡量表和 Tinnetti 量表既可以评定被测对象在静态和动态状态下的平衡功能，也可以用来预测正常情况下摔倒的可能性。"站起—走"计时测试评定被测对象从有扶手的靠背椅子上站起，向前走 3 米，折返回来再坐下并靠到椅背的时间以及观察在行走中的动态平衡。Berg 量表是目前国际上通用的标准化平衡评定量表，量表有 14 个项目，满分 56 分。得分 0 ~ 20 分，提示平衡能力差，只能坐轮椅；21 ~ 40 分，平衡能力可，能辅助步行；41 ~ 56 分，平衡能力较好，能独立行走。总分少于 40 分，预示有跌倒的危险性。

3. 平衡仪测试法 应用平衡测试系统定量评定平衡能力的测试方法。详细内容参见本套教材《康复功能评定学》相关章节。

（五）步行能力评定

常采用步态观察法的临床定性分析和步态测量法的定量分析。临床定性分析是目前最为常用的评定手段，内容包括了解患者病史，全面体格检查以及步态观察。

1. 观察法 让患者按习惯的方式来回行走，还可以让患者作慢速、快速、变速行走，随意放松步行，步行中可以让患者停下，转身行走，上下楼梯或斜坡，绕过障碍物，坐下和站起，原地踏步或原地站立，闭眼站立等。观察者从不同方向（正、背、侧面）观察，注意全身姿势和上、下肢各关节的活动，通过观察了解患者步态有无异常。

2. 测量法 步速和步长的测量：采用 10m 步行速度评测方法。用彩色胶布在直线距离为 16m 平地上标记步行测试的起点、3.0m 点、13.0m 点和终点。让患者以最快和最稳定步行状态自起点走至终点，用秒表记录患者从 3.0m 点至 13.0m 点所需的时间和步数，记录时间精确到 0.1s。患者测试 3 次，每次测试间隔可以休息，步行速度评测值取患者 3 次评测中最快一次数值。步长是一足的足跟着地点（heel strike，HS）到另一足的 HS 点的距离。采用足印法，即用滑石粉或墨水使患者行走时能在规定走道上或地面铺的白纸上留下足印。测试距离至少 6m，每侧足不少于 3 个连续足印，以便分析左右两侧各步态参数。

3. 量表评定法 常用 Hoffer 步行能力分级（表 4-1）、Holden 步行功能分类（表 4-2）。

表 4-1 Hoffer 步行能力分级

分级	评定标准
Ⅰ. 不能步行（nonambulator）	完全不能步行
Ⅱ. 非功能性步行（nonfunctional ambulator）	借助于膝-踝-足矫形器（KAFO）、手杖等能在室内行走，又称治疗性步行
Ⅲ. 家庭性步行（household ambulator）	借助于踝-足矫形器（AFO）、手杖等可在室内行走自如，但在室外不能长时间行走

续表

分级	评定标准
Ⅳ.社区性步行（community ambulator）	借助于 AFO、手杖或独立可在室外和社区内行走，并进行散步、去公园、去诊所、购物等活动，但时间不能持久，如需要离开社区长时间步行时仍需坐轮椅

表 4-2　Holden 步行功能分类

级别	特征	表现
0 级	无功能	患者不能走，需要轮椅或两人协助才能走
Ⅰ级	需大量持续性的帮助	需使用双拐或需要一个人连续不断地搀扶才能行走及保持平衡
Ⅱ级	需少量帮助	能行走但平衡不佳，不安全，需一人在旁给予持续或间断的接触身体的帮助或需使用膝 - 踝 - 足矫形器、踝 - 足矫形器、单拐、手杖等以保持平衡和保证安全
Ⅲ级	需监护或言语指导	能行走，但不正常或不够安全，需一人监护或用言语指导，但不接触身体
Ⅳ级	平地上独立	在平地上能独立行走，但在上下斜坡、不平的地面上行走或上下楼梯时仍有困难，需他人帮助或监护
Ⅴ级	完全独立	在任何地方都能独立行走

（六）吞咽功能评定

1. **反复唾液吞咽测试（repetitive saliva swallowing test，RSST）**　由才藤荣一于 1996 年提出，是一种评定由吞咽反射诱发吞咽功能的方法。患者取坐位或半卧位，检查者将手指放在患者的喉结及舌骨处，让患者尽量快速反复吞咽。通过手指确认随着吞咽运动，喉结和舌骨越过手指向前上方移动然后再复位，观察在 30 秒内患者吞咽的次数和活动幅度。正常吞咽时喉可上下移动 2cm，越过手指。口腔干燥患者无法吞咽时，可在舌面上注入约 1ml 水后再让其吞咽。高龄患者 30 秒内完成 3 次即可。对于患者因意识障碍或认知障碍不能听从指令的，反复唾液吞咽测试执行起来有一定的困难，这时可在口腔和咽部用棉棒冰水做冷刺激，观察吞咽的情况和吞咽启动所需要的时间。

2. **饮水试验**　由洼田俊夫在 1982 年提出，方法是患者坐位，像平常一样喝下 30ml 的温水，然后观察和记录饮水时间，有无呛咳，饮水状况等（表 4-3）。

表 4-3 饮水试验分级及判断标准

分级	判断标准
Ⅰ级可一次喝完，无呛咳	正常：Ⅰ级，5秒内喝完
Ⅱ级分两次以上喝完，无呛咳	可疑：Ⅰ级，喝水时间超过5秒；Ⅱ级
Ⅲ级能一次喝完，但有呛咳	异常：Ⅲ、Ⅳ、Ⅴ级
Ⅳ级分两次以上喝完，且有呛咳	
Ⅴ级常常呛住，难以全部喝完	

3. 吞咽障碍的辅助检查 电视荧光放射吞咽功能检查（videofluoroscopic swallowing study，VFSS）、电视内镜吞咽功能检查（videoendoscopy swallowing study，VESS）及其他辅助检查等。参见本套教材《语言治疗学》相关章节。

（七）构音障碍的评定

常用由河北省人民医院康复中心张清丽、汪洁等根据汉语特点，修改的 Frenchay 构音障碍评定法。该评定法除"速度"项外分8类28项，每项按严重程度分为a至e五级，a为正常，e为最严重，将评定结果填入表中，可判断异常的项目所在。亦可采用中国康复研究中心评定法，评定有无构音障碍及其种类和程度，并推定原发疾病及损伤程度，包括构音器官检查及构音检查两部分。具体评定内容和方法参见本套教材《康复功能评定学》相关章节。

二、 日常生活活动能力评定

日常生活活动（activities of daily living，ADL）能力评定：常采用评定量表为 Barthel 指数（Barthel index，BI）或改良 Barthel 指数（MBI）和 FIM 量表。Barthel 指数评定内容包括大便控制、小便控制、修饰、用厕、进食、转移、步行、穿衣、上下楼梯及洗澡，共10项。总分为100分，得分越高，独立性越好，依赖性越小。FIM 量表包括6个方面18项内容，即自理活动6项、括约肌控制2项、转移3项、行走2项、交流2项及社会认知3项。每项最高得7分，最低得1分，总分最高为126分，最低18分，得分越高，独立水平越好，反之越差。具体评定内容和方法参见本套教材《康复功能评定学》相关章节。

三、 认知功能评定

常用认知障碍评定如下：

（一）简明精神状态检查法（mini-mental state examination，MMSE）

该检查共30道测试题，分别初步检查患者的定向能力中的时间定向、空间定向，语言能力中复述、命名，理解指令，表达能力，记忆能力中的瞬间记忆、短时记忆，心算能力和结构模仿能力，满分30分。按文化程度设定标准：文盲≥17分，小学文化程度≥20分，中学及以上文化程度≥24分，若低于标准分数考虑患者存在认知功能障碍，需做进一步检查。

（二）Rivermead 行为记忆测试（Rivermead behavioral memory test，RBMT）

该测试是一个侧重于日常记忆能力的测验，主要检测患者对具体行为的记忆能力。患者在此项行为记忆能力测验中的表现，可帮助治疗师了解患者在日常生活中因记忆力受损所带来的影响。

（三）韦氏成人智力量表（Wechsler intelligence scale）

该量表测试内容包括语言量表（verbal scale，VS）和操作量表（performance scale，PS）两部分，共 11 个分测验。具体评定内容和方法参见本套教材《康复功能评定学》相关章节。

四、 心理功能评定

临床中帕金森病患者常见的消极情绪主要有抑郁与焦虑。

（一）抑郁量表

常用汉密尔顿抑郁量表（Hamilton depression scale，HAMD）及抑郁自评量表（self-rating depression scale，SDS）。具体内容参考本套教材《康复功能评定学》相关章节。

（二）焦虑量表

常用汉密尔顿焦虑量表（Hamilton anxiety scale，HAMA）及焦虑自评量表（self-rating anxiety scale，SAS）。具体内容参考本套教材《康复功能评定学》相关章节。

五、 综合评定

（一）统一帕金森病评分量表（unified Parkinson's disease rating scale，UPDRS）

由 Fahn 等人在 1987 年制定（表 4-4），该量表系统，观察项目多，比较精细，现已广泛应用于帕金森病临床研究和疗效评估中。内容包括精神、行为和情绪，日常生活活动，运动检查，治疗的并发症四大项。前三部分每项分值 0～4 分，0 分为正常，4 分最严重，最后一项部分问题为全或无选项。评分越高说明功能障碍程度越重，反之较轻。

表 4-4 统一帕金森病评分量表

I.精神、行为和情绪
1. 智力损害
0= 无
1= 轻微智力损害，持续健忘，能部分回忆过去的事件，无其他困难
2= 中等记忆损害，有定向障碍，解决复杂问题有中等程度的困难，在家中生活功能有轻度但肯定的损害，有时需要提示
3= 严重记忆损害伴时间及（经常有）地点定向障碍，解决问题有严重困难
4= 严重记忆损害，仅保留人物定向，不能做出判断或解决问题，生活需要他人照顾

2. **思维障碍（由于痴呆或药物中毒）**

0= 无

1= 生动的梦境

2= "良性"幻觉，自知力良好

3= 偶然或经常的幻觉或妄想，无自知力，可能影响日常活动

4= 持续的幻觉、妄想或富于色彩的精神病，生活不能自理

3. **抑郁**

0= 无

1= 悲观和内疚时间比正常多，持续时间不超过1周

2= 持续抑郁（1周或以上）

3= 持续抑郁伴自主神经症状（失眠、食欲减退、体重下降、兴趣降低）

4= 持续抑郁伴自主神经症状和自杀意图或倾向

4. **动力主动性或始动力**

0= 正常

1= 缺少主动性（assertive），较正常人略被动

2= 对选择性（非常规）活动无兴趣或动力

3= 对每天的（常规）活动无兴趣或动力

4= 退缩，完全无动力

Ⅱ. 日常生活活动（确定"开或关"）

5. **言语（接受）**

0= 正常

1= 轻微受影响，无听懂困难

2= 中度受影响，有时要求重复才能听懂

3= 严重受影响，经常要求重复才能听懂

4= 经常不能理解

6. **唾液分泌**

0= 正常

1= 口腔内唾液分泌轻微但肯定增多，可能有夜间流涎

2= 中等程度的唾液分泌过多，可能有轻微流涎

3= 明显过多的唾液伴流涎

4= 明显流涎，需持续用纸巾或手帕擦拭

7. **吞咽**

0= 正常

1= 极少呛咳

2= 偶然呛咳

3= 需进软食

4= 需要鼻饲或胃造瘘进食

8. 书写

0= 正常

1= 轻微缓慢或字变小

2= 中度缓慢或字变小，所有字迹均清楚

3= 严重受影响，不是所有字迹均清楚

4= 大多数字迹不清楚

9. 切割食物和使用餐具

0= 正常

1= 稍慢和笨拙，但不需要帮助

2= 尽管慢和笨拙，但能切割多数食物，需要某种程度的帮助

3= 需要他人帮助切割食物，但能自己缓慢进食

4= 需要喂食

10. 着装

0= 正常

1= 略慢，不需帮助

2= 偶尔需要帮助系纽扣及将手臂放进袖里

3= 需要相当多的帮助，但还能独立做某些事情

4= 完全需要帮助

11. 个人卫生

0= 正常

1= 稍慢，但不需要帮助

2= 需要帮助淋浴或盆浴，或做个人卫生很慢

3= 洗脸、刷牙、梳头及洗澡均需帮助

4= 保留导尿或其他机械帮助

12. 翻身和整理床单

0= 正常

1= 稍慢且笨拙，但无需帮助

2= 能独立翻身或整理床单，但很困难

3= 能起始，但不能完成翻身或整理床单

4= 完全需要帮助

13. 跌跤（与冻结（freezing）无关者）

0= 无

1= 偶有

2= 有时有，少于每天 1 次

3= 平均每天 1 次

4= 多于每天 1 次

14. 行走中冻结

0= 无

1= 少见，可有启动困难

2= 有时有冻结

3= 经常有，偶有因冻结跌跤

4= 经常因冻结跌跤

15. 行走

0= 正常

1= 轻微困难，可能上肢不摆动或倾向于拖步

2= 中度困难，但稍需或不需帮助

3= 严重行走困难，需要帮助

4= 即使给予帮助也不能行走

16. 震颤

0= 无

1= 轻微，不常有

2= 中度，感觉烦恼

3= 严重，许多活动受影响

4= 明显，大多数活动受影响

17. 与帕金森病有关的感觉主诉

0= 无

1= 偶然有麻木、麻刺感或轻微疼痛

2= 经常有麻木、麻刺感或轻微疼痛，不痛苦

3= 经常的痛苦感

4= 极度的痛苦感

Ⅲ. 运动检查

18. 言语（表达）

0= 正常

1= 表达、理解和（或）音量轻度下降

2= 单音调，含糊但可听懂，中度受损

3= 明显损害，难以听懂

4= 无法听懂

19. 面部表情

0= 正常

1= 略呆板，可能是正常的"面无表情"

2= 轻度，但肯定是面部表情差

3= 中度表情呆板，有时口唇张开

4= 面具脸，几乎完全没有表情，口唇张开在 0.6cm 或以上

20. 静止性震颤（面部、嘴唇、颌、右上肢、左上肢、右下肢及左下肢分别评定）

0= 无

1= 轻度，有时出现

2= 幅度小而持续，或中等幅度间断出现

3= 幅度中等，多数时间出现

4= 幅度大，多数时间出现

21. **手部动作性或姿势性震颤（右上肢、左上肢分别评定）**

0= 无

1= 轻度，活动时出现

2= 幅度中等，活动时出现

3= 幅度中等，持物或活动时出现

4= 幅度大，影响进食

22. **强直（患者取坐位，放松，以大关节的被动活动来判断，可以忽略"齿轮样感觉"，颈、右上肢、左上肢、右下肢及左下肢分别评定）**

0= 无

1= 轻度，或仅在镜像运动及加强试验时可查出

2= 轻到中度

3= 明显，但活动范围不受限

4= 严重，活动范围受限

23. **手指拍打试验（拇指和食指尽可能大幅度、快速地做连续对指动作，右手、左手分别评定）**

0= 正常（≥ 15 次 / 5 秒）

1= 轻度减慢和（或）幅度减小（11 ~ 14 次 / 5 秒）

2= 中等障碍，有肯定的早期疲劳现象，运动中可以有偶尔的停顿（7 ~ 10 次 / 5 秒）

3= 严重障碍，动作起始困难或运动中有停顿（3 ~ 6 次 / 5 秒）

4= 几乎不能执行动作（0 ~ 2 次 / 5 秒）

24. **手运动（尽可能大幅度地做快速连续的伸展、握拳动作，两手分别做，分别评定）**

0= 正常

1= 轻度减慢或幅度减小

2= 中度障碍，有肯定的早期疲劳现象，运动中可以有偶尔的停顿

3= 严重障碍，动作开始时经常犹豫或运动中有停顿

4= 几乎不能执行动作

25. **轮替动作（两手垂直或水平做最大幅度的旋前和旋后动作，双手同时动作，分别评定）**

0= 正常

1= 轻度减慢或幅度减小

2= 中度障碍，有肯定的早期疲劳现象，偶在运动中出现停顿

3= 严重障碍，动作起始时经常犹豫或运动中有停顿

4= 几乎不能执行动作

26. **腿部灵活性（连续快速地脚后跟踏地，腿完全抬高，幅度约为 7.5cm，分别评定）**

0= 正常

1= 轻度减慢或幅度减小

2= 中度障碍，有肯定的早期疲劳现象，偶在运动中出现停顿

3= 严重障碍，动作起始时经常犹豫或运动中有停顿

4= 几乎不能执行动作

27. **起立（患者双手臂抱胸从有扶手直背椅子上站起）**

    0= 正常

    1= 缓慢，或可能需要试 1 次以上

    2= 需扶扶手站起

    3= 有向后倒的倾向，必须试几次才能站起，但不需帮助

    4= 没有帮助不能站起

28. **姿势**

    0= 正常直立

    1= 不很直，轻度前倾，可能是正常老年人的姿势

    2= 中度前倾，肯定是不正常，可能有轻度的向一侧倾斜

    3= 严重前倾伴脊柱后凸，可能有中度的向一侧倾斜

    4= 显著屈曲，姿势极度异常

29. **步态**

    0= 正常

    1= 行走缓慢，可有拽步，步距小，但无慌张步态或前冲步态

    2= 行走困难，但还不需要帮助，可有某种程度的慌张步态、小步或前冲

    3= 严重异常步态，行走需帮助

    4= 即使给予帮助也不能行走

30. **姿势的稳定性（突然向后拉双肩时所引起姿势反应，患者应睁眼直立，双脚略分开并做好准备）**

    0= 正常

    1= 后倾，无需帮助可自行恢复

    2= 无姿势反应，如果不扶可能摔倒

    3= 非常不稳，有自发的失去平衡现象

    4= 不借助外界帮助不能站立

31. **躯体少动（梳头缓慢，手臂摆动减少，幅度减小，整体活动减少）**

    0= 无

    1= 略慢，似乎是故意的，在某些人可能是正常的，幅度可能减小

    2= 运动呈轻度缓慢和减少，肯定不正常或幅度减小

    3= 中度缓慢，运动缺乏或幅度小

    4= 明显缓慢，运动缺乏或幅度小

Ⅳ. 治疗的并发症

A. 异动症

32. **持续时间（异动症存在时间所占 1 天觉醒状态时间的比例 - 病史信息）**

    0= 无

    1=1% ～ 25%

    2=26% ～ 50%

    3=51% ～ 75%

    4=76% ～ 100%

33. 残疾（异动症所致残疾的程度 - 病史信息，可经诊室检查修正）

　　0= 无残疾

　　1= 轻度残疾

　　2= 中度残疾

　　3= 严重残疾

　　4= 完全残疾

34. 痛性异动症所致疼痛的程度

　　0= 无痛性异动症

　　1= 轻微

　　2= 中度

　　3= 严重

　　4= 极度

35. 清晨肌张力不全

　　0= 无

　　1= 有

B. 临床波动

36. "关"是否能根据服药时间预测

　　0= 不能

　　1= 能

37. "关"是否不能根据服药时间预测

　　0= 不是

　　1= 是

38. "关"是否会突然出现（如持续数秒钟）

　　0= 不会

　　1= 会

39. "关"平均所占每天觉醒状态时间的比例

　　0= 无

　　1=1% ～ 25%

　　2=26% ～ 50%

　　3=51% ～ 75%

　　4=76% ～ 100%

C. 其他并发症

40. 患者有无食欲减退、恶心或呕吐

　　0= 无

　　1= 有

41. 患者是否有睡眠障碍（如失眠或睡眠过多）

　　0= 无

　　1= 有

42. 患者是否有症状性位置性障碍（记录患者的血压、脉搏和体重）

　　0= 无

　　1= 有

（二）Hoehn-Yahr 分级法

根据临床症状分 5 级。

Ⅰ级——身体一侧震颤、强直、运动减缓或只表现为姿势异常。

Ⅱ级——身体双侧震颤、强直、运动减缓或姿势异常，伴有或无中轴体征，如模具样面容、说话及吞咽异常。身体中轴部位尤其是颈部肌肉强直，躯干呈俯屈状，偶尔出现慌张步态及全身僵硬。

Ⅲ级——类似于Ⅱ级提到的所有症状和体征，只是程度加重。此外，患者开始出现平衡功能的减退，且不同程度地开始影响日常活动能力，但仍完全独立。常用的平衡检查方法，是患者在静态站立位下突然被他人向后拉，正常人仍能在原地保持平衡或最多向后退 1~2 步，而此期患者不能保持原位，并向后退 2 步以上。

Ⅳ级——患者的日常活动即使在其努力下也需要部分，甚至全部的帮助。

Ⅴ级——患者需借助轮椅或被限制在床上。

临床上分为，Ⅰ~Ⅱ级为早期 PD，Ⅲ级为中期 PD，Ⅳ~Ⅴ级为晚期 PD。

（三）改良的 Hoehn-Yahr 分级

是最常用的帕金森病严重程度定性分级量表。

0 级 = 无症状。

1 级 = 单侧疾病。

1.5 级 = 单侧 + 躯干受累。

2 级 = 双侧疾病，无平衡障碍。

2.5 级 = 轻微双侧疾病，后拉试验可恢复。

3 级 = 轻~中度双侧疾病，某种姿势不稳，独立生活。

4 级 = 严重残疾，仍可独自行走或站立。

5 级 = 无帮助时只能坐轮椅或卧床。

（四）韦氏帕金森病评定量表（Webster's Parkinson's disease evaluation form，表 4-5）

从帕金森病患者的手运动障碍、肌强直、姿势、上肢伴随运动、步态、震颤、面部表情、坐位起立、言语、生活自理能力等十项表现进行评分。评定标准分为 0~3 分，0 为正常，1 为轻度，2 为中度，3 为重度。总分评估为把每项累加分，0~10 分为轻度，11~20 分为中度，21~30 分为重度。

表 4-5 韦氏帕金森病评定量表

临床表现	生活能力	评分
1. 手动作	无影响	0
	精细动作减慢，取物、系纽扣、书写不灵活	1
	动作中度减慢，单侧或双侧各动作中度障碍，书写明显受影响，有"写字过小症"	2
	动作严重减慢，不能书写，系扣、取物显著困难	3
2. 强直	未出现	0

续表

临床表现	生活能力	评分
	颈、肩发现有强直，活动现象存在，但在用药后可逆转	1
	颈、肩中度强直，不服药时有静止性震颤	2
	颈、肩严重强直，服药仍有静止性震颤	3
3. 姿势	正常	0
	开始有强直姿势，头有轻度前屈	1
	头有轻度前屈，站立时臂部肘关节屈曲，但双手的部位仍处于腰以下	2
	头有严重前屈，站立时臂部肘关节屈曲明显，膝关节亦屈曲，单或双手已处于腰以上位置，指间关节伸直	3
4. 行走时上肢摆动	双侧摆动自如	0
	手臂摆动幅度有肯定的减小	1
	一侧手臂没有摆动	2
	双侧手臂没有摆动	3
5. 步态	跨步距离正常，可自然转身	0
	跨步距离轻度缩短，走路时会一足拖地，转身缓慢	1
	跨步距离中等缩短，走路时两足底有明显的拖地现象	2
	步幅极小，拖曳步态，用脚趾尖走路，转身极慢	3
6. 震颤	未见	0
	静止或行走时在肢体或头部可见有轻度震颤现象	1
	手、头或其他肢体有较严重但不持续的震颤	2
	有严重且持续存在的震颤，无法自己写字及进食	3
7. 面容	正常	0
	表情有些刻板，口常闭合，开始出现焦虑或抑郁面容	1
	表情呆板，口唇有时分开，流涎，焦虑、抑郁表情明显	2
	面具样面容，平时口张开，有严重流涎	3
8. 坐、起立运动	正常	0
	坐、起立运动能单独完成，但比正常人差，需用一只手支撑能完成	1
	坐、起立运动需要两手支撑才能完成	2
	坐、起立运动在双手的支撑下也不能完成，或仅能勉强完成	3

临床表现	生活能力	评分
9. 言语	清晰、易懂、响亮	0
	讲话开始出现音量降低，音调平，但能听懂	1
	讲话声音明显降低，高低音不分，音节不变，开始有构音障碍，呐吃不易听懂	2
	讲话声音极低，呐吃、口吃严重，很难听懂	3
10. 生活自理能力	能完全自理	0
	能自我照料及独立生活，各种活动速度减慢，但尚能胜任工作	1
	活动明显减慢，有些动作要帮忙，如床上翻身、起坐等	2
	不能照料自己，生活不能自理，完全依赖他人照顾	3

（五）Hoehn-Yahr 分级与生活功能程度

Hoehn-Yahr 分级是目前国际上较通用的帕金森病病情程度分级评定法，有学者根据功能障碍水平和能力障碍水平进行综合评定（表 4-6）。其中Ⅰ、Ⅱ级为日常生活能力一期，日常生活不需帮助；Ⅲ、Ⅳ级为日常生活能力二期，日常生活需部分帮助；Ⅴ级为日常生活能力三期，需全面帮助。

表 4-6　Hoehn-Yahr 分级与生活功能程度

分期	日常生活能力	分级	临床表现
一期	正常生活不需帮助	Ⅰ级	仅一侧障碍，一般功能障碍很轻或不明显，相当于韦氏量表总评 0 分
		Ⅱ级	两侧肢体或躯干障碍，但无平衡障碍，相当于韦氏量表总评 1~9 分
二期	日常生活需部分帮助	Ⅲ级	出现姿势反射障碍的早期症状，身体功能稍受限，仍能从事某种程度工作，日常生活有轻中度障碍，相当于韦氏量表总评 10~19 分
		Ⅳ级	病情全面发展，功能障碍严重，虽能勉强站立、行走，但日常生活有严重障碍，相当于韦氏量表总评 20~28 分
三期	需全面帮助	Ⅴ级	障碍严重，不能穿衣、进食、站立、行走，无人帮助则卧床或在轮椅上生活，相当于韦氏量表总评 29~30 分

第三节 康复治疗

治疗原则是应对帕金森病的运动症状和非运动症状采取综合治疗，包括临床治疗、康复治疗、心理治疗及护理等。但这些治疗只能改善症状，不能阻止病情的发展，更无法治愈。因此，治疗不能仅顾及眼前，而不考虑将来。

一、临床治疗

（一）药物治疗

目前药物治疗是首选，而且是整个治疗过程中的主要治疗手段。通过维持纹状体内乙酰胆碱和多巴胺两种神经递质的平衡，使临床症状得以改善，延缓疾病的发展。以控制症状，尽可能延长症状控制的年限，并尽量减少药物的不良反应和并发症，提高生活质量为目标。

在药物治疗时要遵循的原则是：

1. 掌握好用药时机，疾病早期无需特殊治疗，应鼓励患者进行适度的活动，如物理治疗及体育功能锻炼方法，若疾病影响患者的日常生活和工作能力时才进行药物治疗。

2. 从小剂量开始，缓慢递增，以最小剂量达到较满意的疗效。

3. 强调治疗个体化特点，不同患者的用药选择不仅要考虑病情特点，还要考虑患者的年龄、就业状况、经济承受能力等因素。

常用药物有抗胆碱能药物、金刚烷胺、多巴胺替代疗法、多巴胺受体激动剂、单胺氧化酶 B 抑制剂、儿茶酚 - 氧位 - 甲基转移酶抑制剂。其中，多巴胺替代疗法是帕金森病重要的治疗方法，复方左旋多巴仍是目前最基本、最有效的药物，对震颤、肌强直、运动迟缓等均有较好疗效。不良反应有周围性和中枢性两类，前者为恶心、呕吐、低血压等；后者有症状波动、异动症及精神症状等。活动性消化道溃疡患者慎用，闭角型青光眼、精神病患者禁用。

（二）外科手术

苍白球毁损术、丘脑毁损术、脑深部电刺激术等。

（三）细胞移植治疗及基因治疗

正在探索中的新疗法。

二、康复治疗

帕金森病是一种慢性进展性病变，康复治疗不能改变疾病本身的进程与结局，只是一种辅助治疗手段。但采取综合性的康复治疗方法，可以改善症状，推迟药物的应用，减轻功能障碍的程度，提高患者的活动能力及延长生活自理的时间，预防畸形的发生。改善运动的启动过程，增加持续运动的幅度和速度；改善患者的心理状况，维持或提高日常生活活动能力，设法延长寿命，提高生命质量。晚期卧床患者应加强护理，减少并发症的发生。适用于所有帕金森病患者，尤其是早中期患者。

（一）康复治疗目标

1. 近期目标

（1）保持主被动关节活动度以满足患者功能性活动的需要，通过肌肉牵伸与放松，预防挛缩的发生。

（2）加强患者躯干旋转、重心转移和平衡训练，增强姿势稳定性，平衡反应，安全意识。

（3）改善患者运动幅度、速度和灵活性，促进运动的启动过程及协调功能。

（4）进行扩胸训练，维持或增加肺活量及说话能力。

（5）纠正不正常姿势，改善步态。

（6）维持或改善患者耐力，预防或减轻失用性萎缩及肌肉无力。

（7）改善或维持患者的独立生活能力和生活质量。

（8）教会患者节省能量和工作简化技术。

（9）改善患者心理状况及适应对生活方式的调整。

2. 远期目标

（1）预防和减少继发性损伤的障碍如肌肉萎缩、骨质疏松、心肺功能下降、肺炎、周围血液循环障碍、压疮等并发症的发生。

（2）教会患者代偿策略。

（3）维持患者日常生活活动能力，延长寿命，提高生命质量。

（4）帮助患者和家属调整心理状态。

（二）物理治疗

1. 运动疗法

帕金森病的运动治疗主要针对其四大运动症状即震颤、肌强直、运动迟缓和姿势平衡障碍的康复，以及由此产生的继发性功能障碍的预防。

（1）原则

1）抑制异常运动模式，学会正常的运动模式：帕金森病患者经常运用异常运动模式，而且误认为这是正确的。因此应着眼于向患者指出异常之处并抑制之，并通过对简单的正确动作进行大量的重复来让患者重新学会正常的运动方式。

2）充分利用视、听反馈：帕金森病患者虽然运动有困难，但能很好地利用视、听反馈来帮助运动，因此在进行治疗中要充分利用这些反馈。

3）让患者积极主动地参与治疗：患者只有主动、积极、全神贯注才能学会正常的运动模式，因此必须强调患者有意识地主动参与。

4）避免疲劳：因为疲劳一旦发生，消失很慢。

5）避免抗阻运动：因为抗阻运动会引起肌紧张，而帕金森病患者出现肌紧张后不但消失很慢，而且会重新出现所有原有症状并引起不愉快的感觉，因此能不进行抗阻运动就不采用。

（2）松弛训练：肌强直、肢体僵硬是帕金森病的一个典型特征。通过缓慢地前庭刺激，如柔顺的来回摇动和有节奏的技术可使全身肌肉松弛。临床上用摇动或转动椅子都可以降低肌强直，也可在垫上完成缓慢有节奏的转动运动。本体感觉神经肌肉促进（proprioceptive neuromuscular facilitation，PNF）技术，有节奏地进行，从被动运动到主动运动，开始在小范围运动，逐步进行到全运动范围，具有松弛肌强直作用，还能克服因少动带来的损伤效应，是一有效的方法。

1）头、下肢反向运动：仰卧位，双肘关节屈曲，双手自然交叉放在上腹部，双髋、膝呈屈曲位。头缓慢地向左侧转动，双下肢同时缓慢向右侧转动，复原位，头缓慢地向右侧转动，双下肢同时缓慢向左侧转动。如此交替缓慢进行。

2）腰部旋转运动：仰卧位，双肘关节屈曲，双手自然交叉放在上腹部，双髋、膝呈屈曲位。上半身缓慢左转，双下肢保持不动，复原位。上半身缓慢右转，双下肢保持不动，交替进行。此活动也可在侧卧位下进行，开始阶段如患者自己活动困难，治疗师站在患者背侧，一手放在患者肩部，另一手放在患者的髂嵴上，双手同时做前后相反方向的推拉活动，以患者主动用力为主。一旦患者能自己运动，治疗师就将手去除。

3）双肩部反向运动：仰卧位，两侧肩外展 45°，肘屈曲 90°，双髋、膝呈屈曲位。左上肢做外旋运动和左肩向外转动、右上肢做内旋运动和右肩向内转动，然后再做相反动作。如此反复缓慢转动。

4）头、颈、肩、腰部组合运动：仰卧位，两侧肩外展 90°，肘屈曲 90°，双髋、膝呈屈曲位。左上肢做外旋运动和左肩向外转动，头缓慢地向左侧转动，同时，右上肢做内旋运动和右肩向内转动，双膝向右侧转动。复原位，然后再做相反动作。

5）肩、胸部前伸、后缩运动：右侧卧位，上、下肢自然伸展。左肩部和胸部同时缓慢向前活动，复原位，左肩部和胸部同时缓慢向后活动。然后，左侧卧位，右侧肩、胸部同时缓慢向前运动，复原位，右肩部和胸部同时缓慢向后活动。

6）松弛训练注意事项：①开始时要缓慢，转动时要有节奏；②从被动转动到主动转动；③从小范围转动到全范围转动；④转动时使患者没有被牵拉的感觉，而只有松弛的感觉。

（3）维持和改善关节活动度训练：主要关节部位是颈、肩、肘、腕、指、髋、膝关节活动训练是每天不可缺少的项目，一般采取主动或被动的训练方法。重点是牵拉缩短的、绷得紧紧的屈肌，防止挛缩的发生，维持正常的关节活动度。

关节活动范围的训练应与其他训练结合起来，强调躯体整体运动功能，包括躯干、肩、骨盆等成分的训练。活动方法：患者俯卧位，在一侧上肢支撑的情况下，用另一只手做向前上方伸手取物的活动。患者取坐位，嘱其外展一侧肩部，屈肘用手掌触摸后枕部，再弯腰伸另一侧上肢手尽力触摸对侧足的足尖，左右交替进行。患者采取站立位，面靠墙，身体紧贴墙壁，双上肢沿墙壁尽量摸高，用刻度标记，逐渐增加摸高高度；或双手平举，支撑于墙面上做双下肢前后方向迈步的动作。这些活动既有利于躯干和四肢关节的伸展，又有利于身体平衡功能的改善。

关节活动训练过程中应注意的事项：①避免过度牵拉及出现疼痛；②注意骨质疏松的可能，防止造成骨折；③避免用力过大或活动过度造成软组织损伤。

（4）姿势训练：帕金森病患者由于躯干、四肢和颈部肌肉强直常呈现一种特殊的姿势，即头部前倾，躯干俯屈，肩内收，肘关节屈曲，腕关节伸直，前臂内收，髋关节和膝关节弯曲。对这种有屈曲、挛缩倾向的异常姿势，可利用姿势镜让患者通过视觉对照镜子自我矫正。训练的重点放在活动伸肌上，上肢通过 PNF 法的对角屈曲运动模式（肩屈曲、外展、外旋），促进躯干伸展，纠正脊柱后凸。下肢通过 PNF 法的对角伸展运动模式（髋伸展、外展、内旋）来纠正髋、膝关节屈曲姿势。训练期间，鼓励患者呼吸运动与此配合，增加胸扩张。为矫正这种姿势还可做持棒体操，两手持棒上举至头上，挺胸伸展腰部，头仰起，在此姿势下维持 2～5 秒，然后两手放下，身体放松。如站位不稳时，可在坐位下进行。

（5）平衡训练：帕金森病患者由于重心转移困难而难于维持坐位、跪立位及站立位的稳定。在进行平衡训练时，治疗师应有意识地在以上三种体位下做前、后、左、右重心转移训练；或在这四个方向轻推或拉患者，使之脱离平衡状态，让患者自己恢复平衡状态。逐渐增加活动的复杂性，增加重心转移的范围或附加上肢的作业。另外，还可以增加垫上臀部的前后移动训练和坐 - 站的转移训练。

由于帕金森病患者的腹肌力弱，在坐下时常不能控制躯干而突然向后跌倒，所以训练中还需做腹肌训练以维持平衡。要注意增加患者对自身姿势与平衡方面所存在问题的意识，给出预防跌倒的具体建议和办法，如撤除地毯，爬楼梯时使用扶栏，穿平底鞋等。训练平衡的活动可以是：与患者手拉手，单腿站立，做身体前后的晃动，或走"一"字步；坐或站位下，让患者用单手或双手进行摆放在躯干双侧的木钉盘作业，或跟着一定的节奏做躯干转动伴双上肢向左、向右摆动，或转动头颈和躯干向四周眺望等。活动中可采用音乐或打拍子的方式以提供患者练习姿势与平衡性运动的节奏或韵律。在进行小组性训练活动中则要注意提供患者实践动、静态平衡能力的机会。为了改善头部直立的位置控制，促进胸廓的伸展，应教会患者配合运动进行深呼吸的方法，体会躯干挺直的感觉，并在要求视觉跟踪和躯干控制的动态性活动中，如抛接球运动等，反复练习和巩固这一运动模式。

（6）协调训练：帕金森病患者两上肢、两下肢之间及两上肢与两下肢之间的交互协调运动困难，使患者难于同时做两个或两个以上运动。

1）患者迈步时两足往复困难，所以在俯卧位下两膝关节交替地做屈伸练习。

2）治疗师与患者相对而坐，让患者模仿治疗师上、下肢之间的交互运动，如有困难，可先作双上肢或双下肢的交互运动，然后再作上、下肢之间的交互运动。

3）让患者模仿治疗师动作，在坐位下伸一侧下肢时，双上肢在另一侧的头外侧击掌，然后交换另一侧。如此反复进行。

4）上、下肢反向运动。

5）上肢翻转交叉再复原运动：患者首先右手旋前、左手旋后持棒，沿同一方向同时翻转，上肢交叉，复原。然后，左手旋前、右手旋后持棒，再向另一方向翻转。如此反复进行。

（7）步态训练：帕金森病患者步行时启动慢（又称"冰结足"）、前冲及小碎步，姿势调整差和姿势反射差等。训练的目标是针对以上问题，加快启动速度和步行速度，加大步幅及步伐基底宽度。确保躯干运动和上肢摆动之间的相互交替的协调；确保重心的顺利转移及步态中足跟 - 足趾的顺序触地运动；确保按指令行走的程序步行及练习高跨步等。

1）按音乐的节奏、击掌节拍或按照治疗师口令"1、2、1"加快启动速度和步行速度。步行前可做足离地训练：患者双手持棒，双上肢先向右侧摆动，躯干向右旋转，重心转至右足，左足抬离地面，然后向相反方向运动，反复进行，使步行时足易于离地。

2）行走时步幅及宽度控制，可通过在地板上加设标记来进行，如行走线路标记、转移线路标记或足印标记等。

3）在前面设置 5 ~ 7.5cm 高的障碍物，让患者行走时跨步，避免小碎步。

4）上肢摆动和躯干旋转训练：左侧肩和上肢向前摆，右侧则向后摆，反复进行。幅度可以逐渐加大，但不可失去平衡状态。

5）训练步行时手足同时做不同的动作：患者迈右足时双手在左侧击掌，迈左足时双手在右侧击掌，反复进行。

6）重心的前后移动训练：患者正立位，左足向前迈一小步，双手作向前推状，将重心充分前移至左足，右足离地或右足尖着地，然后重心向后移至右足，左足离地或左足跟着地。如此缓慢地反复进行。

7）上、下肢协同运动训练：让患者两手各持两根体操棒的一端，治疗师持另一端。在行走时，治疗师指引患者两上肢交替摆动，并且在这种相对行走中，按治疗师的指令停止、改变运动方向、转弯等训练。这种训练可促进患者上肢交替摆动的能力。

8）转弯训练：帕金森病患者一般转身困难，而且常被自己绊倒。因为患者在行走变换方向时常出现手足不协调，所以治疗师应及时给予提醒和帮助纠正，并专门给予练习。如两把相距2m左右椅子，让患者按照治疗师的指令绕椅子做"8"字行走，指导患者双足分开至肩宽，不交叉双足来变化方向。

（8）其他训练

1）面肌训练：患者由于肌强直，表情肌少动使其面无表情，进食动作差，甚至导致社交活动受限，对患者的心理会产生一定不利影响，所以促进面、舌肌肉运动也是康复训练中的重要目标。一般使用按摩、牵拉及语言指令其运动，也可通过冰块刺激，促进舌、面肌的运动。如果进食困难，应做下颌、面部及颊部运动训练，从而提高进食咀嚼的功能，注意与颈部控制训练结合。具体训练方法：①皱眉动作，尽量皱眉，然后用力展眉，反复数次；②用力睁眼、闭眼；③鼓腮锻炼，首先用力将腮鼓起，随之尽量将两腮吸入；④露齿和吹哨动作，尽量将牙齿露出，继之作吹口哨的动作；⑤对着镜子，让面部表现出微笑、大笑、露齿而笑、噘嘴、吹口哨、鼓腮等动作。

2）呼吸功能训练：帕金森病患者可导致肺功能减弱，肺活量低。因此应教会患者深呼吸训练，增大胸的移动和改善肺活量，强调用胸式呼吸。另外，这种呼吸训练应与姿势训练中PNF手法双侧对称对角屈曲和伸展运动模式相结合，用语言或触觉刺激来促进呼吸控制能力。也可用"人工呼吸"操作手法做扩胸练习，方法为患者穿着宽松衣服，环境安静的地点，放暗灯光，仰卧位，身体的姿势尽可能地舒适，双手放在胸壁上，闭上眼睛。开始深而缓慢地呼吸，并将注意力集中在呼吸声上，放松胸壁紧张的肌肉，经鼻吸气，减轻手部的力量，用口呼气，呼气后期双手逐渐压迫胸壁，随后放松。同时想象身体各部分也逐渐放松，连续做此练习5~15分钟。还可以取坐位，背靠椅背，全身放松，双手放在椅子扶手上，松弛而缓慢地做深呼吸。

（9）维持治疗：帕金森病是一种慢性进展性疾病，药物治疗及康复治疗均只能减轻症状及功能障碍，提高生活质量，而不能改变疾病的最终结局。为了尽可能达到上述目标，必须给予长期维持治疗，包括药物及康复治疗，关键是每天患者能够主动进行有规则的训练，避免长期不活动。因此，要让患者及家属主动参与训练，学会正规的伸展和移动体操，掌握补偿技能或克服少动和"冻结足"波动效果的方法是很重要的。针对帕金森病设计的体操是有益的，具体操作如下：

1）面肌体操：①闭眼、睁眼运动；②竖眉运动；③交替瞬眼运动；④交替鼓腮、凹腮运动；⑤皱鼻；⑥张口说"呀"，呈O形，维持5秒，放松，重复做10次；⑦抿起嘴唇，拢起嘴唇，维持5秒，放松，重复做10次；⑧口角交替向左右移动，下颌左右移动，维持5秒，放松，重复做10次；⑨吹口哨，吹气泡；⑩舌尖向右顶腮，向左顶腮，伸舌运动。

2）头、颈部体操：①头向左、右转动各4次；②头向左、右侧屈各4次；③头、下颌、颈同时向前屈曲、向后伸展各4次，向后伸展保持不动3~4秒。

3）肩部体操：①单肩向上耸，尽量靠近耳垂，两肩交替进行，各4次；②双肩同时向上耸，尽量靠近耳垂；③双肩向后，使双肩胛骨尽可能相互靠近，来回各4次。

4）躯干体操：①背部伸展体操：站立位，两上肢伸直向后，两手平放在身后的桌上，同时挺胸，挺腹，每次来回4次；站立位，两手前举水平位扶在墙上，上身向前，双肘屈曲，然后双肘伸直，上身复原位，两足不能移动；②背部旋转操：俯卧位，两上肢伸直，右上肢上举带动右半身向左转，复原位，左上肢上举带动左半身向右转；仰卧位，右上肢、右半身向左，复原，左上肢，左半身向右，来回各作8次，注意两下肢及下半身保持不动；③腰椎屈曲体操：站立位，两上肢下垂，弯腰前屈，两上肢、手触及膝以下，复位，来回各8次；④腰椎旋转体操：两手叉腰，躯干向左转，复位，向右转，复位，来回各8次；⑤躯干侧屈体操：两上肢下垂，或叉腰，躯干左右侧屈曲，来回各8次。

5）上肢体操：①上举运动：两手指交叉，掌心向外，两上肢垂直举过头，掌心向上，复原，来回各4次；②上肢外展运动：两上肢外展上举达头顶，两手掌相对，拍掌，复原，各来回4次；③两上肢左右交替屈伸，手掌向内，一侧上肢肘伸直，另一侧肘屈曲，交替进行各8次；④左右两手交替拍打对侧肩部，各做8次；⑤双手指交叉握拳，两上肢前平伸，手腕左右屈伸，各做8次。

6）手指体操：①双手交替握拳、松拳：双上肢平举，一手握拳，一手松拳，交替进行，各10次；②对指体操：双手拇指分别与示指、中指、无名指、小指对指，然后相反进行，来回各10次；③手指分开体操及屈曲体操：双手，上肢上举，五指分开，按着先后分别拇指、示指、中指、无名指、小指屈曲，再五指伸展分开，来回各10次。

7）下肢体操：①伸髋运动：仰卧位，双膝屈曲，抬起臀部，复原，来回10次；②下肢外展运动：站立位，右下肢向右侧横跨一步，收回，左下肢向左跨一步，收回，来回交替各8次；③下蹲运动：双下肢屈膝，下蹲，双手扶在双膝按压站起，各进行8次；④踢腿运动：站立位，双下肢交替进行向前踢腿，各进行8次；⑤左右交替一腿向前下蹲运动：右下肢向前跨一大步，屈膝，左下肢后伸，足跟离地，双手按压右下肢膝部，伸膝，立起，左下肢回原。左下肢向前跨一大步，重复右下肢动作，左右各进行4次。

8）步伐体操：①原地踏步操：站立位，左右双膝交替抬高，尽可能膝抬高至腹部，同时交替摆动双臂，各做10次；②原地跨步体操：在地上放10～15cm高的障碍物，左右交替跨越障碍各10次；③行进体操：根据口令向前，向左，向右，向左后，向右后，走出"☆"形。

9）床上体操：①翻身体操：仰卧位，头转向左侧，右腿跨过左腿上，双臂上举，向左摆动双臂，顺势带动躯干翻转向左侧，再复至仰卧位。按上述方法向右侧翻身，每次各做5次；②仰卧起坐：仰卧位，双臂放在体侧，头、上身抬起，可借助双手推床帮助坐起，各做4次；③爬行体操：双膝、双手跪位，双肘屈曲，双臂向前爬行，再向后爬，复至原位，来回10次。

10）呼吸体操：①通气调节体操：仰卧位，上身轻度抬高，下肢伸展放松，一手置于胸上，一手置于腹上。鼓腹做平静吸气，并以手调节腹部运动，收腹时将吸入的气体呼出，再做胸扩展深吸气，以手调节胸部运动，收胸时做呼气运动，最后同时进行扩胸和鼓腹深吸气运动，继之收胸和收腹将气体全部呼出，反复做10次；②呼气体操：坐位，两腿分开，挺胸。挺胸时深吸气，两臂向两侧分开，扩胸，呼气时，两手按压胸廓两侧把气体全部呼出；③增强呼气量体操：深吸气后，用吸管向有水的杯子中缓缓吹气，直至全部吹完，反复进行10次。

以上训练方法由治疗师指导患者和家属进行，每组动作完成后休息2分钟，每天2次。

2. 物理因子治疗

（1）水疗：温水浸浴和旋涡浴治疗，对缓解肌强直有一定疗效。

（2）热疗：光浴、红外线、短波透热、蜡疗等热疗，对肌强直有缓解作用。

（3）离子导入治疗：额-枕法钙或镁离子导入，眼-枕法碘或溴离子导入，对调整中枢神经系统功能及改善脑部血液循环有作用。

（4）神经肌肉电刺激治疗：利用两组电流交替刺激主动肌及拮抗肌，可达到松弛肌强直的目的，并促进肢体血液循环、肌力和功能的恢复。

（5）肌电生物反馈：将表面电极放在张力过高的肌肉皮肤表面上，检测其肌电位，经放大，以声音、图像或曲线表示其高低，反馈给患者听、视感觉，训练患者控制声音、图像或曲线的高度，设法使之下降。经多次训练，达到肌肉松弛的目的。

（三）作业治疗

1. 手的训练 对患者日常生活活动十分重要。

（1）旋前、旋后训练：患者屈肘90°，一手旋前另一手旋后，来回翻转；或在桌子上一字排开一些纸牌或硬币，让患者用双手同时将之沿一个方向翻起，如向右翻时，右手旋后左手旋前，向左翻时，双手动作相反。这些动作对患者以后梳洗、刷牙、用餐具很有帮助。也可以进行单手旋前旋后训练，如一手持物另一手涂粘合剂，持物手旋后，再把物品贴上时手旋前。

（2）抓放训练：垂直用手抓住一根短棒的下端悬空，让棒一段一段地从手中下落，松手时棒落下少许抓住。然后再松再抓，一直到棒的上端再重新开始。

（3）手精细运动训练：让患者练习写大字，困难时用大字临摹练习本进行临摹，每日检查字迹。系纽扣，系鞋带，拉拉链，捏橡皮泥，编织等都可以训练手的灵巧性，可进行打字训练练习手指按键的动作。

2. 日常生活活动能力训练 由于患者肌张力增高、肢体震颤、平衡功能障碍等，日常生活活动能力将不同程度地受到影响，并将随着病情的进展而逐渐加重。因此，日常生活活动能力的训练分为两个阶段：

（1）早期训练：疾病的早期，尽可能通过调整维持患者粗大和精细协调活动、肌力、身体姿势和心理状态实现日常活动自理，保留患者自己的习惯、兴趣和爱好，与家人、社会正常交往。重点选择穿脱衣服，坐、站转换，进出厕所、淋浴间或浴池，携物行走，上下车等活动作为训练内容。但在训练过程中，最好采取下列途经与方法：

1）穿脱衣服：要鼓励患者自己完成穿衣、系鞋带、系纽扣、拉拉链等日常活动。当疾病影响患者的穿衣习惯和能力时，应选择重量轻、舒适、保暖耐寒、易伸缩、宽松容易穿脱的衣服，以提高患者穿脱衣服的能力。尽量不穿套头衫，衣裤扣子改为尼龙搭扣或松紧带。穿衣服的层数以不影响关节活动范围、活动协调、坐站转移和精细活动为度，防止服饰太沉重使患者易疲劳。应选择穿脱方便、舒适，支撑好，鞋底摩擦力大有弹性的鞋子，增加步行的稳定性。治疗中要指导患者选择安全、省力、舒适的体位（一般为坐位）和技巧完成穿脱衣服。

2）个人卫生：尽可能保留患者的卫生、修饰习惯，保持外观整洁。选择舒适、安全的体位洗澡，抓握牙刷、梳子困难时可以增加把柄直径，或使用电动牙刷。可以选择一些辅助具，帮助患者洗澡、梳头、剪指甲、剃胡须等，为防止洗澡时地滑摔倒，可以铺防滑垫，在浴室周围安装扶手。

3）如厕：包括移如厕所、脱裤、坐下、站起、局部清洁、整理衣裤、冲洗等过程。坐站困难者，应设坐厕，高度以患者容易站起来为准，在坐厕两侧安装扶手，卫生纸、冲厕开关尽量置于患者易于获取之处。

4）进食：面部肌肉协调运动障碍妨碍咀嚼运动，头、下颌、躯干、上肢的震颤妨碍患者正常吃饭、饮水和吞咽，导致进食困难，速度减慢。指导患者注意调整食物的质地，选择易于咀嚼、温热的食品，少量多次。肌强直、震颤影响患者腕、手指关节活动，教会患者适应性技术，减少震颤的影响，如双手端茶杯，肘部支撑作为活动轴，完成将食物从盘子送入口中的动作。餐具适当调整，易于操作，配合必要的辅助具。与言语治疗师合作，帮助患者减轻早期吞咽困难。

5）移动和转移：①坐、站转移：应选择最适合患者身体放松、进食、伏案工作高度的椅子。椅子应底座坚实，椅背牢靠可以支撑头部，有支撑前臂、方便撑起的扶手。鼓励患者头部向后靠住椅背。从椅子上转移困难者，可以适当升高椅子后腿高度，使椅子稍向前倾斜，便于患者站起。坐下：患者背对椅子，大腿后部触及椅子前缘，双手扶住椅子扶手支撑身体向后坐下。站起：将臀部移至椅子前缘，头向前移（使鼻尖超过足尖），两足稍分开，其中一足后移，膝屈曲向前，双手支撑推压扶手站起。②床上转移：患者床的高度要适当，床垫硬度适中，睡衣要轻便不影响身体的转动。床上翻身：首先向翻身的方向转动头部，然后屈曲腿，用足支撑床面，转向侧对侧的手跨过躯干，用力抓住转向侧床缘，随着骨盆的转动完成翻身。从侧卧位转移到坐位：上侧手抓住床缘，双下肢移向坐起侧床边，双小腿自然垂于床边，下侧肘部用力撑起上身，抓住床缘侧手用力拉住床边保持身体稳定坐起。坐位转卧位与上述动作相反。还可以抬高床头或在床尾系一根绳子供患者牵拉，以提高患者起床的能力。

（2）中晚期训练：随着病情的发展，患者的活动能力逐渐受限，应最大程度地维持其原有的功能和活动能力，加强日常活动的监督和安全性防护，提供简单、容易操作、省力的方法完成各种活动。例如，抬高患者用餐桌面高度，减少患者头颈、躯干的弯曲，用肘支撑桌面仅凭借肘部屈伸完成进食过程，这样可以减少患者肩、手、腕部活动使其做功减少，还可以保持躯干的伸展和稳定，增加上肢的稳定，有利于进食和吞咽。借助一些辅助装置和设施帮助患者完成活动，例如对衣服、鞋袜作适当调整便于患者穿戴，选择系扣器、剪甲器、穿袜器、取物器等方便患者完成自我料理。另外，对环境和家具进行适当改建，可以提高患者自我料理的能力，例如，采用可调节床边扶架，方便患者从床上转移；用腿支撑架方便患者保持舒适的坐位；用旋转盘为患者躯干旋转提供便利，利于其完成躯干旋转受限难以完成的自我料理。加强对家人和照料者的宣教和指导，让他们与患者之间合作默契，尽量做到照料者给予最小的帮助，患者尽可能自理。积极采取能量保存技术，减少患者的疲劳和功能损害，最大程度地保留患者原有的功能。

（3）家务照料和安全：尽量按照患者自己的习惯安全地从事家务活动，合理安排和计划家务活动，如自我料理、整理内务、烧菜做饭、洗衣、购物等有困难时，可作预先计划。保证厨房、卫生间、拐角、楼梯口等处明亮，保持室内温暖、舒适，除去易绊倒的障碍物，如地毯、脚垫等。对会引起潜在危险的活动和装置，应给予视觉警示。应用能量保存技术，尽量采取坐位放松体位完成家务活动，充分利用家用电器和辅助装置减少患者家务负担。如果患者手颤抖影响食物加工准备，可以使用食物固定器、防滑垫或夹子等。

（四）构音障碍训练

帕金森病属于运动过弱型构音障碍，主要表现音量、音质改变，声音发颤或嗓音嘶哑。随着病情进展逐渐出现音量降低，清晰度下降，语调单一，没有重读和轻声，且缺乏情绪的变化。语速变化多，有时缓慢，有时短促或增快。

治疗方法包括呼吸训练、放松训练、构音改善的训练、克服鼻音化的训练及韵律训练等。具体训练方法和操作技术参见本套教材《语言治疗学》相关章节内容。

常规语言治疗的重点包括改善清晰度、速度、节律、音量和呼吸等，其结果往往是患者在治疗室里得到了改善，却很难长期保持其治疗效果。近年来，流行一种针对帕金森病患者语言障碍的治疗方法，称为言语治疗（lee silverman voice treatment，LSVT），治疗目标是增加发声的音量，改善发声运动中的感知反馈能力，重新调整与发声有关的感觉运动系统。据文献显示，该治疗方法可以显著增大患者发音音量，改善音质、音调和清晰度，而且治疗1年和2年后随访发现，这些疗效尚存在。

（五）吞咽训练

帕金森病患者在口腔准备期、口腔期、咽期、食道期均受障碍。因为运动迟缓和肌肉僵硬而导致舌部和咀嚼肌运动障碍，口腔准备期、口腔期障碍居多。食团形成和咽期通过延长及环咽肌通过障碍，食管蠕动减弱使得食物吞送情况不良，会并发脱水和低营养。而且，患者大多很少诉说有吞咽障碍，直到导致吸入性肺炎才意识到问题严重。吞咽训练的目的在于恢复或提高患者吞咽能力，改善身体的营养状况，增加进食乐趣，体验酸甜苦辣不同味道；改善因不能经口进食所产生的心理恐惧与抑郁，增加进食的安全，减少食物误咽被误吸入肺的机会，减少吸入性肺炎的发生。由于帕金森病是进展性疾病，治疗方法要随着病程作相应的调整。

治疗方法包括舌的灵活性训练，舌肌力量训练，头、颈及肩关节活动范围训练，这些训练可帮助患者加快吞咽启动。建议患者坚持每天早晚做口腔、咽腔器官运动体操，每次 10 分钟。用力吞咽法、门德尔森（Mendelsohn）吞咽手法、用力憋气练习和假声练习增强声带内收能力训练都可以采用。如患者存在严重僵直，姿势改变困难，可能需要调整饮食或采用非经口进食的方法。具体训练方法和操作技术参见本套教材《语言治疗学》相关章节内容。

（六）心理治疗

大约有 40% ~ 50% 的帕金森病患者会产生抑郁情绪和依赖倾向，治疗者要了解患者的心理状态。针对不同的文化层次、社会背景、性格特点进行评估，分析患者的心理活动，耐心听取其想法，找出存在的心理问题，改善负性认知和不良情绪，有针对性地指导患者和家属进行治疗。采取认知疗法，向患者讲解疾病的相关知识，让他们了解自己病情，正确对待疾病，促进患者对现实情况的适应，坦然面对疾病，积极配合治疗，进行功能训练，尽量能生活自理。消除患者在漫长的治疗过程中产生的疑虑，减轻心理压力，紧张和焦虑时指导患者采用放松疗法。医护人员在日常工作中要加强情感关怀、耐心、专心地倾听患者的倾诉，帮助患者宣泄内心痛苦。当患者出现消极、悲观、抑郁、不安情绪及绝望感时，给予积极的关注和关爱，与患者一起分析出现不适的原因，指导患者重视自己的优点和成就，对所取得的点滴成绩给予肯定和鼓励，并帮助患者恢复业余爱好，重树信心，积极进行各种功能锻炼。也可采取团体治疗方法，定期举行病友交流会，将一些乐观积极恢复较好的病友介绍给患者，让患者之间互相交流、鼓励。同时充分发挥家庭和社会的力量，尽量促使患者建立良好而和谐的家庭和社会关系，帮助患者康复。

（七）认知训练

早期帕金森病患者认知改变表现为执行功能下降、视空间障碍、记忆力下降、定势转换能力下降。认知障碍在疾病晚期严重影响患者的生活质量，约 15% ~ 30% 的患者晚期发生痴呆。目前国内外还没有较成熟的认知康复方法，现仅介绍与记忆障碍和智能障碍有关的训练方法。

1. 提高记忆力的训练

（1）视觉记忆的训练：选择 3 ~ 5 张日常生活用品的图片，让患者看 5 ~ 10 秒，要求患者记住，然后将图片撤走，让患者说出或写下所看到的物品名称。反复数次，直至成功，再增加图片数量及行数，逐渐增加训练难度。

（2）地图作业训练法：在患者面前放一张有街道和建筑物但没有文字标记的城市地图，告诉患者先由治疗师手指处出发，沿其中某一街道行走至某处停住。要求患者将手放置在治疗师的手指停止处，从该处找回出发点，反复进行，连续 2 次无错误，再增加难度，如延长路线、增加转弯等。

（3）彩色积木排列训练法：用边长为 2.5cm 不同颜色的正方形积木块，以每 3 秒一块的速度向患者出示。出示完毕，让患者按治疗师出示的顺序出示木块，反复数次，连续 2 次无错误时，可加大难度进行，如增加木块数目或缩短出示时间等。日常生活也可采用一些方法，如建立恒定的每日活动常规，让患者不间断地重复和排练，记忆一些常用的电话号码等，正确时给予鼓励。

2. 智力障碍康复训练 智力包括分析、推理、综合、比较、抽象、概括等多个方面。这些过程往往在人类解决问题时从思维过程中表现出来，因此训练解决问题的能力也就训练了抽象逻辑思维能力。

（1）训练获取信息的能力：可取当地当日的报纸，根据报纸的内容进行训练。治疗师提出问题，要求患者寻找并给予回答。比如，询问报纸名称，头版头条信息，报纸的日期、体育、商业、经济信息，更具体地询问两个运动队的比分，广告宣传电影的内容等。还可以假设某一条件，购买某一物品，从广告中寻找相似条件的物品等。

（2）排列数字：给患者3张带数字的卡片，让其按从小到大的顺序排列好。然后，每次给一个数字，让其根据数字的大小插入已排列好的3张数字中，准确无误后继续进行上述程序。还可以询问数字间有何联系，如奇数、偶数、倍数等。

（3）处理问题的顺序：示范某一简单动作的步骤。如刷牙，将牙膏挤在牙刷上，取出牙膏、牙刷，让患者排列顺序；再如洗脸，用毛巾擦脸，脸盆放入温水，毛巾放入水中。更换几种简单动作后，如回答正确，再给予更复杂的动作让患者分析，如油煎鸡蛋、补自行车内胎等，让患者自己说出或写出步骤。如有步骤的遗漏，治疗师可说出遗漏的步骤，问患者该步骤应该在哪里。训练成功后，可训练解决问题的能力，如遇到迷路怎么办，丢了钱包怎么办等，让患者提出解决办法。

（4）从一般到特殊的推理：从工具、动物、植物、国家、职业、食品、运动等内容中挑选出一项。如食品，让患者尽可能地多想出与食品有关的问题，如回答顺利，还可以增加一些限制条件。如谈及运动时，可问哪些运动需要跑步，哪些运动需要用球等。另外，假设一个物品或食物，要求患者通过提问来猜出是什么东西。如有困难，可给予提示，如是植物吗，等等。开始时提问可不给予限制，以后要限制和减少提问次数。

（5）分类：如列出30种物品名单，并告诉患者属于3类物品，如食品、家具、衣服，让其分类，有困难者可给予帮助。成功后可让其更细的分类，如食品可再分为植物、肉、奶制品等。还可给予一些成对的词，让患者说出这一对词（物品）的共性，如夹克-裤子，是衣服，是穿的等答案均可，只要有共同点。

（6）预算：给患者设计一个12个月家庭开支（包括食品、房租、水电等）的账目，问患者哪一个月账目支出最高，各项开支一年的总支出是多少，一年中各分项的支出是多少，还可以再分类预算，如每月需多少钱，每周需多少钱（包括总的和各分项的开支）。

总之，对于帕金森病患者认知障碍的康复训练是多种多样的，不是一成不变的，而且是一个长期缓慢的过程。在实践中，要根据患者的具体情况制定适当的方案。

（八）中国传统疗法

帕金森病归于中医颤证。中国传统医学古籍中有大量的有关颤证辨证施治的描述，标准证候分为痰热动风、血瘀动风、气血两虚、肝肾不足、阴阳两虚五个证型。中医根据病程、病情和证候的特点，有针对性地辨证施治。尤其在帕金森病非运动症状治疗有独特的疗效。主要有中药、针灸、推拿及传统运动疗法等手段。

1. 中药

（1）专家验方：六君子汤、归脾汤、黄连温胆汤、补阳还五汤、通窍活血汤等。

（2）中成药康复：大补阴丸、定振丸、六味地黄丸、海马补肾丸等。

2. 针灸

（1）体针：主穴：百会、风府、风池、曲池、阳陵泉、外关、太冲。配穴：肝肾阴虚加三阴交；

气血不足加足三里、合谷；风痰阻络加丰隆；淤血阻滞者加血海、地机；以震颤为主可加大椎、少海、后溪；颈项强直加夹脊；汗多加肺俞、脾俞；便秘加天枢、气海；吞咽困难加廉泉；构音障碍加哑门；流涎加颊车、地仓。

（2）头针：取穴：如一侧肌张力增高为主而震颤不明显者，主要取患肢对侧运动区上 1/5 及中 2/5；双侧有病者，取双侧运动区上 1/5，中 2/5；头面部及额部有抖动者，另加运动区下 2/5；躯体抖动、肌张力增高者，取患肢对侧的运动区及舞蹈震颤控制区。

操作：毫针刺于头皮下，进针达所需深度后通电，频率每分钟 120～150 次，通电量大小以患者能耐受为度，时间 20 分钟。

疗程：每天治疗 1 次，15 次为一疗程，有效者于第一疗程结束后休息 3～5 天，再进行第二疗程。

（3）耳针：肝、肾、肾上腺、脑点、皮质下。

3. 推拿 可作为一种有效的辅助治疗，需较长疗程，应持之以恒。

第一步：患者坐位，以指推法施术，分别沿督脉、膀胱经、胆经，由前发际推至后发际，再推头针疗法中的舞蹈震颤控制区，反复推数次，然后以示指尖叩击整个头部 5 分钟。

第二步：拿揉颈后肌肉，再以一指禅法、指揉法施术，然后点揉风池、天柱、风府、哑门等穴及压痛点。

第三步：拿肩井穴，然后掌击百会穴及大椎穴数次。

第四步：患者俯卧位，先以掌推法、揉按法、滚法施术于腰背部，然后点揉局部反应点及心俞、膈俞、肝俞、脾俞、胃俞、肾俞，最后以推法，分别沿膀胱经及夹脊穴自上而下施术。

第五步：掌击腰阳关穴，然后以拍法施术于腰部，使全身产生震颤感，以透热为度，最后自下而上直擦督脉，再横擦肾俞部，以透热为度。

第六步：以指推、指揉法施术于手足三阴经肘膝以下段，并点揉曲池、血海、悬钟等穴。

另有医者，以额面部肌肉鱼际揉法、循经抹法、头面部脑穴揉法及点按法调理头面部任督二脉为主的经气，引阳入阴，掌颤关元穴以培补肝肾，滋水涵木，息风止痉。

（1）头颈部操作：先以指按法揉太阳、睛明、印堂、四白、鱼腰、头维、角孙、百会、风池等腧穴，然后用叩法反复叩击头部，先以中指由前发际至后发际沿督脉叩击 3～5 遍，最后以双手五指由前向后连续叩击 2～3 遍。

（2）四肢操作：以拿、滚、拨、搓、抖等手法对四肢由近端至远端反复操作，最后点揉尺泽、曲池、手三里、合谷、环跳、委中、足三里、承山、照海、涌泉等穴。

（3）腰背部操作：先以揉滚法由上向下反复揉滚脊柱上督脉及其两侧膀胱经，然后由上向下擦督脉及膀胱经至透热。

4. 传统运动疗法 气功、八段锦、太极拳等传统体育运动可以促进气血运行，疏通经脉筋骨，有益于预防、延缓帕金森病的发生，改善发病后患者的生活质量。

（九）辅助装置的应用和环境改造

为预防畸形，可让患者穿戴必要的矫形支具。穿衣困难可以借助穿衣辅助器，为防止患者跌倒，给患者配备合适的助行稳定用具，注意调整助行器的高度。不要让患者出现躯干俯屈加重，鼓励患者坐位时尽量保持腰部挺直，不要长时间团坐在软沙发内，要睡硬板床，写字、打字桌面高度要正好适合患者在直腰和保持头颈部稍屈曲（10°）体位下工作。尽量去掉房间内的地毯和垫子，防止患者被绊倒，卫生间尽量无障碍，墙壁上安装把手等。

（十）康复治疗注意事项

1. 注意药物治疗与康复治疗的密切配合，只有在药物治疗的前提下，康复治疗才能取得显著的疗效。

2. 康复治疗对帕金森病患者功能障碍的改善是渐进性的，需要患者在家中进行长期的、规律的训练。因此，需要患者及家属的主动参与和积极配合。

3. 训练要循序渐进，要避免疲劳。

4. 避免抗阻运动。

5. 帕金森病患者的心理问题会影响康复训练的效果，训练中要加强心理疏导。

6. 康复治疗中要注意对患者的保护，仔细观察患者的反应，及时调整治疗方案。

第四节 康复结局

帕金森病是一种慢性进展的神经系统变性疾病，目前尚无根本性治疗方法，无法治愈，可能严重影响患者的日常生活和工作，甚至残疾。但帕金森病本身不是一种致命的疾病，一般不影响人的寿命。病初若能得到及时诊断和正确治疗，多数患者在疾病的前几年可继续工作或生活质量较好，但数年后逐渐丧失工作能力。至疾病晚期，由于严重的肌强直、全身僵硬、活动困难，最终导致卧床不动，常死于肺炎、压疮等各种并发症。但每个人的病情进展不一样，个体差异很大，仅少数患者数年内就会迅速进展致残，而经过合理治疗的患者，病程进展相对较慢。这除了与帕金森病本身发病的进程有关以外，很大程度上还取决于患者本身的心理素质、医疗条件和家庭的关怀。那些保持乐观心情，坚持功能训练，有良好家庭护理以及及时的医治的患者能保持相对较长时间的生活自理能力，病情发展相对较慢。

第五节 健康教育

一、一级预防

帕金森病的一级预防要做到无病防病，包括以下措施：

（一）对有帕金森病家族史及有关基因携带者，环境中与 MPTP 分子结构相类似的工业或农业毒素化学物品接触者，均应视为高危人群。对于这些高危人群须密切监护随访，定期体检，并加强健康教育，重视自我防护。

（二）加大对工农业生产环境保护的力度，减少有害气体、污水、污物的排放，对接触这些有毒素物质的作业人员应加强劳动防护，定期体检。

（三）重视对老年人的关爱，增强体质，延缓衰老，对预防帕金森病能起到一定的积极作用。

二、 二级预防

帕金森病的二级预防要做到早发现、早诊断、早治疗。定期体检早期发现、早期诊断帕金森病应及早予以保护性治疗，可延缓疾病发展。同时可采用物理治疗、运动体操、气功、太极拳、推拿、针灸等治疗，以维持日常一般工作和生活，改善症状，尽量推迟药物使用的时间。若疾病影响患者的日常生活和工作能力，则应开始进行规范的药物治疗。

三、 三级预防

帕金森病的三级预防是延缓病情发展，防止残疾，改善生活质量。包括以下措施：

（一）在进行药物治疗的同时，积极进行康复治疗、针灸、推拿、中医药物或手术等综合治疗，减少药物使用的剂量，延缓病情发展。

（二）重视心理疏导和精神关爱，保证充足睡眠，避免情绪紧张激动，以减少肌震颤加重的诱发因素。

（三）积极鼓励患者主动运动，如吃饭、穿衣、洗漱等。有语言障碍者，可对着镜子努力大声地练习发音。加强关节、肌肉活动等维持性训练，尽可能保持肢体运动功能，注意防止跌倒及肢体畸形残疾。

（四）长期卧床者，应加强生活护理，注意清洁卫生，勤翻身拍背，防止坠积性肺炎及压疮感染等并发症。注意饮食营养，必要时给予鼻饲或胃造瘘，保持大小便通畅。增强体质，提高免疫功能，降低死亡率。

（陈　颖）

第五章 阿尔茨海默病康复

第一节 概述

一、定义

阿尔茨海默病（Alzheimer's disease，AD），亦称老年性痴呆，是指发生于老年和老年前期、以进行性认知功能障碍和行为损害为特征的中枢神经系统退行性病变。它是老年期痴呆中最常见的类型。患者往往表现为不同程度的记忆、语言、视空间功能、认知功能（理解、计算、时间空间定向力、思维、判断、执行能力等）减退以及精神行为异常。AD 约占所有痴呆分型的 50%～70%。目前认为 AD 患者在痴呆之前，还有一个痴呆前阶段，此期已出现 AD 病理生理改变，但仅有轻微或无痴呆症状表现。

二、流行病学

我国 65 岁以上人群中 AD 患者约占 3%～7%，发达国家约为 4%～8%。85 岁以上人群中，每 3～4 名老年人中就有一位 AD 患者。我国现有 AD 患者约 600 万～800 万人，美国约有 550 万人，全球 AD 患者达 2400 万人。根据预测，随着发展中国家老年化进程加大，全世界患该病的人数将每 20 年翻一番。众多研究发现高龄是 AD 的危险因素之一。在 65～90 岁人群中，患病率随年龄增长而增高，平均年龄每增加 5 岁，患病率约增加 1 倍。但在超高龄人群中（>90 岁），AD 发病率反而有所下降。AD 女性患病率显著高于男性。在我国，高龄、女性、低教育、农村地区是 AD 的高发危险人群。

三、病因与发病机制

有关 AD 的病因，尚不十分明确，目前普遍认为是一种多因素参与的复杂病理过程。AD 可分为家族性 AD 和散发性 AD，其发生可能与以下因素有关：

（一）家族性 AD 常见 21 号染色体 β- 淀粉样蛋白前体（amyloid precursor protein，APP）基因、14 号染色体的早老素 -1（presenilin 1，PSEN1）基因、1 号染色体早老素 -2（presenilin 2，PSEN2）基因突变。散发性 AD 常见 19 号染色体的载脂蛋白 E（apolipo-protein E，APOE）基因及其他一些尚未确定的基因突变。

（二）近年来，国外研究认为与 AD 发病相关的非遗传学因素中，增加 AD 发生风险的因素有心血管疾病、吸烟、高血压、2 型糖尿病、肥胖、颅脑损伤等；降低 AD 发生的因素有良好的教育程度、休闲活动、地中海饮食以及体育锻炼等。

AD 的发病机制影响较广的有 β- 淀粉样蛋白（β-amyloid，Aβ）瀑布学说和 tau 蛋白学说。

四、 病理

AD 患者病理表现为脑的体积缩小和重量减轻，脑沟加深、变宽，脑回萎缩，颞叶特别是海马区萎缩。组织病理改变为嗜银神经轴索突起包绕淀粉样变性而形成神经炎性斑（neuritic plaque，NP）、过度磷酸化的微管 Tau 蛋白于神经元内高度螺旋化形成 NFT、神经元缺失和胶质增生等。

五、 临床表现

AD 通常起病隐匿，很难确切了解具体的发病时间，病程为持续进行性。临床症状主要可分为认知功能减退及其伴随的社会生活功能减退症状和非认知性神经精神症状。AD 包括两个阶段：痴呆前阶段和痴呆阶段。

（一）痴呆前阶段

此阶段分为轻度认知功能障碍发生前期（pre-mild cognitive impairment，pre-MCI）和轻度认知功能障碍期（mild cognitive impairment，MCI）。在 Pre-MCI 期患者没有任何临床表现或仅主诉轻微的记忆力减退。在 MCI 期患者可有轻度的记忆力受损，表现为学习和记忆新知识能力下降。其他认知能力可有轻度受损，但未达到痴呆诊断标准。此阶段并无明显的神经精神症状。

（二）痴呆阶段

此阶段患者出现明显的认知功障碍，如记忆障碍、语言障碍、失用、失认以及计算、判断、概括、综合分析、解决问题等执行功能障碍。同时还可能伴有精神行为异常。

1. **记忆障碍**　是 AD 最常见的症状，初起以近记忆障碍为主，逐渐发展为远记忆障碍，包括长时记忆、短时记忆和瞬时记忆三种记忆障碍。

2. **语言障碍**　AD 早期患者仅表现为自发性言语减少，一般性的社会交往性语言能力相对保持较好。随着病情的发展，可出现找词困难、表达复杂思想的语言能力降低，有时谈话内容空洞、单调、重复，语言理解障碍，严重时无法进行深层次的思想交流。

3. **失认症及失用症**　其中视觉空间感知障碍在早期即可出现，常导致看地图、画钟、绘画、搭积木等空间识别或空间性操作任务无法完成。失认症患者通常不能阅读，不能通过视觉辨别物品，严重时不能辨别亲友甚至自己。有的易在陌生的环境中迷失方向，严重时，在熟悉的地方也会迷路。听觉失认患者不能识别周围声音，难以理解语音、语调及语言的意义。部分患者可因失用症失去吃饭、穿衣、做家务等基本生活能力，日常生活无法自理。部分患者还表现为日常工作和学习能力下降，组织、计划和管理能力减退等执行功能障碍。

4. **非认知性神经精神症状**（behavioral and psychological symptoms of dementia，BPSD）　AD 患者经常出现紊乱的知觉、思维内容、心境和行为，常表现为焦虑、抑郁、淡漠、妄想、幻听、视幻觉、睡眠障碍、冲动攻击、行为怪异、饮食障碍、性行为异常等。在轻度痴呆阶段时，多表现为暴躁、易怒、焦虑；痴呆较重时，多呈现表情淡漠、沉默寡言或者兴奋欣快、言语增多等情感障碍。常伴有幻听、视幻觉，合并猜疑或妄想等精神症状。常伴身体攻击、语言攻击、无目的的重复活动，整天不停漫步，跟随照料人员，发出尖叫、怪异行为等行为活动异常。部分患者还伴有饮食减少、体重减轻，或饮食不知饱足，体重增加，或嗜异症等。

认知或非认知功能损害常常导致患者社会生活活动能力和职业技能明显减退，不能胜任以往工作，丧失必要的工作能力和社交技能。

5. AD 神经系统查体 一般无明显阳性体征。随着病情进展到中晚期，部分患者可伴有锥体外系体征、头痛、偏瘫、失语、肢体活动不灵、肌阵挛、步态障碍、尿失禁、下颌反射、吸吮反射等局灶性神经系统体征。

六、 辅助检查

（一）实验室检查

常用的包括血、尿、粪便常规，肝、肾、甲状腺功能，血脂、血糖、血清叶酸和维生素 B_{12} 浓度，血清梅毒筛查、人类免疫缺陷病毒（HIV）、伯氏疏螺旋体以及遗传学检测等。还可进行脑脊液（CSF）β- 淀粉样蛋白（Aβ42）、总 tau 蛋白（T-tau）、磷酸化 tau 蛋白（P-tau）、14-3-3 蛋白定量检测以及脑脊液常规检测和淀粉样前体蛋白（amyloid precursor protein，APP）、早老素 1（presnilin1，PS1）、早老素 2（presnilin2，PS2）等基因检测。联合检测 Aβ42 和 P-tau 是目前 AD 与非 AD 痴呆早期鉴别最有效的生物标记物，敏感性和特异性均可达到 80% ~ 90%。

基因检测可用于有家族痴呆史患者的诊断，和有明确家族史，且有明显的常染色体显性遗传危险的个体的预测。

（二）影像学检查

头颅 CT 检查可用于可疑痴呆患者的初步筛查手段。颅脑 MRI（T_1、T_2 和 FLAIR 像）检查能增加诊断及鉴别诊断的特异性。对痴呆患者进行颅脑 MRI 随访有助于判断疾病预后及药物疗效。PET、SPECT 检查可见额、颞、顶叶脑区葡萄糖代谢率和脑血流量变化，与痴呆的严重程度相关，其中β- 淀粉样蛋白（Aβ）的 PET 是近年迅速发展起来的特异性诊断阿尔茨海默病的成像技术。与 PET 相比，SPECT 脑显像分辨率较低，对痴呆诊断的敏感性和正确性低于 PET 检查。

（三）脑电图

早期可见波幅降低和 α 节律减慢，晚期可见弥漫性慢波。经颅多普勒超声、脑电图、诱发电位事件相关电位等检查对于鉴别正常老化与痴呆有一定的辅助诊断价值，但特异性不高。

七、 诊断

目前应用最广泛的 AD 诊断标准是 2011 年美国国立老化研究所和阿尔茨海默协会（National Institute of Aging and Alzheimer's Association，NIA-AA）修改制定的 AD 不同阶段的诊断标准。

（一）在 AD 诊断前，首先要确定患者是否符合痴呆的诊断标准。符合下列条件可诊断为痴呆：

1. 至少以下 2 个认知域损害，可伴或不伴行为症状：

（1）学习和记忆能力。

（2）语言功能（听、说、读、写）。

（3）推理和判断能力。

（4）执行功能和处理复杂任务的能力。

（5）视空间功能。

可伴或不伴有：

（6）人格、行为改变。

2. 工作能力或日常生活能力受到影响。

3. 无法用谵妄或精神障碍解释。

（二）在确定痴呆后，才可考虑是否符合 AD 的诊断。AD 的诊断分下面几种：

1. AD 痴呆阶段的临床诊断标准

2. 很可能的 AD 痴呆

（1）核心临床标准：①符合痴呆诊断标准；②起病隐袭，症状在数月至数年中逐渐出现；③有明确的认知损害病史；④表现为遗忘综合征（学习和近记忆下降，伴 1 个或 1 个以上其他认知域损害），或者非遗忘综合征（语言、视空间或执行功能三者之一损害，伴 1 个或 1 个以上其他认知域损害）。

（2）排除标准：①伴有与认知障碍发生或恶化相关的卒中史，或存在多发或广泛脑梗死，或存在严重的白质病变；②有路易体痴呆的核心症状；③有额颞叶痴呆的显著特征；④有原发性进行性失语的显著性特征；⑤有其他引起记忆和认知功能损害的神经系统疾病，或非神经系统疾病，或药物过量或滥用证据。

（3）支持标准：①在以知情人提供和正规神经心理学检查得到的信息为基础的评估中，发现进行性认知下降的证据；②找到致病基因（*APP*、*PSEN1* 或 *PSEN2*）突变的证据。

3. 可能的 AD 痴呆　有以下任一情况时，即可诊断。

（1）非典型过程：符合很可能的 AD 痴呆核心临床标准中的第①和④条，但认知障碍突然发生，或病史不详，或认知进行性下降的客观证据不足。

（2）满足 AD 痴呆的所有核心临床标准，但具有以下证据：①伴有与认知障碍发生或恶化相关的卒中史，或存在多发或广泛脑梗死，或存在严重的白质病变；②有其他疾病引起的痴呆特征，或痴呆症状可用其他疾病和原因解释。

4. AD 源性 MCI 的临床诊断标准

（1）符合 MCI 的临床表现：①患者主诉，或者知情者、医生发现的认知功能改变；②一个或多个认知领域受损的客观证据，尤其是记忆受损；③日常生活能力基本正常；④未达痴呆标准。

（2）符合 AD 病理生理过程：①排除血管性、创伤性、医源性引起的认知功能障碍；②有纵向随访发现认知功能持续下降的证据；③有与 AD 遗传因素相关的病史。

临床诊断标准中生物标志物的纳入，一方面可以提高 AD 痴呆和 AD 源性 MCI 诊断的可靠度，另一方面还有助于开展 pre-MCI 期的研究，此阶段患者尚无临床症状，诊断主要依赖生物标志物。

第二节　康复评定

一、临床评定

对于既往智能正常，后期出现获得性认知能力下降者，临床上应根据患者认知障碍起病形式、各个认知领域和精神行为损害的先后顺序、病程发展特点以及既往病史和体格检查提供的线索，对痴呆的病因作出初步判断，选择合适的辅助检查，确定痴呆的病因。对出现记忆力障碍，并有失语、失用、失认和抽象思维或判断力中至少一项障碍，并由神经心理评估客观证实，妨碍患者的社会活动或日常生活者，可拟诊痴呆。但应排除意识障碍、谵妄、假性痴呆（抑郁等导致）以及短暂意识混乱和药物、毒物等导致智能下降等情况后，方可确立诊断。

依据临床表现、日常生活能力受损情况、认知评估等可确定痴呆的严重程度。

二、功能评定

当考虑患有 AD 可能时，可使用一系列痴呆筛查量表进行初步筛查、分级评定、精神行为评定及鉴别评定等。对早期 AD 患者，这些评测对诊断具有重要的参考价值。绝大部分中、重度患者无法完成这些复杂的心理测试。

（一）痴呆程度筛查评定

1. 简易精神状态检查（mini-mental state examination，MMSE）　由美国 Folstein 等人于 1975 年编制，总共 10 题、30 项检查，包括时间定向、地点定向、语言即刻和延迟记忆、注意力和计算能力、短程记忆、物体命名、语言复述、阅读理解、语言理解、言语表达和图形描画视空间能力等内容，量表总分为 0 ~ 30 分，是国内外应用最广泛的认知筛查量表，具有良好的信度和效度，对痴呆敏感度和特异性较高，对识别正常老人和痴呆有较高的价值。该量表具体评定内容及评分标准详见本套教材的《康复功能评定学》。

2. 画钟表试验（clock drawing task，CDT）　CDT "0 ~ 4 分法" 是一个简单、敏感、易行的认知筛查量表，对痴呆筛查确诊率约为 75%，作为认知筛查工具得到广泛应用。①方法：要求患者画一个表盘面，并把表示时间的数字标在正确的位置，待患者画一个圆并填完数字后，再命患者画上分时针，把时间指到 9 点 35 分等；②记分：画一个封闭的圆 1 分；数字位置正确 1 分；12 个数字无遗漏 1 分；分时针位置正确 1 分，4 分为认知功能正常，3 ~ 0 分分别为轻、中和重度的认知功能障碍。

3. 长谷川痴呆量表（Hasegava dementia scale，HDS）　也是一种简易实用的量表（表 5-1）。由于我国仍有部分文盲，国内学者将其评分按文化程度标准化，更切合我国国情。

表 5-1 长谷川痴呆量表（HDS）

指导语：下面我要问你一些非常简单的问题，测验一下你的注意力和记忆力，请不要紧张，尽力完成。

问题	得分
1. 今天是几月几号（或星期几）	3
2. 这是什么地方	2.5
3. 你多大岁数（±3 年为正确）	2
4. 最近发生什么事情（请事先询问知情者）	2.5
5. 你出生在哪里	2
6. 中华人民共和国成立年份（±3 年为正确）	3.5
7. 一年有几个月（或一小时有几分钟）	2.5
8. 国家现任总理是谁	3
9. 100-7=，93-7=	2~4
10. 请倒背下列数字：6—8—2，3—5—2—9	2~4
11. 请将纸烟、火柴、钥匙、表、钢笔 5 样东西摆在受试者前，令其说一遍，然后把东西拿走，请受试者回忆	0，0.5，1.5，2.5，3.5

评分标准：如 1~8 题答错为 0 分，答对分别为 3、2.5、2、2.5、2、3.5、2.5、3 分；第 9 题，一个也答不出为 0 分，减对一次为 2 分，减对 2 次及以上为 4 分；第 10 题能倒念对一次为 2 分，能倒念对 2 次为 4 分；第 11 题能说出五种为 3.5 分，四种为 2.5 分，三种为 1.5 分，两种为 0.5 分，只能说出一种或一种也说不出为 0 分。

总分：文盲 <16 分，小学文化程度 <20 分，中学以上文化程度 <24 分，可评为痴呆。

（二）记忆功能评定

记忆是指信息在脑内的储存和提取，是人对过去经历过的事物的一种反应，可分为长时记忆、短时记忆和瞬时记忆三种，记忆功能是人脑的基本认知功能之一。在临床上，AD 患者认知障碍首发表现常为记忆功能障碍，记忆力评定是 AD 诊断的重要手段。常使用韦氏记忆量表（Wechsler memory scale，WMS）、MMSE 和波士顿命名测验（Boston naming test，BNS）等量表进行评估，其中 WMS 是应用较广的成套记忆测验，共有 10 项分测验，可以对长时记忆、短时记忆和瞬时记忆进行评定，分测验 A~C 测长时记忆，D~I 测短时记忆，J 测瞬时记忆，MQ 表示记忆的总水平，该量表具体评定内容及评分标准详见本套教材的《康复评定学》。

（三）注意力评定

注意力是对事物的一种选择性反应。根据参与器官的不同可以分为听觉注意、视觉注意等。下面介绍几种视觉和听觉注意测试方法，它们不是成套测验，可根据临床需要选用。

1. 视跟踪和辨认测试

（1）视跟踪：要求受试者目光跟随光源做左、右、上、下移动。每 1 个方向记 1 分，正常为 4 分。

（2）形态辨认：要求受试者临摹画出垂线、圆形、正方形和A字各一个。每项记1分，正常为4分。

（3）划消字母测试：要求受试者用铅笔以最快速度划去下面字母列中的 C 和 E（试测字母大小应按规格）。100 秒内划错多于 1 个为注意力有缺陷。

2. 数或词的辨别注意测试

（1）听认字母测试：在 60 秒内以每秒 1 个的速度念无规则排列字母给受试者听，其中有 10 个为指定的同一字母，要求听到此字母时举手，举手 10 次为正常。

（2）背诵数字：以每秒 1 个的速度念一列数字给受试者听，要求立即背诵。从两位数开始至不能背诵为止，背诵少于 5 位数为不正常。

（3）词辨认：向受试者放送一段短文录音，其中有 10 个为指定的同一词，要求听到此词时举手，举手 10 次为正常。

3. 声辨认

（1）声辨认：向受试者放送一段有嘀嘀声、电话铃声、钟表声和号角声的录音，要求听到号角声时举手。号角声出现 5 次，举手少于 5 次为不正常。

（2）在杂音背景中辨认词：测验内容及要求同上述（二）中之"词辨认"，但录音中有喧闹集市背景等。举手少于 8 次为不正常。

（四）知觉障碍评定

知觉障碍是指感觉传入系统未受损，而对感觉信息的识别及分析功能出现受损。皮质水平的损害可引起知觉障碍，常常是非主侧半球顶叶。

1. 失认症的评价 失认症是指 AD 患者因为认知功能减退后患者不能通过知觉认识自己熟悉的东西，包括视觉、触觉失认等。

常见的失认症类型及其评价方法如下：

（1）单侧忽略的评价：单侧忽略又称半侧视不注意，是患者对脑损害部位对侧一半的身体和空间内的物体不能辨认的症状。病灶常在右顶叶、丘脑。单侧忽略与偏盲的区别在于后者会有意识地以头部转动带动眼睛来加以补偿，而前者即使视野完整也不会用眼睛来补偿。常用评定法如下：①平分直线：在一张白纸上画一条横线，让患者用一垂直短线将横线分为左右两段，如果患者画的垂线明显地偏向一侧，即为阳性。②看图说物：用一张由左至右画有多种物品的图片，让患者看图说出物品的名称。如果漏说一侧的物品，甚至因对一个物品的半侧的失认而说错，即为阳性。③绘图：评估者先在纸上画一个人、房子或一朵花，然后让患者去模仿着画。如果画出来的缺少一半，或明显偏歪，即为阳性。也可以让患者画一个钟面，如果将钟面画在纸的一边，并将 1～12 的数字集中在一侧，即为阳性。④删字：将一组阿拉伯数字放在患者面前，让其用笔删去指定的数字（如 1 和 4），如仅删去一侧，另一侧未删，即为阳性。⑤ Albert 试验：Albert 试验是最敏感的试验，是在纸上散布一些无规律的短线条，让患者用笔与线条正交地删去（表 5-2）。

表 5-2 Albert 试验的评定标准

评定级别	漏删线数	漏删线
无单侧忽略	1 或者 2	4.3%
可疑忽略	3～23	4.5%～56.8%
肯定有单侧忽略	≥ 23	≥ 56.8%

（2）疾病失认：患者否认自己有病，对自己的病漠不关心，损害的脑区多为右侧顶叶，主要依靠临床患者的表现进行评定。

（3）触觉失认：是指患者虽然其触觉、温度觉、本体感觉的功能正常，但不能通过手触摸的方式来辨认物体的形态。病灶部位常位于顶叶。评估方法：在桌子上摆放各种物品，如球、铅笔、硬币、戒指、纽扣、积木块、剪刀，先让患者闭眼用手认真触摸其中一件，辨认是何物，然后放回桌面。再睁开眼，从物品中挑出刚才触摸过的物品，能在合理的时间内将所有物品辨认清楚者为正常。

（4）视觉失认：患者对所见的物体、颜色、图面不能辨别其名称和作用，但经触摸或听到声音或嗅到气味，则能正确说出。其病灶部位一般在枕叶，特别是优势侧的大脑半球。评估方法：①形状失认：取图形为三角形、菱形的塑料块各两块，杂乱地混放于患者面前，让其分辨，辨认不正确者为阳性。②物品失认：将多种东西混放在一起，其中有同样的物品，让患者将同样的物品挑选出来，能够正确完成者为正常，不能完全挑出来的为异常。物品的分类检查是将多种物品混放在一起，让患者根据物品的形态、材料、颜色、用途等进行分类。评估者可以任意提出以上分类的要求，能在适当的时间内正确完成为正常，反之为异常。③颜色失认：给患者一张绘有苹果、橘子、香蕉的无色图形，让患者用彩色笔在每张图上描上相应的颜色，完成不正确的为阳性。

2. 失用症的评价 是指患者在运动、感觉、反射均无异常的情况下，患者不能完成某些病前通过学习而会用的动作。失用症可以累及正常随意运动的任何动作。

（1）结构性失用：可以通过用笔画空心十字试验和用火柴棍拼图试验两种方法来进行检查评价。画空心十字试验是给患者纸和笔，让他照着画一个空心"十"字画的图形，如果不成空心、边缘歪扭、形状怪异则为阳性。用火柴棒拼图试验是由检查者用火柴棒拼成各种图形，让患者照样复制，不能完成者为阳性。

（2）运用性失用：检查以下4个方面的动作：①面颊：吹火柴；②上肢：刷牙、钉钉子；③下肢：踢球；④全身：作拳击姿势，正步走。评定标准为正常、阳性和严重损伤。正常：即使没有实物也可以根据描述和指令完成动作。阳性：只有在给实物的情况下才能完成大多数动作。严重损伤：即使给实物也不能完成指定的动作。

（3）穿衣失用：穿衣失用表现为对衣服部位辨认不清，因而不能穿衣。评定时让患者给自己穿衣、系扣、系鞋带，如对衣服的正、反、左、右不分；手穿不进袖子；系扣、系鞋带困难者为阳性，不能在合理时间内完成上述指令者亦为阳性。

（4）意念性失用：意念中枢在左顶下回、缘上回，当意念中枢受损时，不能产生运动的意念，此时即使肌力、肌张力、感觉、协调能力正常也不能产生运动，称为意念性失用，特别是对复杂精细的动作失去应该有的正确观念，致使各种动作的逻辑混乱。评定可进行活动逻辑试验，可把牙膏、牙刷放在桌上，让患者打开牙膏盖，拿起牙刷，将牙膏挤在牙刷上，然后去刷牙，如果患者动作的顺序错乱为阳性。

（5）意念运动性失用：意念中枢与运动中枢之间的联系受损时，运动的意念不能传达到运动中枢，因此患者不能执行运动的口头指令，也不能模仿他人的动作。但由于运动中枢对过去学会的运动仍有记忆，有时能下意识地、自动地进行常规的运动。如给他牙刷时他能自动去刷牙，但告诉他去刷牙时，他却又不能去刷牙。因此常表现为有意识的运动不能，但无意识运动却能进行。其病灶部位常在缘上回运动区和运动前区及胼胝体。评定时可以让患者按口头命令动作，让患者执行检查者的口头动作指令，不能执行者为阳性。

（五）言语语言功能评定

AD 患者早期可出现找词困难、命名障碍，而复述、发音完好。随着病情进展，出现语言空洞、理解力、阅读书写障碍，最后可发展为刻板言语，甚至缄默。可选用波士顿命名测验联合 MMSE 鉴别语义性痴呆和 AD。北京医院汉语失语成套测验（Aphasia battery of Chinese，ABC）也可用于 AD 患者的语言功能评定。

（六）日常生活能力评定

评定日常生活能力的测验很多，测试项目主要包括基本日常生活能力（basic activities of daily living，BADL）和复杂的工具性日常能力（instrumental activities of daily living，IADL）两部分。常用评估工具包括日常生活活动量表（activities of daily living，ADL）、阿尔兹海默病协作研究日常能力量表（ADCS-ADL）、Lawton 工具性日常能力量表（instrumental ADL scale of Lawton）等。国内多采用 ADL 进行评估，该量表是常用的评价老年人日常生活能力的工具，共含 20 项测验内容，其中前 8 项检测 BADL 功能，后 12 项评估 IADL 能力。具体评定见表 5-3。

表 5-3 日常生活活动量表（ADL）

项目	评分
吃饭	1 2 3 4
穿脱衣服	1 2 3 4
洗漱	1 2 3 4
上下床、坐下或站起	1 2 3 4
室内走动	1 2 3 4
上厕所	1 2 3 4
大小便控制	1 2 3 4
洗澡	1 2 3 4
自己搭乘公共汽车（知道乘哪一路车，并能独自去）	1 2 3 4
在住地附近活动	1 2 3 4
自己做饭（包括生火）	1 2 3 4
吃药（能记住按时服药，并能正确服药）	1 2 3 4
一般轻松家务（扫地，擦桌）	1 2 3 4
较重家务（擦地擦窗，搬东西等）	1 2 3 4
洗自己的衣服	1 2 3 4
剪脚趾甲	1 2 3 4
购物	1 2 3 4
使用电话	1 2 3 4

续表

项目	评分
管理个人钱财	1 2 3 4
独自在家（能独自在家待一天）	1 2 3 4

每项内容评分标准为 4 级，1 分 = 自己完全可以完成；2 分 = 有些困难，自己尚能完成；3 分 = 需要帮助；4 分 = 自己根本无法完成；总分 20～80 分，分数越高，能力越差。

（七）社会功能评定

康复医学的目的就是使患者能够最大限度地恢复功能，重返社会。而能否重返社会，除了躯体功能的良好状态外，患者社会功能的完好也是必不可少的。社会生活能力的评估主要包括评价患者参与各种社会活动的情况，包括工作、社交以及参与各种娱乐活动等，临床上常使用社会生活能力概况评定量表（rating scale of social Ability，RSSA）和功能活动调查表（functional activity questionnaire，FAQ）进行评定。社会生活能力概况评定量表详见表 5-4。功能活动调查表详见表 5-5。

表 5-4　社会生活能力概况评定量表（RSSA）

评定内容	评分		
1. 上班或上学的情况：与伤病前相同	是 20	否 0	
2. 参加社交活动（探访亲友等）	从不参加 0	极少参加 5	正常参加 10
3. 参加社团活动（工会、联谊会、学会等）	从不参加 0	极少参加 5	正常参加 10
4. 与别人进行打扑克、下象棋、参观旅行、打球、看球赛等文体活动	从不参加 0	极少参加 5	正常参加 10
5. 与别人一道看电视、谈话、听音乐、上公园、散步、购物等业余消遣活动	从不参加 0	极少参加 5	正常参加 10

评分标准：根据总分来评定，0 分：社会生活能力重度障碍；≤ 20 分：社会生活能力中度障碍；20～40 分：社会生活能力中度障碍；60 分：社会生活能力正常。

表 5-5　功能活动调查表（FAQ）

项目	圈上最适合的情况
1. 使用各种票证（正确地使用、不过期）	0 1 2 9
2. 按时支付各种票据（如房租、水电费等）	0 1 2 9
3. 自行购物（购买衣服、食物及家庭用品等）	0 1 2 9
4. 参加需技巧性的游戏活动（如打扑克、下棋、木工、书法、摄影等）	0 1 2 9
5. 使用炉子（包括生炉子、熄灭炉子）	0 1 2 9

续表

项目	圈上最适合的情况
6. 准备烧一顿饭菜（有饭、菜、汤）	0 1 2 9
7. 关心和了解新鲜事物（国家大事或身边发生的事）	0 1 2 9
8. 持续 1 小时以上专注看电视或书，并能理解、评论其内容	0 1 2 9
9. 记得重要的约定（如领退休金、约会、接送孩子等）	0 1 2 9
10. 独自外出或走亲访友（较远距离，如 3 站公交车距离）	0 1 2 9

评分标准："0"没有任何困难，能独立完成；"1"有些困难需要他人指导或帮助；"2"本人无法完全完成，或几乎完全由他人代替完成；"9"不知道或不适合，如从未从事过这项活动。

（八）精神行为症状评定

临床上常用神经精神问卷（the neuropsychiatric inventory，NPI）来评估 AD 患者的精神行为症状，详见表 5-6。该量表具有较高的信度和效度，由 12 个评分项目组成，通过测试者询问知情者进行评定，评价患者出现认知障碍后出现该项症状的频率、严重程度和该项症状引起照料者的苦恼程度，频率评分为 1～4 分；严重程度评分为 1～3 分；该项症状引起照料者的苦恼程度评分为 0～5 分。对患者和照料者的评分分开计算。

表 5-6　神经精神问卷（NPI）

症状	有无	频率	频率 × 严重程度	使照料者苦恼程度
妄想：（错误的观念如：认为别人偷他 / 她的东西？怀疑有人害他？）				
幻觉：（视幻觉或听幻觉？看到或听到不存在的东西或声音？和实际不存在的人说话？）				
激越 / 攻击性：（拒绝别人的帮助？难以驾驭？固执？向别人大喊大叫？打骂别人？）				
抑郁 / 心境恶劣：（说或表现出伤心或情绪低落？哭泣？）				
焦虑：（与照料者分开后不安？精神紧张的表现如呼吸急促、叹气、不能放松或感觉紧张？对将来的事情担心？）				
欣快：（过于高兴、感觉过于良好？对别人并不觉得有趣的事情感到幽默并开怀大笑？与情景场合不符的欢乐？）				
情感淡漠：（对以前感兴趣的活动失去兴趣？对别人的活动和计划漠不关心？自发活动比以前少？）				
脱抑制：（行为突兀，如与陌生人讲话，自来熟？说话不顾及别人的感受？说一些粗话或谈论性？而以前他 / 她不会说这些）				

续表

症状	有无	频率	频率 × 严重程度	使照料者 苦恼程度
易激惹 / 情绪不稳：（不耐烦或疯狂的举动？对延误无法忍受？对计划中的活动不能耐心等待？突然暴怒？）				
异常运动行为：（反复进行无意义的活动，如围着房屋转圈、摆弄纽扣、用绳子包扎捆绑等？无目的的活动，多动？）				
睡眠 / 夜间行为：（晚上把别人弄醒？早晨很早起床？白天频繁打盹？）				
食欲和进食障碍：（体重增加？体重减轻？喜欢食物的口味发生变化？）				

还可以使用汉密尔顿抑郁量表（Hamilton depression scale，HAMD）对焦虑 / 躯体化、体重、认知障碍、日夜变化、迟缓、睡眠障碍、绝望感等 7 个因子进行评估，以便了解患者的抑郁症状。

（九）AD 和 VD 鉴别量表

AD 和 VD 在临床表现上有不少类似之处，但病因、病理不一致，治疗和预后也不尽相同。临床中常使用 Hachinski 缺血计分表来鉴别 AD 和 VD，详见表 5-7。

表 5-7　Hachinski 缺血计分表

项目	计分	项目	计分
突然起病	2	情感脆弱	1
阶梯性恶化	1	高血压史	1
波动性病程	2	卒中史	2
夜间意识错乱	1	动脉粥样硬化	1
人格相对保留	1	局限性神经系统症状	2
抑郁症状	1	局限性神经系统体征	2
躯体不适的主诉	1		

该量表总分为 18 分，≤ 4 分提示阿尔茨海默病（AD）；5～6 分提示混合性痴呆（MD）；≥ 7 分提示血管性痴呆（VD）。

（十）运动功能评定量表

国外研究发现在 AD 早期患者中，已出现平衡和步行功能的下降。在起立 - 行走计时测试（timed up and go test，TUG）和 10 米步行时间测试中，早期的 AD 患者已出现测试时间的延长和步速的降低。因而，AD 患者的运动能力，如平衡功能和步行功能等评定不容忽视。

常用量表有关节活动度功能评定表、徒手肌力检查记录表、改良 Ashworth 痉挛量表、Berg 平衡量表等，具体评定标准、内容和评分详见本套教材的《康复功能评定学》。

（十一）营养状态评估

随着痴呆患者程度的加重，营养不良的发生率增高，可应用简易营养评估表（short-form mini-nutritional assessment，MNA-SF）、皇家医学院营养筛查系统（imperial nutritional screening system，INSYST）进行评价。

（十二）整体评价量表

国内外常对老年期痴呆患者的认知功能、精神行为和日常生活能力等障碍进行整体评定，可以较为有效地评估患者的严重程度，常用的量表有临床痴呆评定量表（clinical dementia rating，CDR）、总体衰退量表（global deteriorate scale，GDS）和临床总体印象量表（clinical global impression，CGI）等，其中 CDR 具有良好的信度和效度，是国内外最常用的痴呆严重程度分级量表，主要对记忆力、定向力、判断与解决问题的能力、社会事务能力、家务与业余爱好、个人自理能力等 6 方面进行评定，根据评分规定，判定为认知正常、可疑痴呆、轻度痴呆、中度痴呆和重度痴呆 5 级。

第三节　康复治疗

AD 通常起病隐匿，没有确切的发病时间，病程多为持续发展的不可逆性痴呆。一旦发现患者出现认知功能损害、行为异常、情感障碍、社会生活功能减退等征兆，应立即给予相应检查。确定为痴呆后，实施早期康复介入治疗；在痴呆整个疾病发展过程中，应持续给予综合性康复治疗，减轻或延缓痴呆的发展。由于其病因多不明确，无法实施针对性的病因治疗，目前治疗上主要对认知功能减退及其伴随的社会生活功能减退和非认知性神经精神症状/体征三方面进行对症处理。

AD 康复目标：一旦确诊 AD，首先可通过健康教育、饮食疗法、体育锻炼、社会方式改变、生活护理等多种形式进行控制；疗效不佳时，可以适当配合药物、康复治疗以及对症支持治疗等其他治疗方法，力争控制或延缓痴呆的发展。康复治疗的主要目标包括减轻患者认知功能的损害；纠正异常的精神行为；改善情感障碍；提升社交技能，最大限度地提高生活自理能力，促进其回归社会、回归工作。

AD 的三级康复预防时机：一级预防指在 AD 的病理生理过程开始之前，即应针对 AD 的高危因素进行干预和去除；二级预防指在痴呆前阶段，即 AD 病生过程开始后，临床症状出现之前，对患者的血压、血糖、血脂、心血管疾病等进行干预，以延迟或防止症状出现；三级预防指在临床症状出现后，进行药物和康复治疗。

一、生活护理

AD 患者生活照料和家庭护理上极为重要，尤其是对日常生活活动能力明显减退的中-重度痴呆患者。有效的护理能够延长患者的生命及改善患者的生活质量，并且能够防止跌倒、摔伤、外出不归等意外事件的发生，有时可能优于治疗的效果。应对痴呆患者进行全面的护理评估，以制定护理计划。评估内容需覆盖患者的整体病情如意识状态、认知状况、行为症状、精神状况、生活功能，同时还应对患者生活的支持系统和决策能力、主要照料者心理和身体健康、患者家庭的文化、信仰、语言、教育、家庭决策过程等方面。

护理原则包括：①护理者应帮助患者、照料者或患者家属掌握基本相关知识和发展规律，提高照料者照顾患者的意愿和对照料能力；②鼓励家属参与支持性团队，使患者家庭有足够的心理准备共同参与护理；③协助照料者或家属为患者构建适宜的生活环境；④协助照料者或家属建立辅助支持系统以帮助患者最大化保留生活能力，如可利用各种提示物增加对患者的感官刺激等；⑤充分尊重患者的尊严、隐私、杜绝一切剥夺、污蔑患者人格的事情发生；⑥提高患者的自信心和成就感，护理中鼓励和赞赏帮助护理者顺利接触痴呆患者，完成护理计划；⑦提供身心统一的整体护理，多用肢体语言进行交流以增进亲和力，最好使用非药物方法以处理患者的异常行为；⑧保持患者与家属之间的亲密关系；⑨注意潜在性的危险和意外，不要让患者独自外出，以免发生迷路或丢失。

二、 对症支持治疗

重度患者自我生活能力严重减退，常导致营养不良、肺部感染、泌尿系感染、压疮、骨质疏松等并发症，应加强改善营养状况等的支持治疗和对症治疗。

三、 药物治疗

（一）胆碱酯酶抑制剂

研究表明痴呆患者脑内胆碱能细胞变性脱失，导致乙酰胆碱减少，记忆功能减退，故常用胆碱酯酶抑制剂多奈哌齐（安理申）、加兰他敏、他克林（tacrine）、和石杉碱甲（huperzine A）等药物通过抑制 ACh 降解，提高神经递质传递功能来改善痴呆患者的认知功能、日常生活能力和降低其异常精神行为，但部分患者可出现腹泻、恶心、呕吐、食欲下降等不良反应。

（二）兴奋性氨基酸受体拮抗剂

盐酸美金刚是 N- 甲基 -D- 天冬氨酸受体（N-methyl-D-aspartic acid receptor，NMDA）拮抗剂，可以有效改善中 - 重度 AD 患者的认知功能、日常生活能力和减轻异常神经精神行为，提升患者的综合性能力，少数患者可能出现恶心、眩晕、腹泻等副作用。

（三）改善脑代谢药

脑血流减少和糖代谢减退是 AD 重要的病理改变，使用扩血管药物增加脑血流及脑细胞代谢药可能改善症状或延缓疾病进展。常使用去氢麦角碱甲磺酸盐（海得琴）和吡拉西坦等药物。

（四）神经保护性药

常用维生素 E 和雌激素等抗氧化剂改善患者的认知功能和延缓痴呆的发展。

（五）抗精神症状药

对抑郁情绪可选用四环类抗抑郁剂、SSRI，如氟西汀、帕罗西汀、舍曲林和西酞普兰等，这些药物无明显抗胆碱能和心脏毒性作用，耐受性好，适用于年老体弱患者；对焦虑、失眠症可选用苯二氮草类抗焦虑药，如阿普唑仑、劳拉西泮、丁螺环酮等；对兴奋、躁动、幻觉及妄想等症可选用氟哌啶醇、甲硫哒嗪、氯丙嗪、利培酮等。无论选用何种精神药物，均需注意老龄化和痴呆患者对药物的敏感性，以小剂量开始为宜，逐渐增加治疗剂量，并且不可长期使用。

（六）中医中药治疗

有研究认为中药含有多种有效成分，并具有同时发挥多种作用靶点的特点。认为银杏叶、鼠尾草提取物对 AD 防治有效，对缓解患者淡漠、焦虑、易激惹、抑郁等精神症状有益。近年研究了当归芍药散、钩藤散及黄连解毒汤等，认为对痴呆有一定改善学习记忆功效。也探索针灸疗法对痴呆的影响，如头针取双侧语言区、晕听区；耳针取心、脑皮质下、内分泌穴；体针取丰隆、间使、大椎、肾俞、人中、内关、风池等穴治疗，取得了一定疗效。

四、 康复治疗

对患有轻、中度 AD 患者进行综合性康复治疗，将极大地改善患者的认知功能，减轻非认知性神经精神症状，提高其社会生活能力，延缓痴呆的发展。康复治疗对于重度痴呆患者虽有一定的帮助作用，但需要长期坚持训练，这类患者主要以照料和护理为重。

（一）康复治疗指征

1. 适应证 因各种先天性疾患、遗传疾病以及老年性自然病程所导致的认知功能、非认知性神经精神症状和社会生活能力减退，经 NIA-AA 标准诊断的轻、中度痴呆患者。

2. 禁忌证 严重 AD 或合并额颞叶痴呆、路易体痴呆、严重脑血管病，严重肝、肾、心脏等疾病，极度虚弱、长期卧床、严重骨质疏松、不适宜进行康复治疗的痴呆患者。

（二）康复治疗原则与方法

1. 康复训练原则

（1）个体化治疗，综合康复训练。

（2）以提高生存质量为目标，充分发挥 AD 患者残存的功能，重点改善生活自理和参加休闲活动的能力。

（3）对照料 AD 患者人员，从技术上提供有关痴呆康复训练知识，从精神上给予关心支持。

2. 康复伦理问题应帮助患者本人及家属了解 AD 诊断及其含义，患者病情和所处的阶段，为患者提供相关知识及康复治疗的资料，有利于患者寻求有效的治疗并尽早安排今后的生活。随着疾病的进展，患者的决策权渐渐需要由家属、健康医护人员所替代。在此过程中，应及时准确的评估患者残存的认知和决策能力。在患者尚存较好的决策能力时，应在充分遵循患者本人的意愿基础上，与家属充分讨论协助患者制定并记录今后的生活计划，该计划具有法律效力。

3. 康复治疗方法 常用的康复治疗包括物理治疗、作业治疗、语言治疗、心理治疗、传统医学治疗、康复工程、娱乐治疗等方法。每种治疗方法对痴呆均有或多或少的帮助作用，其中物理治疗重点改善患者肢体功能，增加身体平衡协调性，促进脑部血液循环，增加外界信息量摄入，从而改善患者运动功能；作业治疗着重提高患者日常生活能力和职业技能，改善认知功能，减轻行为异常；语言治疗、心理治疗、传统医学治疗、康复工程、娱乐治疗等均可帮助减轻患者非认知性精神

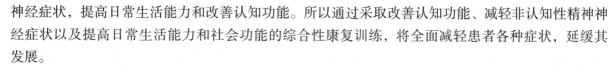
神经症状，提高日常生活能力和改善认知功能。所以通过采取改善认知功能、减轻非认知性精神神经症状以及提高日常生活能力和社会功能的综合性康复训练，将全面减轻患者各种症状，延缓其发展。

（1）记忆功能训练：记忆衰退是 AD 患者最明显的表现之一，故任何一种能够帮助患者适应、减轻、改善因脑部受损而导致记忆障碍的技巧或策略，均称为记忆功能训练。

1）联想法：①视觉想象：患者将要记住的信息在脑中形成的有关视觉形象；②兼容：患者把要记住的信息与已知事情联系记忆；③自身参照：让患者将要记住的信息与自身联系起来；④精细加工：患者对要记住的信息进行详细分析，找出能与已知信息联系的各种细节。

2）背诵法：反复大声或无声地背诵要记住的信息。

3）分解 - 联合法：对要记住的信息应从简单到复杂，先一步一步练习，再逐步联合。

4）提示法：对要记住的信息提供言语或视觉提示。

5）记忆技巧法：①首词记忆法：将要记住的信息的头一个词编成熟悉易记的一个短语或句子，例如，记忆的目标单词为"地理、大海、物理、博览"，即可用"地大物博"的成语来记忆；②编故事法：将要记住的信息编成一个自己熟悉的或形象化的故事来记。

6）常规化：建立恒定的日常生活活动程序。如定时休息、固定穿衣顺序、固定散步路径等。

7）训练操作方法：①视觉记忆：先将 3~5 张绘有日常生活中熟悉物品的图片卡放在患者面前，告诉患者每卡可注视 5 秒，看后将卡收去，让患者用笔写下所看到的物品的名称，反复数次，成功后增加卡的数目：反复数次，成功后再增加卡片的行数（如原仅一行，现改放两行或三行卡片等）；②地图作业：在患者面前放一张大的、上有街道和建筑物而无文字标明的城市地图，告诉患者先由治疗师用手指从某处出发，沿其中街道走到某一点停住，让患者将手指放在治疗师手指停住处，从该处找回到出发点，反复 10 次，连续两日无错误，再增加难度（路程更长、绕弯更多等）；③彩色积木块排列：用品为 6 块 2.5cm×2.5cm×2.5cm 的不同颜色的积木块和一块秒表，以每 3 秒一块的速度向患者展示木块，展示完毕，让患者按治疗师所展示次序展示积木块，正确的记"+"；不正确的记"−"，反复 10 次，连续两日均 10 次完全正确时，加大难度进行（增多木块数或缩短展示时间等）；④缅怀治疗："缅怀"是一种在老年精神科广泛采用的治疗媒介，适用于治疗老年痴呆症，缅怀治疗是利用患者所拥有的记忆作媒介，去鼓励患者与人沟通及交往。理论基础源于 Erikson（1950）对人生发展过程的理论，人到晚年，回忆往事是很自然的过程，若能借此过程去解决一些从前未能解决的矛盾，整个人生便能达致整合（integration）；若未成功，一生便变得"绝望"，一般缅怀活动会糅合开心与不快的回忆，因为过分着眼于开心的回忆会造成逃避现实；只侧重于不快往事却又会令患者情绪低落，合适的"缅怀"活动有助增进患者的生活满足感，减低抑郁及改善生活质量，缅怀可有多种不同形式，包括个别回想、与人面谈、小组分享、展览及话剧等，而对象亦不局限于同龄人士，老幼共聚也是一种选择。

（2）注意力和集中力训练

1）猜测游戏：取两个透明杯子和一个弹球，在患者注视下由治疗师将一个杯子覆扣在弹球上，让患者指出哪一个杯中扣有弹球，反复数次，无猜测错误后改用两个不透明的杯子，操作同前，此时患者已不能透过杯壁看到弹球，让患者指出哪个杯中扣有弹球，反复数次；成功后改用三个或更多的不透明杯子和一个弹球，方法同前；成功后改用三个或更多的不透明杯子和两个或更多的颜色不同的弹球，扣上后让患者指出各种颜色的弹球被扣位置，移动杯子后再问。

2）删除作业：在 16 开白纸中写满几个大写汉语拼音字母如 KBLZBOY（亦可依患者文化程度选用数字、图形），让患者用铅笔删去治疗师指定的字母如"B"；改换字母的顺序和规定要删除的字母，反复进行数次；成功后改用两行印得小些的字母，以同样的方式进行数次；成功后改为三行或更多行的字母，方式同前；成功后再改为纸上同时出现大写和小写字母；再让患者删去指定的字母（大写和小写的），反复数次，成功后在此基础上穿插加入以前没出现过的字母，让患者删去，反复数次；成功后再将以前没出现过的字母三个一组地穿插入其中，让患者把这些三个一组的插入字母一并删去。

3）时间感训练：给患者一块秒表，让患者按治疗师口令启动并于10秒内由患者自动停止它。然后将时间由10秒逐步延长至1分钟，当误差小于1~2秒时改为不让患者看表，启动后让患者心算到10秒时停止，然后将时间延长，到2分钟时停止。误差应每10秒不超过1.5秒，即30秒时允许范围为30±（3×1.5）秒。当误差不超过比值时再改为一边与患者交谈一边让患者进行同上训练，让患者尽量控制自己，避免受交谈影响而分散注意力。

4）数目顺序：让患者按顺序说或写出0~10的数字，如有困难，给患者11张上面分别写有0~10数字的字卡，让患者按顺序排好。增加数字跨度，反复数次，成功后改为让患者按奇数、偶数或逢10的规律说或写出一系列数字，并由治疗师随意指定数字的起点，成功后可变换方向如原由小到大改为由大到小等，反复数次，成功后先由治疗师向患者提供一系列数字中的头四个数，从第五个数起往后递增时加一个数值如"4"等；让患者继续进行报出每次加后之和，反复数次，成功后改为每次递增时从原数上乘以另一数值或除以另一数值。

（3）推理及解决问题能力的训练

1）指出报纸中消息：取一张当地报纸，首先问患者有关报纸首页的信息如大标题、日期、报纸名称等，如回答无误，再请他指出报纸中专栏如体育、商业、分类广告等；回答无误后，再训练他寻找特殊的消息，可问他"两个球队比赛的比分如何"、"当日的气象预告如何"等。回答无误后，再训练他寻找一些需要由他决定的消息，如平时交谈中知患者希望购一录像机，可取一张有出售摄像机广告的报纸，问患者希望购买什么牌子和价值多少的摄像机，让他从报上寻找接近他的条件的信息，再问他是否想购买等。

2）排列数字：给患者三张数字卡，让他由低到高地将顺序排好，然后每次给他一张数字卡，让他根据其数值的大小插进已排好的三张之间，正确无误后，再给他几个数卡，问他其中有什么共同之处（如有些都是奇数或偶数，有些可以互为倍数等）。

3）问题状况处理：给患者纸和笔，纸上写有一个简单动作的步骤如刷牙，将牙膏挤在牙刷上，取出牙膏和牙刷等，问患者孰先孰后？更换几种简单动作，都回答正确后再让他分析更复杂的动作如油煎鸡蛋、补自行车内胎等，此时让患者自己说出或写出步骤，如漏了其中某一步或几步，治疗者可以问他"这一步该放在哪里"，训练成功后，治疗师可向患者提出一些需要他在其中做出决定的较难问题，看他如何解决。如问他"丢失钱包怎么办"、"在新城市中迷了路怎么办"、"在隆重的宴会上穿着不恰当怎么办"等等。

4）从一般到特殊的推理：从工具、动物、植物、国家、职业、食品、运动等内容中随便指出一个项目，让患者尽量多地想出与该项目有关的细项，如回答顺利，可对一些项目给出一些限制条件，让患者想出符合这些条件的项目，如谈到运动时，可向患者提出哪些需要跑步、哪些要用球、哪些运动时运动员有身体接触等，这时患者必须除外一些不符合上述条件的项目，其中就有了决定的过程。成功后可进而告诉患者，假设治疗师在杂货店里买回食品，让他通过向治疗师提问的方式猜出买的是什么，鼓励他先提一般的问题，如"它是植物吗"、"是肉类吗"等，治疗师回答后再进一步问特殊的问题，如治疗师回答是植物，他可以再问"是黄瓜吗"、"是西红柿吗"等。起初允许他通过次数不受限制的提问猜出结果，以后限制他必须用30次的提问猜出结果，成功后再限定为20次、15

次等。

5）分类训练：给患者一张上面列有30项物品名称的单子，并告诉他30项物品都属于三类（如食品、家具、衣服）物品中的一类，让他进行分类，如不能进行，可帮助他。训练成功后，仍给他上面列有30项物品名称的清单，让他进行更细的分类，如初步分为食品类后，再细分是植物、肉、奶品等；成功后再给他一张清单，上面写有成对的、有某些共同之处的物品的名称，如椅子-床、牛排-猪肉、书-报纸等，让患者分别回答出每一对中有何共同之处？答案允许多于一个以上，如书-报纸可以回答是写出来的和是纸制的等，必须有共同之处。

6）定向能力训练：实际定向疗法（reality orientation，RO）的理论基础是老年人一般都有脱离环境接触的倾向，而且由于病理原因使部分大脑停止活动。因此，经常予以刺激，反复做环境的定向练习；置患者于人群集体之中，通过加强接触而减少其孤独的倾向，最终可能使失用的神经通路再次促通。

①教室实际定向疗法（classroom RO，CRO）：即每日利用半小时在教室内集中一组患者，由作业治疗师主持活动，室内有一块大黑板提示如下内容，要求字大而清楚，向患者提问，要求回答。

××医院（地点）

今天是星期几

这个月是 _____ 月

日期是 _____ 日

今年是 _____ 年

下一餐饭是 _____ 餐

季节是 _____ 季

天气是 _____

活动一般最好安排靠窗户进行，便于患者看到窗外；室内也布置相应的实物，如春天的花、秋天的落叶、冬天的冰雪等。

②24小时RO或不定形式实际定向疗法（informaRO，IRO）：即所有与患者接触者无论工作人员或家属，随时随地提醒患者关于时间、地点、名称、情景等概念，并且耐心地纠正其错误。与此相应，环境方面也需一定布置，如时钟、日历及各种不同颜色、形状的标记，工作人员的胸牌等，以帮助患者加强定向能力。

以上RO法结合进行，能使行为和认知得到明显的改善，而且在减少CRO的频度后，效果仍能保持在3个月以上，另有报道在RO的过程中，若贯彻激励的原则，效果更好。

（4）失认症的训练

1）触觉失认

①刺激增强-衰减法：先让患者看着物体，用健手触摸，再用双手触摸，最后用患手触摸。反复多次后，闭目进行。

②暗箱法：可将多种物体放入一个暗箱中，让患者按指令找出正确的物体，或让患者看图片在暗箱中找出相应的物体。

2）听觉失认：根据检查出的类型，针对性训练，可在放录音的同时展示相应内容的字卡或图片，例如听狗叫时看狗的图片或字卡等。

3）视觉失认

①颜色失认：提供各种色板让患者配对，或提供各种物体的轮廓图，让患者填上正确的颜色。

②物品失认：可将多种物品放在一起，其中有相同的物品，治疗师先拿出一个，再让患者拿出相

应的另一个，同时告诉患者该物品的名称、作用等。

③形状失认：可用各种图形的拼板拼出图案，让患者模仿复制，或要求患者按图纸拼出图案。

④面容失认：可用知名人物或熟悉的人物（家人、挚友等）的照片让患者辨认，或将照片和写好的名字让其配对。

⑤视空间失认：可参照地图作业训练。

4）一侧空间失认（单侧忽略）

①对忽略侧提供触摸、拍打、挤压、擦刷或冰刺激等感觉刺激。

②将患者急需要的物品故意放在其忽略侧，让患者用另一只手越过中线去取它。

③在忽略侧内用移动的颜色鲜艳的物体或手电筒光提醒患者对该侧的注意。

④阅读时为避免读漏，可在忽略侧的极端放置颜色鲜艳的规尺，或让患者用手摸着书的边缘，从边缘处开始阅读。

⑤各项训练及活动尽可能地在其患侧进行，使患者更多地向患侧转头或转动眼睛，增强对患侧的注意力。

5）身体失认

①刺激患者身体某一部位（例如轻轻拍打瘫痪的手），让他说出其名称。

②说出患者身体名称时让他指出其部位。

③让患者先指出治疗师身体的某一部位，然后指出他自身相应的部位。

④描绘身体各部分的位置，画人的轮廓，组装小型的人体模型，拼配人体和面部的拼板玩具等。

（5）失用症的训练

1）意念性失用：训练这类患者时，应遵循从易到难、从简单到复杂的原则。治疗师可选择一些在日常生活中由一系列分解动作组成的完整动作来进行训练，如泡茶后喝茶、洗菜后切菜等。治疗师采用做标签的办法，将分解的动作一个一个地训练，然后对一个步骤后的下一个步骤给予提醒。如沏茶动作，打开茶盒为1号，拿茶杯为2号，取少量茶叶放到茶杯里为3号，取暖壶为4号，向茶杯内倒开水为5号，盖上茶杯盖为6号。当患者熟悉后，逐渐从全分解到部分分解再到连续完成，直到正确为止。

2）意念运动性失用：训练这类患者时，口令应尽可能使用简短而明确的名字，清晰而缓慢地说。治疗师可边说边结合动作让患者模仿，如患者不能模仿，把实物放在他面前或手中。可先从面部动作开始，如轻咳、用鼻子吸气、闭眼、皱眉、吹蜡烛、鼓腮、伸舌、微笑等，肢体动作可包括招手再见、握手、敬礼、点头、摇头、刷牙、钉钉子、切菜等。

3）运动性失用：训练这类患者时，要大量给予暗示、提醒，或治疗师手把手地教患者做。症状改善后可减少暗示和提醒并加入复杂的动作。

4）结构性失用：治疗师可先给患者示范画图或拼搭积木，让患者复制，遵循从易到难、从平面到立体的原则，起初给予较多的提醒和暗示，待有进步后再逐步减少提醒和暗示的数量，并增加作业的难度，如：平面图形（如裁衣的纸样）、立体构造（如常用物品的排列和有次序的堆积）等。

5）穿衣失用：治疗师最好在上衣、裤子和衣服的左右做上明显的记号，在领口、袖口处贴上颜色鲜艳的标签以便患者易于找到。患者穿衣时，治疗师可在旁暗示、提醒，甚至一步步地用言语指示同时用手教患者进行，症状有改善后再逐渐减少帮助，直到能自己独立穿衣为止。

6）运动训练：AD患者的运动康复训练应从发病早期开始。根据运动功能评估的结果，进行针对性的运动训练，尤其是协调性训练、平衡功能训练、转移训练、心肺功能训练和步行功能训练。以任务为导向的训练可以促进日常生活活动的程序化记忆的输入，促进记忆功能的改善。综合运动训练，可以显著改善患者的活动能力，一定程度上促进患者功能的恢复，延缓痴呆发展。

7）音乐疗法：目前有研究提出，音乐康复治疗对于 AD 患者保持良好心情，增加社会交往，和减少认字的困难方面有利。有研究表明，音乐能够使 AD 患者唤醒更多的具体事件的信息，让低认知能力的人包括 AD 患者提高他们的自我记忆。与在安静条件下让病人唤醒记忆相比，在有音乐的环境下病人的记忆恢复得更快内容也更具体，伴随着更多的情绪内容同时少了执行回忆的过程，认为是音乐治疗无意识地唤起病人了的记忆。

8）康复工程：对于具有严重认知障碍的部分老年期痴呆患者，应用一些电子计算机及其辅助装置、电子耳蜗、助听器、机器人以及矫形器、辅助用具、轮椅等康复设备和器材，将极大地改善患者认知功能，提高日常生活能力，延缓社会功能的减退，更好地帮助患者回归社会、回归工作。

9）精神行为症状的治疗：部分具有非认知性精神行为症状的痴呆患者，主要通过非药物治疗和改善认知功能的药物及抗精神药物进行治疗，一定程度上可以改善或减轻症状。非药物治疗以支持性心理治疗为主，医务人员通过语言、情感和行为影响患者的心理和行为；精神行为症状与认知功能减退密切相关，通过改善认知功能，可以减轻精神行为症状；严重的 BPSD 需要使用抗精神药物进行治疗。

第四节　康复结局

AD 通常起病隐匿，没有确切的发病时间，病程多为持续进行性，一般无缓解，病程约为 5～10 年，或更长时间，患者多死于肺部感染、泌尿系感染、压疮等并发症，预后不良。

经过健康教育、饮食调养、体育锻炼、药物干预等综合性治疗，配合安全、有效、系统、规范的康复综合训练，可一定程度上改变 AD 病程进展，减轻症状，延缓痴呆的发展。

第五节　健康教育

1. AD 目前尚无特殊的治疗方法，正确预防、处理引起痴呆的一系列危险因素是痴呆治疗的基础，尽管目前已经有部分药物能够延缓疾病的进程，但尚未找到能够彻底根治 AD 的方法。所以早发现、早预防、早治疗仍是防治 AD 的关键。

2. 当家中的老人逐渐出现记忆减退、性格改变、固执多疑、急躁易怒、行为幼稚等症状和体征时，作为亲属就应该警惕 AD 可能正悄悄地临近家中的老人。此时，应该及时带老人到医院进行相应检查、评估，判断是否存在痴呆，确定痴呆的程度，明确痴呆的病因。一旦明确老人具有痴呆的征兆或症状和体征，立即实施 AD 的一级预防，给予患者调整饮食结构、改变生活方式、加强适度有规律的体育锻炼、进行良好的人际间交流等一系列健康教育措施，以期控制痴呆的进展。

3. AD 后期，大部分的照料护理工作主要由照料者和家属完成。应对照料者和家属进行专门的培训，提高其对患者护理的能力和技巧，从而有针对性的制定照护计划，提高照护效果，减轻照护者的负担。

4. 照顾痴呆患者是一项非常辛苦的工作，耗费照料者和家属大量的体力和精神压力，甚至严重影响到个人生活。社会以及医疗机构对痴呆照料者应尽可能提供咨询和支持。

（吴 霜）

第六章
多发性硬化康复

第一节 概述

一、定义

多发性硬化（multiple sclerosis，MS）是一种免疫介导的中枢神经系统慢性炎性脱髓鞘性疾病。起病方式以亚急性起病多见，急性和隐匿起病仅见于少数病例，最常累及脑室周围、近皮质、视神经、脊髓、脑干和小脑。主要临床特点为病灶的空间多发性（dissemination of lesions in space，DIS）和时间多发性（dissemination of lesions in time，DIT）。

二、病因学及病理特点

MS 的病因和发病机制尚不清楚，目前认为与病毒感染、自身免疫反应、遗传因素和环境因素等相关，最终导致中枢神经系统髓鞘脱失、少突胶质细胞损伤，部分可有轴突及神经细胞受损。

三、临床特点

起病年龄多在 20 ~ 40 岁，男女患病之比约为 1：2。绝大多数患者在临床上表现为空间和时间多发性，空间多发性是指病变部位的多发，时间多发性是指缓解 - 复发的病程。

（一）临床症状和体征

由于多发性硬化患者大脑、脑干、小脑、脊髓可同时或相继受累，故其临床症状与体征多种多样，主要特点如下：

1. **运动障碍** 一般下肢比上肢明显，以肢体无力最多见，可为偏瘫、截瘫或四肢瘫，其中以不对称瘫痪最常见。30% ~ 40% 的患者有不同程度的共济运动障碍。

2. **感觉异常** 浅感觉障碍表现为肢体、躯干或面部针刺感、烧灼感、触电感、麻木感、束带感。疼痛感可能与脊髓神经根部的脱髓鞘病灶有关，具有显著特征性，也可有深感觉障碍。

3. **视觉障碍** 常为急性视神经炎或球后视神经炎，多为急性起病的单眼视力下降，有时双眼同时受累。也可出现眼肌麻痹及复视，另外，眼球震颤也是本病的特征之一，多为水平性或水平加旋转。

4. **精神症状及认知障碍** 如抑郁、欣快、情绪不稳定、病理性哭笑等，或有注意力不集中，记忆力减退，反应迟钝，言语不流畅等。

5. 自主神经功能障碍 膀胱功能障碍是 MS 的主要痛苦之一，如尿频、尿急、尿失禁、尿潴留等。也可出现便秘或便秘与腹泻交替出现、性欲减退，亦可见半身多汗和流涎。

6. 其他症状 可伴有周围神经损害和多种自身免疫性疾病，如风湿病、类风湿综合征、重症肌无力等。

（二）临床分型

根据病情转归和预后，可分为良性型和恶性型。根据临床特点分为：

1. 复发 - 缓解型（relapsing-remitting，RR） 最常见，多次复发，可有完全缓解或改善后留有轻微的后遗症，两次复发间期病情稳定，对治疗反应佳，约 50% 患者转变为继发性进展型。

2. 原发进展型（primary-progressive，PP） 从发病开始病情就缓慢进展加重，无缓解，呈连续渐进性恶化，无急性发作，对治疗的反应较差。

3. 继发进展型（secondary-progressive，SP） 复发 - 缓解型患者出现渐进性症状恶化，伴或不伴急性复发。

4. 进展复发型（progressive-relapsing，PR） 少见，发病后病情逐渐进展，并间有复发。

四、 辅助检查及诊断

（一）辅助检查

1. 脑脊液（CSF）检查 脑脊液细胞可正常或轻度增高，主要为淋巴细胞；约 40%MS 病例 CSF 蛋白轻度增高。IgG 鞘内合成增加，为 MS 临床诊断提供重要证据。IgG 指数是反映 IgG 鞘内合成的定量检测指标，约 70% 以上 MS 患者为阳性。CSF-IgG 寡克隆区带（oligoclonal bands，OB）是 IgG 鞘内合成的重要定性指标，95% 以上的 MS 患者可在脑脊液中检出，应同时检测 CSF 和血清，只有 CSF 中存在 OB 而血清缺如才支持 MS 诊断。

2. 电生理检查 电生理检查在发现亚临床症状方面具有一定敏感度，可协助早期诊断，同时可观察 MS 患者的病情变化，但对诊断无特异性。检查包括视觉诱发电位（visual evoked potential，VEP）、脑干听觉诱发电位（brainstem auditory evoked potential，BAEP）和体感诱发电位（SEP），50%～90%MS 患者有一项或多项异常。

3. 影像学检查 磁共振成像（MRI）是诊断多发性硬化最有效的辅助手段，明显优于 CT。侧脑室前角与后角周围、半卵圆中心及胼胝体可见大小不一类圆形的 T_1 低信号、T_2 高信号，或为融合斑，多位于侧脑室体部。脑干、小脑和脊髓可见斑点状不规则 T_1 低信号及 T_2 高信号斑块，病程长者多数可伴脑室系统扩张、脑沟增宽等脑白质萎缩征象。

（二）诊断

国际上有多个多发性硬化的诊断标准，试图区别多发性硬化与其他中枢性神经系统疾病。MS 诊断可参考 2010 年修订的 McDonald 多发性硬化诊断标准，见表 6-1。

表 6-1 2010 年修订的 McDonald 多发性硬化诊断标准

临床表现	附加证据
≥ 2 次临床发作[a]；客观临床证据提示 ≥ 2 个 CNS 不同部位的病灶或提示 1 个病灶并有 1 次先前发作的合理证据[b]	无[c]
≥ 2 次临床发作[a]；客观临床证据提示 1 个病灶	由以下 2 项证据的任何一项证实病灶的空间多发性（DIS）： （1）MS 4 个 CNS 典型病灶区域（脑室周围、近皮质、幕下和脊髓）[d] 中至少 2 个区域有 ≥ 1 个 T_2 病灶； （2）等待累及 CNS 不同部位的再次临床发作[a]
1 次临床发作[a]；客观临床证据提示 ≥ 2 个 CNS 不同部位的病灶	由以下 3 项证据的任何一项证实病灶的时间多发性（DIT）： （1）任何时间 MRI 检查同时存在无症状的钆增强和非增强病灶； （2）随访 MRI 检查有新发 T_2 病灶和（或）钆增强病灶，不管与基线 MRI 扫描的间隔时间长短； （3）等待再次临床发作[a]
1 次临床发作[a]；客观临床证据提示 1 个病灶（临床孤立综合征）	由以下 2 项证据的任何一项证实病灶的空间多发性： （1）MS 4 个 CNS 典型病灶区域（脑室周围、近皮质、幕下和脊髓）[d] 中至少 2 个区域有 ≥ 1 个 T_2 病灶； （2）等待累及 CNS 不同部位的再次临床发作[a] 由以下 3 项证据的任何一项证实病灶的时间多发性： （1）任何时间 MRI 检查同时存在无症状的钆增强和非增强病灶； （2）随访 MRI 检查有新发 T_2 病灶和（或）钆增强病灶，不管与基线 MRI 扫描的间隔时间长短； （3）等待再次临床发作[a]
提示 MS 神经功能障碍隐袭性进展（PP-MS）	回顾性或前瞻性调查表明疾病进展 1 年，并具备下列 3 项中的任何 2 项[d]： （1）MS 典型病灶区域（脑室周围、近皮质或幕下）有 ≥ 1 个 T_2 病灶，以证实脑内病灶的空间多发性； （2）脊髓内有 ≥ 2 个 T_2 病灶，以证实脊髓病灶的空间多发性； （3）CSF 阳性结果（等电聚集电泳证据有寡克隆带和（或）IgG 指数增高）

注：临床表现符合上述诊断标准且无其他更合理的解释时，可明确诊断为 MS；当临床怀疑 MS；当临床怀疑 MS，但不完全满足上述诊断标准时，诊断"可能的 MS"；当用其他诊断能合理地解释临床表现时，可排除 MS。

[a]. 一次发作（复发，加重）定义为：由患者报告的或客观观察到的，在没有发热或感染的情况下发生在当前或过去，持续 24 小时以上的一次典型的急性 CNS 脱髓鞘事件。发作应当由同时期的神经系统检查记录证实。在缺乏神经系统检查证据时，某些具有 MS 典型症状和演化特征的过去事件亦可为先前的脱髓鞘事件提供合理证据。发作性症状的报告（既往或当前）应当是至少持续 24 小时的多次发作。在确诊 MS 前，需确定至少有一次发作必须由以下三种证据之一所证实：（1）神经系统检查的客观发现；（2）自诉先前有视力障碍患者阳性 VEP 结果；（3）MRI 检查发现的脱髓鞘病灶与既往神经系统症状所提示的 CNS 脱髓鞘区域一致；

[b]. 根据 2 次发作的客观临床发现所作出的临床诊断最为可靠。在缺乏客观神经系统检查所发现的证据时，证实一次既往发作的合理证据包括具有典型症状和炎性脱髓鞘事件演化特征的过去事件。但至少有 1 次发作必须被客观发现所支持；

[c]. 不需要附加证据。但基于这些标准对 MS 作出诊断时，仍需要影像学证据。当所进行的影像学检查或其他检查（如 CSF）结果为阴性时，诊断 MS 需格外谨慎，需要考虑其他诊断。对 MS 作出诊断前必须满足：临床表现无其他更合理的解释，且必须有客观证据来支持 MS 的诊断；

[d]. 钆增强病灶不作为诊断 DIS 的必须条件。对有脑干或脊髓综合征的患者，其责任病灶应被排除，不予计数。

第二节 康复评定

一、康复评定的目的

由于多发性硬化的空间多发性和时间多发性，决定其功能障碍的复杂性。通过康复评定，可以全面了解其功能障碍的情况，为康复治疗的计划制订和实施提供依据。

二、康复评定的内容

1. **多发性硬化残疾简易记录**（minimal record of disability for MS，MRDMS） 1985 年 MS 国际联盟协会制订，为临床较好的 MS 评定量表，其残疾部分是根据 Kurtzke 扩展的残疾状态量表（expanded disability status scale，EDSS）制订，对 MS 的功能障碍和个人能力障碍进行了详细的评定，评定分为两部分内容。

（1）功能系统（functional systems，FS）：（表 6-2）分 8 个系统，各系统分不同等级。

表 6-2　功能系统（FS）

Ⅰ. 锥体束功能

0 级：正常。

1 级：有异常体征但无残疾。

2 级：轻微残疾。

3 级：轻度双下肢轻瘫或偏轻瘫；重度单肢瘫。

4 级：较明显的双下肢轻瘫或偏轻瘫；中度四肢轻瘫；单肢瘫。

5 级：截瘫、偏瘫或较明显的四肢轻瘫。

6 级：四肢瘫。

Ⅱ. 小脑功能

0 级：正常。

1 级：有异常体征但无残疾。

2 级：轻度共济失调。

3 级：中度躯干或肢体的共济失调。

4 级：四肢重度共济失调。

5 级：因共济失调不能完成协调运动。

Ⅲ. 脑干系统功能

0 级：正常。

1 级：只有皮质盲、视觉失认。

2 级：中度眼震或其他轻微残疾。

3 级：重度眼震、明显的外眼肌力弱或其他脑神经中度残疾。

4级：明显的构音障碍或其他重度残疾。

5级：不能吞咽或说话。

Ⅳ. 感觉系统功能

0级：正常。

1级：1个或2个肢体震动觉减退。

2级：1个或2个肢体触觉、痛觉、位置觉轻度减退和中度震动觉减退；3～4个肢体震动觉减退。

3级：1个或2个肢体中度触觉、痛觉、位置觉减退和震动觉消失；3～4个肢体触觉、痛觉轻度减退和本体感觉中度减退。

4级：1个或2个肢体重度的触觉、痛觉减退或本体感觉消失（可单独或多项感觉障碍）；2个以上肢体中度痛觉、触觉减退或重度本体感觉减退。

5级：1个或2个肢体全部感觉缺失；头部以下身体大部分触觉、痛觉和本体感觉中度减退。

6级：头部以下全部感觉缺失。

Ⅴ. 直肠和膀胱系统功能

0级：正常。

1级：轻度排尿不尽、排尿紧迫或尿潴留。

2级：中度排尿排便不尽、紧迫或潴留，偶有失禁。

3级：频发尿失禁。

4级：经常需要导尿。

5级：膀胱功能缺失。

6级：膀胱和直肠功能缺失。

Ⅵ. 视觉系统功能（以下均为矫正视力）

0级：正常。

1级：矫正视力好于20/30。

2级：坏眼最大矫正视力为20/30～20/59。

3级：坏眼有大的盲点或中等度的视野缺损，但其最大矫正视力为20/60～20/99。

4级：坏眼有重度视野缺损，最大矫正视力为20/100～20/200；3级及好眼最大矫正视力等于或小于20/60。

5级：坏眼最大矫正视力小于20/200；4级及好眼最大矫正视力等于或小于20/60。

6级：5级及好眼最大矫正视力等于或小于20/60。

Ⅶ. 大脑系统功能

0级：正常。

1级：只有情绪变化，不影响残疾状态量表（DSS）积分。

2级：精神活动轻度降低。

3级：精神活动中度降低。

4级：精神活动明显降低（中度慢性脑综合征）。

5级：痴呆或重度慢性脑综合征。

Ⅷ. 其他系统

0级：无症状。

1级：任何MS的神经系统所见。

（2）扩展的残疾状态量表（expanded disability status scale，EDSS）：（表6-3）0~10分。

表6-3 扩展的残疾状态量表（EDSS）

0分：神经系统检查正常（各FS均为0级；大脑系统可为1级）。

1.0分：无残疾，1个FS可有轻微体征（除大脑系统可为1级，该FS为1级）。

1.5分：无残疾，1个以上FS可有轻微体征（除大脑系统可为1级，受累FS为1级）。

2.0分：1个FS有轻度残疾（受累FS为2级，其他0~1级）。

2.5分：2个FS有轻度残疾（受累系统为2级，其他0~1级）。

3.0分：1个FS中度残疾（受累系统为3级，其他0~1级）；或3~4个FS轻度残疾（受累系统为2级，其他0~1级），患者可独立步行。

3.5分：可独立走动但有1个FS中度残疾（受累FS为3级）和1~2个FS轻度残疾（受累FS为2级）；或2个FS为3级；或5个FS为2级（其他0~1级）。

4.0分：每天12小时以上可独立行走，1个FS重度残疾（受累FS为4级，其他0~1级），或较轻的联合性的损害，患者无需辅助可步行或步行500m则需休息。

4.5分：每天多数情况下可独立走动，可全天工作，在某些方面需要一定辅助，通常1个FS重度残疾（受累FS为4级，其他0~1级），或较轻的联合性损害，患者无需辅助可步行或步行300m则需休息。

5.0分：无需辅助可走动或步行200m需要休息，由于残疾使ADL受限，1个FS极重度残疾（受累FS为5级，其他0~1级），或较轻的联合性损害（受累FS为4级）。

5.5分：无需辅助可走动或步行100m需要休息；由于残疾ADL全面严重受限（通常1个FS受累为5级，其他0~1级；或联合损害等级为4级）。

6.0分：步行时需间断地或一侧持续性地辅助（手杖、拐杖或支具），步行100m需要或不需要休息，通常2个以上FS联合损害，等级为3+级。

6.5分：经常需要两侧辅助（手杖、拐杖或支具）方可步行20m（需休息或不需休息），通常2个以上FS联合损害，等级为3+级。

7.0分：辅助下只能步行5m以内，基本为轮椅生活，每天12个小时以上可独自驱动轮椅及移乘（通常为联合性损害，1个FS为4+级；个别情况为锥体束系统单独损害，等级为5级）。

7.5分：只能移动几步，为轮椅生活，不能自己驱动轮椅，辅助下移乘，可能需要机动轮椅（通常为联合性损害，1个FS为4+级）。

8.0分：基本为床上、椅子或轮椅生活，每天大多时间在床上，生活可自理，可独自翻身起床，双上肢功能尚可（为联合性损害，多个系统损害等级均为4+级）。

8.5分：每天多数时间卧床；上肢有一定功能；保留一定生活自理能力（为联合性损害，多个系统损害等级一般为4+级）。

9.0分：床上生活，能交流和进食，其他均需辅助（联合性损害，损害等级多数为4+级）。

9.5分：完全辅助性床上生活，不能交流和吞咽（联合性损害，损害等级全部为4+级）。

10.0分：死亡。

2. MS生活能力评定 日常生活活动能力量表（ADL）、操作性日常生活能力量表（IADL）和MS生活影响量表（MSIS-29）等。

3. MS 认知功能障碍的评定

（1）全面认知功能筛查量表：多发性硬化认知损害筛查测验（SEFCI）、简易精神状态检查（MMSE）等。

（2）记忆功能评定：Rey 听觉词语学习测验（AVLT）、韦氏记忆量表（WMS-R）等。

4. MS 的社会能力障碍的评定 环境状态量表（environment status scale，ESS），社会经济学量表（socioeconomic scale，SES）。

5. 其他 多发性硬化患者因神经功能损伤还可以使用特定的量表，如运动功能、感觉功能、吞咽功能、泌尿生殖功能及营养状态评定等（详见《康复功能评定学》）。

第三节 康复治疗

一、临床处理原则

早期采取有效措施抑制炎性脱髓鞘病变进展，防止急性期病变恶化及缓解期复发，急性期主张短期、大剂量激素冲击疗法，激素治疗无效和处于妊娠或产后阶段者辅以免疫球蛋白、血浆置换等；缓解期使用 β- 干扰素等特异性免疫治疗预防复发；对出现的各种临床症状给予对症处理。针对可能出现或已经出现的各种功能障碍，应早期康复治疗。

二、康复治疗原则与方法

1. 康复治疗原则 早期采取各种有效措施，维持和改善各种功能，减轻原发症状，预防并发症，减少或延缓功能残疾的发生；晚期采取对症和支持疗法。在康复治疗中应以患者的功能需要为中心，进行运动功能、日常生活活动能力和职业相关能力的训练，最大限度地提高患者的生活质量。鼓励患者积极主动参与，加强心理疏导。多发性硬化常累及多个系统，症状表现多样且复杂，治疗前应在治疗小组共同参与下，全面系统评估后制订合理的康复治疗方案。

2. 康复治疗方法

（1）关节活动范围的维持：关节活动范围的维持和防止畸形的出现是早期康复治疗的重点之一，根据患者病情采取主动或被动运动方法。被动运动时选择舒适放松体位，运动顺序由近端到远端，固定肢体近端；动作缓慢柔和平稳有节律，避免冲击性运动和暴力；操作在无痛范围内进行，活动范围逐渐增加，以免损伤；增大关节活动范围的被动活动中可出现酸痛或轻微疼痛，但必须在可耐受范围，不应引起肌肉明显的痉挛或训练后持续疼痛；有感觉障碍的患者注意在适当的范围内活动，防止发生组织损伤；从单关节开始逐渐过渡到多关节；对关节活动已受限，出现挛缩者可应用关节松动技术和牵伸技术；也可利用支具或矫形器使关节维持在理想的活动范围。肌力 3 级以上者可在治疗师引导和辅助下采取主动运动方法，通常每一动作重复 10~30 次，2~3 次 / 天，易疲劳者酌情减量。

（2）肌力训练：可以采用抗阻运动和有氧耐力训练，训练的类型、强度和频率应根据患者具体的身体情况来决定。注意肌张力高的患者避免抗阻训练以免诱发痉挛加重。另外，由于患者易疲劳和不耐热，运动期间应适时加入 1 ~ 5 分钟的休息，训练环境温度适中，避免使体温升高。

（3）痉挛状态：痉挛是 MS 的主要症状之一，是上运动神经元损伤后脊髓和脑干反射亢进而导致的肌张力异常增高状态。痉挛状态可以限制患者活动，影响日常生活和护理，不利于运动疗法进行，伴有疼痛者甚至影响睡眠、情绪和精神心理状态，因此要在综合各方面因素基础上选择物理治疗、作业治疗及药物治疗等，详细内容见有关章节。

（4）疲乏：是 MS 常见症状之一，其特点为缺乏活力、精力不充沛、清晨醒来即感疲乏，可持续一整天，傍晚可缓解，或不可抗拒的睡眠等。这种疲乏状态可随体力活动、高温度、高湿度而加重，休息后可恢复，认为与脱髓鞘部位的传导障碍有关。治疗上首先注意充分休息、保证足够的睡眠；其次使用冷疗法可能有效，如在冷水池中训练或穿有制冷剂的衣服帽子；最后是药物治疗，如金刚烷胺，剂量为 100 ~ 200mg，早晨服用。同时职业治疗、心理干预及睡眠调节可能有一定作用。

（5）震颤和共济失调：MS 患者因小脑受累而出现震颤和共济失调症状，给步行和日常生活带来极大不便。静止性震颤选用苯海索，每次 2mg，每日 3 次，或左旋多巴 250mg，每日 3 次；意向性震颤选用普萘洛尔 10 ~ 20mg，每日 3 次。运动疗法是通过增加小脑的传入信息和改善患者肢体近端的稳定性来进行，具体方法有：①抗重力位置上的抗重力运动、平衡控制、压缩、交替轻拍；②利用姿势镜进行视觉反馈训练，通过增加感觉信息而促进活动的稳定性；③肢体近端负重 1 ~ 3kg，通过加强本体感觉反馈增强躯干和近端的稳定性，降低远端运动的错误；④ PNF 中逐渐减少范围的慢逆转技术和节律性稳定技术，可以增强稳定肌的力量。另外，辅助器具的使用能改善因震颤和共济失调造成的不便，如用长把柄的餐具和带固定器的盘子有助于独立进餐，合适的项圈对控制头的震颤有一定作用，加重的助行器有助于行走等。

（6）感觉障碍：半数以上 MS 患者出现感觉障碍。浅感觉障碍表现为肢体、躯干或面部针刺麻木感，异常的肢体发冷、蚁走感、瘙痒感，或尖锐、烧灼样疼痛以及定位不明确的感觉异常，亦可有深感觉障碍。感觉丧失的患者通过感觉刺激治疗，如在体表进行刷、擦、拍打和冷热刺激等，增加肢体的感觉反应，也可以配穿加压长裤和手套；本体感觉丧失的患者通过感觉反馈治疗，或借助视听反馈来改善和补偿感觉的丧失。同时，感觉障碍区域的皮肤应保持局部清洁和干燥，加强营养，定时变换体位，防止压疮形成。

（7）疼痛：MS 所致疼痛可分为：神经性疼痛、感觉迟钝性疼痛、痉挛性疼痛、与过劳有关的骨骼 - 肌肉疼痛。神经性疼痛可用普瑞巴林和度洛西汀等药物治疗；感觉迟钝性疼痛常见于足和下肢，性质为针刺样或绞榨样剧痛，典型的疼痛为休息时加剧，三环类抗抑郁药如阿米替林可缓解疼痛；痉挛性疼痛，采用适当的药物减轻痉挛，如口服巴氯芬。此外，物理因子治疗如经皮神经电刺激或针灸治疗也可缓解部分患者的疼痛。

（8）膀胱直肠功能障碍：逼尿肌过度兴奋或其不随意收缩引起尿频、尿急和尿失禁，即膀胱充盈障碍；逼尿肌麻痹或尿道外括约肌痉挛引起排空障碍，表现为排尿费力、尿流中断或尿潴留，因膀胱不能完全排空，有较多残余尿容易合并泌尿系感染。膀胱功能障碍可以采取药物治疗、物理因子治疗配合膀胱功能训练以改善其功能，必要时采取间歇性导尿。直肠功能障碍表现为无力性便秘，腹泻少见，通过饮食调节、培养定时排便习惯、口服润肠通便药物等方法有助于防止粪便嵌塞和排便不畅，严重便秘者宜间断灌肠。

（9）构音障碍和吞咽困难：因受累部位不同，构音障碍和吞咽困难可以单独出现，也可以伴随出现。患者出现运动性构音障碍是由于神经病变，导致言语有关的肌肉麻痹、收缩力减弱、或运动不协调造成，康复治疗可通过呼吸训练、放松训练、构音改善训练、克服鼻化音训练、克服费力音训练、克服气息音训练及韵律训练等方法，以改善其功能。部分重度构音障碍患者，可选择使用交流辅助系统。吞咽障碍是由于病变部位累及吞咽运动相关的神经肌肉，造成吞咽过程中不同时期（如口腔预备期、口腔推动期、咽期和食管期）相关肌肉肌力减弱、肌肉痉挛、协调困难，出现呛咳、误吸、气管痉挛、气道阻塞以及窒息等情况，同时吞咽障碍可致脱水、营养不良，从而增加患者死亡率。因此必须严格临床筛查，及时处理。吞咽障碍的治疗应根据筛查和评定的结果，除对患者及家属进行健康教育和指导外，可通过吞咽器官运动训练、温度刺激训练、摄食直接训练等方法，以促进食团的控制和传递。此外针刺、电刺激也有助于改善症状，有报道：球囊导管扩张术对环咽肌痉挛引起吞咽障碍者有效。严重吞咽困难不能进食者，需鼻饲或胃造瘘。

（10）视觉功能障碍：针对视神经炎或球后视神经炎，一般在急性发作期用大剂量甲泼尼龙冲击治疗后，能加速视力恢复，巴氯芬对周期性变化的眼震有效，上跳眼震和下跳眼震可用氯硝西泮、巴氯芬、东莨菪碱或加巴喷丁治疗，获得性摆动性眼震对苯海索、巴比妥和异烟肼有效，受损的眼外肌注入肉毒素可使获得性眼震幅度降低。很多视觉装置如棱镜稳定视网膜图像可减轻振动幻视。

（11）认知障碍：MS 患者认知障碍对康复结局的影响远较躯体障碍更重要，多见于脑内有大面积病灶或慢性进行性病程的患者，可单独出现并不与躯体症状或体征伴行，多表现在记忆力、注意力、概念理解、执行能力、信息处理速度和空间技能等方面障碍。康复治疗以直接训练、代偿和替代为主导。

（12）精神与情绪障碍：MS 患者可出现行为异常、人格改变和精神异常，亦可出现欣快，但以抑郁多见。抑郁可使 MS 症状加重、病程延长，并使自杀倾向增高，抗抑郁药辅助心理治疗可使症状缓解，对出现病理性的哭笑及情绪不稳定，可使用小剂量的阿米替林治疗。

（13）社会心理和职业障碍：MS 患者本身及伴发症状长期迁延不愈，给患者带来社会、心理和就业等方面的问题，需要社会工作者、心理工作者、亲友及全社会的支持和帮助，提供适当的就业机会，减轻患者的心理压力。

第四节　康复结局

多发性硬化临床分型不同，病程差异较大，预后迥异。急性发作后患者至少可部分恢复，但复发的频率和严重程度难以预测。经过系统的综合康复治疗能够减轻功能障碍程度，改善和提高残存功能，减缓复发，提高生存质量，大多数患者预后较好，约半数患者发病后 10 年只遗留轻度或中度功能障碍，病后存活期可长达 20～30 年。出现锥体系或小脑功能障碍提示预后较差，少数患者可于数年内死亡。

第五节　健康教育

让患者正确认识疾病，认识自我，了解多发性硬化的疾病演变过程。因目前尚无根治方法，而每一次发作都会使患者病情加重，功能障碍进一步恶化，因此关键是预防疾病再发。指导患者注意预防感染、避免过度疲劳、精神紧张等，控制基础疾病。饮食以低脂、高蛋白、高维生素、易消化、无刺激的食物为主。教育患者认识到康复治疗的重要性，早期积极地配合康复治疗，以改善各种功能障碍，提高 ADL 能力；积极调整心态，减轻心理压力，克服生理和心理的各种困难，多参与家庭活动和各种社会活动。

（许业松）

第七章
脊髓炎康复

第一节　概述

一、定义与分类

脊髓炎（myelitis）是指由于如病毒、细菌、螺旋体、立克次体、寄生虫、原虫、支原体等生物源性感染，或感染后、接种后变态反应所诱发的脊髓灰质和（或）白质的炎性病变。临床表现为病损平面以下的肢体瘫痪、感觉缺失和以膀胱、直肠功能障碍为主要表现的自主神经功能损害。

根据病因将脊髓炎分为感染性脊髓炎、感染后和接种后脊髓炎、原因不明性脊髓炎。根据起病形式，将脊髓炎分为急性脊髓炎（1周内病情达高峰）、亚急性脊髓炎（2~6周病情达高峰）和慢性脊髓炎（超过6周病情达高峰）。根据炎症涉及部位分为：脊髓前角灰质炎、横贯性脊髓炎、上升性脊髓炎、播散性脊髓炎、脊膜脊髓炎和脊膜脊神经根炎。临床常见的是急性非特异性脊髓炎，包括急性横贯性脊髓炎、急性上升性脊髓炎和急性播散性脑脊髓炎，本章将重点以此种类型脊髓炎为例介绍脊髓炎的康复。

二、病因与流行病学

急性非特异性脊髓炎的病因不明，绝大多数在病前有感染史。可能为病毒感染后所诱发的一种自身免疫性疾病。曾报道的相关病毒有流感病毒、肠道病毒（小RNA病毒）、HTLV-1病毒等，近来亦有发现急性非特异性脊髓炎与支原体肺炎有关。受凉、过劳、外伤等可能为常见的诱发因素。各年龄组均可患本病，但好发于青壮年。无性别差异。以冬末春初或秋末冬初多发。

三、病理特点

急性非特异性脊髓炎的病变可累及脊髓的任何节段，但以胸髓（$T_{3~5}$）最为常见，其原因为该处的血液供应不如它处丰富，易于受累。其次为颈髓和腰髓。急性横贯性脊髓炎通常局限于1个节段，多灶融合或脊髓多个节段散在病灶；脊髓内如有2个以上散在病灶称为播散性脊髓炎。肉眼可见受累节段脊髓肿胀、质地变软，软骨膜充血或有炎性渗出物。切面可见病变脊髓软化，边缘不清，灰质与白质界限不清。镜下可见软脊膜和脊髓血管扩张、充血，血管周围炎症细胞浸润，以淋巴细胞和浆细胞为主。灰质内神经细胞肿胀、破碎、消失，尼氏小体溶解；白质内髓鞘脱失和轴索变性，病灶中可见胶质细胞增生。脊髓严重损害时可软化形成空腔。

四、临床特点

脊髓炎的临床特点除了脊髓病变的运动、感觉及自主神经功能三大障碍外，当有各种感染因素存在时，临床上又有不同的特点。急性非特异性脊髓炎起病急，发展迅速。常先有双下肢麻木或病变节段束带感或背痛，数小时或数日内发现受损平面以下运动障碍、感觉缺失及膀胱、直肠括约肌功能障碍。以典型的胸段横贯性脊髓炎为例，其临床特点如下。

（一）运动障碍

早期常为脊髓休克，表现为双下肢弛缓性瘫痪，肌张力低下、腱反射消失，病理征阴性。脊髓休克期可持续 3～4 周，如脊髓病损严重或并发肺炎、泌尿系感染等，脊髓休克期可延长 1～2 个月或更长。

休克期过后，逐步出现病理性锥体束征，瘫痪肢体的腱反射亢进，肌张力增高和部分肌力恢复，肌力恢复从远端开始。在脊髓完全性横贯性损害时，休克期过后往往出现痉挛性截瘫。给予这些患者轻微腹部皮肤刺激、下肢任何部位的刺激或膀胱充盈均可引起肢体强烈的屈曲反射和阵挛，伴有出汗、竖毛、大小便失禁等症状，称为总体反射，常提示预后不良。脊髓损害不完全者，常呈伸性肌张力增高，两腿内收，足内旋，相对预后较好。

（二）感觉障碍

传导束型感觉缺失，病变平面以下所有感觉消失。少数患者在感觉消失区的上缘有一个感觉过敏区，是因后根受刺激所引起。儿童患者感觉障碍不明显或感觉水平难以确定。随疾病的恢复，感觉平面逐渐下降和恢复，但其速度远比运动功能的恢复慢，部分患者在病后数年乃至十数年后仍残留感觉异常。

（三）自主神经功能障碍

1. **排尿障碍**　脊髓炎发生的节段、程度、以及病程不同可以表现不同方式的排尿障碍，即导致不同类型的神经源性膀胱。脊髓休克期膀胱无充盈感觉，逼尿肌松弛，呈无张力性神经源性膀胱，此时出现尿潴留。此期需留置导尿管，注意定时夹闭 - 开放尿管，避免以后出现痉挛性小膀胱。S_2 以上水平脊髓损伤的患者脊髓休克期后，可形成反射性膀胱。如 S_{2-4} 水平脊髓损伤，则可以导致自主性膀胱。一般脊髓炎发病后 2 周内恢复排尿功能者达 50%，不完全性脊髓损伤者有 90% 可在 3 个月内恢复排尿功能；完全性脊髓损伤，脊髓功能不能恢复的患者也有约 60% 可在骶髓排尿中枢的控制下恢复排尿能力（反射性膀胱）。个别长期呈弛缓性瘫痪的患者，膀胱功能始终不能恢复。儿童患者膀胱、直肠功能障碍可能不明显。

2. **排便障碍**　脊髓病变后，自主神经功能紊乱，消化道蠕动减慢，直肠松弛，大便潴留秘结，可数天不能排便，需用缓泻药或灌肠等方法协助排便。

3. **性功能障碍**　脊髓病变后，性功能也会出现不同程度障碍。

4. **循环系统障碍**　脊髓病变后，自主神经功能紊乱，迷走神经兴奋性增高，可出现心动徐缓、脉压增大、血压下降或直立性低血压等。一般损伤平面越高，症状越明显。高位胸髓以上损伤患者，由于四肢肌肉瘫痪，失去唧筒作用，在直立时下垂的肢体末端静脉淤血的同时可发生血压下降、脉率增快等症状。

（四）其他

急性非特异性脊髓炎的临床表现还随损害节段的不同而各有特点。高颈位损害者，出现四肢上运动神经元性瘫（休克期过后）和呼吸困难；颈膨大损害者，出现双上肢下运动神经元性瘫和双下肢上运动神经元性瘫；腰段损害者，仅出现下肢瘫痪和感觉缺失而胸腹部正常；骶段损害者，出现鞍区感觉缺失，肛门反射消失，无明显肢体运动障碍和锥体束征。

当脊髓损害由较低节段向上发展，累及较高节段，出现吞咽困难、言语不能者，称为上升性脊髓炎，严重者呼吸麻痹，需人工呼吸辅助，预后较差。病变累及脊膜和脊神经根者，出现根痛和脑膜刺激症状，称脊膜脊髓炎和脊膜脊神经根脊髓炎。

五、 康复时机

脊髓炎的患者经神经内科治疗，病情稳定，应早期进行运动治疗及其他康复治疗。

第二节 康复评定

一、 临床评估

（一）急性期

1. **一般评估** 瘫痪部位、程度，肌萎缩，姿态和步态。
2. **肌力评定** 采用 MMT 手法肌力检查，Lovett 肌力分级。
3. **肌张力评定** 采用改良 Ashworth 痉挛量表。
4. 关节活动度检查。
5. 感觉功能评定。
6. **其他** 呼吸功能、心血管功能、吞咽功能、胃肠功能、泌尿功能、免疫功能及营养状态评定。

（二）恢复期

1. **一般评估** 瘫痪部位、程度，肌萎缩，肢体周径的测量，肢体长度的测量。
2. **肌力评定** 采用 MMT 手法肌力检查，Lovett 肌力分级。
3. **肌张力评定** 采用改良 Ashworth 痉挛量表。
4. **关节功能的检查** 关节活动度检查。
5. **步态检查** 胫前肌步态、股四头肌步态、臀大肌步态、臀中肌步态、短腿步态、小腿三头肌步态。
6. **X 线检查** 必要时查，了解脊柱和四肢骨骼形态。
7. **电生理检查** 肌电图、体感和运动诱发电位，了解病变部位和受损程度。

8. **自助具及矫形器功能评定**

9. **心理评定** 汉密尔顿焦虑/抑郁量表。

10. **日常生活活动能力、职业能力、社会能力测定**

11. **其他** 呼吸功能、心血管功能、吞咽功能、胃肠功能、泌尿生殖功能及营养状态评定。

二、 功能评估

可以考虑用 ASIA 评定方法来帮助确定脊髓病损的平面、范围和严重程度，但由于 ASIA 是专为脊髓损伤而设计的评价表，其结局预测等资料可能不适用于脊髓炎患者。

（一）对脊髓炎神经受损情况的评定

1. **脊髓神经受损水平** 是指保留身体双侧正常运动和感觉功能的最低脊髓节段。例如 C_6 损伤，意味着 $C_{1\sim6}$ 节段仍然完好，C_7 节段或 C_7 及以下节段有损伤。确定损伤平面时应注意：①脊髓神经受损水平主要以运动受损平面为依据，但 $T_2 \sim L_1$ 节段，运动损伤平面难以确定，故主要以感觉受损平面来确定；②运动损伤平面和感觉损伤平面是通过检查关键性肌肉的徒手肌力和关键性感觉点的痛觉（针刺觉）和轻触觉来确定。美国脊髓损伤学会（American Spinal Injury Association，ASIA）根据神经支配的特点，选出一些关键性的肌肉和关键性的感觉点，通过对这些肌肉和感觉点的检查，可迅速地确定神经受损水平，评定方法见表 7-1；③确定受损水平时，该平面关键性肌肉的肌力必须为 ≥ 3 级，该平面以上关键性肌肉的肌力必须 ≥ 4 级。如脊髓 C_7 节段发出的神经纤维（根）主要支配肱三头肌，在检查 SCI 患者时若肱三头肌肌力为 ≥ 3 级，C_6 节段支配的桡侧腕伸肌肌力 ≥ 4 级，则可判断损伤平面为 C_7；④损伤平面的记录：由于身体两侧的损伤水平可能不一致，评定时需同时检查身体两侧的运动损伤平面和感觉损伤平面，并分别记录（右-运动，左-运动，右-感觉，左-感觉）。

表 7-1 脊髓神经受损水平的确定

脊髓节段	以运动为准（3级以上肌力）	以感觉为准（针刺、轻触）
C_2	-	枕骨粗隆
C_3	-	锁骨上窝
C_4	膈肌	肩锁关节顶部
C_5	屈肘肌（肱二头肌和肱桡肌）	前肘窝外侧
C_6	伸腕肌（桡侧伸腕肌）	拇指
C_7	伸肘肌（肱三头肌）	中指
C_8	中指末节指屈肌（指深屈肌）	小指
T_1	小指外展肌	前肘窝内侧
T_2	-	腋窝顶部
T_3	-	第三肋间锁骨中线
T_4	-	第四肋间锁骨中线

续表

脊髓节段	以运动为准（3级以上肌力）	以感觉为准（针刺、轻触）
T_5	-	第五肋间锁骨中线
T_6	-	剑突水平
T_7	-	第七肋间锁骨中线
T_8	-	第八肋间锁骨中线
T_9	-	第九肋间锁骨中线
T_{10}	-	第十肋间锁骨中线（脐水平）
T_{11}	-	第11肋间（在 $T_{10} \sim T_{12}$ 之间）锁骨中线
T_{12}	-	腹股沟韧带中点
L_1	-	$T_{12} \sim L_2$ 距离的一半（L_2 在股前中点上）
L_2	屈髋肌（髂腰肌）	股前面中点
L_3	伸膝肌（股四头肌）	股骨内髁
L_4	踝背伸肌（胫前肌）	内踝
L_5	踇长伸肌	足背第3跖趾关节处
S_1	踝跖屈肌（腓肠肌与比目鱼肌）	外踝
S_2	-	腘窝中点
S_3	-	坐骨结节
$S_{4 \sim 5}$	-	肛周区

注：①膈肌以有无自动呼吸运动为准。②运动项目检查以徒手肌力检查法0～5级评定打分。③感觉项目主要检查针刺觉和轻触觉，并按3个等级打分：0分缺失；1分障碍（感觉减退或感觉过敏）；2分正常；NT为无法检查。用一次性针头查针刺觉，用棉签查轻触觉，在针刺觉检查时，不能区别钝性和锐性刺激时应评为0分。

2. **脊髓炎神经病损程度评定** 参照 ASIA 的损伤分级（表7-2），病损平面是否完全性的评定以最低骶节（$S_{4 \sim 5}$）有无残留功能（包括感觉功能残留、运动功能残留）为准。刺激肛门皮肤与黏膜交界处有感觉或刺激肛门深部（直肠下黏膜）时有感觉即为感觉功能残留。肛门指检时肛门外括约肌有随意收缩即为运动功能残留。完全性脊髓损伤：$S_{4 \sim 5}$ 既无感觉也无运动功能，可有部分保留区（zone of partial preservation），但不超过3个节段，如 C_6 水平完全性脊髓损伤，则可以在 $C_7 \sim T_1$ 相对应的关键点保留感觉。不完全性脊髓损伤：$S_{4 \sim 5}$ 有感觉或运动功能，部分保留区超过3个节段。

表7-2 ASIA 损伤分级

损伤程度	临床表现
A 完全损伤	$S_{4 \sim 5}$ 无感觉和运动功能
B 不完全损伤	损伤水平以下，包括 $S_{4 \sim 5}$，有感觉功能但无运动功能

续表

损伤程度	临床表现
C 不完全损伤	损伤水平以下，运动功能存在，大多数关键肌肌力 < 3 级
D 不完全损伤	损伤水平以下，运动功能存在，大多数关键肌肌力 ≥ 3 级
E 正常	感觉和运动功能正常

3. 脊髓炎休克的评定　球海绵体反射是判断脊髓休克是否结束的指征之一，此反射的消失为休克期，反射的再出现表示脊髓休克结束。但需注意的是正常人有 15%～30% 不出现该反射，圆锥损伤时也不出现该反射。具体检查方法：用戴手套的示指插入肛门，另一手刺激龟头（女性刺激阴蒂），阳性时手指可以明显感觉肛门外括约肌的收缩。脊髓休克结束的另一指征是损伤水平以下出现任何运动或肌肉张力升高和痉挛。

（二）运动功能的评定

1. 肌力的评定　用代表脊髓有关节段神经运动功能的肌肉的徒手肌力测试（MMT）进行评定，方法很多，常用的有 SCI 学会提出的运动评分法或称运动指数评分（motor score，MS）。表 7-3。

表 7-3　运动评分法（ASIA）

平面	代表性肌肉	右侧的评分	左侧的评分
C_5	肱二头肌		
C_6	桡侧伸腕肌		
C_7	肱三头肌		
C_8	中指指深屈肌		
T_1	小指外展肌		
L_2	髂腰肌		
L_3	股四头肌		
L_4	胫前肌		
L_5	踇长伸肌		
S_1	小腿三头肌		

评定时分左、右两侧进行，评定标准：采用 MMT 法测定肌力，每一块肌肉所得分与测得的肌力级别相同，从 1 分至 5 分不等。如测得肌力为 1 级则评 1 分，为 5 级则评 5 分。最高分左侧 50 分，右侧 50 分，共 100 分。评分越高肌肉功能越佳，据此可评定运动功能。

2. 肌张力的评定　一般按对关节进行被动活动时所感觉的阻力进行肌张力及肌痉挛状态评价。方法主要有神经科分级、Ashworth 分级、Penn 分级（按自发性肌痉挛发作频度分）及 Clonus 分级（按踝阵挛持续时间）等。目前临床上多采用改良的 Ashworth 量表评定（表 7-4）。

表 7-4 改良的 Ashworth 痉挛评定量表

等级	肌张力	标准
0	肌张力不增加	被动活动患侧肢体在整个范围内均无阻力
1	肌张力稍增加	被动活动患侧肢体到终末端时有轻微的阻力
1+	肌张力稍增加	被动活动患侧肢体时，后 1/2ROM 内均有轻微阻力
2	肌张力轻度增加	被动活动患侧肢体在大部分 ROM 内均有阻力，但仍可以较容易地完成关节活动
3	肌张力中度增加	被动活动患侧肢体在整个 ROM 内均有阻力，活动比较困难
4	肌张力重度增加	患侧肢体僵硬，阻力很大，被动活动十分困难

（三）感觉功能的评定

采用 ASIA 的感觉指数评分（sensory index score，SIS）来评定感觉功能，选择 $C_2 \sim S_5$ 共 28 个节段的关键感觉点。每个关键点要检查 2 种感觉，即针刺觉和轻触觉，并按 3 个等级分别评定打分。每侧每点每种感觉最高为 2 分。每种感觉一侧最高为 56 分，左右两侧为 $2 \times 56 = 112$ 分。两种感觉得分之和最高可达 224 分。分数越高表示感觉越接近正常。

（四）反射的评定

球海绵体反射是判断脊髓休克消失的指征之一（另一指征为损伤水平下的肌肉张力升高和痉挛的出现），但需注意正常人有 15%～30% 不出现该反射。此反射的消失为休克期，反射的再出现表示脊髓休克的终止。其他神经反射和病理反射均同于神经科检查。

（五）膀胱功能评定

神经源性膀胱是由于调节膀胱功能的中枢或周围神经受到损害而引起的疾病。其原因甚多，总称为神经源性膀胱（neurogenic bladder），也可称为神经源性排尿功能障碍。Nesbit 分类法将神经源性膀胱分为无抑制性膀胱、反射性膀胱、自主性膀胱、感觉麻痹性膀胱和运动麻痹性膀胱。

各类型神经源性膀胱的判定：①无抑制性膀胱（又称急迫性膀胱）：临床表现为尿频、尿急，但无排尿困难，膀胱容积较小，无残余尿或残余尿少，膀胱测压显示在充盈过程中膀胱逼尿肌存在无抑制性收缩。见于 S_2 以上脊髓不全性损害。②反射性膀胱：临床表现为能排尿，但不能自控，且无排尿感觉，小便次数多，每次小便量少，有残余尿，膀胱测压显示膀胱有无抑制性收缩。见于横贯性脊髓炎等。③自主性膀胱（又称充溢性膀胱）：临床表现为无尿意，不能自主排尿，漏尿次数多，而每次漏出的尿量少。膀胱 B 超检查显示残余尿量多。见于脊髓中枢（$S_{2\sim4}$）反射弧两端损伤。④感觉麻痹性膀胱：临床表现为缺乏排尿感觉，不能自主排尿，膀胱长期膨胀，膀胱逼尿肌张力逐渐消失，膀胱容量大，并有残余尿；严重者有充溢性尿失禁。膀胱测压显示膀胱内压低。见于脊髓背神经病变。⑤运动麻痹性膀胱：临床表现为膀胱感觉正常，但不能自主排尿，或有排尿困难，同时有尿潴留及充溢性尿失禁，膀胱测压显示压力低，无膀胱收缩。见于马尾或盆神经中排尿反射弧的运动支，或脊髓反射中枢（$S_{2\sim4}$）的运动神经元发生病变引起。

（六）性功能障碍的评定

此处只简述脊髓损伤男性性功能评定。

1. 检查有无精神性勃起的可能　睾丸的传入纤维进入 T_9，因此如捏睾丸有不适，表示损害未波及 T_9，有精神性勃起的可能，反之则无。

2. 检查有无触摸性勃起的可能　以一手指入肛门，另一手捏患者龟头，如肛门括约肌有收缩，表示圆锥、马尾和阴部神经完好，有触摸性勃起的可能，反之则无。

3. 检查有无性高潮体验的可能　需按下列顺序做两项检查：先检查外生殖器有无痛、冷、热觉。如有，表示外生殖器的冲动传入外侧脊丘束至脑的通路存在。然后再让患者按命令收缩肛门括约肌。如能则表示由脑 - 锥体束 - 外生殖器的通路仍存在。两种检查结果正常意味着有性高潮体验的可能。如有一项不正常，均不可能有性高潮体验；男性不能射精。

（七）日常生活活动能力（ADL）的评定

包括截瘫改良 Barthel 指数、四肢瘫功能指数（QIF）、功能独立性评测（FIM）等。

1. 截瘫改良巴氏指数评定表（表 7-5）

表 7-5　Barthel 指数评定内容及记分法

ADL 项目	自理	稍依赖	较大依赖	完全依赖
进食	10	5	0	0
洗澡	5	0	0	0
修饰（洗脸、梳头、刷牙、刮脸）	5	0	0	0
穿衣	10	5	0	0
控制大便	10	5	0	0
控制小便	10	5	0	0
上厕所（用厕所）	10	5	0	0
床椅转移	15	10	5	0
平地行走（45m）	15	10	5	0
上下楼梯	10	5	0	0

注：帮助记忆的口诀：进、洗、修、穿，大、小、用（厕所）、床，平地、上下。其中顺数第 2、3 项满分各为 5 分，倒数第 2、3 项满分各为 15 分，其余项均满分为 10 分。

Barthel 指数评分结果：最高分是 100 分，60 分以上者为良，生活基本自理；60～40 分者为中度残疾，有功能障碍，生活需要帮助；40～20 分者为重度残疾，生活依赖明显；20 分以下者为完全残疾，生活完全依赖。Barthel 指数 40 分以上者康复治疗效益最大。

2. 四肢瘫功能指数表　四肢瘫功能指数（QIF）评定（表 7-6）。

表7-6 四肢瘫功能指数（QIF）表

项目	评定内容
Ⅰ. 转移（16分）	床 - 轮椅
	轮椅 - 床
	轮椅 - 马桶 / 坐便器
	马桶 / 坐便器 - 轮椅
	轮椅 - 汽车
	汽车 - 轮椅
	轮椅 - 淋浴 / 浴盆
	淋浴 / 浴盆 - 轮椅
Ⅱ. 梳洗（12分）	刷牙 / 处理义齿
	洗 / 梳头发
	剃须（男性）/ 处理
	月经带（女性）
Ⅲ. 洗澡（8分） （如果患者在床上洗澡，必须获得所有需要的东西）	洗 / 擦干上半身
	洗 / 擦干下半身
	洗 / 擦干脚
	洗 / 擦干头发
Ⅳ. 进食（24分）	用杯子 / 玻璃杯喝水
	使用勺子
	使用叉子
	倒出饮料 / 水
	打开瓶盖 / 罐头
	涂抹面包
	准备简单食物
	使用适宜的设备
Ⅴ. 穿脱衣服（20分）	穿室内上衣
	脱室内上衣
	穿室内裤子
	脱室内裤子
	穿室外上衣（较繁重）
	脱室外上衣
	穿脱袜子
	穿脱鞋
	扣纽扣

项目	评定内容
Ⅵ. 轮椅活动（28分）	转弯（直角）
	后退
	刹闸
	粗糙地面上驱动轮椅
	驱动轮椅上斜坡
	保持坐位平衡
Ⅶ. 床上活动（20分）	仰卧 - 俯卧
	卧位 - 长坐位
	仰卧 - 侧卧位
	左侧卧 - 右侧卧
	长坐位保持平衡
Ⅷ. 膀胱功能（28分）	1. 自主排空　A：厕所　B：便盆
	2. 间歇导尿（ICP）
	3. 反射性膀胱
	4. 留置导尿
	5. 回肠替代膀胱术后
	6. 挤压排尿
Ⅸ. 直肠功能（24分）	1. 完全控制　A：厕所　B：便盆
	2. 使用栓剂　A：厕所　B：便盆 / 床 / 垫上
	3. 用手指抠　A：厕所　B：便盆
	4. 手指或机械刺激　A：厕所　B：便盆 / 床上
Ⅹ. 护理知识（20分）	1. 皮肤护理
	2. 饮食与营养
	3. 药物
	4. 矫形器或其他器械
	5. 关节活动
	6. 自主神经反射过度的控制
	7. 上呼吸道感染
	8. 泌尿道感染
	9. 深静脉血栓
	10. 获得别人的帮助
得分总和	

注：QIF 分数 = 总分 / 200 × 100

表 7-6 中各内容的评分采用 0、1、2、3、4 分的 5 级制，每项一般最高得分为 4 分，但由于各项的重要性不同，故需将得分乘以或除以权重系数，方得出表 7-6 中的分值，其权重方法见表 7-7。

表 7-7　QIF 得分的权重法

项目	权重法
Ⅰ.转移	各单项得分之和除以 2
Ⅱ.梳洗	取各单项得分之和
Ⅲ.洗澡	各单项得分之和除以 2
Ⅳ.进食	各单项之和除以 0.75
Ⅴ.穿脱衣服	把第 5 和第 6 项得分各乘以 1.5，再加上第 1 至第 4 项，第 7 至第 9 项得分，上述总分除以 2
Ⅵ.轮椅活动	各单项得分之和
Ⅶ.床上活动	取各单项得分之和
Ⅷ.膀胱功能	取得分最高项的分数乘以 7
Ⅸ.直肠功能	取得分最高项的分数乘以 6
Ⅹ.护理知识	取各单项得分之和除以 2

如表中之 Ⅰ 项为转移，其下有 8 小项，如每项最高为 4 分，理应为 8×4 = 32 分，但应按要求权重，即将 32 分除以 2，故得 16 分，其余各项类同。评分标准请参阅相关章节。

3. 功能独立性评测

采用功能独立性评定量表（functional independence measure，FIM）来评定独立生活能力。FIM 的内容有 2 大类 6 个方面，每个方面又分为 2 ~ 6 项，总共 18 项。2 大类是指躯体运动功能和认知功能，其中运动功能包括自我照料、括约肌控制、转移、行走 4 个方面，13 个项目；认知功能包括交流和社会认知 2 个方面，5 个项目。

第三节　康复治疗

一、临床处理

对急性期病例应及早使用肾上腺皮质糖激素（泼尼松、甲泼尼松）或 ACTH（促皮质激素）；对重症并发肺部及泌尿系等感染患者，要加强抗感染治疗，抗生素选择应根据病情而定。此外，需给予积极对症支持治疗，并加强营养及护理，综合康复治疗。

二、 康复治疗原则与方法

（一）康复治疗程序

1. **初次评定** 通过问诊、检查；辅助检查；根据患者脊柱骨折及脊髓炎的处理情况，全身情况，现有残疾及并发症，以及精神、心理智力状况，年龄，性别，社会经济背景等，对患者的残疾状况进行综合评定。

2. **制订康复目标** 根据初期评估的情况制订合理的近期和远期康复目标。

3. **制订治疗程序及实施治疗** 根据初期评估的情况及康复目标制订治疗程序，并按照该程序实施治疗。

4. **再评定** 根据患者的病情变化及治疗进展情况，再次进行客观的评定，了解是否按预期康复目标进展，据此修正和补充康复目标及治疗程序。

5. **决定去向** 通过康复治疗及反复评估，确认患者康复已达最佳之后，决定患者今后的去向，如返回工作岗位或调换工作、回归家庭或疗养院等，并提出相关注意事项。

（二）康复治疗原则

1. **早治疗** 患者生命体征稳定后即可按病情开始康复治疗，愈早治疗，愈易恢复，愈晚则功能恢复所需的时间愈长。

2. 循序渐进，由易到难。

3. 依患者目前功能情况，制订及调整康复方案。

4. 力量与耐力训练。

5. **全面康复** 内容包括所有功能障碍及并发症的康复。

（三）康复目标及康复治疗方法的制订

不同的病因、神经病损水平、病变范围、病变程度、病变时期的脊髓炎患者其康复目标不尽相同，治疗方法也有所区别，下面以急性横贯性脊髓炎为例分别叙述脊髓炎急性期、恢复期及常见并发症的康复治疗。

1. **脊髓炎急性期康复治疗** 采用床边训练的方法，主要目的是防止失用综合征，为以后康复创造条件，注意：脊髓炎急性期患者伴有感染症状，康复训练应视患者病情给予适当强度，防止运动过度，影响病情。

（1）保持良好体位：卧床时保持肢体处于良姿位，防止肢体畸形的发生。

（2）防止压疮：应用气垫床，并根据患者情况定时变换体位。

（3）坐起训练：颈段及高胸段者在保护下早期定时训练坐起，从30°斜靠坐开始，如无不良反应，每天升高15°，每次30~60分钟，直至达90°靠坐为止，每日数次，需关注患者坐位过程中的反应，如出现头昏、口面色苍白、心慌、胸闷等，需及时降低斜靠角度或者直接回到平卧位，且不能太疲劳。胸段以下者早期即可坐起。

（4）站立训练：患者经过坐起训练后无直立性低血压等不良反应即可考虑用电动起立床进行站立训练，从患者可耐受的角度开始，如无不良反应，逐渐增加角度，每日2~3次，每次20~30分钟，直至直立达90°。

（5）关节被动活动训练：对瘫痪肢体每日应进行 2 次以上各关节全范围的被动活动，防止关节挛缩等并发症。

（6）主动运动训练：对残留部分的肌肉进行主动运动训练，可以采取主动助力训练、自身抗重训练、自身对抗训练、沙袋或弹力带抗阻训练等。另外，还可进行呼吸肌力量训练及呼吸功能训练。训练的强度主要依据患者的疲劳程度，原则上避免患者太过疲劳。

（7）物理因子治疗：急性期可消炎，改善病损区血液循环及物质代谢，预防压疮等并发症；后期可促进脊髓神经功能恢复。可选用超短波或短波，起到消散炎症、减轻水肿、改善循环及镇痛等作用。另外，用中频电刺激及神经肌肉电刺激治疗瘫痪肢体的肌肉，可加速运动功能的恢复。

（8）其他：中医针灸、按摩推拿等，以促进肢体功能的恢复并防止肌肉萎缩。

2. 脊髓炎恢复期的康复治疗 至恢复期时，患者感染症状基本消失，遗留各种功能障碍，根据评估结果制订康复计划，除上述急性期康复治疗外，还可选择采用以下治疗。

（1）肌力训练：完全性脊髓病损患者肌力训练的重点是肩和上肢、胸腹、颈腰背的肌肉，特别是要加强上肢肌肉、背阔肌、竖脊肌、腹肌肌力训练。不完全性脊髓损伤，需对残留肌肉一并训练。肌力 3 级及以上的肌肉，可采用主动或主动抗阻运动；肌力 2 级时可以采用主动助力训练，如悬吊、滑轮训练、助力性生物反馈仪等；肌力 1 级时主要采用功能性电刺激、被动运动的方式进行训练。肌力训练的目标是使肌力达到 3 级以上。脊髓损伤患者为了应用轮椅、拐或助行器，在卧床、坐位时均要重视训练肩带肌力，包括上肢支撑力训练、肱三头肌和肱二头肌训练和握力训练。对使用低靠背轮椅者，还需要进行腰背肌的训练。卧位时可采用举重、支撑，坐位时利用支撑架等。

（2）垫上训练：在治疗师指导下进行垫上训练，①翻身训练，适用于不能自主翻身，未掌握翻身动作技巧的患者；②牵伸训练，主要牵伸下肢的腘绳肌、内收肌和跟腱；③垫上移动训练；④四点跪位及移行训练。

（3）坐位训练：可在垫上及治疗床上进行。坐位可分为长坐位（膝关节伸直）和端坐位（膝关节屈曲 90°）。坐位训练需要患者能控制躯干。在坐位时，可进行坐位平衡训练、转移训练、日常生活活动能力训练等。

（4）转移训练：转移能力是脊髓炎患者必须掌握的技能。包括帮助下转移和独立转移。其中帮助转移有 3 人帮助、2 人帮助和 1 人帮助。转移训练包括床与轮椅之间的转移、轮椅与坐便器及浴缸之间的转移、轮椅与汽车之间的转移、轮椅与地面之间的转移等。

（5）轮椅训练：患者能独立坐起、上肢力量及耐力是轮椅操纵的前提。轮椅训练包括向前驱动、向后驱动，左右转训练，上斜坡训练和跨越障碍训练，上楼梯训练以及下楼梯训练，越过马路镶边石的训练，过狭窄门廊的训练及安全跌倒和重新坐直的训练。

（6）站立、步行训练：对于躯干肌及下肢有一定肌力的患者，根据能力进行站立平衡训练及步行训练。包括治疗性步行训练、家庭步行训练和社区步行训练等。

（7）物理因子治疗

1）脊髓病灶区

①直流电碘离子导入疗法：正极放置于病灶体表投影区，可采用双负极放置于双小腿后侧，0.05mA/cm^2，20 ~ 30 分钟 / 次，1 次 / 天，10 次为一疗程。

②局部交变磁场疗法：60mT，15 ~ 20 分钟，1 次 / 天，7 ~ 10 次为一疗程。

2）全身疗法：特别是病灶节段以下肢体，可采用温水浴、按摩等疗法。

（8）其他：中医针灸、按摩推拿等，神经肌肉电刺激及中频电刺激等治疗，以促进肢体功能的恢复。

3. 根据横贯性脊髓炎侵犯不同神经平面的康复训练

（1）C_4 横贯性脊髓炎

1）这类患者除头部能做自由活动外，四肢和躯干均不能活动，日常生活完全不能自理，完全需他人帮助。

2）由于这类患者头、口仍有一定的功能，应训练他们用嘴咬住一根小棍（口棍）或头来操作一些仪器或做其他活动。

3）由于呼吸肌大部分受损，故呼吸功能差，应加强呼吸功能的训练，可进行深呼吸，大声唱歌、说话和呼吸训练器等训练。

4）站立训练：通过各种方法使患者有一定的站立时间，以增加心肺功能，改善下肢本体感觉，防治骨质疏松、直立性低血压等并发症，并可预防泌尿系感染及有利于排便。可用电动站立床，如未见不良反应，逐渐抬高其角度，至接近 90° 为止，每次 20 分钟左右，每天 2～3 次。

5）每天都应由他人进行被动关节活动（即活动四肢关节），以预防四肢关节僵硬，每个关节每次活动 10～15 次，应为全关节范围活动，每天至少 2 次。

（2）C_5 横贯性脊髓炎

1）这类患者肩关节能活动，肘关节能主动屈曲，但缺乏伸肘和腕、手所有功能；由于肋间肌麻痹而致呼吸功能差，躯干和下肢完全瘫痪；不能独立翻身和坐起；自己不能穿戴辅助具；日常生活绝大部分需他人帮助。

2）对患者的训练主要有：①增强肱二头肌（屈肘肌）的肌力；②学习使用低靠背轮椅，并在平地上自己驱动；③有条件时可使用电动轮椅；④学会使用固定于轮椅靠背扶手上的套索前倾减压或利用双肘支撑轮椅扶手减压；⑤可把勺子固定于患者手上，练习自己进食；⑥抗阻呼吸功能训练；⑦站立训练同 C_4；⑧关节活动训练同 C_4。

（3）C_6 横贯性脊髓炎

1）这类患者缺乏伸肘、屈腕能力，手功能丧失，其余上肢功能基本正常；躯干和下肢完全瘫痪；肋间肌瘫痪，呼吸功能减弱。

2）这类患者能驱动轮椅（平地），可在手轮圈上缠橡皮条和戴防滑手套，以增大摩擦力；坐位时能给臀部减压；利用床栏能翻身；利用肘屈肌勾住系于床脚的绳梯可以从床上坐起；利用一个万能袖带（需要时套在手上，上可插勺、笔、梳子等）可完成进食、梳洗、写字、打字、打电话等。此类患者能部分自理生活，需中等量帮助。

3）对患者的训练：①驱动轮椅的训练；②双侧交替地给臀部减压（用肘勾住轮椅扶手，身体向同侧倾斜，使对侧减压），每半小时进行 1 次，每次 15 秒；③利用床脚的绳梯从床上坐起；④呼吸抗阻训练；⑤上肢主被动关节活动训练；⑥站立训练同 C_4；⑦增强肱二头肌（屈肘）和桡侧伸腕肌（伸腕）的肌力。

（4）C_7 横贯性脊髓炎

1）这类患者上肢功能基本正常，但由于手的内在肌神经支配不完整，抓握、释放和灵巧度有一定障碍，不能捏；下肢完全瘫痪；呼吸功能较差。

2）这类患者一般情况下基本能完全轮椅独立；平地上能独立操作轮椅；在床上能自己翻身、坐起和在床上移动；能自己进食、穿、脱衣服和做个人卫生（自我导尿）；能独立进行各种转移。

3）对患者的训练：①上肢残存肌力增强训练；②坐在轮椅上可把双手撑在扶手上进行减压，半小时 1 次，每次 15 秒钟；③用滑板进行床 - 轮椅及轮椅 - 浴盆转移；④关节活动范围、呼吸功能训练、站立训练基本同 C_6。

（5）$C_8 \sim T_2$ 横贯性脊髓炎

1）这类患者上肢功能完全正常，但不能控制躯干，双下肢完全瘫痪，呼吸功能较差。

2）此类患者能独立完成床上活动、转移，能驱动标准轮椅，上肢肌力好者可用轮椅上下马路镶边石，可用前轮跷起行走及旋转，独立处理大小便，检查易损伤部位皮肤，能独立使用通讯工具、写字、更衣，能进行轻的家务劳动，日常生活完全自理，可从事坐位工作，可借助长下肢支具在平行杠内站立。

3）对患者的训练：①加强上肢肌肉强度和耐力的训练，可通过使用沙袋、弹力带等各种器材来达到这一目的；②坐位注意撑起减压练习；③强化各种轮椅技巧练习，以提高患者的适应能力；④转移训练仍然必要；⑤由于上肢功能完好，应进行适宜的职业训练。

（6）$T_{3 \sim 12}$ 横贯性脊髓炎

1）这类患者上肢完全正常，部分肋间肌亦正常，因而呼吸功能基本正常，躯干部分瘫痪，双下肢完全瘫痪。

2）此类患者生活完全能自理，能独立使用标准轮椅和完成转移动作，可从事一般的家务劳动，可从事坐位的工作。利用长下肢支具、拐、助行器或平行杠做治疗性步行训练，此种步行虽无实用价值，但给患者能独立行走的感觉，使患者产生强大的心理支持。下肢负重可减缓骨质疏松的发生。下肢活动可改善血液、淋巴循环，促进大小便排泄，减少对他人的依赖，因此应大力开展这项训练。除 $C_8 \sim T_2$ 患者所做的训练之外，应主要进行站立和治疗性步行，其中包括使用长下肢支具、助行器、双腋拐，先在步行双杠内练习站立平衡和行走，然后在杠外练习行走，$T_{6 \sim 8}$ 练习摆至步，$T_{9 \sim 12}$ 练习摆过步。

（7）$L_{1 \sim 2}$ 横贯性脊髓炎

1）这类患者上肢完全正常，躯干稳定，呼吸功能完全正常，身体耐力好，下肢大部分肌肉瘫痪，他们能进行 $T_{3 \sim 12}$ 病变患者的一切活动，能用短下肢支具（能固定踝关节）和肘拐或手杖在家中进行功能性步行，即能在家中用短下肢支具行走（距离短，速度慢），能上下楼梯，日常生活完全自理。在户外长时间活动或为了节省体力和方便仍应使用轮椅。

2）对患者的训练：①训练患者用四点步态行走，这是一种很稳健的步态；②练习从轮椅上独自站起；③上下楼梯；④身体条件优越者应练习安全的跌倒和重新爬起，这对借助支具和拐行走的患者非常重要，以免跌倒时受伤和倒地后不能自主爬起；⑤其他训练同 $T_{3 \sim 12}$ 横贯性脊髓炎的患者。

（8）L_3 及 L_3 以下横贯性脊髓炎

1）这类患者上肢和躯干完全正常，双下肢有部分肌肉瘫痪，用手杖和穿高帮鞋即可达到社区步行的能力，L_5 以下病变不用任何辅助用品亦可达到社区步行的目的。

2）对患者的训练：①因这类患者残疾程度相对较轻，康复训练主要以双下肢残存肌力为主，可利用沙袋等各种方法来提高肌力；②用双拐练习四点步态；③用手杖练习行走；④早期的训练方法同 $L_{1 \sim 2}$ 横贯性脊髓炎的患者。

三、 康复功能训练中的具体方法

（一）运动疗法

1. **关节活动度的训练**　为了预防瘫痪肢体的关节活动范围受限及利于日后日常生活动作的完成，从发病开始，就要对瘫痪肢体的关节进行被动活动，每个关节均应进行各轴向活动，每个肢体从近端到远端关节的活动应在 10 分钟以上，每日至少 2 次。应尽量使每次活动达到全范围关节活动。特别注意的是 $C_{6\sim7}$ 损伤的患者，在腕关节背伸时应保持手指屈曲，在手指伸展时必须同时屈腕。从而通过保持屈肌腱的紧张度达到伸腕的抓握功能，并可以防止手内在肌的过度牵张。这一点在被动关节活动训练以及在康复教育中多被忽略，从而患者失去通过屈肌腱的紧张达到的抓握功能。

2. **牵伸训练**　采用手法牵伸、机械牵伸、自我牵伸、收缩 - 放松等技术。主要牵伸下肢的腘绳肌、内收肌和跟腱。牵伸腘绳肌的目的是为了使患者直腿抬高大于 90°，以实现独立坐位。牵伸内收肌的目的是为了避免患者因内收肌痉挛而造成会阴部清洗困难。牵伸跟腱的目的是为了防止跟腱挛缩，以利于步行训练。牵伸训练还可帮助降低肌肉张力，从而对痉挛有一定的治疗作用。和关节活动度的训练一样，特别注意的是 $C_{6\sim7}$ 损伤的患者，在腕关节背伸时应保持手指屈曲，在手指伸展时必须同时屈腕。

3. **肌力训练**　对未完全瘫痪的肌肉施以充分的肌力训练，对四肢瘫患者及不完全性损伤患者应着重训练其残存肌力，以提高其日常自理和独立生活活动能力。对完全性截瘫患者应着重训练肩胛带、背部和上肢的肌肉，尤其是斜方肌、背阔肌和伸肘肌，如截瘫平面较低，也应多训练腹肌和腰背肌，以上肌肉训练可加强上肢支撑力和维持坐、立位平衡能力，为日后控制轮椅及用拐杖步行打下基础。肌力训练除采用徒手抗阻训练外，还可利用沙袋、弹力带等，训练强度和时间视患者体力和健康情况而定。

4. **坐起训练**　脊髓炎患者待生命体征稳定后，即可开始坐起训练。为避免直立性低血压的发生，患者可从平卧位转为 30° 斜卧位。如无不良反应，逐渐增加体位的倾斜度，直至 90° 直立位。

5. **坐位平衡练习**　患者躯干肌有一定力量，经床上坐起训练后，即可训练其坐位平衡，首先从双手支撑开始，然后过渡到不用手支撑保持坐位，逐步过渡到能在抵抗一定外力条件下保持平衡，即坐位平衡从一级到三级的训练。可通过坐位下破坏患者平衡状态、不同方向触碰目标物、弯腰捡拾地面物品、与同伴或治疗师传球，用两手轮流向前击拳等多种方法来提高坐位平衡能力。

6. **四肢瘫痪者的翻身训练**　翻身是很基本的一个动作，是从床上坐起及穿衣等动作的先决条件之一。四肢瘫患者主要有独立翻身、借助辅助用具翻身两种方法完成翻身动作：

（1）独立翻身（以 C_6 横贯性脊髓炎为例）：双上肢伸展上举，向两侧对称性摆动，产生钟摆样运动，摆动幅度足够大时，向希望翻转的一侧再用力摆动，借助上肢摆动的惯性使躯干和下肢摆动，可达到翻身的目的。

（2）借助辅助用具（以 C_7 完全性损伤为例）：一侧上肢抓住转向侧床栏，另一上肢伸展上举，向同侧摆动，头、躯干协同摆动即可达到目的，双上肢及手功能正常患者亦可用上述方法翻身。

7. **四肢瘫痪者的坐起训练**

（1）利用床尾绳从仰卧位坐起

1）开始位。

2）通过拉绳和弯曲肘关节抬起上半身。

3）撑在床上的肘关节逐渐向床尾移动，同时另一手拉绳协助抬起上半身。

（2）利用头上方悬吊带从平卧位坐起

1）开始位。

2）一侧上肢穿过吊带。

3）上半身从床上抬起。

4）另一侧肘部撑在床上。

5）上肢穿入第 2 个吊带。

6）上半身抬起，另一手伸直向后。

7）上肢穿入第 3 个吊带。

8）支撑手向前移。

8. 转移训练 在进行这一训练时，应注意把脚放在地板上，让脚与地面垂直，这样在转移过程中可最大限度地让脚负重。轮椅尽量靠近床，与床成 45° 角。

（1）不用辅助具的转移

1）开始位。

2）头向下，向床的反向摆动，一手撑床，一手撑轮椅（刹住），提起臀部向床移动。

（2）应用辅助具的转移，可用滑板进行。

9. 轮椅前轮跷起用后轮保持平衡的训练

（1）指导患者放在平衡位。

（2）向前驱动时，轮椅向后倾。

（3）向后拉轮椅时，轮椅回到直立位。

（4）非接触性保护让患者反复体会，掌握住平衡要领。

10. 乘坐轮椅上下马路镶边石或跨越障碍物的训练

（1）从静止位上马路镶边石等障碍物

1）开始位，前轮离台阶数厘米，面对台阶。

2）前轮跷起置于台阶上。

3）前轮退到台阶边缘。

4）双手置于驱动手轮的恰当位置。

5）完成上台阶。

（2）向后退下马路镶边石

1）开始位，轮椅后退到台阶边缘。

2）控制轮椅下降。

3）在控制下转动轮椅，把前轮从台阶上放下。

（3）向前下马路镶边石：略抬高前轮，用后轮保持平衡，缓慢下台阶，然后放平轮椅。

11. 轮椅 - 地面相互转移的训练 轮椅 - 地面转移，可使患者移到地上或从地上移回轮椅，这个能力可丰富患者的生活，如能使患者在海滩上下水、在地板上与孩子玩耍，这项技术也是一个重要的自救措施。当患者从轮椅上摔下来后，他也能应用此项技术从地板上、大街上、篮球场上回到轮椅中。

轮椅 - 地面转移的第一步是把轮椅摆好并刹住闸，一旦轮椅放好并刹住后，患者即可从侧面、前方或后方完成此动作。

（1）轮椅 - 地面的侧方转移法

1）开始位。

2）臀部置于轮椅坐垫上。

3）手在腿上移动。

4）坐直。

（2）轮椅 - 地面的前方转移法

1）开始位。

2）从地上提起臀部。

3）跪在轮椅前面。

4）双手撑在扶手上，提起身体，放松一只手，扭转身体坐在轮椅上。

12. 坐轮椅时安全跌倒的训练　很多高超的轮椅技巧，包括用后轮维持平衡驱动轮椅，这些活动都有翻倒的危险。患者在进行此动作中，不小心移过了重心，轮椅就会向后翻倒，为了减少这种操作的危险，在练习用后轮维持平衡前，先练习安全的跌倒。

在轮椅里安全地向后翻倒，简单地说包括扭转头部抓住轮子，当轮椅倒地时，不是患者头部和背部，而是推把着地，这样患者即不易受伤，甚至不感到难受。

当轮椅倒地时，患者腿的冲击力可能会引起膝关节碰到脸上。用下述方法可防止这种情况发生：即扭转头部和用手迅速抓住对侧扶手或坐垫，这只上肢即挡住了大腿的下落，防止了膝关节撞击脸部。

13. 步行训练　步行对于上肢功能完好的患者较为容易，当腹肌支配完好时，步行训练更易达到和更有意义。主要训练内容包括治疗性步行训练、家庭步行训练和社区步行训练。步行方式有摆至步、摆过步、四点步态、三点步态、两点步态等。训练过程主要包括以下步骤：

（1）平行杠内训练：步行训练一般自平行杠内训练开始。平衡杠外观很稳固，高低可调节，给患者安全感，因此很适于患者进行步行前的站立训练、平衡训练及负重训练。患者可在平行杠内通过站立训练、平衡训练及步行训练找到身体保持稳定的重心位置及状态。

（2）助行器步行训练：助行器适用于初期的行走训练，为准备使用拐杖或手杖前的训练。

（3）腋拐步行训练：主要适用于膝、踝、足支具（长腿支具）的截瘫患者。使用腋拐步行训练时，可根据患者的步行能力选择摆至步、摆过步、四点步态等。

1）摆至步的训练：①平衡站姿；②双拐前置；③通过伸肘、压低和伸展肩胛骨、低头来提起骨盆和双腿；④双腿摆至双拐水平，重新建立平衡站姿；⑤拐杖迅速前置，以获得更大的稳定性。摆至步相对于摆过步来说，消耗能量少，摔倒的危险小。

2）摆过步的训练：①平衡站姿；②双拐前置；③双肘伸展，压低和伸展肩胛，低头来提腿和骨盆；④一旦提起，躯干和腿即如钟摆一样向前摆动超过双拐；⑤足跟着地；⑥通过抬头、收缩肩胛骨和推动骨盆向前，重新取得平衡站姿。

摆至步和摆过步适用于截瘫，而且双下肢无法交替移动的患者。

3）四点步态的训练：①平衡站姿；②一侧拐杖向前；③通过提髋提起对侧腿，低头并扭向摆动腿的对侧；④一旦提起腿，即把腿如钟摆一样向前摆动；⑤一条腿向前平衡站姿。重复上述动作即完成步行。

四点步态是一种稳定性好、安全而缓慢的步行方式，适用于骨盆上提肌肌力较好的截瘫患者。

（4）手杖步行训练：主要适用于踝、足支具的截瘫患者。使用手杖步行训练时，可根据患者的步行能力选择三点步态和两点步态。

1）三点步态的训练：①平衡站姿；②先伸出手杖；③再伸出一侧条件相对较好的下肢；④然后伸出另一侧下肢。

2）两点步态的训练：①平衡站姿；②同时伸出手杖和一侧条件相对较好的下肢；③然后伸出另一侧下肢。

14. 使用双拐步行时上下台阶的训练

（1）上台阶的训练

1）脚尖位于台阶边缘平衡站姿。

2）双拐置于台阶上。

3）通过伸肘、压低肩胛骨，依靠拐杖，把双脚提上台阶。

4）通过向后摆头和收缩肩胛骨来推骨盆向前。

（2）下台阶的训练

1）双拐置于平台边缘平衡站立。

2）摆过步。

3）通过向后摆头和收缩肩胛骨来推骨盆向前。

15. 使用双拐上下楼梯的训练

（1）使用后退法上楼梯

1）离最低一级楼梯几寸远平衡站立。

2）双拐置于楼梯上。

3）伸肘，压低肩胛骨，依靠双拐，把双脚提上台阶。

4）重获平衡站姿。

（2）一手扶栏杆，一手用拐下楼梯，另一拐拿在手里。

16. 使用双拐步行上下斜坡的训练　患者在斜坡上步行，最大的问题是要避免滑倒，当穿着固定踝关节的支具在斜坡上时，他的髋关节、支具都是向下倾斜的，为提高患者在坡地上的行走能力，患者应尽可能在陡的坡度上练习。

上斜坡时，双拐应置于双脚前方，为增大稳定性，应使身体与斜坡成一定角度，骨盆前倾，用摆至步而不用摆过步。下斜坡时，可用摆过步，注意步幅不能太大，以免摔倒。

17. 使用双拐安全跌倒和重新站起的训练　步行就有摔倒的危险，特别是运动和感觉功能受损的患者更易摔倒，患者在练习用辅助具和支具行走前应先学安全地跌倒以减少损伤的危险。

当用拐杖步行摔倒时，有两件事可做，以减少损伤的危险。第一，撒开拐杖，以免摔在拐杖上或拐杖产生过大的力量于上肢上；第二，当患者摔倒时应用手掌着地，上肢收于胸前，用肘和肩缓冲一下，应避免摔倒时上肢僵硬，造成摔伤。

重新站起的方法：

（1）开始俯卧位，双拐置于合适地方，双掌撑在地上。

（2）身体摆跖行位。

（3）充分提起骨盆。

（4）抓住第一根拐杖。

（5）用一根拐平衡，同时抓住第二根拐。

（6）放好前臂套环。

（7）把身体推直。

（8）站直。

18. 从轮椅上站起的训练　功能性步行要求患者具有取得站立的能力，下面讲的技术是从轮椅上站起，但也可用在其他的一些坐位平面上，如坐便池、汽车和标准椅上。一手扶在扶手上，一手在拐杖上从轮椅中站起。

（1）一手放在扶手上，一手扶住拐杖，坐在坐垫前缘。

（2）通过转动头部同时撑住拐杖和扶手提起骨盆。

（3）平衡好站姿。

（4）抓住另一根拐杖。

（5）第一根拐杖放在地板上。

19. **从站位坐下的训练** 功能性步行要求患者在行走后有安全坐下的能力，下面讲的这些技术是针对轮椅而言，但也可用于其他类似的平面。

坐回轮椅相对来说容易一些，患者把自己降低放在轮椅里，要避免伤及皮肤或把轮椅弄翻。要做到这一点，患者就须控制住放低身体的速度，使其正好坐在坐垫上，而不是扶手或靠垫上，而且没有不适当的外力。

（1）双手放在扶手上从站位坐下

1）面对轮椅站立。

2）双手放在扶手上（先把一只手从拐上移至扶手上，再移另一只手）。

3）双手撑在扶手上向一侧旋转，然后松开一只手继续向支撑侧旋转。

（2）双手置于拐上从站立位坐下

1）背对轮椅站立。

2）拐杖重新后置。

3）降低身体坐在坐垫上。

20. **肺部康复** 主要为呼吸功能训练以及体位引流技术。目前，我们已经知道支配呼吸功能的呼吸肌中，吸气肌包括膈肌、肋间外肌、辅助呼吸肌（胸锁乳突肌、斜角肌、斜方肌上段）；呼气肌包括肋间内肌、腹肌。其中膈肌由 $C_{3\sim5}$ 支配，肋间外肌由 $T_{1\sim11}$ 支配，辅助呼吸肌由 $C_{2\sim7}$ 支配；肋间内肌由 $T_{1\sim11}$ 支配，腹肌由 $T_{6\sim12}$ 支配。由此可见，$C_{1\sim2}$ 完全性脊髓损伤患者呼吸无法进行，在很短的时间内，将无法维持生命；$C_{3\sim5}$ 完全性脊髓损伤患者，膈肌受损伤，需针对膈肌进行呼吸训练，即腹式呼吸训练；$C_{6\sim7}$ 完全性脊髓损伤患者，由于其肋间肌完全受损，主要以腹式呼吸为主，也需进行腹式呼吸训练以加强呼吸功能；$T_{1\sim12}$ 完全性脊髓损伤患者肋间肌未完全受损，可采用胸式呼吸训练以增加肋间肌肌力，同时呼气肌受损，可做呼气功能训练。另外，脊髓损伤患者，由于呼吸功能受影响，更易导致肺部感染，引起过多的肺部分泌物，此时需考虑采用体位引流技术以排出分泌物，改善感染所引起的症状。

（1）吸气肌力量训练

1）$C_{3\sim5}$ 完全性脊髓损伤患者可在剑突下增加阻力（如：放置 0.5kg 沙袋），进行呼吸训练。

2）使用手握式阻力训练器吸气，可以改善吸气肌的肌力及耐力，减少吸气肌的疲劳。吸气阻力训练器有各种不同直径的管子提供吸气时气流的阻力，气道管径越窄则阻力越大。在患者可接受的前提下，通过调节呼气管口径，将吸气阻力增大，吸气阻力可每周逐步递增。开始训练 3～5 分钟/次，3～5 次/天，以后训练时间可增加至 20～30 分钟/次，以增加吸气肌耐力。当患者的吸气肌肌力及耐力有改善时，逐渐将训练器管子的直径减小。

（2）呼气肌力量训练

1）腹肌训练：腹肌是最主要的呼气肌。可做仰卧起坐训练以增加腹肌肌力。

2）吹蜡烛法：将点燃的蜡烛放在口前 10cm 处，吸气后用力吹蜡烛，使蜡烛火焰飘动。每次训练 3～5 分钟，休息数分钟，再反复进行。每 1～2 天将蜡烛与口的距离加大，直到距离增加到 80～90cm。

3）吹瓶法：用两个有刻度的玻璃瓶，瓶的容积为 2000ml，各装入 1000ml 水。将两个瓶用胶管或玻璃管连接，在其中的一个瓶插入吹气用的玻璃管或胶管，另一个瓶再插入一个排气管。训练时用吹气管吹气，使另一个瓶的液面提高 30mm 左右。休息片刻可反复进行。以液面提高的程度作为呼气阻力的标志。每天可以逐渐增加训练时的呼气阻力，直到达到满意的程度为止。

4）其他：还可用吹气球法，大声唱歌、说话等。

（3）胸廓松动练习：采用牵伸单侧胸廓以及躯干旋转的方法以增加胸廓的活动度。

（4）体位引流和排痰技术：在体位引流时采用叩击、振动、哈气等技术，排出肺内脓痰、黏液。

（二）作业治疗

四肢瘫患者通常需各种支具或特殊的装置才能完成穿衣、进食、个人清洁卫生和使用家庭电器设备等活动。作业治疗师就需根据患者上肢功能状况，制作不同的支具，如万能袖带（套在手掌上，其上可插匙、笔、按键杆等）或带支撑把的匙或叉子以及粗柄匙等，并教会其使用；根据患者的经济情况，选用头控、颏控或手控电动转椅，选用气控、颏控、手控的环境控制系统来完成开关电灯、拉窗帘、看电视、打电话等，以提高患者的生活质量。

另外，作业治疗师应根据患者在院内训练的情况，指导完成患者住房的改造，以利于患者回归社会和家庭。

截瘫患者穿裤子的训练方法如下：①伸腿坐位穿裤子。②取右上侧卧位，将右侧裤子提起。③再转身成左上侧卧位，将左侧裤子提起，交替反复，将裤子提到腰部。脱裤子动作与穿相反。

（三）物理因子治疗

1. 脊髓病灶区

（1）超短波：电极板病损节段前后对置，微热量，10~15分钟，1次/天，7~10天为一疗程；

（2）短波：沿脊柱U形电缆放置，微热量，15分钟/次，1次/天，7~10次为一疗程；

（3）紫外线：病损节段局部150~200cm^{2}照射，中红斑量，1次/隔日，共3~5次。

2. 受压部位
压疮初期，给予局部红外线或白炽灯照射（注意距离，勿发生烫伤）。

（四）康复辅助器械的应用

现代生物力学、生物工程学的飞速发展，使截瘫患者在辅助器械的应用上有明显的进步。正确地确定适应证、选择相应的矫形器或支具和合理安装使用其他辅助器械，不仅可以改善患者的生活自理能力，而且有利于患者心理和躯体的全面康复。因此，辅助器械的应用是脊髓炎后康复治疗的重要组成部分。脊髓炎神经病变的水平不同，其康复目标不同，所需要的辅助器械也不完全相同（表7-8）。脊髓神经病损程度不同，其残存的肌肉力量不同，所需要的辅助器械也不相同。另外，患者的年龄、体质及生活环境和经济条件也是影响选择辅助器械的重要因素。医师应根据患者的整体情况作出适当的选择。一般来说，四肢瘫患者主要应用上肢支具、ADL自助具和轻型轮椅，截瘫患者主要应用下肢支具、助行器和标准轮椅。

表7-8　不同水平横贯性脊髓炎对应所需的辅助器械

辅助器械	C_4	C_5	C_6	$C_{7~8}$	$T_{1~10}$	$T_{11~12}$	$L_{1~3}$	$L_{4~5}$
电动轮椅	+	+	±					
轻型轮椅		±	+	+	+	±		
标准轮椅				±	+	+	+	+
上肢夹板	+	+	+					
ADL自助具	+	+	+	+				

续表

辅助器械	C_4	C_5	C_6	$C_{7 \sim 8}$	$T_{1 \sim 10}$	$T_{11 \sim 12}$	$L_{1 \sim 3}$	$L_{4 \sim 5}$
轮椅用滑板		+	+	±				
助步器							+	+
腋拐					+	+	+	
AFO							+	+
KAFO					+	+	+	
环境控制	+							

四、常见并发症的康复治疗

常见的并发症有大小便障碍、泌尿系感染、性功能障碍、骨质疏松、异位骨化、痉挛、疼痛、自主神经功能障碍等。对并发症应尽早预防，一旦出现并发症后应迅速治疗，避免造成不良后果。

（一）排尿障碍

正常人膀胱的容量为 300 ~ 500ml，当尿液充盈至 200ml 左右时即引起尿意而排尿。逼尿肌和内括约肌周围支配的神经为：腹下神经（脊髓 $T_{11} \sim L_2$ 节段，交感神经）、盆神经（脊髓 S_{2-4} 节段，副交感神经）和阴部神经（脊髓 S_{2-4} 节段，躯体神经）。中枢支配为骶髓、脑干和皮质（旁中央小叶）。

脊髓病损后所引起的每一种神经源性膀胱都需要综合康复方法进行处理。神经源性膀胱处理的目的有去除尿潴留、减少残余尿、减轻漏尿程度、促进自我排尿。

1. **留置尿管** 脊髓炎在脊髓休克期，膀胱逼尿肌无收缩力，导致尿潴留，应常规留置尿管并间断开放引流膀胱。脊髓炎在病程 1 ~ 2 周，即可酌情开始进行间歇导尿。

2. **清洁间歇导尿** 系最为常用的一种能有效预防感染、防止肾积水等并发症的方法。具体如下：

（1）控制液体量：每日液体摄入 2000ml 以内（包括饮用的流质和水），如使用 200ml 的杯子，共为 10 杯，每小时 125ml 左右。避免短时间内大量饮水。注意：晚 8 点以后不要饮水，不要喝利尿的饮料如茶、糖水、西瓜、汽水等。

（2）开始每 4 小时导尿 1 次，保持膀胱容量在 500ml 以下，以后根据膀胱残余尿量的多少来调整导尿次数。一般残余尿量 > 200ml，每天导尿 4 次；150 ~ 200ml，每天导尿 3 次；100 ~ 150ml，每天 2 次；100ml 以下每天导尿 1 次；50 ~ 80ml 以下时，可停止导尿。

（3）每次导尿不能超过 500ml。另注意定期检查尿常规、尿培养，及时防治泌尿系感染。

3. **药物治疗**

（1）降低膀胱出口阻力、减少残余尿，可选用 α_1 肾上腺素能受体阻断剂，如阿夫唑嗪或坦索罗辛等口服。

（2）治疗神经源性逼尿肌过度活动，可选用抗胆碱能药物，如托特罗定、索利那辛等。抗胆碱能药物治疗无效、但膀胱壁尚未纤维化，可选择给予膀胱壁（逼尿肌）A 型肉毒毒素注射治疗，术后须配合间歇导尿。

4. **排尿意识及排尿手法的训练**

（1）排尿意识训练：每次导尿时嘱患者做正常排尿动作，使协同肌配合以利于排尿反射的形成。

（2）排尿手法的训练：可通过牵拉阴毛、挤压阴茎、刺激肛门、轻叩耻骨上区或骶尾部等，引发急迫性膀胱、反射性膀胱逼尿肌收缩，诱发排尿。也可用手挤压耻骨上膀胱区，增加膀胱内压力，排出尿液，但应避免用力过大导致尿液反流。另外，可在站立位排尿，也可减少残余尿量。

5. 直肠电刺激疗法　用专用电极棒置入肛门，刺激膀胱壁或骶髓骶神经运动支，可引起逼尿肌收缩而排尿。每日2次，每次20分钟。

6. 针灸治疗　可艾灸关元、神阙等穴，针刺关元、中极、气海、膀胱俞等。

7. 其他治疗　药物治疗无效或者存在严重上尿路损毁的患者，可以根据具体情况选择神经调节术、膀胱扩大术、人工括约肌植入术等治疗手段。

（二）排便障碍

正常排便是大肠在神经系统支配下所进行的活动。排便指令由脑皮质发出，低位中枢在$S_{2\sim4}$。当脊髓损伤，伤及与排便有关的神经时，失去脑皮质支配；另外，结肠反射缺乏、肠蠕动减慢，最终导致大便排出困难，临床称为神经源性大肠功能障碍。

治疗目的：使患者尽量能控制大便和有规律地排便（1~3日排便1次）。

1. 排便训练

（1）反射性大肠：具有此类功能的患者脊髓损伤平面在$S_{2\sim4}$以上，脊髓排便中枢未受损伤，存在排便反射弧，患者可通过反射自动排便，但缺乏主动控制能力。

对此类患者，用戴手套手指经肛门入直肠施行刺激，将坚硬大便抠出，手指沿直肠壁做柔和的环形运动，顺时针刺激30~60秒，刺激直肠的排空功能。如欲在刺激的同时排便，可进行如下操作，先使用直肠栓剂（如开塞露），然后手指刺激直肠壁10~15分钟，再辅助患者坐便椅上让重力协助排便。

（2）弛缓性大肠：此类患者脊髓损伤平面在$S_{2\sim4}$以下，破坏了排便反射弧，无排便反射，故不能控制大便，常发生便失禁。

对此类患者直肠刺激训练无效。治疗时，大便坚硬可用手抠出；施用直肠栓剂（如开塞露）20分钟后检查直肠，如直肠内有大便，可协助患者坐便椅上排出，可同时进行腹部按摩。

2. 饮食调节　日常饮食应为高纤维素、高容积和高营养的。每天至少有3次蔬菜和水果，或每日2次、每次1匙的麦麸。便秘时多吃桃、樱桃、杨梅等食物。腹泻时加茶、白米、苹果酱等。

3. 药物治疗　可用二丁酸辛基磺酸钠100mg，每日2~3次。此药可使水在肠中积集，软化大便，易于排出。或乳果糖2~7.5g，每日2~4次。此药在结肠被细菌分解为醋酸、乳酸和其他有机酸，使大便酸化，减少对氨的吸收；未被吸收的双糖增高渗透压、保留水分，软化粪便，是较好的泻药。或酚酞0.05~0.2mg，排便前晚服用，或中药番泻叶，每日5g左右泡水代茶饮，也是常用泻药。

4. 容积扩张剂　如麦麸制剂，含纤维素、木质和胶质，制成小丸或饼干，每日10~20g。此药在大肠中能吸收和保留水分，软化粪便，以利排便。或车前子嗜水胶浆剂，属纤维素和半纤维素，作用同麦麸。用法4~7g，每日1~3次。

（三）性功能障碍

脊髓损伤后患者可发生性功能障碍，影响夫妻间性生活。男性表现有性异常、勃起异常、射精异常等。而女性主要表现为阴道痉挛及性欲高潮功能障碍，而生育功能不受影响。此节仅对较典型的男子性功能障碍的治疗加以介绍。

1. 机械法　利用负压器抽吸阴茎使其充血胀大，再用弹力环置于阴茎根部，保持阴茎勃起状态，注意弹力环应在30分钟内松解，防止阴茎血运障碍。

2. 化学法　向阴茎海绵体注入罂粟碱 30~60mg，或罂粟碱 30mg+ 酚妥拉明 5mg，压迫阴茎根部，2~10 分钟即可勃起，持续 1~4 小时。若持续过久可在海绵体内注入间羟胺 2mg，勃起即可消退。此方法应用每周不宜超过 2 次。或口服药物，如万艾可（viagra）。该药通过抑制海绵体中磷酸酯酶 V 使 cGMP 水平升高，引起 NO 升高，导致海绵体平滑肌松弛，使阴茎充血勃起并坚硬。

（四）骨质疏松

脊髓损伤后因运动功能丧失，被迫制动，几乎所有的患者均可发生程度不同的骨质疏松（osteoporosis）。患者长期卧床，可引起骨质形成及吸收过程的失衡，即矿物质代谢的改变，骨吸收增加，骨矿含量降低，骨形成减少，骨小梁迅速丢失，并易发生异位骨化、病理骨折、泌尿系结石等各种并发症。

其康复疗法可采用斜床站立，以恢复重力的生物学刺激。主动运动，如等长及等张肌肉收缩训练、ROM 训练、坐站行走训练等。也可给予适度的紫外线照射，以促进维生素 D 的形成。

（五）异位骨化（heterotopic ossification）

又称关节旁异位骨化（para-articular ossification），是指在非骨组织部位形成骨组织，多发生在软组织中，对于脊髓损伤患者多在损伤平面以下，发生率约为 16%~58%。发病机制不十分清楚。好发部位为髋、膝、肩、肘关节周围。发病初患者可有低热，局部微红、肿胀，数日后局部形成较硬的团块，关节活动受限。发病 2 周后 X 线平片可有阳性所见，受累肌肉中出现云雾状斑片，随疾病的发展，关节周围出现钙化影，围绕关节的韧带筋膜和肌肉高密度骨化。治疗措施有：

1. 运动疗法　发病初期停止被动运动，1 周后可重新开始训练，增加关节活动范围，训练手法应轻柔，防止软组织拉伤。

2. 手术治疗　关节旁异位骨化严重，限制了关节活动，可行手术切除骨化组织，以增加关节活动范围。手术多在骨化发生 1.5~2 年，且骨化成熟后实施，手术 2~3 天后如无血肿，可开始被动 ROM 训练。对完全性截瘫患者髋关节周围严重骨化，导致髋关节僵硬，屈曲功能障碍者，为使患者能够实行坐位及使用轮椅，提高日常生活活动能力，可施行股骨头颈切除术，增加髋部屈曲活动能力。

3. 药物治疗　如 Didronel 20mg/（kg·d），可有防止软组织骨化作用，维持 2 周，然后改为 10mg/（kg·d），继续用 10 周，在早饭前 1 小时顿服。

（六）痉挛

痉挛是脊髓损伤的常见并发症，它是一种因牵张反射兴奋性增高所致的以速度依赖性肌肉张力增高、伴有腱反射亢进为特征的运动障碍，属于上运动神经元综合征的表现之一。脊髓炎休克期过后，一般先出现屈肌痉挛，约半年后，开始出现伸肌痉挛。

痉挛对患者的影响分为两方面。不利的方面为：较重的痉挛可能影响患者的呼吸功能、坐位平衡，不利于转移动作的完成，影响睡眠和性生活，引起疼痛等。有利的方面为：可减缓肌萎缩的速度；减少压疮；促进血液循环，防止深静脉血栓形成及下肢水肿；可维持患者坐姿、转移、站立甚至行走。只有明显影响患者康复活动及日常生活的痉挛才需处理。方法如下：

1. 减少痉挛加重的因素　避免不良体位、精神紧张、用力过度、疲劳、疼痛、膀胱充盈、压疮等加重痉挛的因素；坚持正确的肢体摆放；让患者学会在日常生活中抑制或控制痉挛的技巧及放松训练。

2. 坚持关节被动运动及牵伸技术的应用，可用人工或利用 CPM 或 Motormed 等设备进行。

3. 进行治疗性的主动性运动训练。

4. 配合电疗、水疗、按摩、针灸及矫形器的使用。

5. **药物** 可口服脊髓内突触传递阻滞剂如巴氯芬、替扎尼定等。另可用酚溶液及肉毒毒素在神经肌肉接点处注射以解除局部肌痉挛。（具体用法参见相关章节）

（七）疼痛

为脊髓炎主要并发症之一。大致可分为三类，包括周围型（损伤局部神经根痛）、中枢型（损伤平面以下皮肤感觉丧失区域的中枢性疼痛）及结合型（前两者并存）。其中中枢性疼痛是发生最普遍及剧烈的疼痛。由于其发病机制尚不十分明确，目前尚无可靠的防治方法。可试用下列方法治疗。

1. 药物治疗

（1）三环类抗抑郁剂：阿米替林 25mg，每晚口服 1 次，每 7～14 天增加 25mg，最大剂量 50～150mg。缺血性心脏病患者慎用。

（2）抗癫痫药：从小剂量开始。

1）加巴喷丁：每天总量 3900mg。缺血性心脏病患者首选加巴喷丁。

2）卡马西平：200～600mg/d。

3）苯妥英钠：300mg/d。

（3）阿片受体激动药：曲马多，可立即给予有效剂量，但应注意耐药性和成瘾性的产生。

2. 经皮电刺激（TENS）

将电极放在感觉平面以上，接近脊髓损伤部位的脊柱两侧，频率为 80～120Hz，刺激波宽为 160～240 微秒，电流强度以患者能耐受无不适的最大极限为准。每次治疗持续 30 分钟，每天做 1～2 次，持续 10～20 天为一疗程。

（八）自主神经反射亢进

它是由于脊髓病损后自主神经系统中交感与副交感神经系统平衡失衡，病损水平以下的刺激引起交感神经肾上腺能介质突然释放而引起的一个可能导致脑出血和死亡的严重并发症。多见于 T_6 以上的脊髓炎，在脊髓休克结束后发生。临床主要表现为：血压升高、剧烈头痛、视物不清、出汗、皮肤潮红、起鸡皮疙瘩、脉缓、胸闷、恶心、呕吐等。

1. 立即采取端坐位，使静脉血集中于下肢，降低回心血量、以降低颅内压力，同时监测血压脉搏。

2. 用快速降压药如硝苯地平 10mg 或卡托普利 12.5mg 舌下含服以降血压。

3. 尽快找出并消除诱因，脊髓病损平面以下区域受到刺激如膀胱充盈、直肠积粪、导尿或直肠内镜检查，以及疼痛、压迫等刺激均易诱发。

4. 避免长期留置尿管，以免形成挛缩膀胱，容易诱发此反射。

五、 中国传统疗法

中医治疗对脊髓炎康复有一定的帮助，如针灸、推拿、按摩及中药口服等方法，对肢体功能的恢复、大小便障碍的恢复等均有较好的效果。

（一）中药内服及针灸治疗

根据中医辨证施治的原则，进行辨证用药、选穴，并可选用适当的中成药。同时也可参照有效的专方、验方等。

（二）按摩治疗

应用各种手法对瘫痪肢体应尽早进行向心性按摩，对促进运动及感觉功能的恢复、改善肌肉张力、防止肌萎缩等均有积极的意义。

1. **手法** 滚法、按法、揉法、拍法、掌叩、推法、点按法、摇法。

2. **原则** 软瘫期手法重在掌叩、拍法，痉挛期手法偏于揉按、点穴。每日1次，6日为一疗程。

3. **操作**

（1）俯卧位：①背部自上向下捏脊5遍，掌叩脊柱由上向下20次，行法、推法10分钟。同时点、揉、按大杼、心俞、肺俞、肝俞、胆俞、脾俞、胃俞、三焦俞、肾俞、筋缩、至阳、天宗穴；②下肢后侧，屈膝按揉大腿、小腿后侧8分钟，同时点按环跳、殷门、风市、阴陵泉、委中，弹拨阳陵泉，被动屈膝足跟碰臀左右各5次，由臀至足拍法治疗3分钟。

（2）仰卧位：①上肢行推、揉、按法10分钟，同时配合点臂臑、尺泽、手三里、养老、合谷、后溪穴，由肩至前臂拍法2分钟，左右肩及腕行摇法各5次，双肘关节屈伸5次；②摩腹5分钟，指颤关元穴2分钟；③下肢前及外侧行法、揉按法8分钟，同时点按伏兔、足三里、绝骨、三阴交、昆仑、照海、解溪、太冲、足临泣、涌泉穴，拍法作用于下肢前、外及内侧3分钟；④摇筋左右各5次，被动屈膝屈髋伸直下肢左右各5次，左右摇踝各5次。

推拿以舒筋活络为主，主要推补脾经、肾经，分手阴阳，清板门，逆运内八卦，清天河水，退六腑。

六、 文体治疗

选择患者力所能及的一些文娱、体育活动，对患者进行功能恢复训练，如轮椅篮球、网球、台球、乒乓球、射箭、标枪、击剑、轮椅竞速、游泳等，既可恢复其功能，又可使患者得到娱乐。文体活动的好处在于可以增加患者运动系统的活动，从而提高其功能和改善体质，增加耐力；从心理上增强患者的自信心和自尊心。除此以外，参加文体活动可以分散他们对自身残疾的注意，加上许多文体活动可和健全人一起进行，对他们重返社会、积极参与社会活动都有好处。因此，在脊髓损伤康复中应积极开展文体活动。

七、 康复护理

脊髓炎患者的康复治疗在早期、恢复期都需要康复护士的介入。脊髓炎的基本护理主要内容为体位和体位转换。脊髓炎造成患者肢体运动功能障碍，患者在急性期及恢复期每日的平均卧床时间均明显增加。每日卧床时间的明显延长可能给患者带来一系列的问题，而卧床时的正确体位和体位变换对预防压疮、预防肢体挛缩和畸形、减少痉挛和保持关节活动度有重要的意义。因此，正确体位和体位转换是脊髓炎患者生活的一个重要问题。

（一）正确体位

1. **下肢体位** 仰卧位时髋关节伸直（可轻度外展），膝关节伸直（膝下不得垫枕，以免影响静脉回流，同时还会使膝关节屈曲），踝关节背屈（应用足垫枕）及足趾伸展。侧卧位时髋关节屈曲20°，膝关节屈曲60°左右，踝关节背屈和足趾伸直。

2. **上肢体位** 仰卧位时肩关节外展 90°，肘关节伸直，手前臂旋后位。侧卧位时，下侧肩关节前屈 90°，肘关节屈曲 90°，上侧肢体的肩、肘关节伸直，手及前臂中立位。俯卧位时肩关节外展 90°，肘关节屈曲 90°，手前臂旋前位。体位的保持必要时需用到各种枕垫，因此应准备各种大小不同的枕垫。急性期为防止各骨突部位发生压疮，需在骨突附近而不是骨突处应用枕垫，使骨突处不受压迫。

（二）体位转换

正确的变换体位是防止压疮、防止关节挛缩的重要环节。变化体位时应做到定时变换，在急性期应每 2 小时按顺序更换体位一次，在恢复期可以每 3～4 小时更换体位一次。目前，尽管应用各种间断充气的减压床垫有利于预防压疮，但不能代替体位变换。

国际临床康复经验显示，脊髓炎患者进行早期强化康复，康复治疗的介入越早，则总体康复期越短、康复效果越佳。强化康复的重要方面就是适当增加康复训练时间。因此，患者除在 PT、OT 训练室内的定时训练外，还必须在病区康复训练室或病室内进行附加训练，复习和强化 PT、OT 训练室内的训练内容。在病区康复训练室或病室内进行附加训练应由护士组织实施，以便指导和保障康复训练的正确实施和防止意外损伤或并发症的发生。

八、 心理治疗

脊髓炎患者的心理反应从受伤起，通常经历休克期、否认期、焦虑抑郁期、承认适应期。

受伤伊始，由于突然而来的横祸，使患者感到茫然不知所措，对疾病或外伤所致的残疾毫无认识，此时反应迟钝，属于心理反应休克期；此期过后，患者对伤残往往不能理解，不相信残疾的来临及其严重性，坚信自己能痊愈，此为否认期；随着时间的推移，患者逐渐认识到残疾将不可避免，此时性情变得粗暴，把自己内心的不满和痛苦向外发泄，冷静下来后，常感到悲观失望，情绪变得焦虑、抑郁，此为焦虑抑郁期；此期过后会逐步承认现实，对残疾状态能够接受，能比较正确地对待身边的人和事，此为承认适应期。康复工作者应了解各期特点，同时应注意，患者各期的发展不是一成不变的，经常会出现反复，医务人员应根据患者情况，采取认知、行为、支持等心理治疗，使患者尽快进入承认适应期。

九、 社会康复

社会工作者在患者住院时，帮助患者尽快熟悉和适应环境，帮助患者向社会福利、保险和救济部门求得帮助；在出院前，协助患者做好出院后的安排，包括住房调配及无障碍改造。出院后帮助他们再就业，与社会有关部门联系以解决他们的困难并进行随诊。

第四节 康复结局

脊髓炎多数起病较急，脊髓损害比较完全。大部分患者可望在数月内有不同程度的脊髓功能恢复。经康复治疗，70% 左右患者可在 3 个月内恢复一定的步行能力，少数患者遗留严重后遗症，极少数患者完全不能恢复，亦有 10% 左右的患者可能复发或出现视神经损害而转化为视神经脊髓炎或多发性硬化。急性脊髓炎若无并发症，通常 3～6 个月基本恢复生活自理。完全性瘫痪 6 个月后肌电图仍为失神经改变或脊髓 MRI 提示累及脊髓节段长且弥漫者，预后较差。出现脊髓总体反射者预后差。合并压疮、肺或泌尿系感染会影响脊髓恢复，可留后遗症甚至死于并发症。部分性或单一节段横贯性损害者预后较好；上升性脊髓炎和弥漫性脊髓受累者预后最差，往往在短期内死于呼吸循环衰竭。

第五节　健康教育

对于脊髓炎患者来说，健康教育是非常重要的。做好疾病的预防工作，如避免劳累、受寒；加强体育锻炼，增强体质，减少感染；及时注射或口服脊髓灰质炎疫苗等可一定程度预防脊髓炎。对已经患病者，要早诊断，早治疗，同时，还应积极、早期地进行康复治疗，避免各种并发症的出现，改善患者的预后。

脊髓炎的护理更为重要，主要包括截瘫、膀胱和压疮的护理等内容。对于截瘫患者的下肢，要定时抬高、主被动运动、按摩，以及呼吸操等均有利于预防下肢静脉血栓的形成。截瘫患者常伴垂足或尖足，应予足托或穿矫正鞋，以防治垂足或踝关节痉挛性跖屈的发生。床铺宜柔软平整，有条件者可使用气垫圈或气垫床。勤翻身拍背，保持皮肤清洁，隆突处应避免长时间受压，加强营养，以防压疮和坠积性肺炎。骨隆突处皮肤红肿者，可予 70% 乙醇按摩，再涂上 3.5% 安息香酊；已溃破者，应彻底清除坏死组织，勤换药，局部予以磁热治疗等。多引用温水，保持会阴部清洁，正确保留导尿或间歇导尿，加强肢体运动锻炼等则可以有效减少泌尿系感染。加强心理疏导，争取患者及家属积极配合康复，对于脊髓炎预后有着非常重要的意义。高颈位脊髓炎和上升性脊髓炎有呼吸困难及不易咳痰者，应尽早气管切开或用呼吸机辅助呼吸。

（洪永锋）

第八章
急性炎症性脱髓鞘性多发性神经病康复

第一节　概述

一、定义

急性炎症性脱髓鞘性多发性神经病（acute inflammatory demyelinating polyneuropathy，AIDP）又称急性炎症性多发性神经根神经炎（acute inflammatory demyelinating polyradiculoneuritis），即吉兰 - 巴雷综合征（Guillain-Barre syndrome，GBS），是一种免疫介导的急性炎症性周围神经病，主要损害脊神经根和周围神经，也常累及脑神经，导致急性弛缓性瘫痪最常见的原因。临床主要表现为四肢对称性弛缓性瘫痪，感觉障碍，脑神经损害，呼吸肌麻痹及脑脊液蛋白 - 细胞分离现象。免疫治疗可缩短病程，改善症状。

二、病因及流行病学

GBS 的确切病因尚未完全阐明，目前，认为本病是一种由细胞免疫和体液免疫共同介导的自身免疫性疾病，由于病原体（病毒、细菌）的某些组分与周围神经髓鞘的某些组分相似，机体的免疫系统发生了错误的识别，产生自身免疫性 T 淋巴细胞和自身抗体，并针对周围神经组分发生免疫应答，引起周围神经髓鞘脱失。GBS 发病前较多患者有感染、疫苗接种及手术史等，较为明确的有空肠弯曲菌（campylobacter jejuni，CJ）、疱疹病毒及支原体感染，以空肠弯曲菌感染关系最为密切。

GBS 的年发病率国外为 0.6 ~ 2.4 人 / 10 万人，男性略多，各年龄组均可发病。欧美国发病年龄在 16 ~ 25 岁与 45 ~ 60 岁，呈双峰现象，无季节倾向。亚洲夏秋发病率高，我国尚无系统的流行病学资料，但发病年龄以儿童和青壮年多见。我国 GBS 发病有地区和季节流行趋势，在河北与河南交界农村，夏、秋季节有数年一次的流行趋势。

三、病理特点

GBS 病变部位主要位于神经根（以前根为多见）、神经节和周围神经。偶可累及脊髓。周围神经节段性脱髓鞘和血管周围淋巴细胞、单核巨噬细胞浸润，轴突变性神经内膜水肿。在恢复过程中，髓鞘修复，但淋巴细胞浸润可持续存在。脑神经核和前角细胞亦可发生变性。

四、 临床特点

GBS 主要临床表现为双侧对称性弛缓性瘫痪，感觉障碍以受累肢体远端疼痛及对称性手套、袜套型感觉减退为特点，初期肌肉萎缩可不明显，后期肢体远端可有肌肉萎缩。病前 1～4 周有呼吸道、消化道、疫苗接种等感染史。

1. 首发症状常为四肢远端对称性无力，很快加重并向近端发展，或自近端开始向远端发展，多于数日至 2 周达到高峰，病情危重者在 1～2 日内迅速加重，出现四肢完全性瘫、呼吸肌麻痹和吞咽困难，严重危及生命。如对称性瘫痪在数日内自下肢上升至上肢并累及脑神经，称为 Landry 上升性麻痹。发生轴索变性时可见肌肉萎缩。

2. 感觉障碍多较轻，其特点：主观感觉障碍重，客观感觉障碍轻，表现为肢体远端感觉异常和手套、袜套样感觉减退，可先于瘫痪或同时出现，也可无感觉障碍。某些患者疼痛可很明显，肌肉可有压痛，尤其是腓肠肌压痛。感觉缺失较少见，震动觉和关节运动觉一般不受累。

3. 少数患者出现脑神经麻痹，可为首发症状，常见双侧面神经瘫痪，其次为舌咽和迷走神经瘫痪，表现为面瘫、声音嘶哑、饮水呛咳、吞咽困难。严重者不能进食。动眼神经、展神经、舌下神经、三叉神经的损害较少见，偶可见视盘水肿。

4. 自主神经损害可出现出汗增多、皮肤潮红、手足肿胀及营养障碍、心动过速、心律失常等症状，罕见括约肌功能障碍和血压降低。

5. 常见并发症有肺炎、肺不张、窒息、中毒性心肌炎及心力衰竭。也可发生深静脉血栓形成及压疮。

6. 除上述典型病例外，尚有一些不典型的临床表现的变异型。

（1）Miller-Fisher 综合征：临床表现为眼肌麻痹、共济失调、腱反射消失三联征，有时可出现瞳孔改变。周围神经电生理可有传导延迟，髓鞘和轴索同时受损。有时 MRI 检查可发现脑干病灶。血清中有抗神经节苷脂 GQ16 抗体，没有肢体瘫痪或瘫痪较轻。

（2）急性轴索性运动神经病：多数患者发病与空肠弯曲菌感染有关。曾在中国北方流行。急性起病并于 1～2 周内出现下运动神经元瘫痪，很少有感觉受累。病情严重，常有呼吸肌受累，肌肉萎缩出现早，病残率高，恢复差。电生理检查主要是运动神经轴索受累、复合肌肉运动神经电位严重降低、感觉电位保留，无传导速度减退等脱髓鞘证据。20%～30% 患者血清存在神经节苷脂 GM1、GD1b 抗体。

（3）脑神经型：病前有上呼吸道或胃肠道感染史，表现为脑神经急性或亚急性的双侧对称的脑神经的运动神经麻痹症状，如双侧周围性面瘫、延髓麻痹（舌咽和迷走神经损害）、复视（展神经、动眼或滑车神经麻痹），无肢体瘫痪。有脑脊液蛋白 - 细胞分离。

五、 辅助检查

1. **实验室检查** 可见周围血细胞轻度升高，生化检查正常。发病后第 1 周内做脑脊液检查，多数患者可能正常，第 2～3 周后，大多数患者脑脊液内蛋白明显增高而细胞数正常或接近正常，称为脑脊液蛋白 - 细胞分离现象，此现象是本病特征性表现，这种特征性的改变在发病后第 3 周最明显。脑脊液压力多正常，少数病例脑脊液无变化。

2. **神经电生理检查** 可见运动及感觉神经传导速度（NCV）明显减慢、远端潜伏期延长，动作

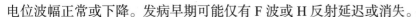

电位波幅正常或下降。发病早期可能仅有 F 波或 H 反射延迟或消失。

3. 其他 血清抗体检测（AIDP 特殊抗体），粪便可检测出空肠弯曲菌，心电图改变，腓肠神经活检等。

六、 康复时机

早期介入康复治疗有助于改善 GBS 患者受损的功能，减少病痛，防治并发症，减轻残疾的程度，提高其生活质量。

七、 康复目标

GBS 患者近期康复目标主要为止痛、消肿、减少卧床并发症，预防患肢肌肉萎缩和关节功能障碍；远期康复目标为促进神经再生，恢复肌力，增加关节活动度和感觉功能，对于不能完全恢复的肢体，可使用支具，使患者最大程度地恢复生活能力和社会活动能力。

第二节 康复评定

一、 临床评估

GBS 的诊断要点：病前 1～4 周有感染史，急性或亚急性起病，并在 4 周内进展的对称性四肢迟缓性瘫痪、腱反射减弱或消失及脑神经损害，轻微感觉异常，脑脊液蛋白 - 细胞分离现象，肌电图检查早期可见 F 波及 H 反射延迟或消失，神经传导速度减慢，远端潜伏期延长，动作电位波幅正常或下降。在临床评估方面，最重要的在于评估患者呼吸肌功能，有无受累及受累的程度，有无合并呼吸衰竭及有无使用呼吸机辅助呼吸指征。

二、 康复评定

（一）全身功能状态评估

包括心肺功能状况、是否使用呼吸机、有无各种并发症等。残疾评定用 6 分功能量表（6-point functional scale）（表 8-1），此量表评估 GBS 6～12 个月病程的患者，但 GBS 的恢复至少可为 18 个月，故此量表有一定局限性。除临床评定外，应根据患者的功能水平进行全面的评定，包括肌力测试（徒手肌力测试），关节活动范围测量，感觉测试（轻触觉、压觉、实体觉、痛温觉、本体感觉和两点辨别觉），身体耐力，粗大运动的控制能力，精细运动的协调能力、操作能力和灵敏性，步态分析，疼痛，自我概念，心理测验，日常生活技能，劳动史，技能、兴趣和价值等，应记录测试的结果。具体方法可参见相关部分。

GBS 的肌肉瘫痪为一组肌群，康复结局评定多用 ADL 及残疾评估的方法而不用徒手肌力测试的方法来评估。

表 8-1　残疾评定 6 分功能量表

分值	功能
0	健康
1	有轻微症状和体征
2	不需辅助可步行 5m
3	需辅助可步行 5m
4	轮椅或卧床生活，需束缚保护
5	白天或夜间部分时间需呼吸机辅助呼吸
6	死亡

（二）运动功能评定

1. **肌力评定**　参见相关章节。
2. **关节活动度测定**　参见相关章节。
3. **患肢周径的测量**　用尺测量或容积仪测量受累肢体的周径并与相对应的健侧肢体比较。
4. **运动功能恢复等级评定**　由英国医学研究会（BMRC）提出，将神经损伤后的运动功能恢复情况分为六级，简单易行，是评定运动功能恢复最常用的方法（表 8-2）。

表 8-2　GBS 预后运动功能恢复等级评定表

恢复等级	评定标准
0 级（M0）	肌肉无收缩
1 级（M1）	近端肌肉可见收缩
2 级（M2）	近、远端肌肉可见收缩
3 级（M3）	所有重要肌肉功能抗阻力收缩
4 级（M4）	能进行所有运动，包括独立性的或协同的运动
5 级（M5）	完全正常

（三）感觉功能评定

病损后感觉消失区往往较实际损伤小，且感觉消失区边缘存在感觉减退区。感觉功能的评定有浅感觉（触觉、痛觉、温觉）、深感觉（位置觉、振动觉）和复合感觉（两点分辨觉及实体觉）的检查，此外还可以做 Von Frey 单丝压觉试验。病损后感觉功能恢复的评定可参考英国医学研究会的分级评定表（表 8-3）。

表 8-3　感觉功能恢复等级评定表

恢复等级	评定标准
0 级（S0）	感觉无恢复
1 级（S1）	支配区皮肤深感觉恢复
2 级（S2）	支配区浅感觉和触觉部分恢复
3 级（S3）	皮肤痛觉和触觉恢复且感觉过敏消失
4 级（S3）	到 S3 水平外，两点分辨觉部分恢复
5 级（S4）	完全恢复

（四）反射检查

反射检查时需患者充分合作，并进行双侧对比检查。常用反射有肱二头肌反射、肱三头肌反射、桡骨膜反射、膝反射、踝反射等。

（五）自主神经检查

常用发汗试验。

（六）电诊断检查

对周围神经病变，最具有价值的检查是电生理检查，具有诊断和功能评定的价值。常用的方法有：

1. **肌电图检查**　对 GBS 有重要的诊断和评定价值，可判断失神经的范围与程度以及神经再生的情况。肌电图改变与病情严重程度及病程有关。在部分以神经轴索损害为主的病例，病后 2～3 周可出现失神经性电位如纤颤电位、正峰电位，以后出现多相电位增加，可见小的运动单位电位（新生电位）。

2. **神经传导速度的测定**　可以确定传导速度、动作电位幅度和末梢潜伏时间。既可用于感觉神经，也可用于运动神经的功能评定，以及确定受损部位。正常情况下，四肢周围神经的传导速度一般为 40～70m/s。神经损伤时，运动神经传导速度常明显减慢，且末端潜伏期较正常人明显延长，有的部位有阻断。

第三节 康复治疗

一、临床处理原则

GBS 的主要危险为呼吸肌麻痹，应尽早发现呼吸肌麻痹，进行及时有效的治疗，阻止病情恶化，支持疗法、免疫治疗、发症防治和对症处理，同时强化护理疗法。

1. **呼吸肌麻痹治疗** 呼吸肌麻痹是 GBS 的主要危险。应密切观察呼吸情况，重症患者应在重症监护病房治疗，当患者出现气短、肺活量降至 1L 以下或动脉氧分压低于 70mmHg 时可行气管插管或气管切开辅助呼吸。呼吸器的管理非常重要，可根据患者症状及血气分析调节通气量。应加强护理，如定时翻身拍背、雾化吸入和吸痰等，保持呼吸道通畅，预防感染等并发症。

2. **免疫球蛋白静脉滴注**（intravenous immunoglobulin，IVIG） 抑制异常免疫反应，消除致病因子神经损伤，促进神经再生。急性期应用可阻止病情进展，缩短疗程，减少辅助呼吸器应用，改善近期和远期疗效。IVIG 过敏或存在 IgA 型抗体者、心力衰竭、肾功能不全患者禁用。

3. **血浆交换**（plasma exchange，PE） 曾认为血浆交换是 GBS 治疗标准，能够改善症状、可缩短病程，减少辅助呼吸器应用和减少合并症，通过血浆置换可清除特异的周围神经髓鞘抗体和血液中其他可溶性蛋白，宜在发病后 2~3 周内进行，用于重症或呼吸肌麻痹患者。主要禁忌证是严重感染、心律失常、心功能不全及凝血机制障碍等。血浆置换可合用激素，以预防新的抗体产生和疾病复发。

IVIG 和 PE 是 GBS 的一线治疗，可消除外周血免疫活性细胞、细胞因子和抗体等，减轻其所致的神经损害。尽管两种疗法的费用昂贵，PE 需在有特殊设备的医疗中心进行，但严重或进展快的病例，早期应用可能改变病程及减少辅助通气的花费。

4. **皮质类固醇**（corticosteroids） 曾广泛应用，目前仍有争议。国内外也有许多资料显示常规剂量激素并不能阻止其病情发展和缩短病程，通常认为对 GBS 无效，并有不良反应。但无条件使用 IVIG 和 PE 的患者可试用甲泼尼龙 500mg~1000mg/d，静脉滴注，连用 5~7 天；或地塞米松 10mg/d 静脉滴注，7~10 天为一疗程。

5. **其他临床治疗** 重症 GBS 及 GBS 在其他药物治疗效果不佳或有用药禁忌的情况下可以试用环磷酰胺或硫唑嘌呤，辅以神经代谢活化剂，如辅酶 A、三磷酸腺苷、细胞色素 C、神经生长因子等。

二、康复治疗指征

GBS 患者常伴有各种不同程度的运动及感觉等功能障碍，应针对不同情况进行相应的康复训练。康复治疗人员应在 GBS 患者病情平稳后，为其制订康复训练计划，及早进行康复治疗。

三、 康复治疗原则与方法

（一）康复治疗原则

康复治疗时，应根据不同的时期、不同的功能障碍进行个体化有针对性的治疗。早期主要是改善呼吸功能、止痛、消肿、减少卧床并发症，预防患者肌肉萎缩和关节挛缩，中、后期主要是采用各种综合治疗手段促进受损神经的恢复与再生，减慢或减轻肌肉萎缩，注意维持和扩大关节活动范围，预防关节挛缩、畸形等并发症的发生，增强肌力和耐力，解除心理障碍，对于不能完全恢复的肢体，使用矫形器，使患者最大程度地恢复生活能力和社会活动能力。

（二）康复治疗方法

1. 呼吸功能训练　在疾病早期对呼吸肌麻痹者，主要进行辅助或主动腹式呼吸、缩唇呼吸以及身体屈曲时呼气、伸展时吸气训练。对呼吸肌肌力减弱者，进行胸部扩张练习和呼吸肌群的柔韧性训练。有肺部感染者，积极进行体位引流、排痰治疗，同时训练患者有效咳嗽。

2. 运动治疗

（1）增强关节活动度训练：GBS患者可出现双侧肢体或四肢肌力减弱或完全麻痹。当患者的运动控制能力逐渐下降时，由于关节的制动、肢体的肿胀、疼痛、不良肢位、肌力不平衡等因素，常易出现关节受累出现的疼痛、肌肉萎缩、关节挛缩。为预防以上并发症的出现，被动运动具有重要意义。为防止肌肉挛缩变形，做拮抗肌被动运动，以保持正常的活动范围。受累肢体各关节，早期应做全关节活动范围各轴向的被动运动，每天至少1～2次，以保持受累关节的正常活动范围。若受损程度较轻，视患者肢体麻痹程度而决定做被动运动、辅助下的主动运动或主动运动。治疗初期，应正确摆放体位，以保持肢体功能位，保护无力的肌肉，预防挛缩和失用导致的畸形。肌力在3级或3级以下时，主动活动受限，可进行持续被动活动。被动关节活动应从近端关节开始，动作轻柔，并且只活动到痛点。

（2）增强肌力训练：根据瘫痪肌肉的功能情况相继做被动运动、助力运动、主动运动、抗阻力运动，循序渐进，动作应缓慢，范围尽量大。受累肌力为0～1级时，进行被动运动、肌电生物反馈等治疗；肌力为2～3级时，进行助力运动、主动运动及器械性运动，但应注意运动量不宜过大，以免肌肉疲劳。随着肌力的增强，逐渐减少助力；肌力为3～4级时，可进行抗阻练习，以争取肌力的最大恢复。采用渐进性抗阻力训练是要注意适量的原则，随着患者肌力及耐受力的增加逐渐增加活动阻力。根据瘫痪肌肉的肌力情况决定增强肌力训练的模式，如为了训练最大肌力需做等张收缩训练，而等长收缩可训练肌肉的耐久力，并采用视觉和听觉的反馈作用提高训练效果。如下肢以静止性的负重等长训练为主，手以精细、灵活性活动为主。当受累的肌肉的肌力增至4级时，在进行以上抗阻力运动训练同时，进行速度、耐力、灵敏度、协调性与平衡性的专门训练。训练患者翻身、起坐、坐位平衡、爬行位保持平衡、扶杠站立、平行杠内步行、扶杖步行等。

3. 物理治疗　物理治疗对于促进随意运动的恢复、缓解疼痛、防治关节挛缩等均具有一定的治疗价值。适当时机选用生物反馈或肌电生物反馈亦为行之有效的方法。失神经支配一个月后，肌萎缩最快，宜及早采用电刺激疗法，防止或减轻肌肉萎缩，失神经后数月仍可用电刺激治疗，当肌肉未恢复主动运动时，对瘫痪肌肉可根据电生理检查结果选用不同波形参数的低频脉冲电刺激疗法，使肌肉产生节律性收缩，通常选用三角形电流进行电刺激，对完全丧失神经支配的肌肉需采用指数曲线电流，选择性作用于瘫痪肌肉。当肌肉出现主动活动时，开始使用肌电生物反馈疗法。其他物理因子的应用，如早期应用超短波、微波、短波和红外线等温热疗法，既有利于改善局部血液循环和局部营养，促进水肿吸收、消除炎症，又有利于促进神经再生和神经传导功能恢复。另外，温热敷或湿敷疗法可改善局部血液循环，缓解疼痛，松解粘连，促进水肿吸收。

4. 作业治疗 根据功能障碍的部位、程度、肌力及耐力的检测结果，采用适宜的作业治疗。随着患者肌力和耐力的增加，可逐渐增加活动的阻力。可采用如编织、皮革工作、打字、木工、雕刻、缝纫、踩自行车、修理仪器和制陶等作业治疗方法，以增加肌肉的灵活性和耐力。应用活动的上肢支持物和夹板，避免肌肉疲劳和使其获得独立完成的能力。一般由坐位活动，到直立床站立、斜板站立、站立架站立的作业活动。通过频繁地抓握和放松的手工活动或游戏，增加手的操作能力和灵敏性。当患者独立活动能力增加时，应尽早开始日常生活活动训练，如翻身、坐起、进食、穿衣、如厕、使用轮椅等，提高患者生活自理能力。随着肌力的增加，主动活动能力的改善，应通过作业活动来增加身体两侧的协调性和整合性。通过缓慢增加治疗量和工作时间来改善耐力。注意避免患者疲劳，强调关节的保护，并提供心理支持。

5. 感觉训练 随着患者感觉功能的恢复，应提供感觉刺激的机会。感觉脱敏者，可反复刺激过敏区，克服患者过敏现象，如将肢体置于漩涡水中 15～30 分钟，漩涡从低速逐渐到高速。对实体感觉缺失者，可给予不同质地、不同形状的物体进行感觉功能训练。先进行触觉训练，用软的物体（如橡皮擦）摩擦手指掌侧皮肤，然后是振动觉的训练。后期训练则涉及对多种物体大小、形状、质地和材料的鉴别，可将一系列不同大小、不同形状、不同质地、不同材料制成的物体放在布袋中让患者用手触摸辨认，如橡皮块、钥匙、螺钉、硬币、回形针和扣子等。感觉训练的原则是先进行触觉训练，再进行振动觉训练。由大物体到小物体，由简单物体到复杂物体，由粗糙质地到细滑质地，由单一物体到混合物体。

6. 日常生活活动能力训练 日常生活活动能力的训练应始于疾病早期，在综合训练的基础上，开始如个人卫生、进食、更衣、转移、器具的使用和步行等日常生活活动训练。早期可使用自助具或支具来补偿上下肢所丧失的功能，除极重症 GBS 外，一般均可达到日常生活活动自理。在进行肌力训练时应注意结合功能活动和日常生活活动训练。如上肢练习洗脸、梳头、穿衣、伸手取物等动作；下肢练习踏自行车、踢球动作等。治疗中不断增加训练的难度和时间，以增强身体的灵活性和耐力。

7. 康复工程 GBS 患者由于肢体长期的弛缓性瘫痪、肌力弱或完全消失，受累肌与其拮抗肌之间不平衡、疼痛和水肿等因素的影响，造成受累关节不能保持功能位，极易出现肌肉、肌腱和关节挛缩变形。防止挛缩发生的最好方法是将肢体保持于良好体位，并用夹板与支具将关节取最利于日常生活的角度固定，例如上肢腕、手指肌肉无力者可使用夹板固定，胸神经损伤致前锯肌麻痹时，可使用复杂的肩胛带固定架，足部肌力不平衡所致足内翻、足外翻、足下垂，可使用下肢短矫形器，大腿肌群无力致膝关节支撑不稳定，小腿外翻、屈曲挛缩，可使用下肢长矫形器。矫形器应用，除在功能训练时脱下，原则上卧床或休息时均应使用。

8. 心理治疗 GBS 患者由于功能障碍以及医疗所致的经济负担，多伴有心理问题，对这类患者应首先进行全面的心理评定，再针对性地开展心理治疗。常用的治疗方法包括支持性心理治疗、催眠术、松弛训练、生物反馈疗法、森田疗法等。治疗时不急躁不厌烦，可采用心理咨询、集体治疗、患者示范等方式来消除或减轻患者的心理障碍，使其发挥主观能动性，积极地进行康复治疗。

9. 传统医学治疗 有研究显示，针灸、中医辨证用药及推拿等治疗对 GBS 患者康复具有一定的治疗价值。针灸治疗可采用毫针刺法、电针法、头针法、耳针法等。

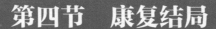

第四节　康复结局

　　本病为自限性疾病，多于发病 4 周时症状和体征停止进展，经数周或数月恢复，恢复中可有短暂波动，极少复发。大约有 10% ~ 20% 的患者死于呼吸肌麻痹，幸存者中，大约 95% 在 6 个月 ~ 2 年内完全恢复。完全恢复的患者可重新获得 4 ~ 5 级肌力，全范围或接近全范围的关节活动，触觉、前庭觉和本体感觉正常或接近正常，能独立行走，恢复手的基本活动功能，能独立进行日常生活活动、生产活动和娱乐活动。有前期空肠弯曲菌感染证据者预后较差；病理以轴索变性为主者病程较迁延且恢复不完全；高龄、起病急骤或辅助通气者预后不良。早期有效治疗及支持疗法可降低重症病例的病死率。

第五节　健康教育

　　平时应注意饮食卫生，尽量避免腹泻、感冒等可诱发 GBS 发生的影响因素。一旦患病要注意防护，GBS 发病后有可能累及呼吸肌，应注意保持呼吸道通畅，及时排痰，注意患者的呼吸情况变化。并鼓励患者家属帮助患者做被动肢体活动，增加全身肌肉力量，促进血液循环，改善肺通气。GBS 发病后在恢复时应采用各种综合治疗手段，促进受损神经的恢复与再生，减慢或减轻肌肉萎缩，注意维持和扩大关节活动范围，预防关节挛缩、畸形等并发症的发生，增强肌力和耐力，解除心理障碍。使患者最大程度地恢复生活能力和社会活动能力。

（梁庆成）

第九章
面神经炎康复

第一节　概述

一、定义

面神经炎又称为特发性面神经麻痹（idiopathic facial palsy）或贝尔麻痹（Bell's palsy），是因茎乳孔内面神经非特异性炎症引起的周围性面瘫。它是一种常见病、多发病。患者一般症状是口眼歪斜，面部往往连最基本的抬眉、闭眼、努嘴等动作都无法完成，患者的日常生活受到一定的影响。

二、病因及病理

面神经炎病因未明，目前考虑可能与感染有关，由于骨性面神经管只能容纳面神经通过，所以面神经一旦缺血、水肿必然导致神经受压。病毒感染、自主神经功能不稳等均可导致局部神经营养血管痉挛，神经缺血、水肿等，从而出现面肌瘫痪。面神经炎早期病理改变主要表现为神经局部水肿和脱髓鞘改变，病情严重者，茎乳孔和面神经管内部分可出现轴索变性。

三、临床特点

任何年龄均可发病，多见于 20～40 岁，男性多于女性。面神经炎通常急性起病，一侧面部表情肌突然瘫痪，可于数小时至数天达到高峰。有的患者起病前 1～2 天患侧耳后乳突区持续性疼痛和乳突部压痛。主要表现为面部表情肌瘫痪，同侧额纹消失，不能皱眉，眼裂不能闭合或闭合不全。体格检查时，可见患侧闭眼时眼球向外上方转动并露出白色巩膜，称贝尔征（Bell sign）；病侧鼻唇沟变浅，口角下垂，示齿时口角被牵向健侧，口轮匝肌瘫痪、不能做努嘴和吹口哨动作，鼓腮时病侧口角漏气，颊肌瘫痪，食物常滞留于齿颊之间。此外，若鼓索以上面神经病变，可有同侧舌前 2/3 味觉减退或消失；镫骨肌神经以上部位受累时，同时有舌前 2/3 味觉减退或消失和同侧听觉过敏；膝状神经节受累时除面瘫、味觉障碍和听觉过敏外，还有同侧唾液、泪腺分泌障碍，耳内及耳后疼痛，外耳道及耳郭部位疱疹，称为膝状神经节综合征（Ramsay-Hunt 综合征），又叫 Hunt 综合征（表 9-1）。

表 9-1　面神经各段损害的临床表现

	周围性面瘫	舌前 2/3 味觉障碍	唾液分泌障碍	听觉过敏	泪液分泌障碍	Hunt's 综合征
膝状神经节	+	+	+	+	+	+
镫骨肌支	+	+	+	+		
鼓索支	+	+	+			
茎乳孔	+					

第二节　康复评定

一、康复评定的目的

　　面神经炎的康复评定是针对患者的临床特点进行相应的功能评定，以全面了解其功能受损的情况，为康复治疗计划的制订和修订提供依据。

二、康复评定的内容

　　面神经炎的康复评定内容主要包括以下几个方面：

　　1. 身体结构与功能方面　额的检查：首先观察额部皮肤皱纹是否相同、变浅或消失，眉目外侧是否对称、下垂；其次检查抬眉运动：检查额枕肌额腹的运动功能。重度患者额部平坦，皱纹一般消失或明显变浅，眉目外侧明显下垂；皱眉运动：检查皱眉肌是否能运动，两侧眉运动幅度是否一致。

　　眼的检查：首先观察眼裂的大小，两侧是否对称、变小或变大，上眼睑是否下垂，下眼睑是否外翻，眼睑是否抽搐、肿胀，眼结膜是否有充血溃疡，是否有流泪、干涩、酸、胀的症状。其次检查闭眼运动：闭眼时应注意患侧的口角有无提口角运动，患侧能否闭严及闭合的程度。

　　鼻的检查：首先观察鼻唇沟是否变浅、消失或加深。其次检查耸鼻运动：观察压鼻肌是否有皱纹，两侧上唇运动幅度是否相同。

　　面颊部的检查：观察面颊部是否对称、平坦、增厚或抽搐。面部是否感觉发紧、僵硬、麻木或萎缩。

　　口的检查：首先观察口角是否对称、下垂、上提或抽搐；口唇是否肿胀，人中是否偏斜。其次检查示齿运动：注意观察两侧口角运动幅度，口裂是否变形，上下牙齿暴露的数目及高度；努嘴运动：注意观察口角两侧至人中的距离是否相同，努嘴的形状是否对称；鼓腮运动：主要检查口轮匝肌的运动功能，观察两侧腮鼓是否对称，口角是否漏气。

茎乳突的检查：观察茎乳突是否疼痛或压痛。

耳的检查：首先观察是否有耳鸣、耳闷、听力下降或过敏，耳部有无疱疹。

舌的检查：检查舌前 2/3 味觉有无减退或消失。

2. **活动方面**　面神经炎影响口面部肌肉主动运动，包括咀嚼与吞咽有关的日常生活活动能力方面，评估可参照《康复评定学》有关章节。

3. **参与方面**　面神经炎影响社会参与能力及心理状态方面评估可参照《康复评定学》有关章节。

第三节　康复治疗

一、康复治疗目标

面神经炎康复目标是尽早地消除面神经的炎症和水肿，最大限度地恢复患者的面神经功能，降低残损。

二、康复治疗原则

大量临床康复实践表明，在起病的一周内采取治疗措施是治愈面神经炎的最佳时机。面神经炎治疗的关键在于早期控制面神经缺血、水肿及髓鞘、轴突变性，早期治疗以全身用药为主，改善局部血液循环、消除面神经的炎症和水肿为主；后期以表情肌功能训练为主，促进肌纤维收缩和血液循环，使神经支配的肌纤维肥大与强化，有效控制面肌痉挛和防止面肌萎缩，促进功能的恢复。

三、康复治疗方法

1. **药物治疗**

（1）激素治疗：急性期尽早使用皮质类固醇，如地塞米松 10～20mg/d，连用 7～10 日逐渐减量。口服泼尼松 20～30mg，顿服或每日 2 次，1 周后渐停用。

（2）神经营养药物的应用：维生素 B_1 100mg，维生素 B_{12} 500μg，肌内注射，每日 1 次。

（3）抗病毒治疗：Ramsay-Hunt 综合征患者可口服阿昔洛韦 0.2g 每日 5 次，连服 7～10 日。

2. **物理因子治疗**　急性期在茎乳孔附近给予超短波无热量治疗，以改善面神经的缺血、水肿，急性期以后可配合红外线局部照射或局部热敷以进一步改善局部血液循环，消除水肿，促进炎症消散，减轻局部的疼痛。恢复期可给予局部低中频脉冲电刺激或直流电离子导入治疗，有助于患者面部肌肉主动收缩功能的改善。

3. **护眼** 患者由于长期不能闭眼、瞬目使角膜暴露、干燥，容易导致感染，可戴眼罩防护，用金霉素眼膏或左氧氟沙星滴眼液等预防感染，保护角膜。

4. **运动疗法**

（1）面神经炎时主要累及的表情肌为枕额肌额腹、眼轮匝肌、提上唇肌、颧肌、提口角肌、口

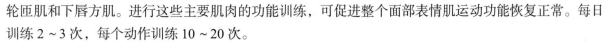

轮匝肌和下唇方肌。进行这些主要肌肉的功能训练，可促进整个面部表情肌运动功能恢复正常。每日训练 2~3 次，每个动作训练 10~20 次。

（2）抬眉训练：抬眉动作的完成主要依靠枕额肌额腹的运动。可嘱患者上提健侧与患侧的眉目，有助于抬眉运动功能的恢复。

（3）闭眼训练：闭眼的功能主要依靠眼轮匝肌的运动收缩完成。训练闭眼时，嘱患者开始时轻轻地闭眼，两眼同时闭合 10~20 次，如不能完全闭合眼睑，露白时可用示指的指腹沿着眶下缘轻轻地按摩一下，然后再用力闭眼 10 次，有助于眼睑闭合功能的恢复。

（4）耸鼻训练：耸鼻运动主要靠提上唇肌及压鼻肌的运动收缩来完成。耸鼻训练可促进压鼻肌、提上唇肌的运动功能恢复。有少数患者不会耸鼻运动，在训练时应注意往鼻子方向用力。

（5）示齿训练：示齿动作主要靠颧大肌、颧小肌、提口角肌及笑肌的收缩来完成。而这四块肌肉的运动功能障碍是引起口角歪斜的主要原因。嘱患者口角向两侧同时运动，避免只向一侧用力练成一种习惯性的口角偏斜运动。

（6）努嘴训练：努嘴主要靠口轮匝肌收缩来完成。进行努嘴训练时，用力收缩口唇并向前努嘴，努嘴时要用力。口轮匝肌恢复后，患者能够鼓腮，刷牙漏水或进食流口水的症状随之消失。训练努嘴时同时训练了提上唇肌、下唇方肌及颏肌的运动功能。

（7）鼓腮训练：鼓腮训练有助于口轮匝肌及颊肌运动功能的恢复。鼓腮漏气时，用手上下捏住患侧口轮匝肌进行鼓腮训练。患者能够进行鼓腮运动，说明口轮匝肌及颊肌的运动功能可恢复正常，刷牙漏水、流口水及食滞症状消失。此方法有助于防治上唇方肌挛缩。

5. 中医传统治疗

（1）体针：恢复期可配合针刺治疗，以疏风散寒、通经活络为治疗原则，多局部取穴。常取患侧的太阳、下关、阳白、四白、地仓、颊车、迎香等穴，健侧的合谷。不能抬眉者加患侧的攒竹穴；乳突疼痛加翳风穴；舌麻、味觉消失加廉泉穴。

（2）耳针：选面颊、眼、目 1、目 2 等穴。

（3）电针：为了加大对局部的刺激量，可以在体针治疗的基础上，加脉冲电流刺激，每次 10~20 分钟。通电量以患者感到舒适、不出现面肌痉挛为宜。

（4）穴位注射：用维生素 B_1、维生素 B_{12} 等药物进行穴位注射。可选取患侧地仓、颊车、下关和健侧的合谷穴。每穴注射 0.2~0.5ml，每周 2~3 次，5 次为 1 个疗程。

（5）推拿疗法：推拿对于改善局部的木僵感，促进面瘫恢复有一定帮助，而且不容易导致面肌痉挛，值得提倡应用。手法以点揉为主，穴位选用可参照体针治疗。

6. 手术治疗　面神经炎保守治疗无效时可考虑行神经移植治疗。一般取腓肠神经或邻近的耳大神经，连带血管肌肉，移植至面神经分支。

第四节　康复结局

一般预后良好，约 80% 患者可在数周或 1~2 个月内恢复，不完全性面瘫 1~2 个月内可恢复或痊愈，完全性面瘫一般 2~8 个月甚至 1 年时间恢复，预后较差，常留后遗症。合并糖尿病、高血压、动脉硬化、心肌梗死等预后较差。肌电图检查及面神经传导功能测定对判断面神经受损的程度及其可能恢复的程度有相当价值，可在起病两周后进行检查。

第五节　健康教育

平时注意预防，保持精神愉快，保证充足的睡眠和休息，积极锻炼增强体质，夜间避免受冷风侵袭，寒冷季节注意颜面及耳后部位保暖。一旦患病及时就医并早期康复治疗，在冷天外出时戴口罩，眼睛闭合不全时应戴眼罩，以防角膜受伤，常用热水洗脸，按摩局部穴位，进行必要的表情肌训练。积极控制基础疾病，减少残损。

（许业松）

第十章
癫痫康复

第一节　概述

一、定义

癫痫（epilepsy）是多种原因导致的脑部神经元高度同步化异常放电的临床综合征。由于异常放电神经元的位置不同及异常放电波及的范围存在差异，患者的发作形式不一，可表现为感觉、运动、意识、精神、行为、自主神经功能障碍或兼而有之。临床上每次发作或发作的过程称为痫性发作（seizure），一个患者可有一种或数种形式的痫性发作，在癫痫发作过程中，一组具有相似症状和体征特性所组成的特定癫痫现象统称为癫痫综合征。

二、病因和流行病学

癫痫是神经系统常见疾病，流行病学资料显示癫痫的年发病率为 50～70 人／10 万人口，患病率约为 5.0‰，其中约 30% 为难治性癫痫，我国的难治性癫痫患者至少在 200 万以上，给家庭和社会带来很大负担。因此，癫痫患者的管理与康复非常重要。

癫痫不是独立的疾病，而是一组疾病或综合征，根据病因，癫痫可分为三大类：

（一）症状性癫痫（symptomatic epilepsy）

由各种明确的中枢神经系统结构损伤或功能异常所致，如：脑外伤、脑血管病、脑肿瘤、中枢神经系统感染、寄生虫、遗传代谢性疾病、皮质发育障碍、神经系统变性疾病、药物和中毒等。

（二）特发性癫痫（idiopathic epilepsy）

病因不明，未发现脑部有足以引起癫痫发作的结构性损伤或功能异常，与遗传因素密切相关，常在某一特定年龄段起病，具有特征性临床及脑电图表现。

（三）隐源性癫痫（cryptogenic epilepsy）

临床表现提示为症状性癫痫，但目前的检查手段不能发现明确的病因。临床上此类患者约占全部癫痫的 60%～70%。

各年龄组癫痫的常见病因不同。0～2 岁多为围生期损伤、先天性疾病和代谢障碍等；2～12 岁多为急性感染、特发性癫痫、围生期损伤、热性惊厥等；12～18 岁多为特发性癫痫、颅脑外伤、血管畸形和围生期损伤等；18～35岁多为颅脑外伤、脑肿瘤和特发性癫痫等；35～65岁多为脑肿瘤、颅脑外伤、脑血管疾病和代谢障碍等；65岁以后多为脑血管疾病、脑肿瘤等。

三、 病理特点

癫痫的病理改变呈现多样化，癫痫患者病变组织的病理研究提示，海马硬化（hippocampal sclerosis，HS）和苔藓纤维出芽是重要的病理表现，海马硬化患者还可以发现齿状回结构的异常。

四、 临床特点

癫痫临床表现具有如下共同特征：①发作性：即症状突然发生，持续一段时间后迅速恢复，间歇期正常。②短暂性：即发作持续时间非常短，通常为数秒钟或数分钟，如果癫痫连续发作之间意识尚未完全恢复又频繁发作，为癫痫持续状态，除癫痫持续状态外，发作很少超过半小时。③重复性：即第一次发作后，经过不同间隔时间会有第二次或更多次的发作。④刻板性：指每次发作的临床表现几乎一致。

（一）发作分类

区分癫痫发作的类型，是正确诊断和治疗的先决条件。目前广泛应用的是国际抗癫痫联盟（international league against epilepsy，ILAE）1981年癫痫发作分类和1989年癫痫综合征分类。发作分类的依据是临床表现和脑电图（发作间歇期和发作期）特点。癫痫发作主要分为以下类型：

1. **部分性发作** 部分性发作（partial seizure）：进一步分类主要是依据在发作中是否有意识障碍，以及是否进展为全面性发作，分为：

（1）单纯部分性发作（simple partial seizure，SPS）（无意识障碍）：发作时意识清楚。分为部分运动性发作、部分感觉性、自主神经性及精神性发作四型，部分运动性发作最常见的表现为局部的不自主抽动，涉及一侧面部或肢体远端如口角、眼睑、手或足趾等，病灶多位于中央前回及附近。如异常运动从局部开始，沿大脑皮质运动区移动，临床表现抽搐自手指-腕部-前臂-肘-肩-口角-面部逐渐发展，称为Jackson发作。严重部分运动性发作患者发作后可留下短暂性（半小时至36小时内消除）肢体瘫痪，称为Todd瘫痪。部分感觉性发作常表现肢体麻木感和针刺感，病灶多在中央后回体感觉区，特殊感觉性发作可表现视觉性（如闪光或黑蒙等）、听觉性、嗅觉性、味觉性和眩晕性（如眩晕感、飘浮感、下沉感）等，自主神经性发作出现苍白、面部和全身潮红、多汗、立毛、瞳孔散大等，病灶多位于岛叶、丘脑及周围（边缘系统），精神性发作表现为各种类型的记忆障碍、情感障碍、错觉、复杂幻觉等，病灶位于边缘系统。

（2）复杂部分性发作（complex partial seizure，CPS）（有意识障碍）：意识障碍可以是最早的临床症状，也可能是单纯部分性发作进展为复杂部分性发作，也称精神运动性发作，分为三型：仅有意识障碍，表现类似失神；意识障碍和自动症，先兆以上腹部异常感觉最常见，也可出现情感（恐惧）、认知（似曾相识）和感觉性（嗅幻觉）症状，随后出现意识障碍、呆视和动作停止。复杂部分性发作的运动表现以协调的不自主动作为特征，称为自动症；意识障碍和运动症状，运动症状可为局灶性或不对称性强直、阵挛和变异性肌张力动作等。部分性发作继发全面性发作，单纯或复杂性发作均可泛化为全面性发作。

（3）部分性发作继发全面性发作（主要是继发性全面强直-阵挛发作，或者强直发作、阵挛发作）。

2. 全面性发作

（1）全面性强直 - 阵挛发作（generalized tonic-clonic seizure，GTCS）：是常见的发作类型，分为三期：

1）强直期：患者突发性的意识丧失，全身骨骼肌强直性收缩，常伴一声大叫而摔倒，呼吸暂停，面色发绀，眼球上窜，眼睑上牵，张口后牙关紧闭，颈和躯干先屈曲后反张。双上肢上举后旋转为内收旋转，下肢先屈曲后猛烈伸直，持续 10 ～ 20 秒后进入阵挛期。

2）阵挛期：肌肉交替性收缩和松弛，阵挛频率逐渐变慢，松弛时间逐渐延长，本期可持续 30 ～ 60 秒或更长。在一次强烈阵挛后，发作停止，进入痉挛后期。在上述两期可发生舌咬伤，并伴呼吸停止、心率加快、血压升高、瞳孔散大和光反射消失、唾液和其他分泌物增多，Babinski 征可为阳性。

3）痉挛后期：此期尚有短暂阵挛，以面部和咬肌为主，导致牙关紧闭，可发生舌咬伤。本期全身肌肉松弛，可发生尿失禁。呼吸首先恢复，随后心率、血压和瞳孔渐至正常。肌张力降低，意识逐渐恢复。从发作到意识恢复约历时 5 ～ 15 分钟。醒后患者常感头痛、全身酸痛和嗜睡，部分患者发作后有一段时间意识模糊、失定向或易激惹（发作后状态）。

GTCS 典型脑电图改变是，强直期开始逐渐增强的 10Hz 棘波样节律，然后频率不断降低，波幅不断增高，阵挛期弥漫性慢波伴间歇性棘波，痉挛后期呈明显脑电抑制，发作时间愈长，抑制愈明显。

（2）强直性发作（tonic seizure）：多见于弥漫性脑损害儿童，睡眠中发作较多，表现为强直 - 阵挛性发作中与强直期相似的全身骨骼肌强直性收缩，常伴明显的自主神经症状如面色苍白等，如发作时处于站立位可突然摔倒。发作持续数秒至数十秒。典型发作期 EEG 为暴发性多棘波。

（3）失神发作（petit mal）：分典型与非典型失神发作，典型的失神发作多于儿童期起病，青春期前停止发作。特征性表现是突然短暂的（5 ～ 10 秒）意识丧失和正在进行的动作中断，双眼茫然凝视，呼之不应，可伴简单自动性动作，一般不会跌倒，事后对发作全无记忆。脑电图典型表现为双侧对称 3Hz 的棘 - 慢综合波。

（二）癫痫持续状态（status epilepticus，SE）

癫痫持续状态或称癫痫状态，是癫痫连续发作之间意识尚未完全恢复又频繁再发，或癫痫发作持续 30 分钟以上不自行停止。现在认为全面性强直阵挛性发作只要超过 5 分钟以上可能发生神经元损伤，考虑为癫痫持续状态，即应启动紧急处理流程。癫痫状态属于内科急症，若不及时治疗可因高热、循环衰竭、电解质紊乱或神经元兴奋毒性损伤导致永久性脑损害，致残率和病死率很高。

五、 康复时机

癫痫患者常伴有各种不同的功能障碍，应针对不同情况进行相应的康复训练，训练应在癫痫发作控制平稳后进行。

六、 康复目标

癫痫康复的目标是消除或减少疾病导致的医学和社会后果，在正规的抗癫痫药物治疗的同时，全面考虑身体、心理和社会等因素，提高其生存质量，使患者得到真正康复。

第二节　康复评定

癫痫治疗的目的是达到癫痫发作完全控制，并且临床没有明显的不良反应，同时保持较高的生活质量。

一、临床评估

癫痫诊断需遵循三步原则：首先明确发作性症状是否为痫性发作；其次是哪种类型的癫痫或癫痫综合征；最后明确引起发作的病因是什么。

（一）病史和体检

病史包括起病年龄、发作的详细过程、病情发作过程、发作诱因、是否有先兆、发作频率和治疗经过；既往史应包括母亲妊娠是否异常及妊娠用药史，围生期是否有异常，过去是否患过什么重要的疾病，如颅脑外伤、脑炎、脑膜炎、心脏疾病或肝肾疾病；家族史应包括各级亲属中是否有癫痫发作或与之相关的疾病（如偏头痛）。详尽的全身及神经系统查体是必需的。

（二）辅助检查

1. 脑电图（electroencephalogram，EEG）　是诊断癫痫最重要的辅助检查方法，有助于明确癫痫的诊断及分型和确定特殊综合征。实际工作中，常规脑电图仅能记录到 49.5% 患者的痫性放电，发作期和发作间期 EEG 可见尖波、棘波、尖 - 慢波或棘 - 慢波等痫样放电。24 小时长程脑电监测和视频脑电图（video-EEG）使发现痫性放电的可能性大为提高，后者可同步监测记录患者发作情况及相应脑电图改变，可明确发作性症状与脑电图改变之间的关系。

2. 神经影像学检查　对癫痫及癫痫综合征诊断和分类有帮助，有时可作出病因诊断，如颅内肿瘤、灰质异位等。磁共振成像（magnetic resonance imaging，MRI）较敏感，特别是冠状位和海马体积测量能较好地显示颞叶、海马病变。功能影像学检查如单光子发射计算机断层脑显像（single photon emission computed tomography，SPECT）、正电子发射断层扫描（positron emission tomography，PET）等能从不同的角度反映脑局部代谢变化，辅助癫痫灶的定位。

二、功能评定

（一）认知与心理障碍评估

癫痫患者常合并智能减退、认知障碍和情感、心理异常。临床上使用各种神经心理量表对患者认知、情感、心理等方面进行评价。

1. 认知功能评估

（1）记忆功能的评定：记忆是人对过去经历过的事物的一种反应，是对获得信息的感知及思考、储存和提取的过程，可分为长时记忆、短时记忆和瞬时记忆。记忆功能评定可采用韦氏记忆量表（Wechsler memory scale, WMS）、Rivermead 行为记忆测试（Rivermead behavioral memory test, RBMT）、临床记忆量表等，具体详见《康复评定学》相关章节。

（2）注意力的评定：注意力是指不被其他的内部刺激和外部环境刺激所干扰，而对特异性刺激产生注意的能力。注意力是其他认知功能的基础。注意力四大特征为：觉醒水平、选择功能、移动性、容量。觉醒水平的检查可采用等速拍击试验，选择功能的检查可采用"A"无意义文字测试、听运动检查法、划消试验等方法，移动性检查可采用划消字母测试，容量性检查可采用数字复述、连加或连减 7 的测试、轨迹连线试验等方法。

（3）执行功能的评定：其临床表现为：

1）启动障碍：不能在需要时开始动作，表现为行为被动、丧失主动性或主观努力；

2）不恰当反应失抑制：患者不能花费一定时间利用现有信息做出一个恰当反应，常表现为过度反应和冲动；

3）思维或行为转换困难：患者由于反应抑制和反应转移或变换障碍而不能根据刺激变化改换应答，表现出持续状态，即在进行功能性活动时不断地重复同一种运动或动作；

4）思维具体：患者对于事物的观察仅停留在表面的认识，缺乏深入的洞察力。表现为缺乏计划能力、缺乏远见、行为不能与目标一致等。执行功能障碍的评定方法包括威斯康星卡片分类测试、言语流畅性测试、反应 - 抑制和变换能力测试。

2. 心理障碍的康复评定 癫痫患者常伴有心理问题，导致患者的行为退化和异常，如抑郁、焦虑、逆反等负性情绪；自卑、孤僻、社会交往障碍；适应力差；学习障碍、怕困难、易放弃的退缩行为；对治疗缺乏信心和歪曲判断，治疗依从性差等。临床上可用汉密尔顿焦虑量表（HAMA）、汉密尔顿抑郁量表（HDRS）、自评焦虑量表（SAS）、自评抑郁量表（SDS）等进行评定。具体详见《康复评定学》相关章节。

（二）癫痫患者生活质量

生活质量又称生命质量或生存质量，它越来越多地运用于癫痫患者的药物治疗与总体控制效果的评价。

癫痫患者各方面的生活质量比正常人群均显著降低。癫痫患者生活质量（quality of life in epilepsy, QOLIE）主要包括以下几个方面：身体功能状况（日常活动、总体健康、癫痫发作、药物及药物副作用等）；心理因素（对癫痫的认识，情绪焦虑、抑郁）；社会因素（与家庭、朋友等人际关系）；环境因素（地理环境、工作满意程度、交通、社会关怀）和独立程度。

1. 与癫痫患者生活质量有关的主要因素

（1）癫痫本身的因素：据报道癫痫患者可有智能（计算力、认识能力、定向力与分析能力）和社会能力（工作能力、婚姻、交际、集体活动、家庭能力、兴趣、卫生情况等）的缺陷。凡在 1 岁以内发病者，这种缺陷可高达 91.7%，其中以学习能力缺陷和性格改变最为明显。发作类型中全身强直 - 阵挛性发作对生活质量影响较大；复杂部分性发作有意识障碍、自动症和精神症状，其后果与全身强直 - 阵挛性发作相似；具有多种发作类型的患者生活质量最差。生活质量与发作频率呈负相关，发作频率愈高，生活质量愈差。早期发作完全控制者生活质量与一般人差别不大，而发作频繁者在生活质量的各方面均有严重受损。慢性癫痫患者的生活质量好于新诊断的癫痫患者，这是由于后者难以适应突然降临的事件，存在对癫痫本身的误解，缺乏信心，情感抑郁。

（2）药物因素：几乎所有抗癫痫药物（antiepileptic drugs，AEDs）都有一定程度的不良反应。最常见的不良反应有乏力（58%）、记忆障碍（50%）、注意力不集中（48%）、失眠（45%）、思维障碍（40%）、神经质或易激惹（36%）。影响认知功能的 AEDs 对儿童的生活质量影响最大，如苯巴比妥和苯妥英钠；AEDs 使体重增加或减少、齿龈增生，震颤及脱发等可以损害自我形象和自尊心；某些 AEDs 可以影响激素功能、降低生育能力或导致性功能低下。

（3）精神心理社会因素：癫痫患者普遍具有生活能力下降、抑郁、人格障碍、心理适应能力差、自我评价低等状况。成年男性患者生活质量较女性差，特别是在社会功能方面；癫痫患者受教育水平越高，性格越外向，得到的客观支持越多，综合健康得分就越高。很多患者发病起于儿童时代，由于屡次发作，家长采取过多、过度保护措施，限制各项活动，因而接触社会的机会减少，加上多次发作致脑部损伤，影响患者性格，不能适应社会，从而影响生活质量。

（4）认知能力：右侧大脑半球有异常放电的患者比左侧有异常放电的患者更容易表现出认知障碍。情节记忆是最突出的神经心理学改变，认知损害领域最早损害的是言语性情节记忆。

2. 癫痫患者生活质量评估　常用的癫痫生活质量量表包括下面 10 个方面：精力、有无抑郁感、驾车、记忆困难、工作受限程度、社会受限程度、抗癫痫药对躯体的不良反应、抗癫痫药对精神的不良反应、对癫痫发作惊恐程度及整体情况。

目前与癫痫有关的生活质量量表主要有下列几种。

（1）癫痫患者生活质量量表（quality of life in epilepsia-31，QOLIE-31）：QOLIE-31 是国际上应用最广泛的量表，可用来快速、全面评估成年癫痫患者关心的与健康相关的主要生活质量问题；也可用于临床试验，评价改变治疗方案后患者的反应。该量表是 1998 年由 Cramer 等研究而成，分为 7 个方面和一个总体条目，即：对发作的担忧、综合生活质量、情绪健康、精力状态、药物的影响、社会活动能力、认知功能和总体健康水平。根据国内经验对 QOLIE-31 进行修改，将"驾驶限制"改为骑自行车受限。评分越高，该方面的 QOL 越高，详见表 10-1。

表 10-1　癫痫患者生活质量量表（QOLIE-31）

序号	问题	评分	备注
1	总的来说，您认为您的生活质量怎样?		请在 10（最好的生活质量）到 0（最差的生活质量）之间选出一个数字。
以下问题是有关上个月您的感觉及您的情况，请指出最近您感觉的答案。从 1（总是）到 6（从不）之间选出一个数字。			
2	您感到充满活力吗?		
3	您是一个紧张不安的人吗?		
4	您感到心情不好，无论什么事您都高兴不起来吗?		
5	您感到心境平和吗?		
6	您的精力充沛吗?		
7	您感到特别沮丧吗?		
8	您感到精疲力竭吗?		
9	您是一个快乐的人吗?		
10	您感到累吗?		

序号	问题	评分	备注
11	您担心疾病再次发作吗？		
12	您在思考解决问题方面（如制订计划、做决定、学习新东西等）有困难吗？		
13	您的健康状况限制了您的社会活动（如探亲访友）吗？		
14	上个月内您的生活质量怎样？		（即：您近况如何，从"1=非常好，再好不过了，到5=非常差，差得不能再差"的梯度范围中选择一个数字）

以下 2 个问题是有关记忆的。

序号	问题	评分	备注
15	上个月内您的记忆有困难吗？		（在 1 和 4 之间选择一个数字，1=是的，有很多，4=不，根本没有）
16	您难以记住别人对您讲过的事情吗？		从 1（总是）到 6（从不）之间选择一个数字，表示最近一个月内有多少次记忆困难，或者记忆困难是否经常干扰工作和生活

以下 2 个问题是有关您可能有注意力方面的障碍。从 1（总是）到 6（从不）之间选出一个数字，表示在上个月内您多少次难以集中注意力，或这些困难多少次干扰您的正常工作和生活。

序号	问题	评分	备注
17	您在阅读时难以集中注意力吗？		
18	您难以集中注意力一次做好一件事吗？		

以下 2 个问题是有关您在某些活动方面可能遇到的麻烦，从 1（特别多）到 5（根本没有）中圈出一个数字，表示在上个月内您的疾病或 AEDs 在以下期间里引起的麻烦程度。

序号	问题	评分	备注
19	业余时间（如业余爱好、外出）会遇到的麻烦。		
20	开车、骑单车或摩托车驾驶期间会遇到的麻烦。		
21	您害怕下个月里疾病会发作吗？		从 1（非常怕）到 4（一点都不怕）中选择一个数字表示您的担忧程度。

以下几个问题是有关您对癫痫发作的感觉。

序号	问题	评分	备注
22	您担心自己在疾病发作期间会受伤吗？		从 1（经常担心）到 3（不担心）中选择一个数字表示您的担忧程度。
23	您担心下个月里疾病发作会导致难堪和其他社交问题吗？		从 1（很担心）到 4（一点不担心）中选择一个数字表示您的担忧程度。
24	您担心长时间服药可能对您造成损害吗？		从 1（很担心）到 4（一点不担心）中选择一个数字表示您的担忧程度。

序号	问题	评分	备注
对于以下几个方面，请在 1（毫无烦扰）到 5（极度烦扰）之间圈出一个数字，表示他们对您造成的烦扰程度			
25	癫痫发作。		
26	记忆困难。		
27	工作受限。		
28	社交受限。		
29	抗癫痫药物对身体的副作用。		
30	抗癫痫药物对心理的副作用。		
以下 2 方面对您的癫痫发作有影响吗？请您从 1（很有影响）到 3（毫无影响）中圈出一个数字，表示它们对您癫痫发作的影响。			
31	家庭摩擦。		
32	饮食。		
33	您感觉健康状况如何？		100 表示极好的健康状况，0 表示极差的健康状况。请在 100（极好）到 0（极差）之间圈出一个数字表示您对健康的感觉，在回答此问题时请将癫痫病考虑进去。

（2）华盛顿癫痫社会心理调查表（Washington psychosocial seizure inventory，WPSI）：制订于1980 年，包括 132 个是非问题，涉及 8 个方面：家庭背景、情绪调节、人际关系、职业、经济情况、发作、药物治疗、医疗安排和综合社会心理功能。WPSI 不包括 QOL 中评价躯体方面的项目，如躯体功能、总体的健康状况、精力疲乏、发作的严重程度及治疗的不良反应。

（3）利物浦评价组合量表（livepool assessment battery）：制订于 1993 年，包括多个分量表，该量表由 8 个反映不同方面的特定量表组成。内容包括：发作的严重程度、总体不良反应、情感平衡分级、医源性焦虑与抑郁分级、自尊分级和控制分级及癫痫影响分级等。常根据研究需要以各种组合方式应用于临床。

（4）癫痫患者外科调查表（epilepsy surgery inventory，ESI-55）：用于评价癫痫患者手术治疗后的生活质量，但没有包括一些对癫痫患者很重要的方面如社交孤立及驾驶受限等。

（5）美国癫痫基金会关注指数（epilepsy foundation of America concerns index，EFAconcern Index）：包括 20 个癫痫患者特有的问题，用于综合生活质量量表的补充。

第三节　康复治疗

一、临床处理原则

目前，癫痫治疗仍以药物治疗为主。

（一）药物治疗

1. 药物治疗的一般原则

（1）确定是否用药：一般来说，半年内发作两次以上者，一经诊断明确，就应用药；首次发作或间隔半年以上发作一次者，可能存在的不良反应和不经治疗可能造成不良后果的情况下，根据患者和家属的意愿，酌情选择用或不用抗癫痫药；进展性脑部疾病或脑电图显示有痫性放电者需用药治疗。

（2）正确选择药物：根据癫痫发作类型、癫痫及癫痫综合征类型选择用药，此外要综合考虑患者的年龄、全身状况、耐受性及经济情况。

（3）严密观察不良反应：剂量相关性不良反应最常见，通常发生于用药初始或加量时。多数常见的不良反应为短暂性的，且药物多数为碱性，饭后服药可减轻胃肠道反应。

（4）尽可能单药治疗：70%～80% 的患者可通过单药治疗控制发作，采用最低有效剂量原则，20% 的患者和难治性癫痫患者需要考虑联合用药。

（5）增减药物、停药及换药原则：

1）增减药物：增药可适当地快，减药一定要慢，必须逐一增减；

2）AEDs 必须坚持长期服用，不宜随意减量或停药；

3）换药：如果一种一线药物已达到最大可耐受剂量仍然不能控制发作，可加用另一种一线或二线药物，至发作控制或达到最大可耐受剂量后逐渐减掉原有的药物，转换为单药，换药期间应有 5～7 天的过渡期；

4）停药：一般来说，全面性强直 - 阵挛性发作、强直性发作、阵挛性发作完全控制 4～5 年后，失神发作停止半年后可考虑停药，但停药前应有缓慢减量的过程，一般不少于 1～1.5 年无发作者方可停药，部分患者需终生服药。

（6）治疗中应取得患者和家属的配合，让他们了解病情、所用药物疗效及可能产生的副作用等。家人将所服用药物的名称、剂量、服后反应和每次癫痫发作的情况、日期和发作持续时间记录在日记簿中，复诊时供医生参考，以帮助评估疗效。

2. 常用的抗癫痫药

（1）传统 AEDs

1）丙戊酸（valproate，VPA）：一种广谱 AEDs，是全面性发作，尤其 GTCS 合并典型失神发作的首选药，也用于部分性发作。常规剂量成人 600～1800mg/d，儿童 10～40mg/（kg·d）。

2）卡马西平（carbamazepine，CBZ）：是部分性发作的首选药物，对复杂部分性发作疗效优于其他 AEDs，对继发性 GTCS 亦有较好的疗效，可加重失神和肌阵挛发作。由于对肝酶的自身诱导作用，开始用药一周后增加至治疗剂量。常规治疗剂量 10～20mg/（kg·d）。

3）苯妥英钠（phenytoin，PHT）：对 GTCS 和部分性发作有效，可加重失神和肌阵挛发作。成人剂量 200mg/d。小儿易发现毒副反应，婴幼儿和儿童不宜服用。

4）苯巴比妥（phenobarbital，PB）：常作为小儿癫痫的首选药物，较广谱，起效快，对 GTCS 疗效好，也用于单纯及复杂部分性发作，对发热惊厥有预防作用。常规剂量成人 60~90mg/d，小儿 2~5mg/（kg·d）。

（2）新型 AEDs

1）托吡酯（topiramate，TPM）：对难治性部分性发作、继发 GTCS、Lennox-Gastaut 综合征和婴儿痉挛等均有一定疗效。常规剂量：成人 75~200mg/d，儿童 3~6mg/（kg·d）；应从小剂量开始，在 3~4 周内逐渐增至治疗剂量。

2）加巴喷丁（gabapentin，GBP）：可作为部分性发作和 GTCS 的辅助治疗。起始剂量 100mg，3 次/天，维持剂量 900~1800mg/d，分 3 次服。

3）拉莫三嗪（lamotrigine，LTG）：对部分性发作、GTCS、Lennox-Gastaut 综合征、失神发作和肌阵挛发作有效。成人起始剂量 25mg，2 次/天，之后缓慢加量，维持剂量 150~300mg/d；儿童起始剂量 2mg/（kg·d），维持剂量 5~15mg/（kg·d）。经 4~8 周逐渐增加至治疗剂量。加量过快时易出现皮疹。

4）非尔氨酯（felbamate，FBM）：对部分性发作和 Lennox-Gastaut 综合征有效，可用作单药治疗。起始剂量 400mg/d，维持剂量 1800~3600mg/d。

5）奥卡西平（oxcarbazepine）：适应证与卡马西平相似。单药治疗剂量 600~1200mg/d，儿童每日 10~30mg/kg。

6）左乙拉西坦（levetiracetam，LEV）对部分性发作伴或不伴 GTCS、肌阵挛发作等都有效，耐受性好，无严重不良反应。

（二）手术治疗

患者经过长时间正规单药治疗，或先后用两种 AEDs 达到最大耐受剂量，以及经过一次正规的、联合治疗仍不见效，可考虑手术治疗。

手术适应证：起源于一侧颞叶的难治性复杂部分性发作；如致痫灶靠近大脑皮质，手术可以切除且不会遗留严重神经功能缺陷，疗效较好；病因明确如肿瘤、动脉瘤和血管畸形等，如在可切除区域也可考虑手术切除。常用的方法有前颞叶切除术和选择性杏仁、海马切除术、颞叶以外的脑皮质切除术、癫痫病灶切除术、胼胝体切开术、多处软脑膜下横切术和大脑半球切除术等。

（三）癫痫大发作急救措施

1. 发现有发作先兆时迅速让患者平卧。在发作的全过程不要强行给患者喂水或即时服药，需要有人陪同患者，并做好观察及记录。

2. 保持冷静，把患者身体侧放，移开危险物品（如桌子、椅、剪刀），解开衣领、袖口、腰带，保持呼吸道通畅，检查是否有呕吐物堵塞喉部。

3. 当抽搐停止后，应将患者头、身置于侧卧位以利呼吸，并使分泌物自然流出。一旦开始发作，不要在上、下牙齿间强行垫任何东西，否则会咬碎牙齿。

4. 对于已经接受药物治疗的患者，如偶然癫痫发作，并不需要送往医院治疗。如出现超过 5~10 分钟全身仍然僵硬和（或）大发作之后患者还没有醒，且还可能继续出现癫痫发作情形，则必须将患者送往医院接受进一步治疗。

二、康复治疗指征

癫痫患者常伴有各种不同的功能障碍，应针对不同情况进行相应的康复训练。康复治疗人员应在患者癫痫发作控制平稳后，为其制订康复训练计划，及早进行康复治疗。

三、康复治疗原则和方法

（一）康复治疗原则

癫痫的康复涉及医疗、心理、教育、职业、社会等诸多方面。原则是除对症处理外，应尽早进行个体化、综合性的康复训练，提高患者的生活质量。

（二）运动疗法

适量的体育训练能调整各器官之间的协调与平衡功能，增强体质，减少药物的蓄积，增强自信心，消除自卑心理，缓解忧愁和抑郁情绪。

康复治疗人员在康复训练过程中应了解患者接受抗癫痫药物治疗的情况，在癫痫发作控制平稳后，进行康复训练，依据评估的结果制订康复训练计划。康复训练场所要求宽敞安静、光线柔和，可按患者年龄和功能状况将基本相同者分成小组进行训练，使他们有一种归属感。在执行康复训练计划时，积极鼓励患者的每一点进步，增强其康复的信心。运动方式以有氧运动为主。运动量的安排要适宜，避免参加剧烈和大运动量的体育项目，避免强制完成训练计划。在训练时偶然遇到癫痫发作，首先应停止康复训练，按照上述不同的发作类型酌情予以处理，并让其休息，避免再次引起癫痫发作。

（三）认知功能训练

1. 影响癫痫患者认知功能的机制 癫痫患者常伴有智力减退、认知功能障碍，是其预后不良的重要因素。其发生机制是多方面的，痫性放电导致神经元功能紊乱，造成脑组织持续性损伤；癫痫灶的代谢异常；幼年起病的脑发育异常；发作期伴有低氧血症、高碳酸血症、兴奋性神经递质的过度释放，造成的神经元不可逆损伤；抗癫痫药物引起的神经元兴奋性降低，均可影响认知功能。

2. 认知功能训练 认知功能障碍康复应及早进行。认知功能损害表现不一，主要有注意力、推理能力、视觉空间能力、视运动协调能力、抽象概括能力、计划判断能力、表达能力的减退及记忆力障碍。训练应注重目的性、实用性及趣味性，可采用再训练法和补偿法。再训练法为患者针对存在的认知缺陷进行反复专项或综合康复训练，建立起行为的自动性。代偿法则避免使用已经缺损的认知功能，帮助患者使用其他方法加以补偿。

（1）记忆障碍的康复：在记忆康复计划中，记忆力的全面恢复不大可能，通过学习可以解决生活中最常见的日常记忆问题。应考虑：日常生活中认知功能障碍的心理教育疗效的需求、个性和情感反应的影响，以及对记忆问题的个人感受。

记忆障碍的康复方法分为恢复记忆法、重新组织法和行为补偿策略法。

恢复记忆法：包括练习学习数字串、背诵单词列表、单词分组分类记忆。

重新组织法：是用于弥补记忆丢失的策略。以更完整的技能代替了丢失的技能，从而成为增强记忆和弥补丢失技能可选择的途径，常用的方法包括固定系统和想象途径。

行为补偿策略：可能是对患者最有帮助的方法，可分为：个人环境提示、邻近环境提示和远的环境提示。个人环境提示指运用患者的穿着或携带的东西作为提示物来提示重要的事件或任务，如手上写一条信息或者手指系线绳；邻近环境提示：应用外部记忆手段或环境的变化来促进记忆，如使用笔记本记录；远的环境提示：家乡和城镇设计等使记忆有问题的患者困难最小化，如商场中标识牌或地面标注的指向各部门的箭头。

（2）注意力障碍的康复：注意障碍的康复包括唤起注意力训练、自我管理策略和环境改进、外部辅助获取及组织信息、心理支持等。可采取下列方法：

1）信息处理训练

①兴趣法：发现患者感兴趣的东西和用熟悉的活动刺激注意，训练中注意观察有无精神疲劳；②示范法：治疗师示范想要患者做的活动，并用言语提示，以多种感觉方式展示要做的活动，有助于让患者了解需集中注意的信息；③奖赏法：用词语称赞或其他强化刺激，增加所希望的注意行为出现的频率和持续时间，当希望的注意反应出现后，立即予以奖励；④代币法：也是一种奖赏方式。治疗中应用代币法，每当患者能注意治疗时就给予代币，每次治疗中患者得到的代币数要达到给定值才能换取患者喜爱的实物，当注意改善后，工作人员逐步提高上述的给定值；⑤电话交谈：在电话中交谈比面对面谈话更易集中注意力，因为电话提供的刺激更有限。应鼓励家人、朋友给患者打电话聊天，特别是患者感兴趣的话题。

2）以技术为基础的训练

①猜测作业：取两个透明玻璃杯和一粒弹球，在患者注视下治疗师将一个杯子扣在弹球上，让患者指出哪个杯子中有弹球，反复进行数次。成功后可通过逐步改用不透明的杯子、用三个或更多的杯子、用两粒或更多不同颜色的弹球等方式以增加训练难度；②删除作业：在一张纸中部写几个大写的汉语拼音（也可依据患者文化程度选用数字或图形），让患者删除由治疗师指定的字母。成功后改变字母顺序和要删除的字母，反复进行多次。并可通过逐步缩小字母的大小、增加字母的行数、增加小写字母或插入新字母等方式以增加训练的难度；③时间作业：给患者一个秒表，让他按命令启动，并于10秒内停止。如此反复进行练习。随后可以逐步延长秒表走动时间以增加训练难度，进而还可在与患者交谈以分散其注意力的情况下进行训练，以进一步提高难度；④顺序作业：让患者按顺序写出0～10的数字，如有困难，可排列10张数字卡。成功后，加大数字系列，反复进行；⑤电脑辅助法：使用专门编制的软件，通过丰富多彩的画面、声音提示、特制的鼠标和键盘操作，强烈吸引患者的注意。

3）综合性训练：是借助日常生活活动的一种综合训练方法。要处理或代偿的策略，取决于患者在日常生活中的特殊挑战。

（3）执行能力的训练：执行功能是前额叶皮质的重要功能，前额叶损伤将产生长期、毁坏性的功能缺陷。见于额叶萎缩引起的额叶型痴呆（Pjck病）、双侧大脑前动脉梗死、蛛网膜下腔出血（前交通动脉瘤）、重度闭合性脑外伤、肿瘤等。执行功能障碍的康复常用目标管理训练（goal management training，GMT），包括定向、对任务终止的留意状态、目标的定制及详细的说明、步骤学习、按步骤检查是否完成任务等。GMT对任务的计划、问题的解决、目标的定制及自我控制能力均有提高作用。

在训练中应注意：重复训练以改进行为；任务分等级由易至难，让患者逐渐进步；充分利用仍保存的技能或功能补偿已经损伤的功能；改变患者的生活环境、社会或工作角色，或个人的资源；使每天的活动成为常规；指导患者调整自己的节奏，以保证有充足的额外时间以避免感觉匆忙；训练时间不要超过患者能够承受的限度。

（四）心理治疗

心理治疗是癫痫康复的重要治疗方法。首先进行全面的心理评定，再针对性地开展心理治疗。目前常用的心理治疗方法有：支持性心理治疗、催眠术、松弛训练、生物反馈疗法、森田疗法等。松弛训练对倾向于焦虑的患者可以显著减少惊厥的发生频率。也可短期针对性使用药物治疗，如抗抑郁药物、抗焦虑药物等。

（五）提高家庭康复及社会支持，改善患者生活质量

家庭康复是癫痫治疗中重要的一环。患者应有良好的生活习惯和饮食习惯，生活规律，清淡饮食，戒烟戒酒。对明显不适合癫痫患者的工作更需要给予建议，如飞行、商业潜水、操作危险机器、高空作业和驾驶公共交通工具和商业驾驶。不宜过分限制，不能因自卑感脱离群众。患者的亲友应充分了解癫痫的基本知识、患者的病情、诱发因素、发作特征，注意观察病情，掌握癫痫发作时和发作后合适的急救措施；并督促患者按时服药；帮助患者建立良好的生活制度；针对思想顾虑及时疏导，就社交活动、工作等更广阔的社会问题与患者进行充分讨论。

社会支持在癫痫康复中具有重要作用。通过立法保护患者的学习、受教育、婚姻、生育、就业等合法权益，增加患者的各项福利和医疗保险。加强癫痫科普教育，纠正社会上某些人群对癫痫患者的歧视和错误看法。

（六）职业康复

职业康复服务的内容主要包括：

诊断性评估：评估其残疾状况，确定合适的职业，及需要技能的掌握状况。

辅导：确定目标，做出选择，确定需要的技能并提供支持。

培训：基本和特殊职业技能、记忆和注意的代偿技巧、工作搜寻策略、面试技巧、工作指导和合法权利。

工作安排：在竞争性的工作岗位、在家或支持性的社区就业或有保护的工场。

协助：与相关的专业机构进行协助。

第四节　康复结局

癫痫是可治性疾病，未经治疗的癫痫患者，5年自发缓解率在25%左右，70%左右的患者用目前的抗癫痫药物能完全控制发作，规律减量后，50%的患者终生不再发病；特发性全面性发作的复发机会较少，典型失神发作在各型癫痫中预后最好；青年期失神癫痫易发展为全面性发作，需更长时间治疗；外伤性癫痫预后相对较好。早期、合理的治疗有助于改善预后和预防发生难治性癫痫。

第五节 健康教育

癫痫是一种慢性疾病，需要把健康教育和预防放在首位，使癫痫的发作频率降至最低，使患者得到最大程度的恢复，回归社会，提高生活质量。

1. **发作护理** 若患者出现癫痫发作先兆，应立即将患者平卧、头偏向一侧，迅速松开衣领和裤带，不可强行按压抽搐的身体。如出现癫痫持续状态，应及时送医院治疗。

2. **病情观察** 充分了解患者的发作特征，严密观察发作时的特点及发作后的表现，并详细向医生汇报。

3. **服药护理** 督促检查患者按时、按量、准确无误地服药，防止少服、漏服和多服。增减药量、更换药物及停药，均应在医生指导下进行。

4. **生活护理** 帮助患者建立良好的生活制度。避免过饥、暴饮暴食、一次大量饮水等。尽量避开危险场所及危险品，不宜从事高空作业及精力高度紧张的活动，患者不宜独自在河边、炉旁，夜间不宜单独外出。避免患者长时间玩电子游戏和看电视。癫痫患者睡单人床时，要在床边增加床挡，以防发病时坠床跌伤。

5. **心理护理** 避免患者精神紧张激动、悲伤、忧愁、恐惧、生气、过度兴奋、情绪不稳等。家人和老师以及社区基层康复人员都应经常给予关心、帮助，针对思想顾虑及时给予疏导。

6. **学习与体育** 癫痫症状基本得到控制，家人应鼓励患者早期接受教育和学习。避免学习过度紧张和疲劳，不要熬夜。避免参加剧烈和大运动量的体育项目，如长跑往往出现过度换气现象，易诱发失神发作和大发作。

（姜永梅）

第十一章
脑炎和脑膜炎康复

第一节　概述

脑炎和脑膜炎属于中枢神经系统的感染性疾病，即病原微生物侵犯中枢神经系统的实质、被膜及血管等引起的急性、亚急性或慢性炎症性（或非炎症性）疾病。这些病原微生物主要包括病毒、细菌、真菌、螺旋体、寄生虫、立克次体和朊蛋白等。其中，脑炎（encephalitis）系指病原微生物侵犯引起的脑实质的炎症性改变，脑膜炎（meningitis）指病变仅累及软脑膜，若脑实质和脑膜同时受累则称为脑膜脑炎。脑膜脑炎和脑炎很难截然分开，常不同程度合并损害。在疾病的急性期、恢复期及后遗症期患者可有多种功能障碍，尽早的系统康复治疗可以减少并发症，改善功能障碍。

一、中枢神经系统感染途径

在正常情况下，中枢神经系统受到血 - 脑屏障、脑膜、骨骼、肌肉、黏膜及皮肤的保护，病原微生物不易进入中枢神经系统。当血 - 脑屏障遭到破坏后，病原微生物可侵犯中枢神经系统造成感染，出现不同程度的临床症状。感染途径主要包括：

（一）血行感染

病原体通过昆虫叮咬、动物咬伤损伤皮肤黏膜后进入血液或使用不洁注射器、输血等直接进入血流，局部感染时病原体可经静脉逆行入颅，或经胎盘的母婴传播。

（二）直接感染

穿透性颅脑外伤将病原体直接带入脑内，如枪弹伤、利器伤；也可由邻近组织感染蔓延至颅内，如乳突炎、副鼻窦炎等；还可由脑脊液直接感染扩散至脑实质及脑膜，如消毒不合格的腰椎穿刺、脑室穿刺等。

（三）神经干逆行感染

嗜神经病毒如单纯疱疹病毒、狂犬病病毒、脊髓灰质炎减毒等，感染皮肤、呼吸道或消化道黏膜，经神经末梢进入神经干，再沿神经干逆行感染入颅。

二、 病因与流行病学

（一）病因

1. 病毒感染　85%～95% 由肠道病毒引起，其次为虫媒病毒、腺病毒、单纯疱疹病毒、腮腺炎病毒和其他病毒等。

（1）肠道病毒：埃可病毒、柯萨奇病毒等。

（2）虫媒病毒：流行性乙型脑炎病毒、森林脑炎病毒、西尼罗脑炎病毒等。

（3）疱疹病毒：单纯疱疹病毒、带状疱疹 - 水痘病毒。

（4）慢病毒：缺损型麻疹病毒、JC 病毒、风疹病毒、巨细胞包涵体病毒。

（5）其他：流行性腮腺炎病毒、狂犬病毒、麻疹病毒、风疹病毒、黄热病病毒、肝炎病毒、流行性感冒病毒等。

2. 细菌感染　最常见的致病菌为肺炎球菌及脑膜炎双球菌、B 型流感嗜血杆菌。

（1）常见感染细菌有：葡萄球菌、链球菌、肺炎双球菌、变形杆菌、大肠杆菌、铜绿假单胞菌、结核杆菌、布氏杆菌、脑膜炎奈瑟菌、流感杆菌、新型隐球菌。

（2）可由毒素或代谢引起中毒性脑病的细菌：伤寒杆菌、百日咳杆菌、痢疾杆菌、鼠疫杆菌、麻风分枝杆菌。

（3）可引起新生儿细菌脑膜炎：溶血性链球菌、金黄色葡萄球菌、大肠杆菌、铜绿假单胞菌、脑膜炎奈瑟氏菌、流感杆菌、肺炎球菌、克雷伯杆菌等。

（4）可引起老年人细菌性脑膜炎：肺炎链球菌、革兰阴性杆菌、金黄色葡萄球菌、厌氧菌等。

3. 真菌感染　包括隐球菌、念珠菌、毛霉菌、曲霉菌、组织胞浆菌、放线菌、酵母菌等。

4. 螺旋体感染　主要有梅毒螺旋体、钩端螺旋体、回归热螺旋体。

5. 寄生虫感染

（1）原虫：弓形虫、恶性疟原虫、锥虫、阿米巴原虫、杜氏利什曼原虫。

（2）蠕虫：血吸虫、肺吸虫、囊尾蚴虫、旋毛线虫、棘球虫、丝虫、钩虫、蛔虫。

6. 立克次体感染　主要有伯纳特立克次体（Q 热）、斑疹伤寒立克次体。

7. 朊蛋白感染又称为蛋白粒子病或海绵状脑病，是由具有传染性的朊蛋白（prion protein，PrP）引起的神经系统变性疾病。

（二）流行病学

1. **流行性乙型脑炎**（epidemic encephalitis B）　人兽共患，猪是主要传染源，蚊虫叮咬是主要传播途径，蚊虫可携带病毒越冬，并可经卵传代。人群普遍易感，但感染后仅少数发病，显性与隐性感染之比约为 1∶2000。10 岁以下的儿童发病率较高。亚洲东部热带、亚热带和温带地区高发，我国除东北、青海、新疆和西藏外均有本病流行，农村发病高于城市。高度散发，夏秋季高峰。我国 20 世纪 70 年代以后随着大范围接种乙脑疫苗，乙脑发病率明显下降。乙脑的病死率和致残率高。

2. **森林脑炎**　蜱是病毒传播媒介，也是长期宿主。人类多由蜱叮咬后经皮肤、黏膜感染，少数可因饮用污染的牛奶经消化系统感染。流行季节性明显，每年 5 月上旬开始，6 月达高峰，7～8 月逐渐下降，呈散发状态。约 80% 的病例发生于 5～6 月间。人群普遍易感，职业特点明显，林业工人、筑路工人和经常接触牛、马、羊的农牧民易感染发病。主要高发区有俄罗斯、中北欧等，我国多见于东北和西北的原始森林地区，黑龙江省是发病最早、最多的地区。

3. 单纯疱疹病毒脑炎（herpes simplex virus encephalitis，HSE） 最常见的中枢神经系统病毒感染性疾病，占脑炎的 5%～20%。呈散发性，全球分布，国外发病率为 4～8 人 / 10 万人，患病率为 10 人 / 10 万人。发病无季节性，无性别差异，可见于任何年龄，10 岁以下和 20～30 岁有两个发病高峰。

4. 结核性脑膜炎 主要见于 1～5 岁小儿。以春冬发病较多。在肺外结核中大约有 5%～15% 的患者累及神经系统，其中又以结核性脑膜炎最为常见，约占神经系统结核的 70%。近年来，因结核杆菌的基因变异、抗结核药物研制相对滞后和艾滋病患者的增多，国内外结核病的发病率及病死率逐渐增高。

5. 新型隐球菌脑膜炎（cryptococcal meningitis） 中枢神经系统最常见的真菌感染，主要由呼吸道感染，另有约 1/3 患者经皮肤黏膜、消化道感染。各种年龄均可发病，20～40 岁青壮年最常见。新型隐球菌广泛存在于土壤和鸽粪中，鸽子是主要传染源。人群感染率为 3%～6%。

三、 病理特点

（一）流行性乙型脑炎

脑实质及脊髓广泛受累。病变程度顺序为大脑皮质、脑干及基底核、脑桥，小脑和延髓次之，脊髓病变最轻。血管内皮细胞受损，颅内小血管扩张、充血、出血及血栓形成，血管周围套式细胞浸润；神经细胞变性坏死后形成大小不等的筛状软化灶。局部胶质细胞增生，形成胶质小结。部分患者脑水肿严重，颅内压升高导致形成脑疝。

（二）森林脑炎

广泛累及脑实质及脑膜，脊髓颈段、脑桥、中脑及基底神经节病变常较严重。脊髓有明显损害，颈段比胸、腰段重，灰质比白质重。脑及脊髓是炎性渗出性病变，表现为出血、充血、血管周围淋巴细胞套状浸润，神经细胞变性、坏死及神经胶质细胞增生，也可出现退行性病变。肝、肾、心、肺均可出现渗出性和退行性病变。

（三）单纯疱疹病毒脑炎

脑实质出血性坏死和病灶边缘约部分细胞核内嗜酸性 Cowdry A 型包涵体是本病最具特征的病理，包涵体内含有疱疹病毒的 DNA 颗粒和抗原。病毒弥漫性侵害双侧大脑半球，常呈不对称性分布。以颞叶内侧、边缘系统和额叶眶部最为明显，偶亦可波及枕叶、下丘脑、脑桥与延髓。大脑皮质的坏死常不完全，以皮质浅层和第 3、5 层的血管周围最重，可继发颞叶沟回疝致死。病理改变主要是脑组织水肿、软化、出血性坏死。镜下见脑膜、软脑膜水肿，脑膜和脑组织内的血管周围有大量淋巴细胞及浆细胞浸润，神经细胞弥漫性变性坏死，小胶质细胞增生。

（四）结核性脑膜炎

1. 脑膜 弥漫性充血，脑回普遍变平，尤以脑底部病变最为明显，故又有脑底脑膜炎之称。延髓、脑桥、脚间池、视神经交叉及大脑外侧裂等处的蛛网膜下腔内，积有大量灰白色或灰绿色的浓稠、胶性渗出物。

2. **脑血管** 早期主要表现为急性动脉内膜炎。随着病程延长，则脑血管增生性病变越明显，可见闭塞性动脉内膜炎，有炎性渗出、内皮细胞增生，使管腔狭窄，终致脑实质软化或出血。

3. **脑实质** 炎性病变从脑膜蔓延到脑实质，或脑实质原来就有结核病变，可致结核性脑膜脑炎。

4. **脑积水** 结核性脑膜炎常发生急性脑积水。初期由于脉络膜充血及室管膜炎而致脑脊液生成增加；后期由于脑膜炎症粘连，使脑蛛网膜及其他表浅部的血管间隙神经根周围间隙脑脊液回收功能障碍，可致交通性脑积水。浓稠炎性渗出物积聚可致阻塞性脑积水。

（五）新型隐球菌性脑膜炎

肉眼可见脑膜充血并广泛增厚，蛛网膜下腔可见胶冻状渗出物，沿脑沟或脑池可见小肉芽肿、小脑肿或小脓肿，有时在脑的深部组织也可见较大的肉芽肿或囊肿。镜下表现：主要是颅底软脑膜和蛛网膜下腔有淋巴细胞和单核细胞浸润；由成纤维细胞、巨噬细胞和坏死组织组成的肉芽肿；含有大量胶状物质的囊肿，在这些病变组织内均可找到隐球菌。

四、 临床特点

（一）流行性乙型脑炎

多为隐性感染，感染后可获得持久免疫力。患者大多症状较轻或呈无症状，少数出现中枢神经系统症状，表现为高热、意识障碍、惊厥等。临床潜伏期一般为 10~15 天。早期由于病毒血症，可出现有高热，全身不适等症状。由于脑实质炎性损害和神经细胞广泛变性、坏死，患者出现嗜睡、昏迷。当脑内运动神经细胞受损严重时，可出现肌张力增强、腱反射亢进、抽搐、痉挛等上运动神经元损害的表现。脑桥和延髓的运动神经细胞受损严重时，出现延髓性麻痹，患者吞咽困难，甚至发生呼吸、循环衰竭。由于脑实质血管高度扩张充血，血管壁通透性增加，而发生脑水肿、颅内压升高，出现头痛、呕吐。严重的颅内压增高可引起脑疝，常见的有小脑扁桃体疝和海马沟回疝。小脑扁桃体疝致延髓的呼吸和循环中枢受压，引起呼吸循环衰竭甚至死亡。

1. **轻型** 意识始终清醒，但有不同程度的嗜睡，一般无抽搐。体温在 38~39℃之间，多数在 1 周内恢复。

2. **普通型** 有意识障碍，如昏睡或浅昏迷，腹壁反射和提睾反射消失，可有短期的抽搐。体温一般在 40℃左右，病程约 10 天，无后遗症。

3. **重型** 昏迷并有反复或持续性抽搐，体温持续在 40℃以上。浅反射消失，深反射先消失后亢进，并有病理性反射。可出现中枢性呼吸衰竭。病程常在 2 周以上，恢复期有不同程度的精神异常和瘫痪等表现，部分患者留有后遗症。

4. **暴发型** 体温迅速上升，呈高热或过高热，伴有反复或持续强烈抽搐，于 1~2 日内出现深昏迷，有脑疝和中枢性呼吸衰竭等表现，如不及时抢救，常因呼吸衰竭而死亡。幸存者都有严重后遗症。

以轻型和普通型为多，约占 2/3。流行初期重型多，后期则轻型多。

（二）森林脑炎

多为隐性感染或为轻型，仅小部分患者有中枢神经系统病变。感染后可获得持久的免疫力。潜伏期一般为 10~15 天。前驱期主要表现为高热、头痛、头晕、乏力、全身不适、四肢酸痛。大多数患者急性起病，发热在 38℃ 以上，持续 5~10 天，常见稽留热，也可呈双峰热或弛张热。伴肌痛、恶心、呕吐等全身中毒症状，还可有不同程度的意识障碍和精神症状及肌肉瘫痪症状，意识障碍一般随着体温下降而逐渐恢复。

1. **顿挫型** 轻度发热、头痛、恶心、呕吐，体温 1~3 天降至正常。轻型：中度发热，有脑膜刺激征，无瘫痪及意识障碍，1 周左右体温降至正常。

2. **普通型** 高热、脑膜刺激征，伴有不同程度肌肉瘫痪，体温 7~10 天正常。

3. **重型** 除高热、迅速出现脑膜刺激征及瘫痪外，还有昏迷等脑实质损害的表现或短期内出现上行性瘫痪。

半数以上病例有不同程度的意识障碍，由嗜睡、谵妄、昏睡至深昏迷。亦有表现为狂躁不安、惊厥和神经错乱等。脑膜刺激征最早出现、最常见，开始为剧烈头痛，部位不定，其次为恶心、呕吐，一般可持续 5~10 天，意识清楚后仍可存在。瘫痪主要发生于颈部、肩胛肌（头部下垂）和上肢肌肉，其次为偏瘫和下肢瘫痪，脑神经瘫痪不多见。

（三）单纯疱疹病毒脑炎

1. 感染后 I 型病毒多潜伏于三叉神经半月节和脊神经节内，当机体免疫力下降时，选择性地损害额叶底部和颞叶底部，成人及少年儿童感染多。潜伏期为 2~21 天，平均 6~8 天。前驱症状可有上呼吸道感染、发热、头痛、头晕、咽痛、肌痛、腹痛、腹泻、乏力、嗜睡等。多为急性起病，约 1/4 患者有口唇、面颊及其他皮肤黏膜疱疹史。多数起病不久就有发热，体温最高可达 40~41℃。病程为数日至 1~2 月，多不超过 2 周。多表现为精神和行为异常、认知功能障碍，如人格改变、行为懒散、反应迟钝、记忆力下降、定向力障碍、情感淡漠，甚至缄默、行为异常等。部分患者以精神行为异常为首发症状或唯一症状。1/3 患者出现癫痫发作，多为全身强直 - 阵挛发作，严重者呈癫痫持续状态。可出现不同程度的意识障碍，表现为意识模糊或谵妄，可重至嗜睡、昏迷或去皮质状态。可有颅高压表现，如头痛、呕吐。可有如轻偏瘫、失语、偏盲、扭转、手足徐动或舞蹈样多动等局灶性症状。

2. **II 型病毒性脑炎主要见于新生儿和青少年** 急性暴发起病。肝、肺等见广泛内脏坏死和弥漫性脑损害。患儿出现难喂养、易激惹、嗜睡、局灶性或全身性抽搐等表现。子宫内胎儿感染可造成婴儿先天性畸形，如精神迟滞、小头畸形、小眼球、视网膜发育不全等。新生儿发病的死亡率极高。

（四）结核性脑膜炎

常亚急性起病，也可隐袭、急性起病。自然病程发展常见表现有：

早期结核病毒血症状多为低热、盗汗、身体不适、倦怠无力、精神萎靡不振、头痛。结核临床症状进展慢，通常要经过 1~2 周甚至更长时间。婴儿常见症状是情感淡漠、易激惹、呕吐，癫痫发作是常见症状。

早期即可出现颅内压增高表现，如发热、头痛、呕吐、视盘水肿和脑膜刺激征。早期颅压增高主要是由于脑膜、脉络丛和室管膜炎性反应，脑脊液生成增多，蛛网膜颗粒吸收下降，形成交通性脑积水所致；早期颅内压多为轻、中度增高，通常持续 1~2 周。晚期蛛网膜、脉络丛粘连，呈完全或不完全性梗阻性脑积水，颅内压多明显增高，严重时出现去大脑强直发作或去皮质状态。

由于颅底炎性渗出物的刺激、粘连和压迫，可以致脑神经损害，以动眼神经、展神经、面神经和视神经损伤为主，通常是眼肌麻痹，表现为复视、视力减退，少数患者可出现面神经麻痹，出现面瘫。

如早期未能及时治疗则会出现脑实质损害症状，如精神萎靡、淡漠、谵妄、癫痫发作或癫痫持续状态、昏睡或意识模糊。可呈卒中样发病，出现偏瘫、交叉瘫等，多因结核性动脉炎所致。如由结核瘤或脑脊髓蛛网膜炎引起，表现为类似肿瘤的慢性瘫痪。

如果不对疾病进行治疗，可出现意识模糊、逐渐进展的深昏睡、昏迷，同时伴有脑神经麻痹、瞳孔异常、局灶性神经系统缺陷、高颅内压及去脑强直，从开始发病至死亡约 4~8 周。

（五）新型隐球菌性脑膜炎

多呈隐袭起病，病程迁延，进展缓慢，各年龄段均可发病，20~40 岁青壮年最常见。早期有不规则低热，体温一般为 37.5~38.0℃，或表现为轻度间歇性头痛，后逐步加重。可有颅压高致阵发性头痛、恶心、频繁呕吐、视物模糊，部分可有意识障碍。可出现脑膜刺激征，即颈强直、Kerning 征、Brudzinski 征阳性。约 1/3 患者有脑神经损害。视神经、动眼神经、展神经、面神经及听神经受累为主，其中以视神经损伤最为多见。少数患者有癫痫发作、精神异常、偏瘫、共济失调等。常进行性加重，未治疗者数月内死亡，平均病程 6 个月，偶见几年内病情反复缓解和加重。患者多数预后不良，极个别患者可自愈。

五、康复时机

脑炎、脑膜炎患者进行早期康复干预，可最大限度地降低残疾程度，提高患者的生存质量。

急性期即可床边介入，以康复护理为主。由于脑炎脑膜炎患者病情稳定需要时间，且有个体差异，何时开始系统康复评定与治疗有待与临床医师商定，原则上病情稳定，呼吸、心率、体温、血压等生命体征稳定，可以考虑对脑炎脑膜炎患者早期介入，进行系统康复评定与训练，与临床医师商定可进行的康复治疗内容，形成治疗计划。康复治疗目的在于：预防并发症及失用综合征，防止过度安静休息，在严密的危险管理下确立基本动作，为进一步康复治疗打好基础。这样可更好地恢复生活自理能力，提高患者生存质量。

急性期及恢复期采用康复治疗小组形式进行，包括医师、护师、PT、OT、ST、PO、护工及家属等人员，协同完成包括体位改变、良肢位等内容。尤其要与临床医师协作切确进行危险管理。可在床边、训练室行康复治疗。

危险管理方面，应注意意识状态改变、瘫痪进展、发热情况、呼吸状态的变化、四肢的肿胀及疼痛等以及有无并发症。对有意识障碍的患者可进行以预防挛缩为目的的被动关节活动训练及床上良肢位保持、体位改换等。为预防关节挛缩应至少每天被动活动关节至完全活动范围。

临床治疗有效，生命体征稳定，病情许可患者坐起时，可开始床上被动坐位训练，目的是尽早达到独立坐位。注意心率、呼吸、体温、血压、自觉症状、意识水平等。床边坐位保持 5 分钟左右病情无变化，则可行普通轮椅坐位。坐位耐受 30 分钟可去训练室训练。

六、康复目标

进入康复治疗程序，应根据患者的疾病情况及功能障碍制订个体化康复治疗计划与康复目标。

1. **急性期目标** 减少减轻并发症，避免失用综合征，尽早确立坐位及立位，为进一步的全面康复治疗打好基础。

2. **恢复期目标** 全面改善各种功能障碍，提升日常生活自理水平，保障生活质量，尽早回归正常生活、工作、学习，尽早回归社会。

3. 后遗症期目标 维持各种身体功能水平，扩大日常生活活动范围，更多参与社会活动，确保生活质量。

第二节 康复评定

康复评定的目的是根据患者的临床表现全面掌握患者的功能障碍情况，以便制定和修订康复治疗计划并评定康复治疗效果。

一、临床评估

（一）评估内容（详细了解病史，仔细进行体格检查）

应查血常规、血生化、血沉、凝血功能、乙肝五项、丙肝病毒抗体、HIV 抗体、梅毒螺旋体抗体检测、甲状腺功能全项、肿瘤标志物等。脑脊液常规、生化检测、免疫学检测，脑脊液涂片和培养（细菌、结核、真菌）等。

疑结核杆菌感染时可另查结核菌素试验，血及脑脊液结明三项（ICT-TB 卡、结明试验、TB 快速卡）、ADA 抗体，脑脊液找抗酸杆菌及行结核杆菌 DNA 检测。

影像学方面应行头颅 MRI 或 CT 扫描，必要时增强扫描。结核及隐球菌感染者，也应行胸片或胸部 CT 检查。

电生理方面应行脑电图检查。

最重要的是应尽快行腰穿，进行脑脊液检查及颅内压测定，确定有无感染，对感染病原体进行定性，以便及时开展抗感染治疗。

（二）病毒性脑炎的检查所见

血常规：可见白细胞轻度增高，EB 病毒感染可见非典型淋巴细胞，血清淀粉酶增高可见于腮腺炎病毒感染。

脑脊液 PCR：可针对所有患者查单纯疱疹病毒 -1、单纯疱疹病毒 -2、水痘 - 带状疱疹病毒、EV 病毒；也可根据已有证据选择查 EB 病毒 / 巨细胞病毒（特别对于免疫缺陷患者）、腺病毒、流行性感冒、轮状病毒（儿童）、麻疹病毒；也可特殊地查狂犬病病毒、西尼罗河病毒、蜱传脑炎病毒。

MRI：比 CT 更为敏感，表现为相应脑部位异常信号，典型表现为颞叶内侧、额叶眶面、岛叶皮质和扣带回出现局灶性水肿，T_1 加权像上为低信号，T_2 加权像上为高信号，在 FLAIR 像上更为明显。

脑电图：早期即可异常，常表现为弥漫性高波幅慢波，以单侧或双侧颞、额区异常更明显，甚至可出现颞区的尖波和棘波。

（三）细菌性脑膜炎的检查所见

脑脊液：颅内压常升高；白细胞明显升高，可达（1000～10 000）×10^6/L，中性粒细胞占绝对优势；外观混浊或呈脓性，蛋白质明显增高，可达 100mg/dl 以上；糖含量明显降低，通常低于

2.2mmol/L，氯化物降低。免疫球蛋白 IgG、IgA 明显增高。若病菌含量高时，可通过细菌涂片找出病原菌；细菌量不多时可通过细菌培养方法，一般脑脊液致病菌培养可呈阳性。

血培养：常可检出致病菌；如有皮肤瘀点，应使用消毒空针抽吸法抽吸皮肤瘀点的组织液和血液进行细菌涂片和细菌培养，如阳性则有助于下一步药敏试验，选择敏感的抗生素种类进行治疗。

影像学特征：MRI 诊断价值高于 CT。早期可正常，随病情进展，可见蛛网膜下腔、软脑膜增强表现。后期可显示弥散性脑膜强化、脑水肿等。

脑电图：可见弥漫性慢波，无特异性改变。

二、康复评估

（一）国际功能、残疾和健康分类 ICF

ICF 为描述、分类健康以及健康相关领域提供了统一的国际化和标准化的语言，并为健康结局的测量提供了通用架构。

ICF 包括 3 个关键部分。第一部分，身体功能和结构，分别是指生理功能和解剖结构；缺失或异常的身体功能和结构都被称为损伤；第二部分，活动，是指个体的任务执行情况；"活动受限"是指个人在完成任务时可能会遇到困难；第三部分，参与，指的是与生活状态有关的方面；"参与局限"是个体投入到生活情景中可能体验到的问题。涵盖性术语"功能和残疾"总结了这 3 个部分，它们与健康状况（例如障碍或疾病）以及个人和环境因素有关，并且可能相互影响。

ICF 包括患者的功能、残疾和健康的绝大部分，临床医生和健康专业人员可据此制订干预目标。它还包含大范围的功能、残疾以及健康相关生活质量测量项目的内容。

（二）身体功能和结构水平相应评定

1. **全身状况**　评估患者的全身状况，包括心肺功能、皮肤情况、进食情况、二便情况，要了解既往病史，是否有高血压、冠心病、糖尿病等以及目前的用药情况。

2. **意识障碍**　昏迷阶段可采用 Glasgow 昏迷评分标准（Glasgow coma scale，GCS）及 Glasgow-Liege 昏迷量表等评定，GCS 是根据患者的睁眼（E）、言语（V）和肢体运动（M）来判断意识状态，详见《康复评定学》。

3. **植物状态**　可采用 1996 年我国制订的 PVS 评分，详见《康复评定学》。

4. **认知障碍**　认知是指大脑处理、存储、回忆和应用信息的能力。可采用较为实用的简易精神状态检查量表（mini-mental state examination，MMSE）或长谷川痴呆量表先行筛查，对轻度的认知功能障碍可用蒙特利尔认知评估量表（montreal cognitive assessment，MoCA）快速筛查。确定有认知功能障碍，可行 LOTCA，Halstead-Reitan 成套神经心理测验，韦氏成人、儿童、幼儿智力量表等评定，针对具体情况再进行定向、记忆、注意、思维等专项评价。注意障碍可用反应时间、注意广度、注意维持、注意选择、注意转移、注意分配的检查来评定。记忆障碍可用瞬时记忆、短时记忆、长时记忆评定，也可用临床记忆量表、韦氏成人记忆量表、Rivernead 行为记忆测验等标准化成套测验来评定。计算障碍可用数字加工和数字计算来评定。思维障碍可用谚语解释、类比测验、推理测验、故事排序测验、问题解决能力测验来评定。执行功能障碍可用威斯康星卡片分类测验、言语流畅性检查、反应 - 抑制和变换能力检查来评定。

5. **运动障碍**　评定关节活动度、肌张力、肌力、痉挛模式、运动模式、共济协调、平衡功能、步态等。具体可采用关节活动度测量、徒手肌力评定、改良 Ashworth 痉挛量表、布氏分级、Fugl-Meyer 肌力评测法、三级平衡、Tinet 平衡量表、Berg 平衡评价量表（Berg balance scale test）、Fugl-Meyer 平衡评测法、世界神经病联合会国际合作共济失调量表。

6. **听觉障碍**　可采用行为观察法、条件反应测听、视觉加强听力测验、听力计检查法。

7. **感知觉障碍**　感觉反映客观存在，是知觉的基础。知觉是对感觉的认识和理解，通常是人直接反映客观事物的形式。单侧忽略可用二等分线段测验、划销测验、画图测验等评定。左右分辨障碍可按照口令做动作及动作模仿评定。躯体失认可由按照指令指出人体部位、模仿动作、画人体图评定。手指失认可由手指图指认、命名指认、动作模仿来评定。结构性失用可由复制几何图形、复制图画、复制模型来评定。穿衣失用嘱患者脱或穿上衣，观察其动作表现来评定。物体失认通过患者辨认并命名一些常用物品，如梳子、眼镜、钥匙、铅笔、硬币、牙刷等实物或照片，结合闭目时触摸辨认并命名来评定。意念运动性失用症患者平时可自发地完成日常生活活动动作，只在检查中发现异常，患者不能按指令做动作，但在恰当的时间和地点就能够自动地完成该动作。意念性失用患者既不能按指令也不能自动地完成。根据从难到易的原则，评价在三个能力水平上进行：用手势执行动作口令；模仿检查者的动作；用实物实际操作。

8. **言语语言障碍**　可采用失语症筛查及检查量表评定语言障碍。言语障碍可用改良的 Frenchay 构音障碍评定。语言障碍可用汉语失语成套测验（aphasia battery of Chinese，ABC）、汉语失语症检查、中国康复研究中心汉语标准失语症检查（China rehabilitation research center aphasia examination，CRRCAE）评定。

9. **听觉障碍**　有行为观察法、条件反应测听、视觉加强听力测验、听力计检查法。

10. **吞咽障碍**　由饮水试验筛查，进一步可行电视 X 线透视吞咽功能检查（VFSS）及内镜吞咽功能检查来评定。所有采取非经口进食或采用改良食物的患者要进行定期再评定。急性期患者应在发病后 1 周及 1 个月时分别进行再评定，每 2~3 个月进行一次评估，1 年后每 6 个月进行一次评定。

11. **精神障碍**　随着病情进展，可出现精神症状，如注意力涣散、反应迟钝、言语减少、情感淡漠和表情呆滞，患者呆坐或卧床，行动懒散，甚至不能自理生活，或表现木僵、缄默，或有动作增多、行为奇特及冲动行为，可有人格改变。可参照进行精神功能检查、人格测验、神经心理测验等。人格测验主要有明尼苏达多相人格测验、洛夏克墨迹测验、画人测验等。神经心理测验常用的是 H-R 神经心理成套测验。

12. **情绪障碍**　用汉密尔顿抑郁量表和汉密尔顿焦虑量表，可以测验患者的情绪变化程度，有助于开展心理治疗。

13. **继发障碍**　可对体位低血压、关节挛缩、深静脉血栓、压疮、骨质疏松、疼痛、肩关节半脱位等采用关节活动范围测定、X 线片、血管彩超等方法予以评定。

（三）活动及活动受限水平相应评定

日常生活活动（activities of daily living，ADL）：日常生活活动是人在独立生活中反复进行的、最必要的基本活动。ADL 能力评定从实用角度出发，全面了解患者活动能力，主要包括床上活动、衣着、起坐、个人卫生、餐饮、步行、如厕、二便控制、转移和使用轮椅等内容。ADL 能力评定有助于确定患者的自理能力、制订和修订训练计划、评定训练效果、帮助患者回归生活。

常用的 ADL 能力评定方法：Katz 指数分级法、Kenny 自我照料指数、Barthel 指数分级法、改良 Barthel 指数分级法（modified barther index，MBI）、PULSES 评定量表、功能独立性测量（functional independence measure，FIM）等。

（四）参与与参与局限水平相应评定

生活质量（quality of life，QOL）：QOL 是一个人在其生活的文化和价值系统的背景下，对其所处的地位和状况的感觉。它与个人的目标、期望、标准和所关心的事物等有关，包含个体的身体健康、心理状态、独立生活水平、社会关系、个人信念以及与周围环境关系等内容。评测指标主要涵盖机体、心理、独立水平、社会关系、相关环境、精神这几个方面。

QOL 评定量表很多，可采用 WHO 生活质量测定量表（WHOQOL-100 量表）、健康状况调查问卷（36-item short-form，SF-36）、健康生存质量表（quality of well-being scale，QWB）、SIP（sickness impact profile）即疾病影响程度表、SWLS（satisfaction with life scale）即生活满意度量表等。

（五）康复结局评定

康复结局评定量表可参照用于脑外伤患者结局的格拉斯哥结局量表（Glasgow outcome scale，GOS）与用于脑卒中患者结局的改良 Rankin 评分。

GOS 是用于评价脑损伤的一个非常简单的量表，主要用于判断脑损伤患者的预后。该量表内容简单，分级明确，是应用较为广泛的预测脑损伤结局的量表。

改良 Rankin 评分（modified rankin scale，MRS）如下：

0 分：完全无症状。

1 分：尽管有症状，但无明显功能障碍，能完成所有日常职责和活动。

2 分：轻度残疾，不能完成病前所有活动，但不需帮助能照顾自己的事务。

3 分：中度残疾，要求一些帮助，但行走不需帮助。

4 分：重度残疾，不能独立行走，无他人帮助不能满足自身需求。

5 分：严重残疾，卧床、失禁，要求持续护理和关注。

对于患者应基于系统康复评定，建立合理康复目标，进行全面康复治疗。

第三节　康复治疗

一、康复治疗原则

（一）早期介入

早期康复治疗的时间一般在患者生命体征稳定、炎症得到有效控制、神经学症状不再发展 2～3 天后开始。开始时不要求患者完全清醒和有较好的交流能力，最好能有警觉，具备一些交流能力以及对疼痛有反应。

（二）避免加重病情

急性期康复应以不影响临床治疗为前提，尤其是病情有波动迹象时更要谨慎，与临床医师协作做好危险管理。

（三）防治并发症

预防和处理各种并发症，注意防止各种不动或制动所引起的失用综合征。

（四）全面系统康复

恢复期功能障碍突出，多种障碍并存，如认知行为障碍、运动功能障碍等，也可因早期康复措施不利出现关节畸形挛缩、体位低血压等。待解决问题多，如胃管、尿管、气管切口套管等问题，可能出现癫痫。恢复期应综合使用物理治疗、作业治疗、言语语言治疗、吞咽治疗、心理行为治疗、假肢矫形器治疗、药物治疗等全面系统的康复治疗措施，以促进患者功能的最大恢复，提高日常生活活动能力和生活质量，争取重返社会。

（五）个体化治疗

同样的障碍也会有个体差异，个体对康复治疗的反应也有差异，同时康复治疗中也要照顾到个体康复需求，康复治疗的时程及治疗强度也各有不同，患者年龄分布跨度大，儿童至成年均有发病，康复治疗应体现出符合个体特点。

二、康复治疗内容

（一）早期治疗与昏迷期的康复治疗

1. 保持合理的肢位　合理的仰卧位及侧卧位。头的位置不宜过低，以利于颅内静脉回流。肢体置于功能位或良肢位，注意防止下肢屈曲挛缩和足下垂畸形。

2. 定时改变体位　病情重时可采用电动充气减压气垫，可每 2 小时翻身一次，注意观察皮肤有无压疮。注意保护足跟、肘关节和骶尾部等骨突出处。逐步由被动翻身过渡到主动翻身。

3. 被动活动关节　每天 2～3 次，全身肢体每个关节 3～5 次的被动活动，手法轻柔。

4. 重视营养支持　急性期的患者需评定确认吞咽功能后才能经口进食。应注意监测患者的意识水平及醒觉程度，对于有意识障碍的患者，不能经口进食。意识障碍的患者一旦清醒应尽早进行吞咽障碍的筛查。病程可能较长，部分患者病情重，慢性消耗大，应注意患者的全身营养，可采用肠内营养或肠外营养路径，综合配给。经口进食时应注意有无呛咳、吞咽困难，进食后清洁口腔。需保持水、电解质平衡，维持正氮平衡，可输注脂肪乳、复方氨基酸、复合维生素、脂溶性维生素、白蛋白等，以加强营养。

5. 并发症的预防

（1）压疮的预防：关键是解除压迫。

1）定时翻身：根据皮肤反应调整翻身时间。

2）使用减压装置：减压装置可用来帮助减轻或减小各种压力。

3）改善全身营养状况：最好的营养状态是维持理想体重、适当的减肥和理想的前白蛋白水平。

4）皮肤护理：保持皮肤干燥清洁。康复训练中注意避免局部皮肤长时间受摩擦或牵拉。床单应清洁平整，无皱褶，无渣屑，不拖曳扯拉患者，防止产生摩擦。如厕时外用开塞露避免划伤肛门。及时治疗各种皮肤疾病。向患者和家属开展压疮防治的健康教育。

（2）深静脉血栓的预防：尽早进行患肢的被动及主动活动，尽早离床活动。可用弹力绷带或气压袋，也可按摩协助静脉回流，可使用抗凝剂。

（3）关节挛缩的预防：定时变换体位，保持良好肢位，被动及主动关节活动。

（4）直立性低血压的预防：定时变换体位。坐起或站、起立床练习。主动或被动活动四肢。睡眠时上身略高于下半身，给予交感神经刺激，改善血容量及增强血管收缩。做深呼吸运动，促进反射性血管收缩效果，但有高颅压者禁忌。对健侧肢体、躯干、头部做阻力运动，增加心搏出量，刺激循环反射，推动内脏及下肢血液回流。按摩四肢，冷水摩擦皮肤。下肢、腹部用弹性绷带，促使血液回流量增加。

（5）肩手综合征的预防：避免腕关节过度掌屈，影响手部静脉回流造成水肿。从卧位到坐位过程中保护肩及腕关节，坐位时腕关节置于胸前的搁板上。避免长时间患上肢侧方支撑及被动关节活动中手指的过度伸展。保护好肩关节，防止半脱位。尽量不用患手背静脉输液，减少输液时间。防止患手受外伤。

（6）失用性骨质疏松的预防：尽早负重站立。可用站立床帮助站立，也可在平行杠内站立。应尽早进行力量、耐力和协调性练习，进行肌肉等长收缩、等张收缩练习，尽早恢复日常生活活动。注意高钙饮食、补钙药物、日光照射等。

6. 并发症的处理　重症患者易出现泌尿系感染、坠积性肺炎、癫痫、脑积水等，需采取预防措施并积极处理，如做好排痰训练及呼吸训练、尿便排泄管理、营养支持及其他处理。出现并发症时更应积极应对，治疗得当。

7. 做好危险管理　重视心肺功能，防范继发肺栓塞、跌倒伤害、坠床伤害等。注意稳定情绪，避免精神行为障碍致负面影响。练习过程中要适当休息，避免过度疲劳。过快、用力过大和时间过长的训练是有害的，对年老体弱患者及年幼患者更要注意。训练期间若安静时心率超过 100 次 / 分，血压收缩压超过 180mmHg、有心绞痛发作或严重心律失常时应暂停训练。体温高于正常及有呼吸困难时可与临床医师协商决定进行康复治疗内容。

8. 高压氧治疗　高压氧治疗可增加血氧含量，提高血氧张力，血氧弥散量及有效弥散距离大幅度增加，能有效地消除脑水肿，控制脑缺氧、脑水肿恶性循环的发展。对急性缺血性脑损害有明显的保护作用，同时对神经精神功能障碍有一定的疗效。高压氧治疗可降低重型脑炎脑膜炎的死亡率，减少致残率和提高生存者生活质量。

9. 多种感觉刺激技术　触觉刺激（冷热、软硬、粗糙光滑等感觉刺激）、听觉刺激（用熟悉的声音、音乐、动物叫声刺激）、视觉刺激（用熟悉的物体或不断变幻的彩光刺激）、味觉嗅觉刺激（用香料食物刺激嗅觉，酸甜苦咸的食物刺激味觉）、生活护理刺激（给患者梳头、洗脸、擦脸擦汗等）、直流电刺激（脊柱通电疗法和额枕通电疗法）、电兴奋刺激（刺激穴位、神经兴奋点或头皮脑功能定位区）。

（二）恢复期的康复治疗

1. 运动障碍的康复治疗

（1）瘫痪：单、双侧偏瘫可参照卒中后单、双侧偏瘫康复治疗进行；如为截瘫、四肢瘫，则可参照脊髓损伤所致截瘫、四肢瘫运动治疗原则进行。可以应用 Bobath 治疗技术、Rood 治疗技术、Brunnstrom 治疗技术、运动再学习治疗技术及 PNF 治疗技术等。也可以应用强制运动疗法、运动想象治疗、减重步行训练、机器人训练及辅具及矫形器治疗等。

肢体运动功能障碍康复治疗的目标是通过以运动疗法为主的综合措施，达到防治并发症，减少后遗症，充分促进患者功能恢复，调整心理状态，争取患者达到生活自理、回归社会。康复治疗除积极抢救损伤的神经元，促进病理恢复及侧支循环形成外，还需要发挥中枢神经系统功能重组的作用。功能训练可使感受器接受的传入性冲动促进大脑皮质功能的可塑性，使丧失的功能重新恢复，是中枢神经系统功能重组的主要条件，这是一个再学习的过程，一种运动技巧的获得需要多次的重复。训练原则主要是抑制异常的、原始的反射活动，改善运动模式，重建正常的运动模式，其次是加强软弱肌肉力量训练。

运动训练大体按照运动发育的顺序和不同姿势反射水平进行：翻身→坐起→坐位（坐位平衡）→双膝立位平衡→单膝跪位平衡→站起→立位（站立平衡）→步行来进行。大多数患者可跨越跪位和跪行的阶段，由坐位直接练习站起至立位。但对躯干肌、臀肌力量太差的患者仍需训练跪立位和跪行，具体应根据患者病情决定从哪个水平开始训练。

（2）共济失调（ataxia）：是由于小脑、本体感觉及前庭功能障碍而引起的运动笨拙和不协调，而并非肌无力，可累及四肢、躯干及咽喉肌，引起姿势、步态和言语障碍。可采用 Frenkel's 训练方法、负荷训练法进行治疗。

（3）痉挛处理：是感觉运动系统的功能障碍，其特征是速度依赖性的肌张力增高并伴随腱反射亢进，是肌肉牵张反射亢进所致，也是运动神经元损伤的表现之一。多种治疗措施综合运用。全身或范围较大的痉挛可考虑口服巴氯芬，局限范围的可使用肉毒杆菌毒素进行神经阻滞疗法或无水乙醇神经溶解技术。

（4）物理因子治疗：病情稳定即可开始，针对脑部病灶可采用碘离子直流电导入法、超声波治疗、脑部仿生电治疗等。针对瘫痪肢体可采用超短波治疗、功能性电刺激疗法、痉挛肌电刺激疗法、经皮神经电刺激疗法、吞咽肌电刺激疗法、肌电信号触发的神经肌肉电刺激、温热水浴疗法等。

（5）作业治疗：通过滚桶、木钉盘等基础作业活动，可以促进躯干及肢体的运动能力。通过日常生活活动能力训练可提高日常生活自理能力。

2. 认知障碍的康复治疗 采用计算机化的认知障碍康复训练。计算机辅助训练模式采用专门设计的认知康复训练软件，其具有针对性、科学性；训练难度可自动分等级，循序渐进，具有挑战性；训练题材丰富，针对性强，选择性高；训练指令准确、时间精确、训练标准化；评估或训练结果反馈及时，有利于患者积极主动参与。

（1）注意障碍康复治疗：注意力是指专注于某一特定刺激的能力。注意力障碍者不能整合所获得的信息。注意力包括警觉（保持较长注意时间至少 30 秒以上的能力）、分配（处理注意力集中和分散程度的能力）和选择（在众多信息中选择最应关注的信息并加以注意的能力）。训练有基本技能训练、作业的及环境的适应性调整。

（2）记忆力康复治疗：记忆包括信息登录／编码、证实／储存、回忆／调集。患者可因记忆力下降而发生遗忘，学习能力下降。对于以记忆障碍为主的患者，康复治疗的总体目标应当是逐渐增加或延长刺激与回忆的间隔时间，最终使患者在相对较长时间后仍能够记住应当进行的特定作业或活动，提高日常生活活动能力的独立程度。改善或补偿记忆障碍的方法大体分为基本技能训练、外辅助代偿。

（3）计算障碍康复治疗：定计算障碍类型，如额叶型失算、空间型失算，建立训练方案。

（4）思维障碍康复治疗：可进行分类概念、推理、抽象与概括、思维策略训练等基本技能训练。

（5）执行功能障碍康复治疗：开放性作业需要一个人具有启动和制订目标计划、追踪时间、作出选择以及确定优先重点和排序的能力。因此，设计和选择开放性作业是执行功能障碍的康复训练手段。

（6）解决问题能力障碍康复治疗：患者往往难以处理日常生活活动，如购物、备餐等。社交能力、组织能力和判断力均下降。训练内容包括指出报纸中的消息、排列数字、将物品分类等。

3. 知觉障碍的康复治疗

（1）单侧忽略：可采用视扫描训练、忽略侧肢体的作业活动训练、加强忽略侧肢体的感觉输入训练、阅读训练、环境策略等。

（2）各种失用症康复

1）结构性失用：不能自发地或根据指令用图画、积木或其他零件或物品制作或组装出二维或三维结构。可进行基本技能训练和实用功能活动训练。

2）穿衣失用：可用暗示、提醒指导患者穿衣，甚至可一步一步地用语言指示并手把手地教患者穿衣。最好在上下衣和衣服左右做上明显的记号以引起注意。

3）运动失用：如训练刷牙，可把刷牙动作分解示范，然后提示患者一步步完成。反复训练，改善后减少暗示和提醒，并加入复杂的动作。

4）意念性失用：可采用故事图片排序。根据患者的进步可逐渐增加故事情节的复杂性。可采用连环技术，即将活动分解成一系列动作，让患者分步学习，待前一步动作掌握后，再学习下一步动作，逐步将每个动作以串连的形式连接起来，使患者最终完成包含一整套系列动作的活动。可采用视觉、触觉或口头的方法进行自我提示。

（3）各种失认症康复

1）物品失认：患者可进行与物品相关的各种匹配强化训练，如图形 - 汉字匹配、图形的相似匹配、声 - 图匹配、图形指认等。

2）视觉失认：患者虽然不能通过眼睛认识以往熟悉的事物，但仍可以利用其他感觉途径如触觉、嗅觉、听觉等对那些"视而不认"的物品、人物进行识别。

3）面容失认：患者学习和掌握通过固定衣服的颜色或发型来认识生活在自己身边的熟人，用亲人的照片，让患者反复看，然后把亲人的照片混放在几张无关的照片中，让患者辨认出亲人的照片。

4）颜色失认：用各种颜色的图片和拼版，先让患者进行辨认、学习，然后进行颜色匹配和拼出不同颜色的图案，反复训练。

4. 言语语言障碍的康复治疗

（1）语言障碍的治疗原则

1）综合训练，注重口语：脑损伤患者往往在听、说、读、写等口语和书写语言上有多方面受损，应进行综合训练，但治疗的重点和目标应放在口语的康复训练上，首先从提高患者的听理解力开始。随着患者听理解的改善，再将重点转移到口语训练上来。对一些重度患者要重视读和写的训练，因其他语言模式的改善对口语会有促进作用。

2）明确障碍，针对治疗：治疗前要通过标准的语言功能评定，掌握患者语言障碍类型及程度，以便明确治疗方向。

3）因人施治，循序渐进：可从患者残存功能入手，逐步扩大其语言能力。治疗内容要适合患者的文化水平及兴趣，先易后难，由浅入深，由少到多，要逐步增加刺激量。

4）心理配合，方式多样：当治疗取得进展时，要及时鼓励患者，使其坚定信心，患者精神饱满时，可适当增加难度，情绪低落时，应缩短治疗时间或做患者爱好的题目或停止治疗。

5）指导家属，调整环境：医院内训练时间有限，要经常对患者家属进行必要指导，使之配合治疗，会取得更好效果，另外要让患者的家庭创造一个好的语言环境，以利于患者语言的巩固和应用。

6）区别缓急，分别治疗：对有多种语言障碍的患者，要区别轻重缓急，分别治疗。一些患者在有失语症的同时可能伴有构音障碍，要注意构音器官和发音清晰度的治疗。

（2）实用交流能力的治疗原则

1）重视日常性的原则：采用日常交流活动内容为训练课题，选用接近现实生活的训练材料，如实物、照片、新闻报道等。

2）重视传递性的原则：用口头语、书面语、手势语、画图等手段传递信息。

3）调整交流策略的原则：计划应包括促进运用交流策略的训练，使患者学会选择适合不同场合及自身水平的交流方法。

4）重视交流的原则：设定更接近于实际生活的语境变化，引出患者的自发交流反应。

（3）构音障碍的康复治疗

1）构音改善的训练：①舌、唇运动训练：训练患者唇的张开、闭合、前突、缩回，舌的前伸、后缩、上举、向两侧的运动等。面对镜子会使患者便于模仿和纠正动作；可以用压舌板和手法协助较重患者完成；可以用冰块摩擦面部、唇以促进运动，每次一两分钟，每日 3～4 次。②发音的训练：能完成以上动作后，要让其长时间地保持动作，如双唇闭合、伸舌等，再做无声构音运动，最后轻声引出靶音。先训练发元音，然后发辅音。辅音从双唇音开始，如"b、p、m、f"等，能发后将辅音与元音相结合，发音节"ba、pa、ma、fa"，熟练后用元音加辅音再加元音，最后到单词和句子的训练。③减慢言语速度：轻至中度的患者可以发大多数音，但多发成歪曲音或失韵律。这时可以利用节拍器控制速度，由慢开始，逐渐变快。④语音分辨训练：首先训练分辨出错音，可以通过口述或放录音或小组训练形式，由患者说一段话，让患者评议，最后治疗师纠正。⑤利用视觉：通过画图让患者了解发音的部位和机制，指出其问题所在并告知准确的发音部位。结合手法促进准确的发音，先单音，后拼音、四声、词、短句。还可以给患者录音、录像，分析构音错误。

2）克服鼻音化的训练：治疗的目的是加强软腭肌肉的强度。①"推撑"疗法：患者两手放在桌面上向下推；两手掌由下向上推；两手掌相对推或两手掌同时向下推，同时发"澳"的声音。训练发舌后部音如"卡、嘎"等也用来加强软腭肌力。②引导气流法：引导气流通过口腔，减少鼻漏气，如吹吸管、吹乒乓球。

3）克服费力音的训练：是由于声带过分内收所致，听似喉部充满力量，声音好似从其中挤出来似的。起初让患者打哈欠并伴呼气，再在打哈欠的呼气相时教发出词和短句。还可训练患者发由声带外展产生的"x"。

4）克服气息音的训练：由于声门闭合不充分引起。"推撑"方法可促进声门闭合；用一个元音或双元音结合辅音和另一个元音发音，再用这种元音和双元音诱导发音的方法来产生词、词组和句子。

5）语调训练：多数患者表现为音调低或单一音调，训练发音由低到高，乐器的音阶变化也可以用来克服单一的音调。也可通过"音量音调训练仪"监视器上曲线的升降调节音量。

6）音量训练：自主的呼吸控制对音量的控制和调节极为重要。要训练患者强有力的呼吸并延长呼气的时间。

5. 精神行为康复治疗

（1）躁动不安的康复治疗：许多患者表现出一种神经行为紊乱综合征，称之为躁动或躁动不安。

1）排除诱因：如电解质紊乱、营养不良、癫痫活动、睡眠障碍、水肿、感染、损伤、药物（如镇静药、抗高血压药物等）均可引起躁动，注意分析，给予排除。

2）环境管理：保持病房安静，如果可能，去掉有可能引起伤害刺激的导管、引流管，限制不必要的声音，限制探视者数量等。避免患者自伤或伤害他人。允许患者情感宣泄。尽可能固定专人护理及治疗。

（2）异常行为的康复处理：在减少破坏性行为方面，保持一致性。如同一环境里治疗，对行为给予一致反应，每天同时间、同地点给予相同的治疗。

治疗中给予适当的鼓励。

通过提供治疗性活动的选择，控制患者的不良行为，为了增加自律，把建立责任感放在治疗计划中。

尽可能将患者的兴趣与努力结合在一起，以便在治疗中激发患者的兴趣和全身心的投入。设法把患者的注意力从挫折的由来或原因处引开。

适当改变治疗环境，力图减少对患者的刺激，用平静的语调，并且与身体语言保持一致。

（3）药物治疗：为了稳定情绪，控制异常行为，可酌情加用非经典抗精神病药物。富马酸喹硫平：不典型抗精神病药物，对多种神经递质受体有相互作用。喹硫平片对治疗精神分裂症的阳性和阴性症状均有效。可从每日 50mg 用起，可根据患者的临床反应和耐受性调整剂量。不良反应有困倦、头晕、便秘、直立性低血压、口干及肝酶异常。奥氮平：用于治疗精神分裂症、双相情感障碍的急性躁狂相以及精神分裂症的维持治疗。根据临床状况而定，范围在每日 5~20mg 之间。不良反应有嗜睡及体重增加。也可加用丙戊酸盐制剂如丙戊酸钠，稳定心境。

6. 情绪障碍的康复治疗　患者因突然转变为有各种功能障碍、需要他人照顾的人，常会受到精神打击，而表现出消沉、抑郁、悲观，甚至产生轻生的念头。接受功能障碍现实需经过系列心理过程，需给患者以精神鼓励，根据其病残前的个性、智能水平和社会地位等，以及所处心理障碍阶段来及时疏导及帮助，尽快消除其消极情绪，确立回归家庭、社会的信心。脑炎及脑膜炎患者除具有一般患者的心理变化外，还有因脑部受损的部位、范围和程度不同而产生较严重的心理情绪障碍。由于功能障碍恢复是一个长期过程，一般至少数月甚或一年以上，且可遗留功能障碍；多数患者会出现程度不同的抑郁情绪，表现为忧愁、悲观、失望、焦虑、淡漠、迟钝、兴致索然、失眠、企图自杀等。另外，由于患者大脑皮质功能紊乱，使高级神经系统对情感释放失控，使患者情绪极不稳定，只要有轻微的刺激常会引起激动、发脾气或伤感、哭泣或呆笑。

情绪障碍必然会影响康复效果。因此对患者进行必要的心理评测以及有针对性的心理治疗十分重要。治疗方法分个别治疗与集体治疗。有严重的认知功能障碍者或行为沟通困难不适合做心理治疗。必要时加用抗抑郁、焦虑的药物治疗。

7. 吞咽障碍的康复治疗　重视口腔护理。通过口咽腔刺激提高患者吞咽口腔预备期、口腔期的自主控制。

代偿性吞咽治疗，提高咽喉结构运动功能。常用的方法包括口咽活动度训练、行为学方法等。口咽活动度训练包括：改善口面肌群运动，目的是增强口轮匝肌、颊肌、咬肌等口面肌功能及运动协调性，加强闭口能力，减少流涎，增强口腔对食团的控制；增强舌运动，目的是增强聚合食团能力，食团控制，防止食团过早通过口腔，引起吞咽前误吸；增强吞咽反射，目的是防止吞咽反射减弱 / 消失 / 延迟造成的吞咽前吸入；声带内收训练，目的是增强声带闭锁肌功能，达到屏息时声带闭合；增强喉上抬能力，目的是保证喉入口闭合，增大咽部空间，增强使食管上扩约肌开放的被动牵引力；咽收缩训练，目的是改善咽闭合功能，增强清咽能力。行为学方法是通过体位、头位调整、特殊吞咽手法来促进食团的控制与传递。使用这些方法需要患者具有遵从复杂指令的能力，需要加强的肌肉运动，对于理解力差或易于疲劳的患者不适宜。具体采用何种方法，应在进行 VFSS 全面评价后再选择适当的方法。

可应用刺激技术，包括咽部吞咽温度 / 触觉刺激、机械刺激技术。

饮食管理方面，要在恰当时间，采取恰当的喂养方式、喂养量，以减少误吸、营养不良的发生。

饮食管理包括进食方式的调整、食物性状调整、心理支持及护理干预等。

进食注意事项：鼓励及协助患者自主进食，自主进食比喂食更为安全。进食时保持环境安静，减少干扰。进食体位躯干保持90°，颈部保持中立轻度前屈。不能保持体位的患者可应用体位枕。对于辅助下不能保持坐位者应保证上胸部抬高大于30°再给予喂食。每餐之前进行口腔护理，去除口腔内细菌。看护采用坐位给食，保持与患者保持平视。限制喂食速度，每次一勺，保证吞咽完成后再给予。鼓励患者使用宽口杯或改造杯口杯饮水，以防止患者饮水时颈部后仰，这样更易引起误吸。在进餐后30分钟内应观察患者有无窒息、咳嗽、音质改变等吞咽障碍征象。每餐之后进行口腔护理，去除口腔食物残渣。将食物放在口腔较为有力的一侧；固体和液体食物不要混合给予。在患者进食时不要和患者进行交谈。给予患者适当的语言提示，比如张口、咀嚼和吞咽。

适合吞咽障碍患者的食物：如增稠的液体，像果茶或蜂蜜的液体；质地均一、无颗粒的泥状食物。可用搅拌机将食物磨碎或在稀薄液体中加入酸奶、果酱来增加食物稠度。

不宜给予吞咽障碍患者的食物：干颗粒状食物，如豌豆、玉米、饼干、硬糖等；混合黏度食物，如水果罐头、混有固体的牛奶或稀粥；直接用水送服药片或胶囊可能会造成误吸；稀液体或辛辣刺激性食物。

8. 日常生活活动能力障碍的康复治疗

急救期：以临床急救治疗优先，应在患者病情许可的范围内，配合做良肢位、体位变换、关节活动、感觉知觉刺激等康复治疗。

急性期：继进行良肢位、体位改变等治疗后，尽早开始实施日常生活活动相关动作的指导，首次训练必须做好危险管理，要经过医生确认。进行床边ADL活动训练，如坐位保持、床上起坐、立位保持、起立、进食、坐位或立位下洗漱动作、移乘动作、更衣动作、健侧肢体操作轮椅训练等。

恢复期的康复治疗以ADL自理为目标。例如从病房到厕所之间的转移、借助于步行器或拐杖等辅助器具的步行、在治疗人员辅助下完成动作等。家庭ADL训练如做饭、洗衣、整理卫生、外出购物等，这些活动要求必须具备安全方面的自我管理能力。

维持期以在居住环境中ADL活动自理为目的。环境的不同、恢复程度的差异等，患者恢复的范围、程度和自理的方式不同。为了还原或尽量接近患者患病前的生活方式和习惯，治疗者应注重生活环境的调整，根据患者的特点和需求，对居住环境和常用的用具进行改造，使患者尽可能地在自然、熟悉的环境中生活。

（三）后遗症期的康复治疗

此期患者不同程度地留有各种后遗症，如痉挛、挛缩畸形、共济失调、姿势异常等。康复治疗的目的是继续训练和利用残余功能，防止功能退化，并尽可能改善患者的周围环境条件以适应残疾，争取最大限度的日常生活自理。同时进行职业康复训练，使患者尽可能回归社会。

在家庭、社区继续进行维持性康复训练。基本动作能力训练可维持改善身体运动和感觉功能。维持改善体力、提高姿势保持能力。包括：步行训练、上下阶梯训练、起立、移乘、双侧协调性改善和操纵轮椅、使用各种工具等上肢的操作性训练。

预防和改善失用性综合征。使用必要的辅助器具（如手杖、步行器、轮椅、矫形器等），以补偿患肢的功能。

ADL能力的训练。例如：做饭、洗碗、洗衣、整理卫生、购物、自我安全管理（金钱、危险品等）、公共交通工具的利用、公共设施的利用等。

社会参与能力的培养，如处理人际关系、交流沟通能力等。

对家属进行指导，提供福利政策、房屋改造等方面的指导和建议。

改造家庭环境及可能的社区环境以适应患者完成日常生活活动的需要，如门槛和台阶改成坡道，蹲式便器改坐式便器，厕所及浴室加扶手等。

第四节 康复结局

一、影响因素

长期预后受病情严重程度、病变性质与部位等影响，也与患者发病至接受治疗的时间、临床与康复治疗情况、并发症情况、家庭及环境的状况、患者的年龄与身体状况、患者已存在的其他疾病等因素有关。

二、康复结局

单纯疱疹病毒性脑炎以往死亡率较高，目前应用特异性抗 HSV 药物可使多数患者得到早期有效治疗，死亡率下降，但功能障碍的发生率增加，随着早期康复的介入，恢复期接受规范的康复治疗，功能障碍的发生率有所降低。此类脑炎预后不佳的危险因素有：年龄大于 60 岁；入院时昏迷，特别是 GCS 评分小于 6 分；就诊至开始抗病毒等治疗时间延误过长，特别是超过 2 天。约 2/3 的存活患者遗留神经精神后遗症，记忆障碍突出，近半患者有性格或行为改变，约四成患者有言语障碍，约 1/4 患者有癫痫，极少数成为植物状态。

流行性乙型脑炎的病死率在 10% 左右，轻型和普通型患者大多恢复，约 5%~20% 的重型患者留有后遗症，主要为意识障碍、痴呆、失语、瘫痪、癫痫、精神障碍等。进行康复治疗后功能障碍可有不同程度恢复，遗留不同程度后遗症，癫痫有时可持续终生。

森林脑炎的恢复期较长，少数痊愈者会遗留瘫痪后遗症。

结核性脑膜炎由于诊断方法的改进和药物方案的发展和不断完善，预后大为改观。早期合理治疗，可以完全治愈。如诊断不及时，治疗不合理，或患儿年龄太小、病变太严重等，仍有较高（15%~36%）的病死率，可遗留肢体瘫痪、失语和智力低下等后遗症。

新隐球菌性脑膜炎目前仍有较高死亡率。早期被误诊、用药剂量或疗程不足、合并多种基础疾病、脑脊液压力过高、应用激素或抗生素时间过长的患者预后差。可遗留脑神经症状、肢体瘫痪、脑积水等后遗症。

对于细菌性脑膜炎，入院和治疗开始之间如果延误 6 小时以上可能影响预后。

多数脑炎脑膜炎患者预后良好，少数患者即使经过及时的临床治疗、康复治疗，仍会遗留一定的后遗症。

第五节 健康教育

一、 一级预防与健康教育

防止致残性功能障碍的发生。如脑炎致肢体残疾，可采取措施预防脑炎的发生，避免残疾形成。可进行普及健康教育知识内容、接种疫苗。普及有关脑炎脑膜炎的知识，尤其是对重点地区、重点人群，应了解传播途径、发病机制、临床表现、治疗及预后，重点掌握如何预防。按国家要求，及时接种免疫疫苗，如卡介苗。

二、 二级预防与健康教育

一旦发生脑炎脑膜炎且有功能障碍，进行包括康复治疗在内全面系统治疗，将功能障碍控制在最低水平，防止活动受限的发生。做到早期诊断，早期治疗，避免延误，有助于防止并发症，减少后遗症。一旦有了功能障碍，要综合康复，长期坚持。使脑炎和脑膜炎患者及家属明白：一旦出现功能障碍，需进行全面系统康复治疗，由康复治疗小组实施物理治疗、作业治疗、心理治疗、生活护理、药物治疗等，而且需进行时间与强度合适的训练。要了解物理治疗、作业治疗等的内容及意义。

三、 三级预防与健康教育

当残疾已经发生，则应积极开展康复治疗，避免加重并发展为参与局限。在此阶段康复治疗的重点在于：提高患者的生活和社会适应能力，减轻及克服残疾的影响，如提供拐杖、轮椅、假肢、矫形器等器具。要做到参与生活、参与社会。具体应使脑炎和脑膜炎后患者及家属等相关人员明白：康复治疗的目的在于回归家庭、回归社会。应把康复训练贯穿于家庭日常生活中去，保证患者在家庭中得到长期、系统、合理的训练。家属或陪护人员要掌握基本的训练方法和原则，了解训练的长期性、艰巨性及家庭康复的优点和意义。必要时进行家居及环境改造，方便患者更好地参与生活、社区。社会方面也应照顾到残疾人群需求，作出调整，使其能参与社会。

（孙莉敏）

第十二章
胶质瘤和脑膜瘤康复

第一节　概述

一、定义

胶质瘤（glioma）和脑膜瘤（meningioma）均是颅内常见的原发性肿瘤。胶质瘤发生于神经外胚层，是颅内最常见的原发恶性肿瘤，其中以星形细胞瘤最常见，常见发病部位为大脑半球。脑膜瘤起源于脑膜及脑膜间隙的衍生物，是颅内最常见的良性肿瘤，其好发部位与颅内蛛网膜的分布存在密切关系，常见部位为大脑半球矢状窦旁，其次是大脑凸面和蝶骨嵴等部位。

二、病因及流行病学

1. **病因**　颅内肿瘤的发病原因目前尚不完全清楚。研究表明，颅内肿瘤的形成是多种因素共同作用的结果，存在于细胞染色体上的癌基因加上多种后天诱因均可促使其发生。这些诱发肿瘤的可能因素包括：遗传因素、物理因素、化学因素、生物因素、社会因素、精神心理因素及不良生活方式等。

2. **流行病学**　颅内原发肿瘤的年发病率为 7.8 人 / 10 万人 ~ 12.5 人 / 10 万人口，约占全身肿瘤的 5%。胶质瘤的年发病率为 4 人 / 10 万人 ~ 6 人 / 10 万人口，其中星形细胞瘤约占 40%，发生在大脑半球部位的胶质瘤占全部颅内胶质瘤的 51.4%。胶质瘤的发病率在性别上无明显差异，男性略高多于女性。发病年龄多在 20 ~ 50 岁间，以 30 ~ 40 岁为发病高峰年龄，儿童发病年龄多集中于 5 ~ 10 岁。胶质瘤的发病率存在地域差异，我国胶质瘤的发病率占全部颅内肿瘤的 40% ~ 50%，欧洲及日本的比例分别为 36.0% ~ 50.1% 和 22.2% ~ 34.9%。脑膜瘤的年发病率为 2 人 / 10 万人口，发病率仅次于胶质瘤，约占颅内肿瘤总数的 20%，大部分脑膜瘤为良性肿瘤，但仍有 5% 以上的脑膜瘤具有恶性肿瘤的特征。其发病高峰年龄集中在 30 ~ 50 岁，男女发病率之比为 3：2，儿童较为少见。

三、病理特点

胶质瘤属于神经上皮组织肿瘤，根据肿瘤细胞形态学分类可分为星形细胞瘤、少突胶质细胞瘤、室管膜瘤、髓母细胞瘤、多形性胶质母细胞瘤等，大多数胶质瘤与周围正常脑组织无明显界限，部分可伴囊变或钙化。根据 WHO 中枢神经系统肿瘤分类，按照肿瘤的组织细胞学分化程度胶质瘤可分为 WHO Ⅰ ~ Ⅳ级，其中 WHO Ⅰ ~ Ⅱ级定义为低级别胶质瘤，WHO Ⅲ ~ Ⅳ级定义为高级别胶质瘤，上述分类依据是基于肿瘤细胞组织学分型的基础之上，2016 年 WHO 中枢神经系统肿瘤分类，在原有组织学分型的基础上增加了胶质瘤的分子分型，使胶质瘤的病理诊断更趋精确化。

脑膜瘤根据肿瘤的病理组织形态可分为内皮细胞型、纤维型、砂粒型、血管母细胞型、混合型、恶性脑膜瘤、脑膜肉瘤等，良性脑膜瘤占全部脑膜瘤的 90% 以上。大多数脑膜瘤具有完整的包膜，界限清楚，可伴有钙化或囊性变，与硬脑膜粘连紧密，构成肿瘤的基底，部分肿瘤可突破硬脑膜，进一步侵蚀邻近颅骨，使颅骨呈现增生或侵蚀性改变。

四、 临床特点

胶质瘤和脑膜瘤的临床表现主要取决于肿瘤的占位效应及肿瘤对毗邻脑组织功能的影响。主要包括颅内压增高及局灶性症状和体征。

1. **颅内压增高的症状和体征** 头痛、呕吐、视盘水肿，称之为颅内压增高"三主征"，其中视盘水肿是颅内压增高重要的的客观体征。"三主征"各自出现的时间并不一致，可以其中一项为首发症状。除上述"三主征"外，还可出现视力减退、视野缺损、复视、头晕、猝倒、精神症状、意识障碍等。

2. **局灶性症状和体征** 与肿瘤的具体位置及毗邻的脑区功能直接相关，包括两种类型：一种是刺激性症状，如癫痫、疼痛、肌肉抽搐等；另一种是正常神经组织受到挤压和破坏而导致的功能丧失，如偏瘫、失语、感觉障碍、认知障碍、视野损害等。大脑半球功能区附近的肿瘤依不同部位可出现精神症状、癫痫发作、感觉障碍、运动障碍、失语症、视野损害等；鞍区肿瘤可出现视力、视野改变和内分泌功能紊乱；松果体区肿瘤颅内压增高症状出现早；颅后窝肿瘤可出现平衡障碍、眩晕、耳鸣及听力减退等。

五、 康复目标及康复时机

胶质瘤和脑膜瘤的康复是指利用各种康复手段，对患者的运动、语言、认知等方面的功能障碍进行针对性康复训练，改善机体功能，使患者的身心功能障碍尽快减轻到最低程度或得到代偿，达到生活自理，参加力所能及的工作和生活，回归家庭和社会，提高患者生存质量。一般主张术后患者病情稳定、生命体征平稳后即可开始康复治疗。康复介入越早，效果越好。

六、 康复计划

康复计划应根据不同病期患者的心理状态、机体状况、神经功能障碍的类型及程度进行个性化制定。可分为预防性康复、恢复性康复、支持性康复、姑息性康复等。

预防性康复：普及肿瘤防治的基本知识，采取积极措施预防肿瘤的发生。对肿瘤患者要尽早确诊，尽早治疗，预防或减轻身心功能障碍的发生。

恢复性康复：当肿瘤得到治疗控制，进入恢复期时要使患者的身心功能障碍尽快减轻到最低程度或得到代偿，提高生活自理能力，重新回归家庭、社会，提高生存质量。

支持性康复：肿瘤没有得到治疗控制或病情继续进展时，预防或减轻并发症，改善健康和心理状况，减轻功能障碍。

姑息性康复：肿瘤晚期应尽可能减轻症状，预防或减轻并发症，使其精神得到支持和安慰，直至临终。

第二节　康复评定

一、临床评估

1. 详细询问病史，仔细进行体格检查。

2. 幕上肿瘤的临床表现主要是头痛、癫痫、肢体无力或偏瘫、精神症状、语言障碍等；幕下肿瘤的临床表现主要是头痛、恶心、呕吐、视盘水肿、步态不稳和共济失调、眩晕及复视等。

3. **辅助检查**　CT、MRI、脑血管造影、神经系统的 X 线检查、放射性核素扫描等可帮助明确诊断。

二、功能评定

针对患者出现的各种功能障碍进行评定，以了解患者功能受损情况，为制定及修改康复治疗方案提供客观依据。

（一）身体结构和功能水平评定

1. 疼痛评定

（1）通用的疼痛评定法：多采用目测类比评分法（visual analogue scale，VAS）：在纸上画一条 100mm 长的直线，直线左端表示无痛（0），右端表示无法忍受的痛（100）。让患者将自己感受的疼痛程度标记在直线上。从直线左端至记号处的距离长度即为该患者的疼痛程度，一般重复两次，取平均值。此外，也可采用数字疼痛评分法、口述分级评分法、McGill 疼痛问卷法等。

（2）癌痛的五级评定法：根据患者是否使用及使用镇痛剂的种类和方法，将癌痛分为 0 ~ 4 级。0 级：不需任何镇痛剂；1 级：需非麻醉性镇痛剂；2 级：需口服麻醉剂；3 级：需口服与（或）肌内注射麻醉剂；4 级：需静脉注射麻醉剂。

2. 心理功能评定

患者从疑诊时开始，到确诊及治疗前后都可能发生比较剧烈的心理变化，一般相继出现震惊、恐惧、否定、抑郁、焦虑、悲观等情绪、个性及行为改变，使患者不能正确对待疾病，不能适应病后的现实，以致消极对待治疗。肿瘤患者心理过程大致可分为否认期、愤怒期、祈求期、忧郁期、接受期。评定的原则、方法与内容与一般心理评定相同。

临床上肿瘤患者的心理状态大部分表现为抑郁、焦虑，可用汉密尔顿抑郁量表（Hamilton depression scale，HAMD）、汉密尔顿焦虑量表（Hamilton anxiety scale，HAMA），通过交谈和观察的方式进行。抑郁自评量表（Self-rating depression scale，SDS）和焦虑自评量表（Self-rating anxiety scale，SAS）是由患者自己填写，使用简便，能直观地反映患者的主观感受，适用于有抑郁和焦虑症状的成年人，对文化程度较低或智力水平稍差的人使用效果不佳，评定的时间范围是自评者过去 1 周的实际感觉。

（1）抑郁自评量表（SDS）：包含 20 个项目，按症状出现的频度分 4 级评分："1"表示没有或很少时间有，"2"表示有时有，"3"表示大部分时间有，"4"表示绝大部分或全部时间都有。正向评分题依次评为粗分 1、2、3、4，反向评分题依次评为粗分 4、3、2、1。SDS 20 个项目如下：

1）我感到情绪沮丧，郁闷　1　2　3　4

2）我感到早晨心情最好　　4　3　2　1

3）我要哭或想哭　　1　2　3　4

4）我夜间睡眠不好　　1　2　3　4

5）我吃饭像平时一样多　　4　3　2　1

6）我的性功能正常　　4　3　2　1

7）我感到体重减轻　　1　2　3　4

8）我为便秘烦恼　　1　2　3　4

9）我的心跳比平常快　　1　2　3　4

10）我无故感到疲劳　　1　2　3　4

11）我的头脑像往常一样清楚　　4　3　2　1

12）我做事情像平时一样不感到困难　　4　3　2　1

13）我坐卧不安，难以保持平静　　1　2　3　4

14）我对未来感到有希望　　4　3　2　1

15）我比平常更容易激怒　　1　2　3　4

16）我觉得决定什么事情很容易　　4　3　2　1

17）我感到自己是有用的和不可缺少的人　　4　3　2　1

18）我的生活很有意义　　4　3　2　1

19）假如我死了别人会过得更好　　1　2　3　4

20）我仍旧喜爱自己平时喜爱的东西　　4　3　2　1

评定结束后，把 20 个项目的各个得分相加得到粗分，然后将粗分乘以 1.25 后取整数部分，就得到标准分。按照中国常模结果，SDS 总粗分的分界值为 41 分，标准分为 53 分。轻度抑郁：53～62分；中度抑郁：63～72 分；重度抑郁：72 分以上。

（2）焦虑自评量表（SAS）：包含 20 个项目，按症状出现的频度采用 4 级评分："1"表示没有或很少时间有，"2"表示有时有，"3"表示大部分时间有，"4"表示绝大部分或全部时间都有。20个条目中有 15 项是用负性词陈述的，按 1～4 顺序评分，其余 5 项是用正性词陈述的，按 4～1 顺序反向计分。评定时间范围是自评者过去 1 周的实际感觉。SAS 20 个项目如下：

1）我觉得比平常容易紧张和着急　　1　2　3　4

2）我无缘无故地感到害怕　　1　2　3　4

3）我容易心里烦乱或觉得惊恐　　1　2　3　4

4）我觉得我可能将要发疯　　1　2　3　4

5）我觉得一切都很好，也不会发生什么不幸　　4　3　2　1

6）我手脚发抖打颤　　1　2　3　4

7）我因为头疼、颈痛和背痛而苦恼　　1　2　3　4

8）我感到容易衰弱和疲乏　　1　2　3　4

9）我觉得心平气和，并且容易安静坐着　　4　3　2　1

10）我觉得心跳得很快　　1　2　3　4

11）我因为一阵阵头晕而苦恼　　1　2　3　4

12）我有晕倒发作或觉得要晕倒似的　　1　2　3　4

13）我呼气、吸气都感到很容易　　4　3　2　1

14）我手脚麻木和刺痛　　1　2　3　4

15）我因为胃痛和消化不良而苦恼　1　2　3　4

16）我常常要小便　1　2　3　4

17）我的手脚常常是干燥温暖的　4　3　2　1

18）我脸红发热　1　2　3　4

19）我容易入睡，并且一夜睡得很好　4　3　2　1

20）我做噩梦　1　2　3　4

评定结果分析方法同SDS。按照中国常模结果，SAS总粗分的正常上限为40分，标准分的分界值为50分。50～59分为轻度焦虑，60～69分为中度焦虑，70分以上为重度焦虑。

3. 运动功能评定　运动功能障碍常表现为偏瘫，常用的评定方法有Brunnstrom评定法、Fugl-Meyer评定法、Bobath评定法、上田敏评定法等。同时进行肌力、关节活动度、肌张力、平衡、协调等评定。评定方法请参见相关章节和本套教材的《康复功能评定学》。

4. 言语功能评定　最常出现的言语功能障碍为失语症和构音障碍。

（1）失语症评定：失语症的常见症状表现为口语表达障碍、听理解障碍、阅读障碍、书写障碍。常见失语症类型的病灶部位和语言障碍特征见表12-1。

表12-1　常见失语症类型的病灶部位和语言障碍特征

	病灶部位	自发语	听理解	复述	命名	阅读	书写
运动性失语（Broca失语）	优势侧额下回后部皮质或皮质下	不流利，费力，电报式	相对较好	差	部分障碍到完全障碍	朗读困难，理解好	形态破坏，语法错误
感觉性失语（Wernicke失语）	优势侧颞上回后1/3区域及其周围部分	流利但语言错乱	严重障碍	差	部分障碍到完全障碍	朗读困难，理解差	形态保持，书写错误
传导性失语	优势侧颞叶峡部、岛叶皮质下的弓状束和联络纤维	言语流畅，用字发音不准	正常或轻度障碍	很差	严重障碍	朗读困难，理解好	中度障碍
命名性失语	优势侧颞枕顶叶结合区	流利但内容空洞	正常或轻度障碍	正常	完全障碍	轻度障碍或正常	轻度障碍
经皮质运动性失语	优势侧额顶分水岭区	非流利型	相对较好	好	部分障碍，可接受提示	朗读困难，理解相对好	严重障碍
经皮质感觉性失语	优势侧颞顶分水岭区（主要累及角回和颞叶后下部）	流利型，语义错语，模仿语	严重障碍	好	严重障碍，不接受提示	朗读困难，理解严重缺陷	有障碍

续表

	病灶部位	自发语	听理解	复述	命名	阅读	书写
经皮质混合性失语	优势半球分水岭区的大片区域	非流利型伴模仿语言，系列语好	严重障碍	稍好	严重障碍	朗读困难，理解障碍	有障碍
完全性失语	优势半球大脑中动脉分布区的广泛区域	严重障碍	严重障碍	严重障碍	严重障碍	严重障碍	严重障碍

国际上常用的失语症评定方法有波士顿诊断性失语症检查（boston diagnostic aphasia examination，BDAE）、西方失语症成套测验（western aphasia battery，WAB）、日本标准失语症检查（standard language test of aphasia，SLTA）等，国内常用的失语症评定方法有中国康复研究中心汉语标准失语症检查表（Chinese rehabilitation research center standard aphasia examination，CRRCAE）、汉语失语成套测验（aphasia battery of chinese，ABC）等。参见相关章节和本套教材的《康复功能评定学》。

（2）构音障碍评定：构音障碍是指与言语有关的肌肉麻痹、收缩力减弱或运动不协调所致的言语障碍。常见的构音障碍类型为痉挛型和运动失调型。构音障碍评定内容包括构音器官评定和构音评定，可采用由河北省人民医院康复中心修订的 Frenchay 构音障碍评定法。评定方法请参见相关章节和本套教材的《康复功能评定学》。

5. 认知功能评定　认知功能主要涉及记忆、注意、思维、理解、推理、定向、智力和心理活动等，属于大脑皮质的高级活动范畴。认知功能障碍主要包括知觉障碍、注意障碍、记忆障碍、智能障碍、失用症、失认症等。认知障碍评定常用量表有简易精神状态检查（MMSE）、蒙特利尔认知评估量表（MoCA）等综合评定量表，针对注意、记忆、思维等进行单项评定的相关量表，评定方法请参见相关章节和本套教材的《康复功能评定学》。

6. 其他功能障碍的评定　包括昏迷评定、感觉功能评定、平衡功能评定、癫痫评定、视觉评定、吞咽障碍评定、痉挛评定等。评定方法请参见相关章节和本套教材的《康复功能评定学》。

（二）个体活动水平评定

1. Karnofsky 活动状况评定量表　Karnofsky 所制订的癌症患者活动状况评定量表将患者的身体活动能力和疾病进展情况进行量化评定，采用百分制，分为 3 类 11 级（见表 12-2）。

表 12-2　Karnofsky 活动状况评定量表

	表现	计分
能正常生活，不需特殊照顾	正常，无症状，无疾病的表现	100
	能进行正常活动，症状与体征很轻	90
	经努力能正常活动，部分症状与体征	80
不能工作，生活需不同程度协助	能自我照料，但不能进行正常活动或工作	70

续表

	表现	计分
不能工作，生活需不同程度协助	偶需他人协助，但尚能自理多数的个人需要	60
	需他人较多的帮助，常需医疗护理	50
不能自理生活，需特殊照顾，病情发展加重	致残，需特殊照顾与协助	40
	严重致残，应住院，无死亡危险	30
	病重，需住院，必须积极的支持性治疗	20
	濒临死亡	10
	死亡	0

2. Zubrod-ECOG-WHO（ZPS）患者活动状况分级：

0 级：正常活动

1 级：有症状，但几乎完全可自由活动

2 级：有时卧床，但白天卧床时间不超过 50%，生活自理

3 级：需要卧床，卧床时间白天超过 50%，但还能起床站立，部分生活自理

4 级：卧床不起

5 级：死亡

3. 日常生活活动能力（ADL）评定 常用的有 Barthel 指数评定、Katz 指数评定和功能独立性评定（FIM）等。参见相关章节和本套教材的《康复功能评定学》。

（三）社会活动水平评定

1. Raven 生活质量分级 Raven 从患者的肿瘤是否得到治疗、控制与残疾状况，将肿瘤患者的生活质量分为三级（表 12-3）。

表 12-3　Raven 生活质量分级

肿瘤状况	残疾状况	生活质量
肿瘤已控制	无残疾	能正常生活
肿瘤已治疗，得到控制	因肿瘤治疗而出现残疾： 器官的截断或截除（如截肢、生殖器官切除等） 器官的切开或大手术（如气管造口、结肠造口等） 内分泌置换治疗（如甲状腺切除、垂体切除等） 心理反应、精神信念改变等 其他如：家庭、职业、社会活动等问题	生活质量好
肿瘤已治疗，得到控制	因肿瘤本身而出现残疾：	生活质量好

续表

肿瘤状况	残疾状况	生活质量
肿瘤已治疗，得到控制	全身性反应（如营养不良、贫血、疼痛、焦虑、恐惧等）	生活质量好
	局部性残疾（如膀胱与直肠功能障碍、软组织与骨的破坏、病理性骨折、四肢瘫、截瘫、偏瘫等）	
	其他如：家庭、职业、社会活动等问题	
肿瘤未得到控制	因肿瘤本身与治疗而出现残疾	生活质量较差，生存期有限

2. 其他 世界卫生组织生存质量评定量表（WHOQOL-100 量表）、健康状况 SF-36（36-item short-form，SF-36）等。参见相关章节和本套教材的《康复功能评定学》。

第三节 康复治疗

一、临床处理原则

以延长患者的生存期和提高生活质量为目的，采用综合治疗措施，降低颅内压，减轻/消除症状，改善功能状况。

（一）临床治疗

手术是治疗颅内肿瘤最直接、最有效的方法。手术切除原则是在尽量保留正常脑组织功能的前提下，尽可能彻底切除肿瘤。针对无法全部手术切除的肿瘤，或患者全身情况无法耐受手术，对放、化疗治疗较敏感的肿瘤，可行放疗、化疗，同时可进行免疫治疗、中药治疗等。对于直径小于 3cm 的脑膜瘤可行 X 刀或伽马刀治疗。近年来，随着神经内镜、神经导航、立体定向等神经显微外科技术的飞速发展，颅内肿瘤的手术趋向精准化及精细化，手术安全性大大提高，因手术操作导致的术后神经功能障碍发生率明显下降。

（二）降低颅内压治疗

颅内压增高是颅内肿瘤术后最为常见的术后并发症，严重的高颅压可能造成不可逆的神经功能障碍，甚至危及生命，因此控制颅内压是颅内肿瘤整个治疗过程中的核心问题。尽可能彻底切除肿瘤是降低颅内压最为直接有效的措施，对于因无法手术切除而采用放、化疗综合治疗的患者，可应用脱水药物、脑脊液外引流等降低颅内压的综合治疗措施。

1. 一般处理

（1）密切观察意识状态、瞳孔、血压、呼吸、脉搏及体温的变化，通过上述指标的动态变化评估病情。

（2）合理体位：条件允许时，尽量将床头抬高 15°～30°，避免颈部扭曲及胸部受挤压，以利于颅腔静脉回流，降低颅内压。

（3）限制水、钠摄入量：严重脑水肿患者应严格限制水量，无法进食者，每天输液量应限制在 1500～2000ml（小儿按 60～80ml/kg 计算）。限制钠盐摄入，尽量控制血钠水平维持于体内正常水平的下限，以防因水、钠潴留而加重脑水肿。

（4）保持呼吸道通畅：昏迷患者应及时吸痰，必要时行气管插管或气管切开并给予吸氧。

（5）保持大便通畅：避免用力排便，必要时用轻泻剂来疏通大便。不可做高位灌肠，以免颅内压骤然升高。

2. **脱水治疗** 脱水药物按其药理作用可分为渗透性脱水药物及利尿性脱水药物两种。脱水药物的使用应根据患者病情进行不同的选择，强效脱水药物如甘露醇、呋塞米等以静脉滴注为主，起效快、降低颅内压的效果明显，但容易造成颅内压的波动；而一般的口服脱水药物如氢氯噻嗪等，起效较慢，降低颅内压的效果有限。脱水时要特别注意防止水、电解质平衡的紊乱。休克及严重脱水的患者，应慎用脱水药物，以免加重病情。

3. **脑脊液体外引流** 颅内肿瘤患者术后可能合并梗阻性脑积水，进展性的梗阻性脑积水可能导致严重的颅内压增高，预后凶险，行侧脑室穿刺脑脊液外引流是急性梗阻性脑积水最为积极有效的治疗措施。但应注意引流速度不宜过快，以免造成颅内压的剧烈波动。

4. **综合治疗** 包括冬眠降温、激素应用、辅助过度换气、中药治疗等，及时处理术后高热、感染、癫痫等并发症，对预防脑水肿的发生及发展均有重要的意义。

二、康复治疗指征

1. **适应证** 有功能障碍的胶质瘤和脑膜瘤患者，肿瘤已得到治疗控制，良性或恶性程度为低级别，可进行恢复性康复；其他患者可根据病情进行相应的支持性康复和姑息性康复。

2. **禁忌证** 病情未稳定者，放、化疗期间严重衰弱者，器官功能失代偿期、高热、血象异常等。

三、康复治疗原则与方法

（一）康复治疗原则

1. 康复治疗是肿瘤综合治疗过程中必不可少的重要环节，康复治疗以改善患者功能，提高生存质量和延长生存期为目的，贯穿于肿瘤治疗的始终。

2. 肿瘤患者不同病期、不同病情的康复目的不同，应因人而异，在康复评定的基础上，采取个体化的治疗方案，并随时根据病情与功能状况的变化来修正治疗计划。

3. 选择合适的康复时机，在病情允许的情况下，康复介入越早，效果越好。

4. 在进行功能障碍的训练过程中，要循序渐进，使患者身心逐渐适应。充分调动患者的积极性，增强治疗的信心。

5. 采用综合的康复治疗方法，包括物理治疗、作业治疗、言语治疗、心理治疗、传统康复方法等，尤其要注重心理治疗。

（二）康复治疗方法

1. 心理治疗 心理治疗贯穿于疾病整个治疗过程中，从诊断到终末期的各个阶段均需心理治疗的参与，由于疾病的不同时期患者的心理反应各不相同，应根据其心理反应变化进行不同内容的心理治疗。

（1）早期患者：患者被确诊为肿瘤后，患者及家属的精神心理状态往往发生剧烈的变化，初始时极力否认自己患病，进而陷入极度痛苦中，情绪低落、恐惧、焦虑。此时医务人员应帮助患者及其家属正确面对肿瘤，稳定情绪，积极治疗。治疗前要耐心解释治疗的目的、方法及可能会出现的不良反应，应对措施、需要患者配合，使其接受治疗并积极合作。同时要进行肿瘤防治和康复知识的宣教。

（2）中期患者：患者已接受相关治疗，或病情得到控制，可能存在以下问题：身体状况差，各种功能障碍，尤其放疗、化疗的毒性反应，常常对患者身心造成难以承受的负担，他们会变得懦弱、多疑、依赖感增强，甚至有些神经质，小心翼翼地洞察着周围的一切。有时他们会不再相信医生与家人，对治疗失去信心；同时治疗费用的负担、家属的嫌弃等多方面因素均会使其更加抑郁、焦虑，甚至有自杀倾向。此时医务人员可采用如下方法：①心理支持疗法：采取倾听、劝导、启发、鼓励、同情、支持等方法，帮助和指导患者分析、认识他所面临的问题，帮助其正视困难，消除对某些问题的敏感（如致残、死亡等），帮助患者正确认识疾病及其并发症，改善心境，建立信心，解除患者的疑虑，度过心理危机。②理性情绪疗法：修正患者看问题的极端化和片面化，教育其应以理性的思维方式看待问题、分析问题。为患者创造良好的心理、生理状态，积极进行功能锻炼，增强自理能力，并向其介绍肿瘤患者康复的实例，增强其信心。③集体心理疗法：为患者互相帮助提供场所和交流机会，促进患者之间及家属间的相互支持，有助于克服心理障碍，改善精神状态。以"病友会"、"明星座谈"等形式组织患者互相交流、互相鼓励，可改善焦虑、抑郁状态，提高患者的生活质量，缓解患者的负性情绪。④放松疗法：通过听音乐、绘画、园艺活动、旅游等，转移注意力，使患者尽快解除心理上的压力。

对严重的抑郁或焦虑患者，必要时可选择相应的药物治疗如盐酸氟西汀、舍曲林或氟哌噻吨美利曲辛等。

（3）晚期患者：病情已发展到不可能治疗的程度，濒临死亡，患者处于绝望状态。此时医务人员应尽最大努力减轻患者的痛苦，做好家属工作，对患者应持良好的态度，给予充分的关怀、鼓励和心理支持，使其尽可能完成最后的心愿。

2. 肿瘤患者放疗、化疗期间的康复治疗 放疗与化疗期间的患者可能出现全身或某些系统器官的不良反应，可引起体质消耗，营养不良。为改善患者全身和局部状况，保证抗肿瘤治疗的顺利进行和功能的恢复，可采取如下康复措施：

（1）康复护理：对体弱卧床的患者尤应加强康复护理，如保持正确的体位、定时翻身以防压疮，必要时可使用交替充气气垫床。要保护好放射治疗野的皮肤，不用肥皂清洗，避免刺激。注射化疗药物部位如有静脉渗漏要及时对症治疗，如硫酸镁湿敷、物理因子治疗等，可控制坏死的发展，促进炎症吸收。对有口腔溃疡者要做好口腔护理；对呼吸道分泌物较多者要及时清除分泌物，勤翻身叩背或体位引流排痰。同时做好大小便护理。

（2）营养疗法：提供易于消化、搭配合理、营养均衡的食物。如能正常经口进食，饭菜应尽可能接近正常饮食；口腔黏膜损伤或伴有吞咽困难的患者以软质饮食和营养平衡的流质饮食为宜；对伴有吞咽功能障碍或衰弱不能经口进食者可胃管鼻饲饮食，或实施静脉肠外营养，以保证热量摄入，维持机体正常代谢需要。应少量多餐，餐间可适当进食乳类饮料以增加蛋白质和热量的摄入，也可通过中医辨证选配适宜的食品。

（3）康复治疗：可采用相应的物理疗法、作业疗法等改善患者功能状况。如体弱长期卧床患者要进行呼吸体操、关节的主/被动活动、肢体按摩、下肢外部气压循环治疗等，以防止坠积性肺炎、关节挛缩、肌肉萎缩、下肢静脉血栓形成等。对有大脑局灶性损伤症状者要根据患者病情给予相应的治疗，如肢体运动功能训练、言语功能训练、认知功能训练等，需辅助装置的应适当配备，如手杖、轮椅、助行器等。对放疗、化疗后骨髓造血功能抑制、白细胞减少者可进行毫米波穴位治疗，以保护和增强骨髓造血功能。

3. 偏瘫的治疗　通过以物理疗法、作业疗法为主的综合措施，最大限度地促进肢体功能恢复，防止失用和误用综合征，减轻后遗症。充分强化和发挥残余功能，通过代偿和使用辅助工具，以及生活环境的改造等措施，争取使患者达到生活自理，回归家庭和社会。

（1）急性期：一般主张术后患者病情稳定、生命体征平稳后，康复治疗可与临床治疗同时进行。目的是预防长时间卧床、运动不足引起的失用综合征，包括失用性肌无力、肌萎缩、关节僵硬、挛缩、直立性低血压、下肢深静脉血栓形成等。尽快地从床上的被动活动、辅助主动活动，过渡到主动活动，尽早开始床上的生活自理，尽早坐起，在心理上对患者可起到非常有益的作用。

1）正确的体位摆放：能预防和减轻偏瘫患者典型的上肢屈肌和下肢伸肌痉挛模式的出现和发展，如上肢屈曲并肩胛带后缩，下肢伸展伴髋关节外旋。因此，卧床患者肢体宜置于抗痉挛体位，即上肢伸展位、肩胛骨下垫薄枕，下肢屈曲、中立位。

2）定时翻身、叩背，条件允许时可使用交替充气气垫床。

3）关节的被动活动：对昏迷或不能做主动运动的患者，应做患肢关节的被动活动，以维持关节活动的范围，预防关节挛缩。动作要柔和平稳，具有节律性，活动顺序应从近端关节到远端关节，2次/天。要多做一些抗痉挛模式的活动，如肩外展、外旋、前臂旋后、腕背伸、指伸展、伸髋、屈膝、踝背屈等。

4）按摩：对肢体是一种运动感觉刺激，有助于维持和改善肢体感觉和运动功能，同时可促进血液和淋巴回流，对防止深静脉血栓形成有一定作用。按摩动作宜轻柔、缓慢而有规律。

5）利用联合反应、共同运动等低位中枢的反射诱发肢体主动性活动：如健侧上肢抗阻力伸展肘关节可诱发患侧上肢伸肘，健侧下肢抗阻力内收可诱发患侧下肢内收等。

6）床上活动训练：在患者意识清醒且体力允许时，指导患者用健侧肢体带动患侧肢体做自主运动。①上肢运动：双手十指交叉，患手拇指置于健手拇指之上（Bobath握手），利用健侧上肢带动患侧上肢向天花板方向做上举动作，注意肘关节要充分伸展。视患者情况，可于其双手上方适当施加阻力，促使患者用力伸展上肢。②双桥式运动：患者仰卧位，上肢伸直放于体侧，双下肢屈膝屈髋，双足平踏于床上，伸髋并将臀部抬离床面，下肢保持稳定，持续5~10秒，患侧下肢不能支撑时治疗师给予必要辅助。③翻身训练：如从仰卧位到健侧卧位：患者仰卧，治疗师辅助患侧下肢屈曲，Bobath握手双上肢上举，嘱患者头先转向健侧，同时健侧上肢带动患侧上肢摆向健侧，治疗师可辅助患侧肩胛骨、骨盆转向健侧，协助完成翻身动作。循序渐进，让患者独立完成此动作。同理可训练患者向患侧卧位翻身。④下肢运动：治疗师一手握踝部，一手放在膝下，足跟不离床面，进行屈伸膝关节运动。也可做跟腱牵伸、分夹腿运动等。

7）肌张力低下时，可采用以下方法提高肌张力：①用手轻轻拍打或用软刷刷擦患肢；②用振动器在患肢进行振动治疗；③快速牵拉、挤压患肢各关节以刺激本体感觉；④在相应皮肤感觉区做短暂冰刺激；⑤患肢进行低、中频电刺激，针灸治疗，以诱发肌肉收缩并有改善肌营养作用。

8）患者病情允许时，可利用站立床进行站立训练，逐渐增加角度。身体直立及负重能够有效地预防呼吸和泌尿系统感染、直立性低血压、压疮、骨质疏松等。

（2）恢复期：此期瘫痪侧肢体肌张力开始增高，出现痉挛。治疗目的是降低过高的肌张力，减轻痉挛，打破共同运动模式，诱发分离运动，促进患者以正常或接近正常的运动模式活动。对患侧肢体功能不可恢复或恢复较差者，应充分发挥健侧的代偿作用，必要时应用辅助器具。

1）根据病情，急性期的各种训练可选择进行。

2）避免不利因素影响：患者紧张、恐惧、疼痛、不正确体位、不正确抗阻力运动等都会使痉挛加重，应尽量避免上述不利因素对治疗的影响。

3）肌张力增高时，应进行主动运动训练与理疗、针灸、矫形器及药物等措施结合，进行综合治疗以减轻痉挛：①利用良姿位抗痉挛模式；②可行超短波、红外线、蜡疗、痉挛肌电刺激疗法、热水浴等；③利用原始反射，如对称性紧张性颈反射、非对称性紧张性颈反射、紧张性迷路反射等来调节屈肌和伸肌张力变化；④利用重心转移，让患侧肢体负重以缓解肢体的痉挛；⑤浸冰水浴；⑥充气压力夹板固定肢体；⑦牵伸疗法；⑧肌电生物反馈疗法：通过肌电反馈和训练，达到有意识地放松肌肉和控制肌肉收缩，可用于放松痉挛肌群或使其拮抗肌收缩；⑨严重肌痉挛可口服肌肉松弛剂（如巴氯芬）或采用 A 型肉毒毒素局部痉挛肌多位点注射。

4）床上活动训练：①牵伸患者的躯干肌：对躯干肌肌张力较高的患者，可利用躯干旋转牵拉法降低肌张力，即患者取仰卧位，双膝并拢屈曲，足支撑在床上，治疗师一手固定患者一侧肩部，另一手固定双膝部，将双膝缓慢推向固定肩部手对侧，两侧交替进行，使躯干产生节律性摆动、旋转运动，以牵伸躯干肌。②单桥式运动：在双桥式运动训练基础上，进一步行单桥式运动，即健侧腿伸直抬离床面，由患侧腿单独屈曲支撑做伸髋抬臀运动。也可行动态桥式运动、床边桥式运动。③髋控制能力的训练：患者取仰卧膝立位，双膝从一侧向另一侧摆动。也可两髋同时做外旋到中立位的反复运动，治疗者可在健侧膝内侧施加阻力，利用联合反应以促进患髋由外旋回到中立位。进一步可进行患腿分、合运动。④屈伸膝控制训练：仰卧位下膝由伸展位开始做屈膝运动，治疗者可帮助控制足跟不离开床面或稍给予助力，并在患者有意识控制下做伸膝运动。⑤上肢训练：患者健侧卧位，患侧上肢放在 Bobath 球上，保持肘关节伸展位做各向运动，同时治疗师进行肩胛带向前、向上的运动。⑥起坐训练：从健侧坐起：仰卧位，患者先向健侧翻身，双腿远端垂于床边（开始时，需治疗师将患腿置于床边，并使患膝屈曲），头向患侧（上方）侧屈，健肘支撑慢慢坐起。从患侧坐起：仰卧位，双腿远端垂于床边（具体方法同上），然后健侧上肢向前横过身体，同时旋转躯干，健手在患侧推床以支撑上身，完成坐起动作，治疗师可在患者头部及患侧肩部给予必要辅助。

5）坐位平衡训练：包括Ⅰ、Ⅱ、Ⅲ级平衡训练，即患者能无支撑坐在椅子上的Ⅰ级"静态"平衡；能做躯干各方向不同摆幅摆动活动的Ⅱ级"自动态"平衡；能抵抗他人外力的Ⅲ级"他动态"平衡。训练过程要由简到繁、由易到难。患侧上肢要保持抗痉挛体位（Bobath 反射性抑制模式），即患侧上肢外展、外旋，肘伸直，腕背屈，手指伸直、外展，平放在身体一侧的床上，距离身体 20cm 左右。治疗师一手可帮助把手放好，接触床面，保持肘伸直；另一手帮助抬高肩胛带。

6）坐-站起训练：患者取坐位，双足后撤，双足平放于地面，与肩同宽。双上肢 Bobath 握手、伸肘、肩充分前伸、躯干前倾、双腿均匀持重、伸髋伸膝站起。治疗师坐在患者前面，用双膝给患者的患侧膝部以支撑。

7）站立平衡训练：包括Ⅰ、Ⅱ、Ⅲ级平衡训练。先站起立于床边，然后逐步进入扶持站立、平行杠内站立。让患者逐渐脱离支撑，重心移向患侧，训练患侧下肢的负重能力。从站位Ⅰ级"静态"平衡，进行站立平衡训练，到Ⅱ级"自动态"平衡，最后达到站立位的Ⅲ级平衡。

8）步行训练：恢复步行是康复治疗的基本目标之一。早期可在减重步行训练机上进行，通过减轻下肢的负重以提高步行能力，并有利于良好步态的形成，然后进行扶持步行或平行杠内步行，再到独立步行。步行训练过程中注意纠正异常步态（划圈步态）。①持杖步行：对不能恢复独立步行或稳定性差的老年患者，可配合使用手杖进行训练。先行三点步训练，再行二点步训练。②上、下楼梯的训练：正确上、下楼梯的训练方法是：上楼先上健腿，后上患腿；下楼先下患腿，再下健腿。③实施针对性的训练：如站立相时患腿负重能力差，在体位转换的过程中，患腿缺乏平衡反应的能力，应重点训练患腿的负重能力并注意纠正膝过伸和伸髋不足；摆动相时患腿不能很好地屈曲，应练习患侧膝关节小范围的的屈伸控制，以使摆动相时患膝能完成屈曲而并向前迈步。

9）根据病情可进行强制性使用训练、运动想象训练等。有条件可借助康复机器人训练、虚拟现实情景训练等。

10）作业治疗：主要是通过日常生活活动及功能训练来促进患者运动功能的恢复，逐步获得生活自理、行动及工作能力，并通过一定的环境改造促进患者回归家庭、回归社会。① ADL 训练：ADL 包括床椅转移、穿衣、进食、上厕所、洗澡、行走、上下楼梯、个人卫生等。通过作业治疗，使患者尽可能实现生活自理。②精细、协调功能训练：包括肩、肘、腕的训练，前臂旋前、旋后的训练，手指精细活动训练，改善协调平衡训练等。

11）传统康复疗法：常用针灸、按摩、推拿等方法。针灸手法宜轻、刺激量宜小、时间宜短；按摩也要采取轻柔手法，尽量避免引起肌肉痉挛。

12）辅助器具和矫形器的应用：针对患者的功能状况，指导和训练患者使用各种辅助器具和矫形器，对改善患者的生活自理能力，提高患者的生存质量是非常重要的。如日常生活辅助器具、助行器、踝 - 足矫形器等。

4. 失语症的治疗　对轻、中度失语患者，通过语言训练，达到恢复工作、日常生活交流的目的；对重度失语患者主要训练使用替代交流方式，如手势、交流板等，保证基本交流需要，减轻家庭介助。

（1）刺激疗法：Schuell 失语症刺激疗法是多种失语症治疗方法的基础。以对损害的语言符号系统应用强的、有控制下的听觉刺激为基础，最大程度地促进失语症患者的语言重建和恢复。其原则为：①采用强的听觉刺激，音量大、简练的语言、吸引病人注意力；②采用恰当的语言刺激，即采用的刺激必须能够输入大脑；③利用多途径的语言刺激，听刺激为主，同时可以利用视、触、嗅、实物等刺激方式进行相互促进；④反复利用感觉刺激，以提高患者的反应性；⑤每个刺激均应引出反应；⑥正确反应要予以强化并不断矫正刺激。治疗时可根据语言模式和失语程度、失语症类型选择不同治疗课题。治疗过程如下：

1）听理解训练：①采用图片 - 图片匹配、文字 - 图片匹配、文字 - 文字匹配、图片选择等方法，一般先从 3 张常用物品的图片，由单词的认知和辨认开始，逐渐增加难度。如患者单词听理解正确率接近 100% 时，可进行语句理解训练。②把一定数量的物品或图片放在患者面前，让其完成简单的指令，如"把牙刷拿起来"。逐渐增加信息成分，使指令逐渐复杂。③记忆跨度训练：治疗师出示一系列图片，患者按治疗师要求去做，如"把笔、帽子和牙刷拣出来"等，逐渐增加难度。

2）口语表达训练：口语表达障碍的表现有：语音障碍、找词困难、错语、杂乱语、语法障碍、刻板语、持续性言语、复述障碍。①语音训练：模仿治疗师发音，包括汉语拼音的声母、韵母和四声，告诉患者发音时舌、唇、齿等的位置。开始时可面对镜子进行练习，以便纠正不正确的口形。然后进行单音节、双音节练习。②命名训练：按照单词→短句→长句的顺序进行。给患者出示一组卡片，就卡片上的内容进行提问。如一张有一支钢笔的图片，可问"这是什么""它是做什么用的"等反复训练，也可进行反义词、关联词等的训练。③复述练习：从单词水平开始，逐渐过渡到句子、短

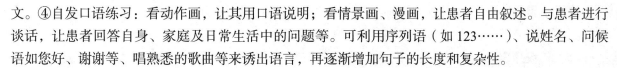

文。④自发口语练习：看动作画，让其用口语说明；看情景画、漫画，让患者自由叙述。与患者进行谈话，让患者回答自身、家庭及日常生活中的问题等。可利用序列语（如123……）、说姓名、问候语如您好、谢谢等、唱熟悉的歌曲等来诱出语言，再逐渐增加句子的长度和复杂性。

3）阅读理解及朗读训练：①视觉认知训练：将一组图片摆在患者面前，将相对应的文字卡片让患者看过后进行文字 - 图片匹配。②听觉认知训练：将一组文字卡片摆在患者面前，患者听治疗师读一个词后指出相应的字卡。③语词理解训练：治疗师在一堆字卡中挑选出两个字，让患者指出先后顺序；然后选择多个字让患者排成词组；用句子或短文的卡片，让患者指出情景画，进行语句 - 图画匹配；让患者执行书面语言的指令等。④朗读单词、句子、文章：出示单词卡，让患者出声读出。如不能进行，由治疗师反复读给患者听，然后鼓励患者一起朗读，最后让其自己朗读。逐渐过渡到句子及短文的朗读。

4）书写训练：①抄写：让患者抄写一定数量的名词、动词、句子；②听写：听写单词、短句、长句及短文等；③描写：让患者看图片，写出词句；④记日记和写信。

5）计算能力训练：从患者现有的计算能力开始，逐渐增加难度。可结合日常生活中熟悉的内容进行，如买票、买菜等。

（2）实用交流能力的训练：目的是使言语障碍的患者最大程度地利用其残存的能力（言语的或非言语的），有效地与周围人建立有意义的联系，尤其是促进日常生活中必要交流能力的恢复训练。

促进实用交流能力的训练原则：①重视日常性的原则：采用日常活动的内容为训练课题，并在日常生活中练习和体会训练的效果；②重视传递性的原则：通过多种方式，达到综合交流能力的提高；③调整交流策略的原则：患者学会选择适合不同场合及自身水平的交流方法，并让其体验运用不同对应策略的成败；④重视实际交流的原则：设定更接近于实际生活的语境变化以引出患者的自发交流反应。

交流效果促进法（promoting aphasics communication effectiveness，PACE）：由 Davis 和 Wilcox 创立的 PACE 技术是目前国际上公认的实用交流训练法之一。此方法是在训练中利用接近于实用交流的对话结构，在治疗师与患者之间双向交互传递信息，使患者尽量调动自己的残存能力，以获得实用化的交流技术。具体训练方法为：将一叠图片正面向下扣置于桌上，治疗师与患者交替摸取，不让对方看见自己手中图片的内容。然后双方运用各种表达方式（如呼名、迂回法、手势语、指物、绘画等）将信息传递给对方，接收者通过重复确认、猜测、反复提问等方式进行适当反馈，以达到训练目的。治疗师可根据患者的反应能力提供适当的示范。

（3）非言语交流方式的利用和训练：非言语交流除了具有传递信息的功能外，对失语症患者来说也是一种重要的交流方式。作为一种社会交往技能，可以通过训练而得到加强。对重症失语症患者可将其作为最主要的交流代偿手段来进行训练。①手势语训练：手势语不单指手的动作，还应包括有头及四肢的动作。训练可以从习惯用的手势开始（如用点头、摇头表达是或不是等）。治疗时，治疗师示范手势语→患者模仿→与图或物的对应练习→确立手势语。②画图训练：对重度言语障碍但具有一定绘画能力的患者，可以利用画图来进行交流。训练中鼓励并用其他的传递手段，如画图加手势等。③交流板或交流手册的训练和利用：适用于口语及书写交流都很困难，但有一定的文字及图画认知能力的患者。交流板或交流手册是将日常生活中的活动通过常用的文字、图片、照片表示出来，患者通过指出其上的文字或图片等来表明自己的意图。④电脑交流装置：包括发音器、电脑说话器、环境控制系统等。

（4）小组治疗：主要是让患者在设定的日常生活场景中与他人交流，从而提高其社会性，提高实际语言交流的主动性，为患者接触实际生活做准备。训练时将几个语言水平、年龄、性格等相近的患者组成小组（一般 3～4 个人），进行有兴趣的课题训练，如打招呼、报数、抢答、模拟购物、唱歌等。

（5）传统康复疗法：针灸疗法为常用方法。根据不同病情，采取辨证取穴和按症状取穴相结合的方法。可采用舌穴、头穴、体穴、综合取穴。

5. 构音障碍的治疗

（1）轻、中度构音障碍的治疗：轻、中度构音障碍时，有时听不懂或很难听懂和分辨患者的言语表达。治疗时往往针对的是异常的言语表现而不是构音障碍的类型，训练时应遵循由易到难的原则。

1）构音改善的训练：①本体感觉刺激训练：用长冰棉棒按唇→牙龈→上齿龈背侧→硬腭、软腭→舌→口底→颊黏膜顺序进行环形刺激；对舌肌、舌骨施加压力；牵拉舌肌，诱发舌肌更多收缩。②舌唇运动训练：唇的张开、闭合、前突、缩回；舌的前伸、后缩、上举、向两侧运动等。用压舌板增加阻力进行力量训练。③发音训练：顺序是先训练发元音，然后发辅音，再将元音与辅音相结合，按单音节→双音节→单词→句子的顺序进行。可以通过画图让患者了解发音的部位，主要问题所在，并告诉准确的发音音位。当患者发单音困难时，治疗师首先应明确患者是否已进行足够的发音器官训练和交替运动训练，只有当舌、唇、颌以及软腭的运动范围、运动力量、运动速度、协调性和准确性的训练已完成，才能进行发音训练。④减慢言语速度训练：要求患者在朗读和对话时减慢说话速度，使他们有足够时间完成每个音的发音动作。治疗师用节拍器或轻敲桌子，由慢到快，患者随节拍发音可明显增加可理解度。⑤辨音训练：通过口述或放录音，训练患者对错音的分辨，并进行纠正。

2）鼻音控制训练：鼻音过重是由于软腭、腭咽肌无力或不协调，将鼻音以外的音发成鼻音。治疗方法包括：①"推撑"疗法：患者两只手放在桌面上向下推或两手掌相对推，同时发短元音 [α]，也可训练发舌后部音 [kα] 等；②引导气流法：吹吸管、气球、蜡烛、纸张等，可以引导气流通过口腔，减少鼻漏气；③发舌后根音 [ga gei ga]，舌根运动，加强软腭肌力；④使用腭托。

3）克服费力音的训练：此音是由于声带过分内收所致。治疗方法包括：①让患者处在一种很轻的打呵欠状态时发声。②颈部肌肉放松法：低头、头后仰、向左右侧屈以及旋转。③咀嚼练习。

4）克服气息音的训练：气息音的产生是由于声门闭合不充分引起的。训练方法有"推撑"法，推撑同时发"1"音；咳嗽法。如单侧声带麻痹的患者可用注射硬化剂（硅）来增加声带的体积，也可采用手法辅助发音（如辅助甲状软骨的运动等）。

5）语调训练：语调不仅是声带振动的神经生理变化，而且是说话者表达情绪、情感的方式。多数患者表现为音调低或单一音调。训练方法有：让病人模仿不同的语调，表达不同的情感；练习陈述句、命令句、疑问句的语调；音调一～四声或唱歌，可采用可视音调训练器来帮助训练。

6）音量控制训练：呼吸是发音的动力，自主的呼吸控制对音量的控制和调节也极为重要。训练时指导患者持续发声，并由小到大，使呼气时间延长。如音量小时，可让患者与治疗师间的距离拉大，鼓励患者增大音量。

7）呼吸训练：①坐位：治疗师站在患者身后，双手置于患者第 11、12 肋部，令其自然呼吸，在呼气终了时治疗师予以适当挤压，将残留气体挤压出。②仰卧位：治疗师站在患者的一侧，方法基本同①，挤压时要向上推、向内收。③进行吸气 - 屏气 - 呼气训练，并使用吸管在水杯中吹泡，吹气球、蜡烛、纸张等，尽量延长呼气时间。④双臂外展上举吸气，双臂放下呼气，可改善呼吸协调动作。

（2）重度构音障碍的治疗：重度构音障碍是由于严重的肌肉麻痹及运动功能严重障碍以致难以发声和发音。这些患者即使经过言语治疗，其言语交流能力也难以恢复。急性期患者的训练可使用替代言语交流的方法，同时利用手法辅助进行呼吸、舌唇运动训练等，并进行本体感觉刺激训练；对病程长且已形成后遗症或病情逐渐加重的退行性患者，可采用适当的替代言语交流的方法训练，以保证基本的交流需要。重度运动性构音障碍腭咽功能闭合不全时，可给患者佩戴腭托，以改善鼻音化构音。

6. 认知功能障碍的治疗

（1）注意障碍的训练：注意力是指在某一时间内人的精神活动集中于某一特定对象的心理过程。注意力参与感知觉、思维、记忆、智能活动，是心理活动的共有属性。对注意障碍应进行从易到难的分级训练。

1）猜测训练：取两个透明玻璃杯和一个弹球，在患者注视下，治疗师将一个杯子扣在弹球上，让患者指出有弹球的杯子，反复数次，无误后改用不透明的杯子，重复上述过程。进一步再增加难度，用多个杯子和多种颜色的球，扣上后让患者分别指出各颜色球被扣在哪里。

2）删除作业：在白纸上写数字或字母，让患者用笔删去指定的数字或字母，反复多次无误后，再增加难度。

3）听觉注意训练：治疗师念一串数字，要求患者在听到数字"2"时举手示意，反复数次；然后在每听到"2"或"6"时举手示意，逐渐增加难度。

4）注意的选择性训练：主要是通过增加干扰来实现。①视觉注意选择：将一张有错误的删除作业纸作为干扰放在正在做的删除作业上，使患者删除指定的数字或字母变得困难。②听觉注意选择：让患者从有背景声音的录音带上听及指定的数字或字母并示意。或让患者一边活动，一边听播放录有新闻、故事或谈话的录音带。

5）电脑辅助训练：电脑软件可提供丰富多彩的画面、声音提示、不同难度的任务和反馈，可吸引患者的注意并进行任务训练。

（2）记忆障碍的训练：首先对患者进行记忆障碍程度及残存学习能力的评估，然后选择适宜的方法进行训练。记忆障碍的训练方法分为两大类：

1）利用自身能力的训练：主要是通过调动自身因素，以改善或补偿记忆障碍的一些对策。①PQRST记忆法：给患者一篇短文，按程序进行练习：P（preview）患者浏览阅读材料；Q（question）治疗师就有关内容向患者进行提问；R（read）患者再仔细阅读；S（state）患者复述阅读内容；T（test）通过回答问题检查患者是否理解并记住了有关信息。此方法通过让患者反复阅读、理解、提问来促进记忆。②编故事法：让患者编一个故事来巩固要记住的信息。③视觉意象法：让患者把需要记住的信息与患者头脑中的相关视觉形象相联系，通过联想，帮助记忆。主要用于训练患者学习和记住人名、地名等。④首词记忆：让患者把需要记住的每个词或短语的第一个字编成易记的句子或"顺口溜"。主要用于训练患者记忆购物清单一类的物品。⑤复述：要求患者无声或大声重复要记住的信息。复述的内容可选择名字、图形、地址等。随着记忆的进步可逐渐提高作业的难度、增加作业量。

2）利用外部辅助具的训练：是借助外部辅助具来帮助记忆的一类代偿技术。包括储存类工具如笔记本、录音机、计算机等；提示类工具如定时器、报时手表、日历标记、标志性张贴、告示牌、路标等。

（3）失认症的训练：失认症是当大脑损伤后，患者在无感觉功能缺陷、意识障碍、智力衰退、注意力障碍、言语困难状态下，对人或物认识能力的缺失。

1）单侧忽略的训练：训练的目的是加强患者对忽略侧的注意，使患者逐渐意识到忽略侧的存在，最终能自己主动地注意被忽略侧。①视扫描训练：面对镜子梳洗、刮脸等；②加强患者对忽略侧的注意：治疗师及患者家属站在忽略侧与患者进行谈话；日常用品摆在忽略侧；在忽略侧用移动的鲜艳物或手电筒提醒；从忽略侧递物，要求其用健手越过中线去拿取；阅读训练时，让患者从忽略侧书边开始读（或把鲜艳的格尺放在忽略侧书边，提醒患者从书边开始读）；③对忽略侧肢体施以触摸、挤压、按摩、冷刺激、拍打等。

2）躯体失认的训练：训练的目的是提高患者对身体各部位的认识。①感觉整合疗法：将特殊的感觉输入与特定的运动反应联系在一起，如用粗糙的毛巾或患者的手摩擦身体的某一部位并同时说出部位名称；患者模仿治疗师的动作，如用左手触摸右耳，将左手放在头上；②强化训练：为了加强患者对身体各部位及其相互间关系的认识，可给予指令，如"指出（或触摸）你的鼻子"；或者治疗师触摸身体的某一部位，让患者说出部位名称。

3）视觉失认的训练：①对于面容失认的患者，先用熟人的照片，让患者反复看并与名字相匹配，然后将熟悉的照片与其他无关的照片混放，让患者辨认；②对于颜色失认的患者，可使用各种颜色的图片，训练患者命名和辨别颜色，反复训练；③对于视觉空间失认的患者，可让患者按要求用积木、火柴、拼版等构成不同的图案，并逐渐增加难度；④对于物品失认的患者，应训练患者对常用的、必须的、功能特定的物品通过反复实践进行辨识；⑤代偿技术：在视觉失认难以改善时，应鼓励患者利用其他正常的感觉输入方式如触觉、听觉等进行代偿。

4）手指失认的训练：①增加手指皮肤的触觉和压觉输入（如按键、弹琴等），并呼出该手指名称。反复在不同的手指上进行；②手指辨认训练：让患者根据治疗师的指令辨认手指图，伸出自己的手指或指出治疗师的手指，如"伸出你的右手中指"、"触摸我的左手无名指"。

（4）失用症的训练：失用症是一种特殊的运动功能障碍，特点是中枢神经损伤后，患者在运动、感觉和反射均无障碍的情况下，不能完成有目的的动作。

1）结构性失用的训练：通过培养患者仔细观察和理解各个部分之间的关系，训练其视觉分析和辨别能力，使患者最终能将各个部分准确地组合成一个整体。训练由易到难，训练中要给予提示或暗示。①使用积木，指导患者完成桌面上的二维、三维构图作业。由简单的（三块）设计开始，设计从单色到彩色，从二维到三维，逐渐提高设计的难度，如增加积木的数量、颜色、大小不同的形状等，难度最大的是要求患者按口令进行复制；②训练患者模仿画各种几何图形或自发绘画房子、人物等；③拼图训练：可选择图画拼图或几何拼图，从简单的图形训练开始；④实用功能活动训练，如摆餐桌等。

2）意念性失用的训练：训练的目的在于帮助患者理解如何使用物品或如何完成连续动作。①基本技能训练：在进行连续动作训练之前，首先进行故事图片排序训练，让患者按正确顺序将这些图片排列起来，随着患者的进步，可逐渐增加故事情节的复杂性。连续动作训练时，常采用连环技术，将要训练的动作进行分解，然后分步练习，待前一步动作掌握后，再练习下一步动作，最后逐渐将每个动作以锁链的形式连接起来。如训练患者邮信，先将邮信的过程分解为将信折好放进信封中、封口、粘邮票、书写地址及收信人姓名、寄出等步骤，再分步训练，最后让患者完成邮信的连续动作；②提示训练：可根据患者的具体情况采用视觉的或口头的方式进行提示。如可让患者观看治疗师演示一套完整的动作或让患者闭眼想象活动中每一个动作的顺序；也可让患者先大声重复活动的步骤，逐渐低声重复，直至默念。

3）意念运动性失用的训练：患者不能按治疗师的指令进行有意识的运动，但无意识的运动常能自发地进行。训练前和训练过程中给患者施以本体感觉、触觉和运动觉刺激，以加强正常运动模式和运动计划的输出，尽量使患者的动作在无意识的水平上整体地出现。如让患者刷牙，可以将牙刷放在患者手中，通过触觉提示完成刷牙的连续动作。

4）穿衣失用的训练：患者表现在穿衣的动作顺序和穿衣的方式、方法上错误，致使不能自己穿衣。根据患者的具体情况，教给患者一套固定的穿衣方法。首先将衣服展开放在床上→确认衣服的前后、上下、领子、袖子（最好有明显的标记）→先穿患侧袖子，再穿健侧袖子→对着镜子系扣，患者要按照同样的方法每天反复练习，直至掌握要领。或治疗师用播放录音的方式教给患者穿衣服的先后顺序，患者练习操作，一边穿一边复述要进行或正在进行的步骤。

7. 其他功能障碍的康复治疗　包括昏迷促醒、面神经周围性瘫痪、吞咽障碍、癫痫、感觉功能障碍等，治疗方法请参见相关章节。

第四节　康复结局

胶质瘤及脑膜瘤术后神经功能障碍的恢复程度直接决定了患者的生存质量。神经功能障碍涉及运动、语言、认知等多个方面，与肿瘤的部位、大小、肿瘤组织学特点、手术切除程度、术中损伤情况、康复介入的时间、患者身体素质等密切相关。随着现代神经康复医学理论的飞速发展、康复手段的不断更新，大部分术后存在上述神经功能障碍的患者，可以通过具有针对性的康复训练，使其神经功能障碍尽快减轻到最低程度或得到代偿，达到生活自理，参加力所能及的工作和生活，回归家庭和社会，部分患者甚至可以通过积极的康复治疗完全恢复正常。

第五节　健康教育

健康教育应贯穿于胶质瘤或脑膜瘤患者诊断、治疗、康复的全过程。可以通过图片、宣传手册、电视、专题讲座等形式进行。

1. 广泛普及肿瘤防治的基本知识，采取积极措施预防肿瘤的发生。养成良好的生活习惯，合理膳食，适当运动，增强体质。避免接触各种有毒、有害物质。减轻生活、工作压力，劳逸结合，保持良好心态。如有任何不适，及时就医检查。

2. 对已确诊的肿瘤要及时采取有效的治疗措施如手术、放疗、化疗等，保持良好心态，勇敢面对疾病，预防复发。

3. 病情稳定后，根据病情及患者的神经功能障碍程度进行相应的康复治疗，并通过辅助器具的使用、环境的改造等锻炼患者的自理能力，提高生活质量。同时要注重心理治疗，克服抑郁及焦虑情绪，提高患者自信心。

（王　龙）

第十三章
缺血缺氧性脑病康复

第一节　概述

一、定义

缺血缺氧性脑病（hypoxic-ischemic encephalopathy，HIE）是指由各种原因引起的部分或完全缺氧、脑血流减少或暂停，致使脑损害而引起的一系列神经精神异常表现的一种综合征。

二、流行病学

缺血缺氧性脑病是急诊、ICU 和产科新生儿常见的并发症。新生儿 HIE 约 4% 为产时因素所致，如脐带脱垂、产钳分娩等；69% 为产前因素所致，如先兆子痫、病毒感染等。新生儿 HIE 可明显增加新生儿的死亡率。心搏骤停是导致 HIE 的主要原因，随着心肺复苏指南不断的更新，25%～50% 的心搏骤停者可通过心肺复苏获得自主循环，但只有 2%～14% 可以成功出院，主要原因在于继发的急性缺血缺氧性脑病。据报道院内心搏骤停者心肺复苏后第一天存活率约为 50%，出院存活率却显著下降至 25%。由于大脑对缺血缺氧极其敏感，耐受性差，心肺复苏后即使自主循环恢复，大部分病人颅脑损伤已经形成，HIE 及其并发症是导致病人不良预后的主要原因。恢复自主循环的患者一部分处于植物状态，另一部分意识恢复，但多遗留有不同程度的认知功能减退、癫痫发作或肢体活动障碍。因此，缺血缺氧后遗留的功能障碍的康复才是我们的最终目标。

三、病理生理

成人脑重量仅占人体重量的 2%，静止时却接受心排血量的 15%，耗氧量占全身总耗氧量的 20%，其代谢完全依赖于氧和葡萄糖的供给。脑血流量减少 50% 时不易引起脑缺血缺氧征象，当减少 60% 以上时才出现严重的脑功能障碍，减少 85% 以上时才形成缺血缺氧性脑病。当脑动脉压 PO_2 低于 25mmHg，脑代谢即转入无氧代谢；完全缺氧 10s 可利用氧耗竭，有氧代谢停止；缺氧 15s 便可昏迷；缺氧 2～4 分钟无氧代谢停止，不再有三磷酸腺苷（ATP）产生；缺氧 4～5 分钟 ATP 耗尽，所有需能反应停止；缺氧 6～8 分钟脑组织发生不可逆损伤。

脑组织各部分对缺氧的耐受性不同，灰质比白质耐受性低，尤以额叶及颞叶海马耐受性最低，其次是顶叶、基底节及小脑，脑干（尤以延髓）和脊髓对缺氧耐受性较高。在组织结构上，海马、皮层、小脑等表现易损状态，而脑干较少涉及病变。

四、 发病机制

1. **能量耗竭**　心跳停止后若不及时复苏，组织细胞内 ATP 迅速耗竭，合成及分解代谢全部停止，细胞核和线粒体破裂、蛋白质和细胞膜变性，形成不可逆性损伤。

2. **再灌注损伤**

（1）氧自由基产生增加；

（2）钙超载激活磷脂酶、核酸酶、蛋白酶等，产生一系列的神经细胞损伤和破坏作用；

（3）白细胞聚集、血小板黏附加重无复流现象及炎症介质释放；

（4）微循环障碍。

3. **特定区域的脑损伤**　如较长时间缺血可导致海马 CA_1 区椎体神经元受损，导致记忆功能损害；小脑普肯耶细胞损伤可能会导致共济失调。

4. **其他继发性脑损伤**

（1）癫痫发作增加氧耗氧量，加重 HIE 损伤；

（2）应激性血糖升高加重脑损伤；

（3）体温升高使兴奋性氨基酸释放增加，破坏血 - 脑屏障；

（4）早期高氧暴露可能会加重缺血缺氧后的氧化应激反应；

（5）继发性脑水肿可进一步影响脑血流量，减低脑灌注压，严重者可形成脑疝，导致脑组织的结构性损伤和死亡。

五、 临床特点

在心肺复苏后生存患者中，神经功能损伤广泛存在。损伤程度主要取决于患者脑缺血缺氧的严重程度、快慢和持续时间。轻者存在认知功能轻度障碍，重者可存在运动和认知功能严重障碍、癫痫发作、肌阵挛、持续植物状态、脑死亡及其他神经功能异常。

1. **意识障碍**　昏迷时一种持续的深度病理性意识障碍，其特点是两眼闭合不全、不能唤醒、没有睡眠 - 觉醒周期。昏迷从程度上分为浅昏迷、中度昏迷、深度昏迷。植物状态是一种特殊状态的意识障碍。昏迷与植物状态的区别在于后者能觉醒但无认知，而前者既不能唤醒又无认知。

2. **癫痫和肌阵挛**　癫痫和肌阵挛在成人心搏骤停后住院期间是常见的。在心肺复苏自主循环恢复后患者中，癫痫、肌阵挛、或两者同时发生的机率约为 5%～15%，在持续昏迷患者中发生率约为 10%～40%。心搏骤停后皮质及皮质下结构严重但不全受损临床上可表现为典型的癫痫现象，包括肌阵挛及癫痫发作。一般来说心肺复苏后全身癫痫发作较少见，多见为局部癫痫发作和肌阵挛状态。

3. **认知功能障碍**　认知功能障碍包括情感障碍、记忆力障碍，尤其是短期内既往记忆障碍、语言障碍、感觉障碍等。研究表明 HIE 患者记忆能力，如空间、文字记忆能力与患者缺血缺氧时间相关，部分患者存在典型的遗忘后遗症。缺血缺氧时间较长的患者可能存在智力、注意力、视觉和判断力下降，严重者可导致痴呆。神经病理学检查发现记忆障碍与双侧海马区域受损有关，这与海马 CA_1 区域的椎体神经元对缺血缺氧的易感性有关。

4. **运动功能障碍**　脑缺血缺氧后可导致患者多种运动功能障碍，如肌张力异常、抽搐、震颤、手足综合征、帕金森病、舞蹈病等。放射及病理学研究证实长时间缺氧可导致基底节神经元损伤，其中壳核病变可导致肌张力障碍；苍白球的主要功能是维持肌张力、身体姿势和协调运动，其病变可导致运动不能-强直综合征。

5. 言语及吞咽功能障碍 主要表现为运动型构音障碍，失语相对少见。部分患者同时伴有吞咽障碍。

第二节 康复评定

一、临床评估

1. **意识状态的评价** 缺血缺氧性脑病患者急性期呈昏迷状态，可采用格拉斯哥昏迷量表（Glasgow coma scale，GCS）来判断患者意识状态，且对预后也有估测意义。详见第三章第二节。

2. **脑电图（EEG）** 是缺血缺氧性脑病的常规检查，有助于病情程度及预后的判断。脑电图正常，预后良好，可以完全恢复脑功能；脑电图极度异常，提示中枢神经功能严重受损。心搏骤停后7～9分钟，脑电图可从正常频次转变为α波占优势，心搏骤停后14～18分钟广泛脑电波形衰减。如心搏骤停时间短暂，脑电活动可在5～12分钟左右恢复。在正常体温的患者，如无镇静、肌松、低温治疗、低血压等，通常脑电图表现为小于20μV广泛抑制或弥散性周期性的图形复合扎在一个平板背景上，提示预后不佳。

3. **体感诱发电位（SEP）** 也是缺血缺氧性脑病的常规检查。N_{20}～P_{25}复合波双侧消失的预后不良；一侧消失大多数也预后不良；存在的则预后较好。N_{13}～N_{20}波峰潜伏期（IPL）延长的多数预后不良；正常的预后良好。EEG和SEP的严重程度分级及其对预后判断的标准见表13-1和表13-2。

表 13-1 EEG 和 SEP 严重程度分级

EEG	SEP
Ⅰ级以α活动为主，伴或不伴散发θ活动	Ⅰ级双侧 N_{20}～P_{25} 正常（正常的波幅及中枢传导时间）
Ⅱ级以θ活动为主，伴有少量α活动和间断弥漫性δ活动	Ⅱ级单侧或双侧 N_{20}～P_{25} 异常（波幅下降>50%，或中枢传导时间>7.2ms）
Ⅲ级持续慢波活动，伴有少量快波活动	Ⅲ级双侧 N20～P25 无反应
Ⅳ级低波幅无反应的弥漫性持续δ活动	
Ⅴ级低电压、爆发-抑制或电静息	

表 13-2 GCS、EEG 和 SEP 用于判断预后的标准

预后	GCS 评分（48～72h）BR（6～12h）	EEG 分级	SEP 分级
良好	GCS ≥ 8 分，BR 正常	Ⅰ～Ⅱ	正常（Ⅰ级）
不确定	GCS 5～7 分，BR 正常	Ⅲ～Ⅳ	N_{20}/P_{25} 异常（Ⅱ级）
差	GCS<5 分，或 BR 消失 >1 项	Ⅳ～Ⅴ	双侧 N_{20}/P_{25} 无反应（Ⅲ级）

4. 脑干诱发电位（BAEP） 正常者多数可存活，消失者多数死亡，异常则处于两者之间。一般来说，正中神经潜伏期体感诱发电位的预测准确性高于 BAEP，两者同时采用的多模式诱发电位则高于单模式诱发电位的预测准确性。

5. 头部 CT 在急性期可见弥漫性水肿，轻度表现为散在、局灶性低密度影分布两个脑叶；中度表现为低密度影超过两个脑叶，白质和灰质的对比模糊；重度表现为大脑半球弥漫性低密度影，白质和灰质界限消失，侧脑室变窄。在持续昏迷患者可见基底节和脑室周围低密度变化，脑室扩大，皮质萎缩等。

6. 头部 MRI 磁共振成像，特别是弥散加权成像（DWI），对于 HIE 的诊断具有较高的灵敏度和更好的相关性。DWI 在临床上主要用于超早期脑缺血诊断的应用，急性脑缺血缺氧造成的病理改变主要为细胞毒性水肿，在 DWI 上表现为高信号。在急性期脑水肿较重时表现为脑皮质明显变薄，T_1WI 呈锯齿状或脑回状，称为"脑回征"，为缺血缺氧性脑病的典型表现。缺血缺氧性脑病的早期 MRI 增强检查可见皮质层状强化；后期相应部位 T_1WI 表现为高信号，提示皮质有层状坏死。晚期表现可见皮质下白质及深部白质脱髓鞘改变、选择性神经元坏死、广泛性脑损害、弥漫性脑萎缩等。

二、康复评定

（一）认知功能评定

临床上评定认知障碍的方法有很多，根据评定的目的、对象选择适宜的方法。认知障碍筛查量表有蒙特利尔认知评估（Montreal cognitive assessment，MoCA）、简易精神状态检查（mini mental state examination，MMSE）等，认知障碍全面评定方法有 Halstead-Reitan 成套神经心理测验、洛文斯顿作业治疗用认知评定（Loewenstein occupational therapy cognitive assessment，LOTCA）等。

Halstead-Reitan 成套神经心理测验是以实验为根据的最理想的测验方法，但其费用较高而且费时，在临床上不易广泛推行使用。LOTCA 测验项目简单、费时少，且具有良好的信度和效度，目前已在临床工作中使用（表 13-3）。

表 13-3 LOTCA 认知功能评定量表

评定项目	方法概述
A 定向	
1 地点定向	问患者当时所在地点、城市、家庭住址、入院前逗留之处
2 时间定向	问患者星期几、月份、年份、季节，不看钟表估计当时时间，住院多久
B 视知觉	
3 物体识别	让患者通过命名、理解、近似配对、相同配对来识别 8 种日常用品的图片：椅子、茶壶、手表、钥匙、鞋、自行车、剪刀、眼镜
4 几何图形识别	让患者通过命名、理解、近似配对、相同配对来识别 8 种不同形状的几何图形：正方形、三角形、圆形、长方形、菱形、半圆形、梯形、六边形
5 图形重叠识别	让患者辨别香蕉、苹果、梨，钳子、锯子、锄头三者重叠在一起的图形
6 物品一致性辨别	让患者辨别从特殊角度拍摄的 4 幅物品的照片：汽车、铁锤、电话和餐叉。给出小汽车的前挡风玻璃、电话的后面、餐叉的侧面、锤子的侧面
C 空间知觉	
7 身体方向	让患者先后伸出右手、左脚；用手触摸对侧的耳朵、大腿
8 与周围物体的空间关系	让患者指出房间内前、后、左、右 4 个不同方向上的 4 个不同物体
9 图片中的空间关系	给患者看一幅图片，然后说出图片中人物前、后、左、右的物体名称
D 动作运用	
10 动作模仿	让患者模仿评定者的动作
11 物品使用	让患者示范如何使用 4 组物体：梳子、剪刀和纸、信封和纸、铅笔和橡皮
12 象征性动作	让患者示范如何刷牙，用钥匙开门，用餐刀切面包，打电话
E 视运动组织	
13 临摹几何图形	让患者临摹圆形、三角形、菱形、正方形和一个复合图形
14 复绘二维图形	让患者按照给定的图案绘出结合图形，包括一个圆形、一个矩形（正方形）、两个三角形以及一些相关的形状
15 插孔拼图	让患者按照给定的图案，用插钉在塑料插板上插出相应的图形
16 彩色方块拼图	让患者按照给定的图案，用彩色方块拼出相应的立体图形
17 无色方块拼图	让患者按照给定的图案，用无色方块拼出相应的立体图形，并说出需要多少方块
18 碎图复原	让患者按照给定的图案，用 9 块图案碎片拼出一个彩色蝴蝶
19 画钟面	让患者在一张画有圆形的纸上画出钟面，标明数字，并标出 10∶15 分时长短针指示位置
F 思维操作	
20 物品分类	让患者根据提供的 14 种物品（帆船、直升机、飞机、自行车、轮船、火车、小汽车、锤子、剪刀、针、螺丝刀、缝纫机、锄头、耙子），按不同的原则分类，并命名

续表

评定项目	方法概述
21 Riska 无组织图形分类	让患者将 3 种不同颜色（深褐色、浅褐色、奶油色）和 3 种不同形状（箭头、椭圆、1/4 扇形）的塑料片（共 18 块）按一定的意图（如颜色或形状）分类
22 Riska 有组织图形分类	与 21 相仿，所不同的是患者按照评定者出示的分类方法对 18 块塑料片进行分类
23 图片排序 A	给患者 5 张顺序打乱但内容有联系的图片，让患者排成合乎逻辑的顺序，并描述故事情节
24 图片排序 B	给患者另外 6 张顺序打乱但内容有联系的图片，让患者排成合乎逻辑的顺序，并描述故事情节
25 几何图形排序推理	给患者看一组按一定规律变化的几何图形，让患者按照图片的排列规律，继续排列下去
26 逻辑问题	让患者看 4 个逻辑问题（每次看一题），然后回答。例如，张明是 1930 年出生，在哪一年他应该 35 岁了？小丽有 5 个苹果，小珊比小丽少 3 个，她们俩一共有几个苹果？
G 注意力及专注力	根据整个评定过程中患者的注意力及专注力情况评分

（二）身体功能评定

1. **运动功能评定** Fugl-Meyer 运动功能量表包括上肢、下肢、平衡、四肢感觉功能和关节活动度的评定。临床作可采用简化 Fugl-Meyer 评定量表，只评定上肢或下肢的运动功能，省时、简便。具体方法参见本套教材《康复功能评定学》相关章节。

2. **肌张力评定** 目前临床常采用改良 Ashworth 痉挛评定量表。具体方法参见本套教材《康复功能评定学》相关章节。

3. **关节活动范围（range of motion，ROM）** 有多种测定方法，也有多种测量工具，如量角器、电子量角器、皮尺等。具体操作参见本套教材《康复功能评定学》相关章节。

4. **平衡能力评定** 平衡评定方法分主观评定和客观评定两个方面。主观评定以观察法和量表测试为主，常见的平衡功能评定量表有 Berg 平衡量表（Berg balance scale，BBS）、Tinnetti 活动能力量表（Tinnetti's performance-oriented assessment of mobility）、"站起 - 走"计时测试（the time "Up & Go" test）。客观评定需借助平衡测试仪等设备进行。

（三）言语障碍和吞咽障碍的评定

言语障碍是指口语形成障碍，包括发音困难或不清，嗓音产生困难、气流中断或言语韵律异常等导致的交流障碍。代表性的言语障碍为构音障碍。缺氧缺血性脑病患者的言语障碍主要表现为运动性构音障碍。言语障碍评定方法有构音器官功能检查和仪器检查。最常用的构音器官功能性检查是 Frenchay 构音障碍评定法，该方法包括 8 个部分：反射、呼吸、舌、唇、颌、软腭、喉、言语可理解度。具体方法参见本套教材《康复功能评定学》相关章节。

吞咽障碍的评定：吞咽功能的评定有初步的临床筛查和特殊仪器的检查。可通过颈部听诊、触摸吞咽动作、反复唾液吞咽试验、饮水实验等方法初步判断吞咽障碍的程度。特殊仪器的检查可更全面的判断吞咽障碍的病因、部位及程度等，包括吞咽造影检查、电视内镜吞咽功能检查、超声检查、测压检查、咽部放射性核素扫描检查和表面肌电图等。

（四）日常生活活动（activities of daily living，ADL）能力的评定

功能独立性测评（functional independence measure，FIM）所含项目为最常见的功能活动，包含运动性 ADL 和认知性 ADL。

FIM 的运动项目包括：

（1）自身管理：①进食；②梳洗修饰；③沐浴；④穿脱上衣；⑤穿脱下衣；⑥上厕所。

（2）排泄控制：①排尿管理；②排便管理。

（3）转移：①床、椅子、轮椅；②如厕；③入浴盆、淋浴室。

（4）行进：①步行 / 轮椅；②上下楼梯。

FIM 的认知项目：

（1）交流：①理解；②表达。

（2）社会认知：①社会往来；②解决问题；③记忆。

FIM 敏感性较高、应用范围广，且具有较高的信度和效度，但其评定内容较多，标准较烦琐，不易掌握。

Barthel 指数（the Barthel index of ADL）是国际康复医疗机构常用的方法，有 10 个评定项目：进食、洗澡、修饰（洗脸、梳头、刷牙、刮脸）、穿衣（包括系鞋带）、控制大便、控制小便、如厕、床椅转移、行走（平地 45m）、上下楼梯。Barthel 指数操作简单、快捷，可信度高、灵敏度高，可用于预测治疗效果、住院时间和预后。

第三节　康复治疗

一、康复治疗原则

重视早期康复，关注心理康复，动员家庭成员参与。康复应调动患者积极性，康复与治疗并进，康复是一个持续的过程，以综合康复治疗为主，包括高压氧、药物、针对大脑高级皮质功能和肢体运动、感觉功能障碍的康复训练，以及防治继发感染和失用综合征等治疗措施，同时应加强营养支持、康复护理、继发癫痫等的对症处理。

二、康复时机

中枢神经系统损伤后具有一定的神经可塑性及功能重组，是我们对缺血缺氧性脑病患者进行康复治疗的理论基础。缺血缺氧性脑病急性期生命体征不稳定，应以积极抢救生命为主，此期患者昏迷卧床，应注意良肢位的摆放，为后期康复治疗打下良好的基础。待患者生命体征稳定且病情无进展时，

可对患者进行适当的康复治疗。以往认为，脑损伤患者的神经修复最佳康复期在 3 个月以内，但近年来的研究认为，即使病程超过 1 年甚至更长的患者，持续的康复治疗仍可获得较好的效果。

三、 康复目标

严重缺血缺氧性脑病患者处于植物状态，应利用有效的康复治疗及护理方法维持患者生命体征的稳定，预防并发症。对于恢复期患者，旨在改善患者认知功能，最大限度地恢复其运动功能，提高其社会生活能力，回归家庭，回归社会。

四、 康复治疗方法

1. 高压氧疗法 在高压氧下，随着血氧分压提高，大脑组织也随之得到充分的氧供应而纠正了缺氧状态，脑组织的有氧代谢恢复，使缺氧脑细胞生理功能恢复。此外，高压氧还可促进已受损的内皮细胞膜修复，从而使微血管渗出减少，减轻水肿。氧压不宜越过 253kPa，超过 253kPa 易产生氧中毒。

但治疗时机仍需进一步研究，如早期高压氧治疗可能会加重缺血缺氧后再灌注的氧化应激反应。为了防止高压氧治疗中的氧中毒引起血管痉挛、脑血流减少，可防止性给予维生素 E，对抗自由基造成的氧中毒，方法是每次 50～100mg，每日 3 次；给予扩血管药，如活血素、钙拮抗剂尼莫通、西比灵等对抗血管痉挛，提高脑血流量。

2. 认知功能训练 缺氧性脑病出现认知障碍者很常见。对认知功能障碍者可针对性地给予记忆力、定向力、注意力、计算力、执行能力及逻辑思维训练等。如：

（1）记忆力训练：①日常生活活动记忆：建立恒定的日常生活活动程序；分解练习，从简单到复杂，逐步联合练习；利用视、听、嗅、触和运动等多种感觉输入来配合训练。②外部辅助法，如笔记本、录音机、定时器、留言机等。③药物及针灸治疗：药物如胆碱酯酶抑制剂、单胺类药物及吡咯烷类药物等，脑复康 0.8g，3 次 / 天；尼莫地平 20mg，2 次 / 天。

（2）注意力的训练有：兴趣法、示范法、奖赏法、电话交谈、电脑辅助法等。

（3）执行功能障碍训练内容包括：类概念训练、序列思维训练、推理训练、问题解决训练；组织和计划、时间分配、追踪训练；决策训练。

3. 运动功能训练

（1）对于昏迷和长期卧床者应定时翻身、变换体位，保持良肢位。

（2）各关节被动活动训练，维持和扩大关节活动度，缓解痉挛和疼痛。

（3）诱发主动运动训练、平衡功能和协调性训练、肌力和耐力增强训练等。可根据患者主要功能障碍点进行有针对性的康复训练，采用传统的 Bobath 疗法、Brunnstrom 疗法、本体感觉神经肌肉促进疗法、Rood 疗法、生物反馈技术，以及运动再学习等多种措施。

（4）降低肢体肌张力，防止关节挛缩。具体技术和方法参见《康复治疗学》。

4. 言语功能训练 缺氧性脑病患者多见构音障碍，且以运动性构音障碍为主，训练方法主要包括：松弛训练、呼吸训练、下颌、舌、唇的训练、语音训练、减慢言语速度训练、音辨别训练、克服鼻化音训练、韵律训练、音节折指法训练等。具体训练方法和操作技术参见本套教材《语言治疗学》相关章节内容。

5. 吞咽功能训练

缺氧性脑病构音障碍患者部分伴有吞咽障碍，一般的训练方法有：

（1）口腔感觉刺激：冷和酸性刺激可改善咽部吞咽的时限；

（2）调整食物性质、进食环境、进食方式和姿势、食物在口腔中的位置等；

（3）代偿性吞咽训练可改善气道的保护和使食物有效的通过消化道；

（4）利用低频电刺激咽部肌肉，可改善脑损伤引起的吞咽障碍；

（5）球囊扩张术；

（6）针灸治疗；

（7）辅助器具口内矫治；

（8）手术治疗。

具体训练方法和操作技术参见《康复治疗学》。

6. ADL训练

任务导向性训练可提高患者 ADL 能力，如学会独自完成吃饭、梳头、如厕等日常生活活动。对没有生活自理能力和自我保护能力的患者，可以提供日常护具和辅助具，如特制洗头、洗澡盆，移位机保护护具等，指导患者家属正确使用和操作，给患者提供安全、舒适的日常护理，同时加强对患者的保护，减少并发症和继发性损伤。

7. 其他

（1）针刺疗法：治疗原则为醒脑开窍，通利机关。一般 10 天为 1 疗程，中间休息 2 天，再进行第 2 个疗程，总疗程应根据个体的不同及对治疗的反应而定；

（2）感觉刺激：多途径感觉刺激如痛刺激、视听觉刺激、触觉刺激及嗅觉刺激等，可能对大脑皮质和脑干上行网状激活系统产生有效的刺激，进而促进觉醒。一般每次最有效刺激时间为 15～30 分钟，在一段时间内采用 1～2 种刺激方式，避免过度刺激。

（3）电刺激：包括周围神经电刺激、脑深部电刺激和脊髓电刺激等。治疗原理与感觉刺激基本相同，应尽早进行。刺激强度应调至最佳强度，刺激时间应达到延时效益存在，避免过度刺激。

（4）药物促醒。

第四节 康复结局

缺血缺氧性脑病（HIE）患者的预后大致分为：康复或残疾生存、植物状态、死亡。由于脑组织对缺氧的敏感性不同，灰质较白质敏感，大脑皮质、海马神经元最敏感，其次为纹状体和小脑，脑干运动核的耐受性较高，因此缺血缺氧的严重程度、持续时间、缺血缺氧至就诊时间不同，由此导致临床症状的严重程度以及预后也不尽相同。且与患者的年龄及身体状况也有关。

有高血压或糖尿病病史的患者脑血管血管自主调节功能较差，在处于缺血缺氧状态时更容易造成缺血缺氧性脑病，脑组织损害也更加严重。有研究显示，缺血缺氧后体内炎症因子、血肌酐、血氧分压等也是影响脑血流动力学的重要因素。在一项有关成人心搏骤停后昏迷的前瞻性研究中，神经元特异性烯醇化酶（NSE）的检测数值在 1.8～250μg/L 之间，范围较大，可预测 64% 的不良神经预后。还有研究显示，S100β 蛋白浓度大于 25μg/L 的 HIE 患者可一直处于昏迷状态。经颅多普勒超声成像技术（TCD）可用于监测成人 HIE 患者早期脑功能损害的严重程度，脑血流速度越快，阻力指数和搏动指数越低，脑功能损伤的发生率越高，脑功能损伤的程度可能越重，预后不良。对于昏迷患者，脑电图（EEG）的异常程度与昏迷患者意识障碍程度有平行关系，并且根据其连续监测的变化，可作为预后判断的重要指标。EEG 级别越高，预后越不好；EEG 级别越低，则预后越好；其中 II 级及以下临床预后最好。此外，Glasgow 昏迷评分、入院时瞳孔对光反射、脑干反应、疼痛刺激反应等对昏迷患者预后的判断有一定的价值。

第五节　健康教育

HIE 患者多伴有急性诱发性病变，早期应针对诱发病因进行治疗，最常见的诱发因素为急性冠脉综合征。心跳停止，应及时进行心肺复苏。重度缺氧经治疗后仍处于植物状态的患者，应加强康复护理，预防褥疮、肺部感染、深静脉血栓等并发症。对于部分恢复期患者，会遗留不同程度的后遗症，应尽早的进行康复治疗，最大程度的改善其认知及恢复肢体功能。后期主要对患者进行必要的生活护理、支持治疗，提高其生活质量。同时不能忽视患者心理的变化，部分患者会出现情感淡漠或具有攻击性、抑郁和焦虑等，在注重功能恢复的同时应密切关注患者的心理变化。心理障碍的康复可采用药物干预和心理行为治疗等方法。

（李　哲）

第十四章
神经系统常见病症康复

第一节　眩晕康复

　　眩晕是对自身平衡觉和空间位象觉的自我感知错误，感觉自身或外界物体旋转、升降、倾斜等。正常人体空间位置觉的维持需要视觉系统、本体感觉系统、前庭系统相互协调与配合，并经相关大脑皮质及皮质下结构的参与整合来实现。前庭系统在维持机体平衡中起主导作用。在正常状态下，两侧前庭感受器不断地向同侧的前庭神经核发送等值对称的神经冲动，通过一系列的反射，维持人体的平衡。当前庭系统及其与中枢联系过程中的任何部位发生病变时，可使信息发送的两侧对称性遭到破坏，其结果是在客观上表现为平衡障碍，主观感觉则为眩晕。

　　眩晕是临床上的常见症状之一，它并非一种独立的疾病，约 5‰ ~ 10‰ 的人群曾患眩晕症。引起眩晕的疾病涉及许多临床学科，病因及发病机制复杂，目前尚未完全明了。

一、常见病因

　　1. **耳源性疾病**　主要包括梅尼埃病（Ménière disease，MD）、良性阵发性位置性眩晕（benign paroxysmal positional vertigo，BPPV）、迷路炎等。

　　2. **脑血管疾病**　主要包括迷路卒中、延髓背外侧综合征、椎 - 基底动脉供血不足、小脑出血等。

　　3. **颈部疾病**

　　4. **脑肿瘤**　主要包括脑桥小脑角肿瘤、脑干肿瘤、小脑肿瘤、第四脑室肿瘤、听神经瘤等。

　　5. **感染性疾病**　主要包括脑炎、脑膜炎、前庭神经元炎等。

　　6. **颅脑外伤**

　　7. **心血管疾病**　主要包括阿 - 斯综合征、颈动脉窦综合征、直立性低血压、高血压病等。

　　8. **耳毒性药物中毒**

　　9. **眼部疾病**　主要包括屈光不正、眼肌麻痹等。

　　10. **其他**　癫痫、脱髓鞘性疾病、中重度贫血、低血糖、高黏度血症等。

二、分类

（一）系统性（前庭性）眩晕

　　由前庭系统病变所引起。是眩晕的主要病因，可伴有眼球震颤、平衡及听力障碍等。临床根据病变部位可分为：

1. **周围性眩晕** 由前庭感受器和内听道内前庭神经颅外段病变所致，包括耳蜗前庭疾患（梅尼埃病、氨基糖苷类耳中毒等）、前庭疾患（良性阵发性位置性眩晕、运动病、前庭神经元炎等）。

2. **中枢性眩晕** 由前庭神经颅内段、前庭神经核、核上纤维、内侧纵束、皮质及小脑的前庭代表区病变（血管性、肿瘤、外伤、变性疾患）所致。

（二）非系统性（非前庭性）眩晕

由前庭系统以外的全身系统性疾病引起的，主要包括眼部疾病、心血管疾病、贫血或血液病、内分泌及代谢性疾病、感染、中毒、神经功能失调等。

三、眩晕的检查

眩晕的病因复杂，临床上为了明确眩晕的病因及病变部位，可进行以下项目检查。

1. **全身一般状况检查**
2. **耳鼻喉科专科检查** 听力检查、前庭功能检查等。
3. **神经系统检查** 脑神经功能检查、感觉系统检查、运动系统检查等。
4. **精神心理状态评估** 精神状态及心理应激状态评估等。
5. **眼科检查** 眼震电图（electronystagmography，ENG）、眼屈光、眼肌运动功能等。
6. **影像学检查** X线、CT、MRI、椎动脉造影等有助于了解中耳、内耳、头部及颈部的情况。
7. **血流动力学检查** 经颅超声多普勒（TCD）椎-基底动脉血流图检查、脑血流图等。
8. **电生理检查** 脑电图、肌电图、体感诱发电位（SEP）等。
9. **血液流变学检查** 血液黏度、甲皱微循环等。
10. **Dix-Hallpike变位眼震试验** 可用眼震电图做记录或用红外线眼震仪监测。

四、常见疾病的临床表现

1. **梅尼埃病** 梅尼埃病是一种病因不明的，以膜迷路积水为基本病理特征的内耳疾病。发生机制主要是内淋巴产生和吸收失衡。以反复发作旋转性眩晕、波动性耳聋、耳鸣和耳胀满感为其主要临床症状，也称为MD的四联症。多在激动、紧张、过劳等诱因下发病。眩晕持续时间较短，历时数十分钟或数小时自行缓解，也有长达数天者。耳镜检查鼓膜多正常；听力检查呈感音神经性聋；甘油试验常为阳性。

2. **良性阵发性位置性眩晕** 良性阵发性位置性眩晕是周围性眩晕常见的病因。其病因不明确，常为特发性，也可继发于其他疾病如轻微头部创伤后、迷路炎、前庭动脉前支分布区域的缺血等。以后半规管受累最多见，女性多于男性。BPPV发病机制主要有两种学说：

①嵴顶结石症学说；②管结石症学说。

BPPV发作往往与头部位置改变有关，患者典型的主诉是头位快速改变时出现一过性眩晕。眩晕反复发作，伴眼震，一般不会出现听力减退、耳胀满感和耳鸣。通常患者能确认引起不适的头位，并常刻意避免。这种眩晕仅持续30秒～2分钟，即使继续保持诱发性头位，也会消失。Dix-Hallpike变位眼震试验阳性。

3. **迷路炎** 起病较急，患者一般有急、慢性中耳炎，或中耳手术病史、外伤史等。眩晕、耳鸣、耳聋可突然发生，耳聋有波动性，但眩晕无反复发作特征。

4. 前庭神经元炎 发作前患者多有上呼吸道感染病史。临床表现以眩晕最突出，伴自发性眼震，多为水平性和旋转性，快相向健侧。严重者可倾倒、恶心、呕吐，但无耳鸣、耳聋。痊愈后极少复发。

5. 听神经瘤 早期可出现短暂轻度的眩晕或头晕，缓慢发生的耳鸣、听力减退，步态不稳，个别有突聋。随着肿瘤的增大，可出现其他脑神经受累及小脑、脑干受压症状。影像学检查可明确诊断。

6. 脑血管性眩晕 出血性和缺血性脑血管疾病均可引起，可能伴发眩晕、耳鸣及听力减退。患者多在中年以上，常突然发病，可有动脉粥样硬化、高血压等病史，可伴有其他中枢神经系统症状和体征。颅脑 CT、经颅超声多普勒检查可见异常。

7. 颈源性眩晕 由颈部疾病伴发的眩晕称之为"颈源性眩晕"。多由颈椎增生或椎动脉病变等引起内耳迷路或（和）前庭神经核缺血所致，以老年者为多。发病机制主要为椎动脉供血不足、颈交感神经功能亢进、颈部本体感觉紊乱。其临床表现复杂多样，眩晕是其最突出的症状，特点呈突发性、短暂性和反复发作性，多数持续时间较短。其次为头痛、颈痛。症状的出现多与头部位置有关，多于回头转颈、起床卧床、伸屈颈部等头颈体位改变时发生，常伴恶心、呕吐、心慌、胸闷、颈僵硬感、耳鸣、听力下降、视物模糊、记忆减退、共济失调、晕厥等。颈部活动不同程度受限，颈肌紧张，颈肌、棘旁有压痛。颈椎旋转试验、椎动脉压迫试验可阳性。颈椎 X 线片、超声多普勒检查可见异常。

五、 眩晕的治疗

（一）梅尼埃病

1. 治疗原则 采用以调节自主神经功能，改善内耳微循环，消除迷路积水的药物为主的综合治疗。对频繁发作者，可考虑手术治疗。

2. 治疗方法

（1）一般治疗：发作期应卧床休息，嘱患者闭目、头固定不动，避免声光刺激，保持安静，稳定情绪。饮食以富有营养和新鲜清淡为原则，以高蛋白、低脂肪、低盐饮食为宜；忌食肥甘辛辣之物。要及时做心理疏导治疗，解除思想顾虑及恐惧心理。病情缓解后宜尽早逐渐下床活动。

（2）发作期对症治疗：目的是尽快缓解眩晕、恶心、呕吐等症状，可选用脱水剂、抗组胺药、扩血管药、镇静剂或自主神经调节等药物。

（3）外耳道加压或减压治疗：对病史短，听力有波动者效果较好。其方法简单易行，创伤小，有一定疗效。

（4）物理因子治疗：目的是减轻迷路淋巴水肿，调节自主神经功能，改善局部的微循环。如超短波疗法、微波疗法、激光照射等。

（5）针灸治疗：取风池、百会、太溪、合谷、足三里穴等。

（6）前庭适应训练：根据前庭生理病理的基本原理，不论一侧、双侧前庭功能减退或阵发性位置性眩晕，通过反复前庭训练，即反复激发眩晕发作时的体位及动作，使"不适应"感觉输入发展成"正常"感觉输入时，异常空间定位信息转变为寻常空间定位信息时，即适应形成，眩晕及平衡障碍消失。前庭适应训练方法很多，在此仅介绍 Cawthorne 前庭体操疗法，其机制在于引起中枢神经系统的代偿，增加对眩晕的耐受力。

1）目的：①反复置于产生眩晕的头位，使患者习惯此体位而逐渐消除症状；②对日常体位的平衡锻炼，特别注意视觉、肌肉深部感觉的运用和发展；③训练不依靠转头的眼球单独活动，松弛颈部和肩部肌肉，防止保护性肌痉挛。

2）训练方法：①眼运动：卧位，眼球向上、下运动 20 次；从一侧到另一侧 20 次；注视手指于一臂的距离，移动手指到 35cm 处，再回到一臂远，20 次，开始慢，以后加快；②头运动：卧位，睁眼，头前屈后伸 20 次；从一侧转头到另一侧 20 次；开始慢，后加快，眩晕消失后，闭眼做同样动作；③坐位：眼运动和头运动与①、②相同。耸肩 20 次；转肩向右再向左 20 次；向前屈，从地上拾起东西，再坐好，20 次；④立位：睁眼从坐到立，再坐回 20 次；闭眼同样动作 20 次；在两手之间掷橡皮球，于眼平面以上或在膝部以下两手之间掷球；⑤走动：横穿房间走动，先睁眼后闭眼各 10 次；上、下斜坡先睁眼后闭眼各 10 次。弯腰俯首和转动的游戏如滚木球等；单足站立，先睁眼后闭眼；一足在另一足的正前方行走，先睁眼后闭眼。

各节体操开始应非常缓慢，以后逐渐加快速度，从卧位，到坐位，再到立位。2～3 次 / 天，15～30 分钟 / 次，锻炼 2 个月无效可停止治疗。

（7）手术治疗：凡发作频率剧烈，病程长，并对生活、工作有明显影响者可考虑手术治疗。

3. 疗效评定　按中华医学会耳鼻咽喉科学会（1996）公布的标准进行。

（1）眩晕的评定：用治疗后 2 年的最后半年每月平均眩晕发作次数与治疗前半年每月平均发作次数进行比较，即分值 =（治疗后每月平均发作次数 / 治疗前每月平均发作次数）×100。按所得分值可分 5 级：

A 级　0（完全控制，不可理解为"治愈"）

B 级　1～40（基本控制）

C 级　41～80（部分控制）

D 级　81～120（未控制）

E 级　> 120（加重）

（2）听力评定：以治疗前 6 个月内最差一次的 0.25kHz、0.5kHz、1kHz、2kHz 和 3kHz 听阈平均值减去治疗后 18～24 个月最差的一次相应频率听阈平均值进行评定。

A 级　改善 > 30dB 或各频率听阈 < 20dB

B 级　改善 15～30dB

C 级　改善 0～14dB（无效）

D 级　改善 < 0（恶化）

（二）良性阵发性位置性眩晕

1. 治疗原则　指导患者反复处于引发症状的位置，通过简单的前庭锻炼驱散壶腹嵴终顶上的耳石碎片，或通过复位法使半规管内自由游动的微粒进入椭圆囊以消除症状。抗眩晕药无效。对于锻炼无效的症状严重者，可通过外科手术方法达到缓解（单孔神经切断术、激光行迷路闭塞术或后半规管堵塞术）。

2. 治疗方法

（1）心理治疗：向患者说明本病为良性经过，解除患者精神负担。

（2）尽量避免采取能引起发作的体位或头位。

（3）前庭适应训练：Cawthorne 前庭体操疗法。

（4）体位训练：目的是使沉积物从嵴顶松动脱落。患者闭目正坐床上，向一侧侧卧至一侧枕部接触床面，保持此头位直到诱发的眩晕消失后再坐起，30 秒后再向另一侧侧卧。每 3 小时两侧交替进行 1 次，直到眩晕症状消失为止。症状多在 1～2 天内减轻，通常于 7～14 天消失。

（5）管氏解脱法：患者端坐于检查床上，检查者站在其后，双手紧扶其头使患者仰卧悬头，头转向患侧 45°，患耳向下，2 分钟后将头以每次 15～20° 的角度分次缓慢转向对侧，每转一次停留 30 秒观察眼震，直到头部再不能转为止。然后转身成健侧卧位，继续转头至与水平面呈 135°，至此相当于头部共转了 180°。最后扶患者坐直，头部恢复到起始位。

操作完成眼震消失后保持仰卧，头抬高 48 小时，此后 1 周内避免患耳向下侧卧。

（6）管氏复位法：目的是促使半规管内自由游动的微粒进入椭圆囊。

1）后半规管 BPPV 的治疗：常用改良的 Epley 法：①由坐位快速至仰卧位，头部后仰呈悬头位，并向患侧转 45°，使患耳垂直向下，患者出现典型的眼震；②待眼震消失后保持该头位 2～3 分钟，颈部保持伸展位，头在 1 分钟内被动缓慢向对侧转 90°；③继续将头和躯干向对侧转动，直到头呈俯卧位（此时身体呈侧卧位）；④1～2 分钟后恢复坐位。

治疗结束后嘱患者头部保持近垂直位 48 小时（睡高枕、辅以颈套等），不向患侧侧卧。

2）水平半规管 BPPV 的治疗：常用 Lempert 法：①患者仰卧；②头向健侧转动 90°；③身体向健侧转动 180°（由仰卧变为俯卧，但头位保持不变）；④继续转头 90° 至面部向下；⑤继续转头 90° 至患耳向下；⑥恢复直立。

每次头位变换须迅速在 0.5 秒内完成，每一体位保持 30～60 秒，直至眼震消失，头部共转动 270°。

BPPV 恢复期长短各异，有的可在 1 次位置性锻炼后立即恢复，但通常为 6 周～6 个月。少数患者，尤其年龄较大者，尽管遵医嘱进行前庭锻炼，但症状依然持续存在。

（三）颈源性眩晕

1. 治疗原则 以非手术治疗、综合治疗为主。对症状严重，非手术治疗无效，在手术适应证充分的情况下可考虑手术治疗。

2. 治疗方法

（1）一般治疗：急性发作期可戴颈托，卧床休息，限制颈部活动，减少颈椎负重，减轻对椎动脉的压迫和刺激，有利于创伤炎症的消退，减轻症状。平时要纠正日常生活中不正确姿势或不良习惯，枕头的高矮、硬度要适中。避免头颈部的突发、大幅度旋转运动，避免头颈部挥鞭样损伤。避免颈部受冷热刺激，活动后如出汗要及时擦干，避免风吹。同时医护人员要进行心理疏导，消除患者的悲观、恐惧心理，树立信心，积极配合治疗；并进行健康宣教，让患者了解相关的医学知识及注意事项。

（2）药物治疗：多用于急性发作期或症状较严重者。一般可选用前庭抑制剂、镇静剂，改善脑供血，抗凝、降血黏度、调节脑细胞代谢及自主神经药物；非甾体类消炎镇痛药也常选用。必要时可使用激素及脱水剂，也可配合中药治疗。

（3）物理因子治疗：目的是改善脑组织血液循环、调节交感神经功能、消炎止痛、解除肌肉痉挛等。常用方法有超短波疗法、微波疗法、直流电药物离子导入、低频调制中频电疗法、温热磁疗、红外线疗法、超声波疗法、石蜡疗法、中药电熨疗法等。

（4）运动疗法

1）颈部徒手体操、增强颈肩背肌力的练习：目的是使颈椎稳定，改善颈椎间各关节功能，增强颈椎活动范围，纠正不良姿势，改善血液循环。急性期以小运动量为宜，慢性期或恢复期可进行较大量的运动。

2）关节松动术：可采用拔伸牵引、松动棘突及横突等方法，缓解肌肉痉挛，改善颈椎关节活动范围，改善血液循环。

3）牵引疗法：牵引能有效地改善各种原因所致的解剖及生物力学的紊乱，解除或减轻颈部肌肉的痉挛，改变扭曲椎动脉与钩状突之间的关系，减少在椎动脉活动中可能发生的刺激等。常用枕颌布带牵引法，大多采用坐位牵引，以保持头部中立位为宜。可采用间歇或持续牵引的方式，间歇牵引的重量以自身体重的 10%～20% 为宜，时间 20～30 分钟；持续牵引则量宜小些，牵引 20 分钟。1 次/天，20 次为一个疗程。

4）软组织牵伸：以增加上位颈椎之间的旋转活动度为例。患者仰卧位，治疗师通过被动屈曲颈部"锁住"患者上位颈椎，也可同时侧屈颈部。这时治疗师在动度受限的方向被动旋转患者头部，旋转到最后的位置，患者尝试轻轻向相反的方向转动头部，但治疗师的手阻止这种旋转，10 秒后患者放松，治疗师在动度受限的方向上轻轻旋转患者颈部。

（5）中国传统康复治疗：如推拿、针灸、拔罐、中药外敷等。

3. 疗效评定 目前没有较有影响的、统一的评定方法。国外制订了一些颈性眩晕的评估方法，如眩晕症状量表，眩晕残疾问卷，以及眩晕、头晕、平衡障碍问卷等；国内一般可采用《颈性眩晕症状与功能评估量表》，可用于粗略评估颈性眩晕患者症状与功能状况。

（四）其他因素

脑源性、心源性、外伤性及其他耳源性原因等导致的眩晕的治疗可参考上述相关的治疗方法，在对症治疗的同时，要针对病因进行积极治疗。

六、 健康教育

由于眩晕是由多系统病因所致的一种临床症状，因此其预防工作将是困难的和多方面的。要利用多种途径开展经常性的科普健康教育，强调眩晕是一种常见又可防治的疾病，介绍其致病危险因素、临床表现及防治措施、注意事项，消除恐惧感。促使人们改变不良的生活习惯，合理膳食，劳逸结合，适当锻炼，保持身心愉快。

（刘 波）

第二节 睡眠障碍康复

一、 概述

睡眠障碍是由多种因素引起（常与躯体疾病有关），睡眠和觉醒正常节律性交替紊乱，造成睡眠质与量的异常以及睡眠中出现异常行为。世界卫生组织调查发现 27% 的人有睡眠问题。据报道，美国的失眠发生率高达 32%～50%，英国为 10%～14%，日本为 20%，法国为 30%，中国在 30% 以上，失眠给全球经济、环境和人类的生命安全带来很大的影响，有关睡眠问题引起了国际社会的关注。

二、 睡眠的生理病理机制

睡眠的发生机制极为复杂，至今未完全清楚。它涉及中枢神经系统众多的神经网络和一系列神经介质、神经内分泌和神经调节物质。神经生理学研究证明，睡眠不是觉醒的简单终结，而是中枢神经系统内主动的节律性过程，这一节律独立于自然界昼夜交替之外而自我维持。

（一）睡眠结构

正常睡眠分为非快速眼动（non-rapid eye movement，NREM）睡眠和快速眼动（rapid eye movement，REM）睡眠，呈周期性交替过程，一夜约 4～6 个周期。NREM 睡眠占总睡眠的 75%～80%，分为Ⅰ、Ⅱ、Ⅲ、Ⅳ期，由浅入深。Ⅰ、Ⅱ期为浅睡眠，Ⅲ、Ⅳ期为深睡眠。某些神经介质主要是 γ- 氨基丁酸参与了 NREM 睡眠活动。深睡眠（慢波睡眠，SWS）是大脑皮质睡眠（高幅慢波），其间生长激素分泌达高峰，脑内葡萄糖代谢明显降低，以促进机体生长和保存大脑能量。REM 睡眠占总睡眠的 20%～25%，其功能与大脑白天获得的信息处理、学习记忆、躯体信息和性功能发育有关。大脑通过 REM 睡眠休整，任何剥夺 REM 睡眠都会产生补偿和反跳。近年来证明：与动作行为有关的记忆与 NREM 睡眠的Ⅱ期有关，其余的记忆功能主要与 REM 睡眠有关。不同年龄的正常健康人对睡眠要求不同。一般来讲，随着年龄增大，REM、Ⅲ、Ⅳ期睡眠逐渐缩短，而以Ⅰ、Ⅱ期为主，故老年人睡眠较浅，易醒、睡眠质量下降。

（二）参与睡眠机制的神经结构和因素

睡眠 - 觉醒节律是人类和其他哺乳动物先天具有的一种相对独立的生物节律（也称为生物钟，biological clock），是中枢神经系统特定结构主动活动与抑制活动相互协调的结果，它不依赖于自然界的昼夜交替。这些特殊结构包括：

1. **视交叉上核** 包含自我控制昼夜节律的振荡器，即生物钟。使内源性昼夜节律系统和外界光 - 暗周期耦合。

2. **丘脑、下丘脑** 瑞士学者用电刺激丘脑能导致深度睡眠，而丘脑弥漫性变性后会引起睡眠 - 觉醒节律改变，导致难治性失眠；刺激下丘脑后部能引起正常觉醒的全部征象。提示睡眠 - 觉醒的机制是一个双重调节系统，它包含开启觉醒和开启睡眠状态两部分。丘脑网状核产生的纺锤波是从觉醒到失去感知进入睡眠的界标。

3. **脑干中缝核、孤束核** 它们组成上行抑制系统，能诱发睡眠。脑桥中缝核端的 5- 羟色胺（5-hydroxy tryptamine，5-HT）神经元对慢波睡眠的发生和维持起着重要的作用。脑桥背外侧网状结构与 REM 睡眠的产生和调节有关，此处的胆碱能神经元分泌乙酰胆碱，作用于箭毒型乙酰胆碱能受体（M-AchR），并受一氧化氮的调控后，产生 REM 睡眠。前脑基底部、蓝斑周围和前庭核也参与 REM 睡眠的组成，蓝斑中后部则主要与快波睡眠有关，被称为快波睡眠的"执行机制"。

4. **网状结构** 蓝斑头部和脑桥的去甲肾上腺素（norepinephrine，NE）能神经元对维持觉醒起作用。脑干网状结构的头端有维持清醒所必需的神经元。网状结构顶端的神经元不断对皮质施加紧张性易化性影响，对觉醒状态的维持起决定性作用，其激活可由感觉性传导途径的侧支传入引起。清醒状态的维持不仅与蓝斑前端的 NE 神经元有关，而且可能与中缝核前端的 5-HT 神经元有关。

5. **大脑皮质** 意识活动可激活网状结构上行激活系统而影响皮质。另外，褪黑素、TNF、白介素 -1（IL-1）等均可影响睡眠。

综上所述，睡眠 - 觉醒节律是中枢神经系统特定结构主动活动与抑制活动相互协调的结果。在内外环境的影响下，通过生物钟周期性地开启通向睡眠诱导区（抑制性核团，如中缝核、孤束核）和觉醒诱导区（易化性核团，如蓝斑头部）的信息通道，再分别经上行激活系统和抑制系统实现对皮质的易化和抑制，产生睡眠和觉醒，即睡眠 - 觉醒节律。当参与构成睡眠机制的生理性结构、神经介质、神经内分泌等调节物质和睡眠结构存在病理变化时，就会导致睡眠障碍。

三、 睡眠障碍的评估方法

（一）多导睡眠图

1957 年德门特（Dement）和克莱特曼（Kleitmon）创建了多导睡眠图（PSG），是在脑电的技术基础上发展起来的。包括脑电图（EEG）、眼动电图（electroophthalmogram，EOG）、肌电图（electromyography，EMG）、心电图（electrocardiogram，ECG）和呼吸描记装置等，是当今睡眠障碍研究的基本手段，有助于失眠程度的客观评价及失眠症的鉴别诊断。根据需要也可以同时监测血压、脉搏等反映心血管功能的生理指标。多导睡眠图是至今唯一可以客观地、科学地、量化地记录和分析睡眠的仪器，可以了解入睡潜伏期、觉醒次数和时间、两种睡眠时相和各期睡眠比例、醒起时间和睡眠总时间等，国际上均有统一量化标准。

1. **脑电图**　与一般在神经科检查中应用的脑电图检查不同的是，睡眠呼吸监测中只需了解睡眠结构紊乱的程度、各睡眠期如快速动眼期所占比例如何、患者是睡眠还是醒觉即可，故需要电极较少，通常只记录 C3、C4 两个部位的脑电波。

2. **眼动图**　记录 EOG 的目的是了解睡眠过程中是否出现眼球转动，用以确定 REM 和 NREM 睡眠期的时间。

3. **肌电图**

（1）记录下颌颏部肌电活动，帮助区分 REM 和 NREM 睡眠。

（2）记录肢体肌电活动，确定睡眠中是否有周期性肢体运动。

（3）记录面部肌电活动，确定夜间是否磨牙。

4. **口鼻气流**　通常是利用热敏电阻或压力传感器了解口鼻是否有气流通过，确定睡眠中是否有呼吸暂停和低通气事件发生。

5. **胸腹部呼吸运动**　通常是利用压电传感器或阻抗电路方式记录胸腹呼吸运动，用于确定呼吸暂停的类型。

6. **血氧饱和度**　通过夹在手指上的探头（传感器），持续采集夜间血氧饱和度的数据，用于了解血氧饱和度的动态变化，确定是否缺氧和缺氧的严重程度。

7. **心电图**　监测睡眠中的心电图变化，可以发现睡眠中出现的各种心律失常，分析它的发生与睡眠呼吸暂停的关系。

8. **体位**　通过位移传感器，了解发生呼吸暂停时患者的睡眠姿势。

9. **鼾声**　利用固定在患者下颌、颈部或胸部的微型麦克风记录鼾声，用于确定打鼾的次数和程度，并协助校对呼吸暂停。

多导睡眠图常用的测量指标有：①睡眠过程：总记录时间、睡眠潜伏期、早醒时间、醒觉时间、运动觉醒时间、睡眠总时间、睡眠效率、睡眠维持率。②睡眠结构：第一阶段百分比（S1%）、第二阶段百分比（S2%）、第三阶段百分比（S3%）、第四阶段百分比（S4%）、快速眼动相（REM）睡眠百分比。③REM 睡眠测量值：REM 睡眠潜伏期、REM 睡眠强度、REM 睡眠密度、REM 睡眠时间、REM 睡眠周期数。

（二）匹兹堡睡眠质量指数（pittsburgh sleep quality index，PSQI）

PSQI 是 Bussy 等于 1989 年编制的睡眠质量自评表，简单易行，信度和敏度较高，与多导睡眠脑电图测试结果有较高的相关性，已成为国内外研究睡眠障碍和临床评定的常用量表。它可用作评定被试者最近一个月的睡眠质量，内由 18 个自评和 5 个他评条目构成，其中 5 个他评条目不参与计分，参与计分的 18 个自评条目组成睡眠质量、入睡时间、睡眠时间、睡眠效率、睡眠障碍、催眠药物、日间功能障碍七个成分，18 个自评条目按 0～3 计分，累计各成分得分即为匹兹堡睡眠质量指数总分，总分范围为 0～21 分。得分越高表示睡眠质量越差。0～5 分，睡眠质量很好；6～10 分，睡眠质量还行；11～15 分，睡眠质量一般；16～21 分，睡眠质量很差。

（三）睡眠障碍自评量表（self-rating scale of sleep，SRSS）

SRSS 为临床常用的睡眠自我评定量表，共有 10 个项目，每个项目分 5 级评分（1～5），总分范围为 10～50 分，评分愈高，说明睡眠问题愈严重。最低分为 10 分（基本无睡眠问题），最高分为 50 分（最严重）。该量表项目较全面，内容具体，方法简便易行，能在一定程度上了解患者近一个月内的睡眠状况。

（四）其他客观评估方法

1. **夜帽**　是利用一种便携式的帽式睡眠记录系统使受检者可以在家庭环境中被收集睡眠数据。将传感器分别置于上眼睑和头部，加上计时装置，以记录上眼睑和头部活动。在觉醒时，眼睑有细小震颤，一旦入睡开始，震颤即消失，从而可以精确判定觉醒和睡眠时间。此外，当眼球活动时，也可引起眼睑的连带运动，因此，可根据眼睑活动情况，推断眼球活动情况，从而可判断出 REM 睡眠。

2. **微动敏感床垫**　利用一种对压力十分敏感的床垫，不需要在躯体上放置电极或传感器，即可随时记录受检者的躯体活动、呼吸活动、心冲击图等信息。通过分析这些信号，可以判断睡眠时间、睡眠时相、觉醒次数及时间和呼吸暂停的次数及时间等。也可以判断出 REM 睡眠，其特点是呼吸不规则，并有快速的呼吸动作重叠于其上。

3. **肢体活动电图**　为连续描记肢体活动的图像记录。由于觉醒/活动时以及睡眠/休息时，肢体活动的次数、持续时间和强度是不同的，因此肢体活动电图可以追踪有节律性的昼夜活动/休息周期及其特点，从而判断觉醒和睡眠这两种不同状态。

4. **唤醒标记仪**　是根据躯体在清醒时要较入睡时有脉搏加快、血压增高等心血管系统改变的原理，记录并分析全夜的脉搏和脉搏转换时间，以此来判断激醒和觉醒的次数和时间，从而了解全夜的睡眠情况。

四、　睡眠障碍的分类

睡眠障碍的国际分类通常包括 11 大类，共 88 种类型。但临床常见的是以下几种类型：

（一）失眠

1. **按其表现形式分为三种**
（1）入睡性失眠：就寝后经 30 分钟，甚至 1～2 小时还难以入睡。
（2）睡眠维持性失眠：睡眠表浅、易醒、多梦，每晚醒 3～4 次以上，醒后不能再度入睡，每晚

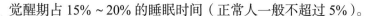

觉醒期占 15%～20% 的睡眠时间（正常人一般不超过 5%）。

（3）早醒性失眠：表现为时常觉醒、晨醒过早，离晨起时间还有 2 小时或更多时间就觉醒，且再次入睡困难或不能再次入睡。

2. 按失眠时间的长短分为三种

（1）一过性失眠：指偶尔失眠。

（2）短期失眠：失眠持续时间少于 3 周。

（3）长期失眠：失眠存在时间超过 3 周。

3. 按病因可分为五类

（1）躯体原因：过度疲劳、疼痛、咳嗽、心源性或肺源性气急、甲状腺功能亢进的心悸、各种原因引起的尿频等均可导致失眠。以时常觉醒为主。

（2）环境因素：生活环境改变，如上、下夜班，乘坐车船、航空旅行的时差、寝室中的噪声或亮光均可影响睡眠。一般短时间内能适应。

（3）精神因素：兴奋、焦虑或恐惧等常易造成短期的失眠，以入睡困难为主。抑郁症患者睡眠中易醒、早醒。24 小时脑电图发现睡眠中可见觉醒期明显延长。

（4）药源性：有些兴奋剂如咖啡、茶、酒、麻黄碱、氨茶碱等均能引起失眠。

（5）特发性失眠：是指于儿童期起病的失眠，患者终生不能获得充足的睡眠。

（二）发作性睡病

发作性睡病指白天出现不可克制的、发作性、短暂性睡眠，表现为不可抗拒的睡眠发作、猝倒症、睡眠麻痹和入睡前幻觉四联症。一旦发作，不管任何场合或做任何工作，都不能阻止其进入睡眠状态。典型病例可发生在各种活动中，如进食、发言、站立、行走、操作机器等。饭后或单调的环境中（如听报告、看书）更容易诱发。发作时患者睡眠不深，可被轻微的刺激唤醒。每次发作可持续数秒至数小时，一日可发生多次。患者不能驾驶机动车、操纵机器和任何有危险的工作，严重者不能单独外出行动。

（三）阻塞性睡眠呼吸暂停综合征

阻塞性睡眠呼吸暂停综合征是一种严重的睡眠障碍，由于整夜反复打鼾、呼吸暂停、憋醒，睡眠质量很差，白日过度嗜睡症状非常突出。白天头昏脑涨、嗜睡、口干舌燥、记忆力减退，易患心脑血管病和老年痴呆。如呼吸暂停时间过久，还可导致猝死。

（四）周期性腿动

周期性腿动又称夜间肌阵挛（PLMD），为睡眠时不自主地、不间断地做腿部运动，有时也可涉及手臂。其发作时间和发作方式常表现为一定的规律性，是睡眠期节律性不自主运动中最多见的一种。

（五）不宁腿综合征（restless leg syndrome，RLS）

不宁腿综合征也称 Ekbom 综合征。傍晚或晚间坐卧时，双侧下肢出现难以名状和难以忍受的不适感，如麻木、沉重、牵拉、刺痛等。常以一侧为重，以膝部、股部的深部感觉不适为主；尤其在安静和睡前表现严重，且范围扩大，迫使患者必须不停走动或甩动患肢，才能缓解症状。入睡后不适症状可持续存在，致使患者睡眠中仍不停活动患肢。患者常焦虑不安或极度痛苦，使症状进一步加重，严重影响睡眠状况。

（六）病理性睡病

病理性睡病见于许多脑部疾病及代谢、中毒和内分泌障碍性疾病。患者处于持续的倦睡或昏睡状态，发作时外界强刺激可使其觉醒，但刺激停止很快又入睡。见于第三脑室壁、导水管、中脑和下丘脑病变。如肿瘤、外伤、炎症、血管病、寄生虫病、阻塞性脑积水、韦尼克脑病、甲状腺或垂体功能减退、糖尿病酮中毒、尿毒症、镇静药过量等。

（七）Kleine-Levin 综合征

Kleine-Levin 综合征是一种少见的发作性疾病。表现为发作性嗜睡，伴有善饥多食及精神症状。其食量为正常人的 3 倍，常有躁动不安、冲动行为、定向障碍。每次发作可持续数天至一周，每年发作 3 ~ 4 次。间歇期如常，男性多见，多在 10 ~ 20 岁发病，成年后可自愈。发作时脑电波见 θ 波活动，发病可能与癫痫有关。

（八）梦游

梦游为一种睡眠中的自动活动。表现为睡眠中突然坐起或站立、行走，甚至进行一些熟悉的工作，对其讲话可无反应或喃喃自语。每次持续数分钟，事后无记忆。儿童多见，成年后可自愈。成年发作多伴有精神疾患，如精神分裂症、神经症等。

五、 失眠的定义

失眠（insomnia）是指睡眠的始发和睡眠维持发生障碍，致使睡眠的质和量不能满足个体生理需要而明显影响患者白天活动（如疲劳、注意力下降、反应迟钝等）的一种睡眠障碍综合征。失眠有两个基本因素：①正常睡眠被扰乱；②睡眠扰乱对患者白天的活动具有明显的不良影响。

失眠的表现形式多样，常表现为入睡困难、睡眠不实（觉醒过多）、睡眠表浅（缺少深睡）、早醒和睡眠不足。其中入睡困难、易醒和早醒最多见。入睡困难多见于青壮年，而早醒则多见于老年人，睡眠维持性失眠则多见于躯体疾病。

六、 失眠的病因

1. 躯体因素

①脑部疾患累及与调节控制睡眠各期有关的脑部结构，如下丘脑前部、丘脑、脑桥和中缝核等，影响了非快速眼动睡眠（NREM）和快速眼动睡眠（REM）的发生而引起失眠；见于脑血管病、脑外伤、脑炎特别是脑退行性病变等脑部疾患；②其他躯体疾病，如甲亢、糖尿病、经期、更年期等内分泌、代谢障碍性疾病以及其引发的各种症状：疼痛、瘙痒、耳鸣、心悸、气短、尿频等均可引起失眠；③睡眠 - 觉醒节律紊乱、睡眠呼吸暂停综合征、不宁腿综合征等亦可引起失眠症状。

2. 环境因素 如倒班、时差、睡眠环境光线过强、周围噪音过大、过冷或过热等不良因素均会影响睡眠质量。

3. 心理及精神因素 如思虑过度、兴奋不安、焦虑、烦恼、抑郁等。包括各种精神疾病，如躁狂症、抑郁症、精神分裂症等，尤其以抑郁症失眠常见。

4. 药物因素 ①中枢兴奋药的兴奋作用可导致失眠，如苯丙胺、咖啡因、皮质激素和抗帕金森病药等；②大量饮用浓茶或咖啡、饮酒可导致失眠；③药物副作用干扰睡眠，如拟肾上腺素类药物引起的头疼、焦虑、药物过敏引起的皮疹等均可影响睡眠；④有镇静作用的药物会产生觉醒/睡眠节律紊乱及撤药反应能引起反跳性失眠等。

5. **生理因素** 如老年性失眠。老年人健康差，白日活动和光照少，躯体疾病多，服用药物机会增加，以及老年期易发生各种精神心理改变等均可影响睡眠。

七、失眠的诊断要点与标准

（一）诊断要点

1. 主观标准（临床标准）

（1）主诉睡眠生理功能障碍；

（2）白日疲乏、头胀、头昏等症状系由睡眠障碍干扰所致；

（3）仅有睡眠量减少而无白日不适（短睡者）不视为失眠。

2. 客观标准 根据多导睡眠图结果来判断：

（1）睡眠潜伏期延长（>30分钟）；

（2）实际睡眠时间减少（每夜不足6.5小时）；

（3）觉醒时间增多（每夜超过30分钟）。

（二）诊断标准

依据《中国精神科学会精神疾病分类与诊断标准》：

1. 以睡眠障碍为几乎唯一症状，其他症状均继发于失眠，包括入睡困难、睡眠不深、多梦、早醒、醒后不易再入睡、醒后不适、疲乏或白天困倦。

2. 上述睡眠障碍每周至少发生3次，并持续1个月以上。

3. 失眠引起显著的苦恼或精神障碍症状的一部分，活动效率下降或妨碍社会功能。

4. 不是任何一种躯体疾病或精神疾病。

八、失眠的评估方法

1. **阿森斯失眠量表（Athens insomnia scale，AIS）** 是根据ICD-10失眠症诊断标准制订的失眠严重程度评估量表。具有较好的信度、效度和诊断效能，且具有简洁适用的特点。

2. **睡眠障碍量表（sleep dysfunction rating scale，SDRS）** 是我国张宏根等人自行设计的睡眠障碍量表。无论是在内容还是条目设置方面SDRS都与AIS相似。量表共有10个条目，采用0~4分五级评分，各条目均有评定指导语和评分标准。量表内容基本涵盖失眠症的症状，着重对失眠的严重度进行总体评价，也可以对失眠的不同临床表现形式进行概括描述。

3. **睡眠日记** 通过追踪患者较长时间内睡眠模式，更准确的了解到患者的睡眠情况。睡眠日记是一项对失眠诊断、治疗和研究极具价值的信息，有助于了解个人睡眠的具体情况和提供失眠的数字化资料。几乎在所有的睡眠研究中心均已采用该方法进行睡眠时间和夜半觉醒情况的监测与睡眠质量的评估。

4. **多次小睡潜伏期试验（multiple sleep latency test，MSLT）** MSLT是由卡斯卡登和德门特两

位专家设计，专门测定在缺乏警觉因素情况下生理睡眠倾向性。目前已将其用作评定白日过度嗜睡的严重程度、治疗效果与鉴别诊断的重要客观指标。

九、 失眠的治疗

（一）治疗目标

1. 建立良好的睡眠卫生习惯和正确的睡眠认知功能，患者应学会控制与纠正各种影响睡眠的行为与认知因素，改变与消除导致睡眠紊乱慢性化的持续性因素。

2. 帮助患者建立较正常的睡眠模式，恢复正常的睡眠结构，摆脱失眠的困扰。

（二）治疗方法

1. **药物治疗** 目前用于治疗失眠的药物较多，但治疗中要遵循以下原则：①应用最小有效剂量；②间断用药，每周 2～4 次；③短期用药，长期用药不宜超过 3～4 周；④停药时要逐步停药；⑤防止停药后反弹。下面就具体的药物做分类介绍：

（1）苯二氮䓬类（benzodiazepines，BZD）：最常用的失眠治疗药，是第二代安眠药。主要作用机制为阻断了边缘系统向脑干网状结构的冲动传导，从而减少了由网状结构经丘脑向大脑皮质传递的兴奋性冲动，导致睡眠。苯二氮䓬类包括：①短效：半衰期 <12 小时，如咪达唑仑、三唑仑等；②中效：半衰期 10～20 小时，如替马西泮、艾司唑仑等；③长效：半衰期 20～50 小时，如地西泮、硝西泮、氯硝西泮等。一般说来，半衰期短的安眠药比半衰期长的安眠药显效快，抑制呼吸弱，没有或只有轻微的白日残留作用。但短效 BZD 容易成瘾，撤药后容易发生反跳性失眠，与剂量无关。长半衰期安眠药则成瘾性及反跳性小，但显效慢，抑制呼吸，有白日残留作用。

主要不良反应是精神运动损害、记忆障碍、长期或滥用导致药物成瘾性和停药反跳性失眠（尤其是短效类）、晕倒、过度思睡，较高剂量常发生交通事故。BZD 与酒、其他中枢抑制剂合用更容易导致危险，特别在伴有神经系统、心、肝和肾疾病的老年人中，对孕妇、睡眠呼吸暂停综合征患者皆可能增加危险性。

（2）新型非苯二氮䓬类药物：20 世纪 80 年代，结构与苯二氮䓬类无关的新型选择性非苯二氮䓬类受体激动药的应用受到重视。常见的有：①佐匹克隆（唑比酮，忆梦返）：是一种吡咯环酮类短效催眠药，具有镇静催眠、抗焦虑和抗惊厥作用；②唑吡坦：属于吡唑嘧啶类衍生物，药效机制是选择性地作用于脑部苯二氮䓬类某些亚型受体上，只是无抗痉挛、抗焦虑和松弛肌肉作用，具有较强的镇静、催眠作用；③扎来普隆：属于吡唑嘧啶类选择性非苯二氮䓬受体激动药，具有镇静、抗焦虑和抗惊厥作用。

（3）抗精神病药物：顽固性失眠和夜间谵妄的患者还可以选择合并或单独应用抗精神病药物，如氯丙嗪等。

（4）抗组胺药：如苯海拉明，具有镇静作用，是大多数非处方药的主要成分。

（5）松果体素（melatonin，MT）：也称褪黑素，系松果体分泌的含有色胺酸成分的激素。其主要作用与机体的觉醒/睡眠节律的调节和体温调节有关，可对中枢神经系统有较强的抑制作用，矫正人体生物钟，使深睡眠得以保证。对睡眠节律障碍性失眠有较好的效果，还有抗氧化和抗衰老作用。

（6）抗抑郁药：用于治疗心理性失眠或抑郁症的失眠，如阿米替林、多塞平。小剂量开始应用，至有效为止，连用数月。

2. 康复治疗

（1）心理治疗：帮助患者消除心理障碍，增强心理适应能力，改变其对失眠症的认识。失眠症发病的社会心理因素很多，要取得最佳疗效则应以心理治疗和药物治疗相结合。

（2）睡眠卫生教育：指导患者养成良好的睡眠习惯，睡眠量适度，睡和醒要有规律，卧室温度和光线适宜，避免睡前兴奋性活动及饮用干扰夜眠的饮料和药物。

（3）认知-行为治疗（cognitive-behavioral treatment）：由于药物治疗失眠引起的种种弊端，近二十几年来，对失眠进行的认知-行为疗法受到日益广泛的重视。所谓认知疗法，是根据这样一种认识，即认为患者对现实表现出的一些不正常的或适应不良的情绪和行为，是源自不正确的认知方式，而认知方式，则是来自个体在长期生活实践中逐渐形成的价值观念，但自己不一定能明确意识到。因此，指出这种不正确的、不良的认知方式，分析其不现实和不合逻辑的方面，用较现实的或较强适应能力的认知方式取而代之，以消除或纠正其适应不良的情绪和行为，就是认知疗法。失眠的行为疗法，就是在患者对失眠有了正确认识和树立了治疗信心的基础上，教授患者一套能促进良好睡眠的行为准则，即睡眠卫生。

1）行为干预：即刺激控制疗法，告诉患者只在有睡意时才上床；若上床10～20分钟不能入睡，则应起床；无论夜间睡多久，清晨应准时起床，保持良好的睡眠习惯，睡眠时间适度并保持节律；减少不睡眠时在床上的时间（如在床上看电视、读书），要把床和卧室作为睡眠时才需要的地方；除午饭后机体处于低潮期间可稍作午睡外，应尽量避免白日入睡；促进和增强白日的精神和体力活动，只有白日精神处于兴奋状态和躯体处于活动状态，才能使机体自然而然在夜间处于静止和安息状态，从而有利于入眠；每日白天定时在日光下参加一些适合体力的体育活动，阴雨天时，可在强光照射下的室内进行，但精神活动应避免过度紧张，体力活动应避免过度劳累。

2）睡眠限制疗法（sleep restriction therapy）：即缩短在床上的时间及实际的睡眠时间，通过限制睡眠的方法来提高睡眠的有效率。首先要求患者自行记录2～3周的睡眠日记，将患者能自行入睡的总睡眠时间作为基准，再根据其后每夜的睡眠效率（即入睡时间与记录时间之比），确定患者卧床时间的长短。反复调整睡眠时间，将睡眠控制在时间虽短但效率最高的状态下，再逐渐增长有效睡眠的时间，直到达到适当的睡眠时间为止。

3）放松疗法（relaxation therapy）：放松治疗适用于因过度警醒而失眠的患者。常用的放松方法有肌肉放松训练、沉思、瑜伽、太极拳等。例如：下午开始即不再饮用兴奋性饮料；晚餐不宜太晚，应进食易消化食物，且不宜过饱，不多饮酒；晚饭后应避免高度集中精力的学习、阅读、工作和开会，也应避免过于兴奋的各种娱乐活动；应尽量在新鲜空气中进行做柔软体操或打太极拳等轻松体育活动；睡前用温水洗脚洗澡，但不宜水温过高或行冷水浴；注意克服未上床就因担心失眠而引起的精神紧张；卧室环境宜稍凉爽，避免亮光、噪声，并放置一些淡雅的芳香花草；可以聆听一些轻柔的音乐，但不宜看电视，因电视情节和光闪，均易引起兴奋。以上方法均可以为精神和躯体的松弛创造条件。卧床之后，应进一步掌握一套松弛精神和躯体的方法，可通过以下三点要领进行练习：①慢呼吸：缓慢均匀地进行呼吸，呼吸幅度可稍深一些；②放松：患者边默念"眼皮放松"、"颈部放松"、"肩膀放松"、"手臂放松"、"手放松"等词，边依次从头、面、上肢、身躯直至下肢，放松各处肌肉，并周而复始，一次又一次，一直到全身松弛为止；③想象：全身松弛后，一次又一次想象吸入的"清气"自鼻腔经气管而下，然后呼出的"浊气"经手脚排出。如此时手脚开始产生热感，则表明已达到了比较满意的松弛要求。

反复按以上3点要求练习后，常常可使患者不知不觉进入梦乡。在这一过程中，也可使患者再加入一些想象，例如：海洋、深山、苍松、翠柏等，可更有助于入睡。

4）森田疗法：20世纪20年代，日本的森田正马经过20多年的探索和实践，把当时的一些主要治疗方法如安静及隔离疗法、作业疗法、说理疗法、生活疗法加以取舍，择优组合而创立了一种治疗神经症的心理疗法——森田疗法。其主要用于治疗神经症，它能客观地去看待人们原有的欲望与不安，科学地分析人的情感心理结构。其主要的特点是不把人所有的不安或冲突视为不应有的"异物"而予以排除，而是让不安或冲突与人们的正常生活共存，尽量努力使人每天生活得更加充实。它不是刻意去消除烦恼，而是让烦恼顺其自然，去做现实生活中应该干的事。这种方法很接近东方文化思想意识，从而很快在我国得到推广。失眠的患者由于休息不好，给身体带来很多不适，所以大多有疑病倾向。他们常常很关注自己的睡眠及健康，常把自己身体内的正常生理变化（如心跳快些、出汗多些、腹胀、手麻）认为患有严重疾病，因而焦虑紧张。他们越担忧自己的睡眠和身体的不适，越导致这些不适更加明显，从而形成了恶性循环，这就是森田所说的"精神交互作用"。森田疗法能全面改善焦虑及疑病症状，因此非常适合失眠的治疗。

5）生物反馈疗法：通过松弛训练，降低交感神经的张力，使大脑的兴奋与抑制调节功能得到改善，达到治疗失眠的目的。

（4）光疗法（bright light therapy）：定时暴露于强光下2~3日，人的睡眠节律可以转换；晨或夜间强光治疗可使睡眠时相前移或后移。该治疗对多数生理节律性失眠有效，可以促使夜班工作者的白天进行睡眠，提高工作时的警觉水平，也可治疗飞行旅行造成的失眠和睡眠时相延迟。适用于睡眠-觉醒节律紊乱者。根据失眠的不同表现，照光时间也有所不同。

（5）时相疗法：适用于睡眠时相延迟综合征的患者，嘱患者每日将睡眠时间提前数小时，直至睡眠-觉醒周期符合一般社会习惯。

（6）其他物理治疗：如磁疗、直流电离子导入、水疗、负离子等。

（7）苹果疗法：方法是每晚睡前在床头放几个新鲜苹果，让失眠者闻着苹果的香气入眠，一般15~30分钟可以产生作用。认为苹果含有的芳香气质，能增加人类的α脑波，此脑波与松弛身心和镇静神经有关。

3. 其他疗法

（1）推拿疗法：在头面四肢经穴进行推拿按摩，可以达到疏经通络、宁心安神、促进睡眠的目的。一般最好在睡前0.5~1小时进行。

（2）饮食疗法：①龙眼肉500g（鲜品更佳），白糖50g，将龙眼肉放碗中加白糖，反复蒸、晾3次，使色泽变黑，将龙眼肉再拌以少许白糖，装瓶备用。每天服2次，每次4~5颗，连服7~8天，适用于心脾两虚证不寐；②酸枣仁15~25颗，黄花菜20根，共炒至半熟，捣碎，研成细末，睡前1次服完，连服10~12次，适用于不寐之肝郁气滞证。

（3）中草药疗法：有些草药具有镇静作用，微量的植物生物碱就可在血液中达到饱和状态，并转运到大脑，在脑内通过抑制大脑兴奋性而起到镇静作用。下面列举5种被认为有镇静作用的草药：

1）缬草根（valerian root）：一种温和的镇静剂，已使用了数百年。常用于治疗焦虑和神经质引发的睡眠障碍。

2）蛇麻草（hops）：常与其他草药如缬草根、西番莲等联用，用于镇静和催眠。

3）西番莲（passion flower）：能减轻神经紧张和焦虑，并有轻度的镇静作用，而在世界范围内被广为应用。另外，西番莲对于影响睡眠的肌肉痛性痉挛也有良好的疗效。

4）洋甘菊（chamomile）：是最为常用的诱导睡眠的草药。洋甘菊茶和洋甘菊草药制剂均对中枢神经系统有抑制作用。另外，洋甘菊还具有祛风排气的功效（排出胃肠道里的气体），所以也常用来治疗由于消化不良或肠胀气所致的睡眠障碍。

5）薰衣草（lavender）：薰衣草油的香甜气味可使入睡加快、睡眠时间延长。其中的化学物质经鼻腔流进大脑，可以在一定程度上影响大脑睡眠中枢的生理状况。

（4）针灸疗法：可选择针刺或耳针疗法等。针刺时根据中医辨证分型常取神门、安眠、心俞、厥阴俞、内关、三阴交、足三里、四神聪、百会等穴，留针 20～30 分钟。耳针则常取穴神门、皮质下、脑和失眠诸穴，并根据辨证所见，分别加用心脾（心脾两虚）、心肾（心肾不交）、肝、三焦（肝阳上亢）、脾胃（脾胃不和）以及肺脾（痰热内扰）等穴。亦可用埋针法，或用王不留行籽贴压。

十、其他睡眠障碍的治疗

（一）发作性睡病

主要是通过控制症状而获得正常生活。美国睡眠障碍协会推荐以下调节方法：

1. 严格按照作息时间表，每天几乎在同一时间上床睡觉和起床；

2. 必要时每天 1～2 次小睡；

3. 增加体育活动，避免烦恼或重复性任务；

4. 认真执行医生的药物治疗方案，在药物治疗过程中出现什么变化或问题时应立即报告医生。

（二）阻塞性睡眠呼吸暂停综合征

1. 改变睡眠的体位，以减轻呼吸道的压迫；

2. 减肥和戒酒可能有益；

3. 避免使用安眠药，因为安眠药可抑制呼吸，有使呼吸暂停加重的可能；

4. 使用有助于减轻鼻部和咽部充血的药物疗法；

5. 经以上措施，仍有呼吸暂停发作者，可给予持续性呼吸道正压（CPAP）治疗；

6. 必要时采取消除上气道阻塞的根本原因，例如：纠正鼻咽腔阻塞性病变、口咽腔手术、颌面部手术等。

（三）周期性腿动

主要使用多巴胺能类、苯二氮䓬类和鸦片类（可待因、美沙酮、曲马多等）三类药物。多巴丝肼或复方卡比多巴（息宁）对脊髓病变引起者同样有较好疗效。对外伤后引起者，睡前可使用氯硝西泮（1～2mg），连同继发的白日过度嗜睡等均有好转。

（四）不宁腿综合征

1. 药物治疗

（1）多巴胺能药物或多巴胺促效剂：通常睡前服用多巴丝肼 125mg（或 250mg）或每次服用复方卡比多巴 125mg。

（2）抗痉剂：卡马西平或丙戊酸钠，均 0.1g 睡前或每日 3 次服用。

（3）苯二氮䓬类药物：氯硝西泮 1～2mg 或地西泮 2.5～5mg，睡前 1 次。

（4）其他：①氯丙嗪，25mg，3 次 / 天，或 50～100mg 睡前 1 次；②普萘洛尔：10～30mg，3 次 / 天；③盐酸可乐定：0.15mg，3 次 / 天。

2. 家庭疗法 包括洗热水澡、腿部按摩、用热垫、敷冰袋、定期的锻炼、减少咖啡因的摄入等。

（五）Kleine-Levin 综合征

本病发作期间的治疗，主要为使用兴奋剂改善嗜睡，预防复发有使用卡马西平者。

十一、睡眠的调护与预防

1. 精神方面的调理，多与他人交谈，培养乐观开朗的健康心理，避免不良的精神刺激。

2. 消除不良的睡眠卫生习惯，如把床当作工作和生活的场所、开灯睡觉等。不良的睡眠卫生习惯会破坏睡眠的正常节律，形成对睡眠的错误概念，引起不必要的睡前兴奋，从而导致睡眠障碍。

3. 定时休息，准时上床，准时起床。无论前晚何时入睡，次日都应该准时起床。

4. 床铺应该舒适、干净、柔软度适中。

5. 卧室保持安静，光线与温度适当。

6. 不要在床上读书、看电视或听收音机等。

7. 每天规则的运动有助于睡眠，但不要在傍晚后运动，尤其是睡眠前 2 小时，否则反而会影响睡眠。

8. 注意饮食，避免油腻及不易消化的食物，不要在傍晚以后进浓茶、酒、咖啡等兴奋刺激之品。可在睡前喝一杯热牛奶及一些复合糖类的饮料，能够帮助睡眠。

9. 如果上床 20 分钟后仍睡不着，可起来做些单调乏味的事情，等有睡意时再上床睡觉。

10. 睡不着时不要经常看时钟，也不要懊恼或有挫折感，应该放松并确信自己最后一定能睡着。

11. 如果存在睡眠障碍，尽量不要午睡，如果实在想睡可以小睡 30 分钟左右。

12. 尽量不要长期服用安眠药，如有需要，应间断服用，原则上每星期不要超过 4 次。

（刘　波）

第三节　神经病理性疼痛康复

一、概述

神经病理性疼痛（neuropathic pain，NP）简称为神经性疼痛，国际疼痛研究协会（international association for the study pain，IASP）将神经病理性疼痛定义为"由躯体感觉神经系统的损伤或疾病直接造成的疼痛"，它属于一种慢性疼痛。其临床特征常表现为自发性疼痛、痛觉过敏、痛觉超敏（allodynia）、感觉异常等。

神经病理性疼痛可由外周或中枢神经系统的病理变化引起或进行性的代谢性紊乱、感染性疾病和结构紊乱、药物或毒物所致，还可能源于免疫介导性疾病、遗传因素和未知原因等。

二、 康复评定

（一）病史

了解病史是对神经性疼痛评价的重要组成部分，可以获得很多有关疼痛的信息，了解患者疼痛的原因、诱因，还可以获得患者情绪和心理状态等资料。病史询问中，应着重了解患者疼痛的特征。重点询问疼痛的性质、部位、范围、程度、时间，疼痛加重和缓解的因素等。

（二）体格检查

体格检查中除了对患者的重要生命体征、发育营养状况、体态与表情、神志、精神等进行检查外，也不能忽视对皮肤、黏膜、淋巴结的检查，更应详尽地进行神经、肌肉和关节功能的检查，以明确导致疼痛的病因所在。

（三）神经病理性疼痛的评定方法

目前常用于神经病理性疼痛的评定方法分为两大类：①直接法：依据刺激 - 反应的原则，直接给患者以某种致痛性刺激所测得的痛阈。包括压痛评定法、肢体缺血性痛测定法、激光测痛法、电测痛法、温度痛阈评定法等。②间接法：让患者自己描述或评定现有疼痛的性质和程度的方法。包括目测类比评分法、数字分级评分法、口述分级评分法、问卷法、行为评定法等。临床上尤以间接法使用广泛。

1. **压力测痛法**　采用压力测痛计进行评定。向疼痛的区域予以一定量的压力直至患者出现疼痛反应和不可耐受的疼痛时，测定的量值分别为痛域和耐痛域。此评定法适用于骨骼、肌肉系统疼痛的评定，末梢神经炎的糖尿病、凝血系统疾病、有出血倾向的患者禁用。

2. **目测类比评分法**（visual analogue scale，VAS）　也称为视觉模拟评分法。具体方法：在纸上或尺上划 10cm 长的线段，按毫米划格，直线左端表示无痛（0），右端表示极痛（100）。目测后让患者根据自己所感受的疼痛程度，在直线上的某一点位置表达出来。从起点至记号处的距离长度也就是疼痛的量。一般重复两次，取平均值。

3. **数字分级评分法**（numerical rating scale，NRS）　用数字计量评测疼痛的幅度或强度，是临床上最简单最常使用的测量主观疼痛的方法之一。数字范围为 0～10，0 表示无痛，10 表示最痛，被测者根据个人疼痛感觉在其中一个数作记号。此方法容易被病人理解和接受，可以口述也可以记录，结果较为可靠。

4. **口述分级评分法**（verbal rating scale，VRS）　是另一种评价疼痛强度和变化的方法。特点是列举一系列从轻到重依次排列的关于疼痛的描述性词语，让患者从中选择最适合于形容自身疼痛程度的词语。VRS 是由简单的形容疼痛的字词组成，所以能迅速被医生和患者双方所接受。

5. **45 区体表面积评定法**　是将人体表面分成 45 个区域，每一个区有一个特定的号码，让患者用不同的颜色将疼痛的部位在相应的区域上标明的评定方法。涂盖一区定为 1 分，总评分表示疼痛的区域。最后计算患者疼痛区域占整个体表面积的百分比。

6. **McGill 疼痛问卷**（McGill pain questionnaire，MPQ）　是由 Melzack 和 Torgerson 于 1971 年提出的，是目前世界上应用最为广泛的疼痛评定工具。从感觉、情感、评价和其他相关类四个方面因素以及现时疼痛强度（present pain intensity，PPI），比较全面的评定疼痛性质、程度及影响因素。此方法敏感性强，结果可靠，不仅能顾及疼痛体验的多个方面，而且对疼痛的治疗效果和不同诊断亦十分灵敏，所以是目前较为合理的测痛工具，多应用于科研。由于 MPQ 调查表的观察项目较多，应用较为费时，故常用简化的 McGill 疼痛问卷（short-form of McGill pain questionnaire，SF-MPQ）。此问卷包括Ⅰ疼痛分级指数（pain rating index，PRI）评定、Ⅱ目测类比评分法、Ⅲ现时疼痛强度评定三部分。

7. 行为评定法（behavioral rating scale，BRS） 由于疼痛对人体的生理和心理都造成一定的影响，所以疼痛患者经常表现出一些行为和举止的改变，如面部表情、躯体姿势、行为和肌紧张度等。通过观察并记录患者卧、坐、立、行姿势的日常行为，包括防痛动作、减痛动作、肌肉紧张度、各种表情等。常用的行为评定法有：

（1）6点行为评分法（the 6-point behavioral rating scale，BRS-6）该方法由 Budzynski 等人提出，将疼痛分为 6 级每级定为 1 分，从 0 分（无疼痛）到 5 分（剧烈疼痛，无法从事正常工作和生活）。研究发现，该行为评分系统的可靠性和有效性较高，缺点是指标较为局限，而且观察、监测和评分所需要的时间较长。

（2）疼痛日记评分法（pain diary scale，PDS）由患者、患者家属或护士记录每天各时间段（每 4小时或 2 小时，1 小时或 0.5 小时）与疼痛有关的活动，其活动方式为坐位、行走、卧位。在疼痛日记表内标明某时间段内某种活动方式，使用的药物名称和剂量，疼痛强度用 0 ~ 10 的数字量级来表示。

三、 康复治疗

（一）物理因子治疗

物理因子治疗通过改善血液循环、减轻痉挛、阻断痛觉冲动传入、激发镇痛物质释放等提高痛阈，缓解疼痛。可根据患者的具体情况选择其中的 2 ~ 3 种治疗方法。

1. 电疗法 首选经皮神经电刺激疗法。其他可选用间动电疗法、干扰电疗法、感应电疗法、音频电疗法、调制中频电疗法、高频电疗法、直流电药物离子导入疗法等。

2. 热疗和冷疗 热疗包括电热垫、电光浴、热水袋、热水浴、中药熏蒸等；冷疗包括冷敷、冷喷、冰按摩、冰水浴等。

3. 光疗法 包括红外线、红外偏振光、激光、紫外线等。

4. 超声波疗法 特别适合神经肌肉、骨骼系统所引起的疼痛。

5. 其他 磁疗法、石蜡疗法等。

（二）运动疗法

运动疗法主要是通过促进骨骼肌肉正常生物力学关系的恢复，改善运动组织的血液循环和代谢，恢复肌肉的正常肌张力、肌力和关节的正常活动范围，增加柔韧性，纠正功能障碍，达到止痛目的。同时可以产生良好的心理效应，消除或减轻疼痛。主要包括关节活动度训练、肌力增强训练、耐力训练等。

（三）作业疗法

通过一些有目的的、经过选择的作业活动，使患者减轻疼痛，掌握良好的活动技能，从而提高其生活质量。主要包括日常生活活动训练、职业和技巧训练、家务活动训练、知觉训练、就业咨询等。

（四）心理疗法

神经病理性疼痛患者常伴有认知行为和精神心理的改变，大部分患者表现为抑郁或焦虑状态，从而进一步加重疼痛，不进行干预，易形成恶性循环。可采用生物反馈疗法、认知行为矫正、放松训练、注意力转移训练等，降低患者心理不良应激，控制病态行为，改变对人、对己、对事物的错误思想观念，从而改善个人与生活环境的关系，强化健康行为。

（五）局部神经阻滞及痛点注射疗法

应用局部麻醉剂如利多卡因等注射于周围神经干、神经根或神经节以阻断疼痛向中枢传导的方法称为神经阻滞疗法，是中、重度疼痛的有效治疗方法之一。也可采用100%乙醇、苯酚等神经破坏性药物进行神经阻滞，产生长期止痛效果。此外临床上也可选用麻醉剂、激素等注射于疼痛点，或在腱鞘内、关节内、骶管内等处行局部注射以缓解疼痛。

（六）药物治疗

药物治疗是神经病理性疼痛治疗中最基本的、常用的方法。

1. **非甾体类抗炎药**　对慢性疼痛有较好的镇痛效果。常用的有对乙酰氨基酚、阿司匹林、布洛芬、吲哚美辛等。

2. **麻醉性镇痛药**　镇痛作用强，常用于治疗顽固性疼痛，特别是癌痛的主要手段。常用的有吗啡、哌替啶、可待因、芬太尼等。

3. **辅助性镇痛药**　常用的有抗抑郁药（丙咪嗪、阿咪替林等）、抗癫痫药（苯妥英钠、卡马西平等）、镇静药（地西泮、咪达唑仑等）等。

（七）手术治疗

严重的、且经保守治疗无效的顽固性疼痛，可考虑手术疗法，但手术除痛方法需慎重选择。目前较常用的有交感神经切断术、脊神经后根切断术、脊髓前外侧柱切断术等。还可以进行外科手术置入刺激器治疗慢性疼痛，如脊髓电刺激术、脑深部电刺激术、运动皮层电刺激术等。

（八）中国传统康复治疗

1. **中药治疗**　依据中医理论四诊合参、辨证论治。常用活血化瘀、行气止痛方剂或补气补血、温经散寒止痛方剂等。

2. **针灸疗法**　根据针灸取穴原则选择穴位针刺，并施以一定手法可以减轻或解除疼痛。

3. **推拿疗法**　对关节或肌肉进行推拿治疗，可促进气血运行、疏通经络，有助于肌肉的放松，改善异常收缩，纠正关节的紊乱，减轻疼痛。

（刘　波）

第四节 共济失调康复

一、概述

共济失调（ataxia）是由于神经系统损伤而引起的运动不协调和平衡障碍。协调是指平稳、准确和控制良好地完成动作的能力。平衡是指由于各种原因使身体重心偏离稳定位置时，通过自发的、无意识的或反射性的活动以恢复重心稳定的能力。临床上可分为小脑性、大脑性、感觉性和前庭性共济失调。

二、临床特点

（一）常见表现

1. **协同不良（dyssynergia）** 是在运动中主动肌、协同肌、拮抗肌的协同不佳而导致失去了对躯干、四肢和言语肌的正常控制。运动协同不良常有反跳现象，原因是主动肌和协同肌活动时拮抗肌活动不协调；轮替运动障碍表现为交替重复运动不协调；言语障碍是由于言语肌的不协调以致发音模糊、强弱不等和时断时续。言语障碍主要见于小脑型患者。

2. **辨距不良（dysmetria）** 是由于小脑丧失将来自周围的运动信息和来自大脑的运动命令相比较并发出修正信号的能力引起，由于难以判断运动的距离、速度、力量和范围，结果不是越过靶，就是达不到它。

3. **眼震（nystagmus）** 多属小脑病变继发脑干损害，影响到前庭神经核所致。

4. **意向震颤（intentional tremor）** 中脑结合臂病变使主动肌和拮抗肌不能协调地完成有目的的动作。手和指的精细动作受累，在随意运动中当接近靶物体时颤动更明显。

5. **失平衡（disequilibrium）** 小脑、前庭、迷路损害均可引起。平衡反应延迟、加剧或不恰当，影响坐、站和走路。

（二）各型特点

1. **小脑性共济失调** 小脑是皮质下一个重要的运动调节中枢，与脊髓、前庭、大脑皮质等有密切的联系，它并不直接发起运动，而是通过对下行运动系统的调节作用实现其功能。小脑性共济失调（cerebellar ataxia）表现为随意运动的速度、节律、幅度和力量的不规则，即协调运动障碍，还可伴有肌张力减低、眼球运动障碍及言语障碍。

（1）姿势和步态的改变：表现为站立不稳、步态蹒跚、两足远离叉开、左右摇晃不定，并举起上肢以维持平衡，即所谓躯干性共济失调，又称姿势性共济失调，多见于小脑蚓部病变。上蚓部受损易向前倾倒，下蚓部受损易向后倾倒，小脑半球损害时行走则向患侧倾斜。严重躯干共济失调患者甚至难以坐稳。

（2）协调运动障碍（incoordination）：表现为随意运动的协调性障碍，一般上肢较下肢重，远端比近端重，精细动作比粗大动作影响明显。运动的速度、节律、幅度和力量不平稳，这种不规则运动在动作的初始和终止时最明显，表现为辨距不良和意向性震颤，即当运动指向目标时出现明显的震颤。不能协调地进行复杂的精细动作，即协同不能（asynergia）。快复及轮替运动异常；书写字迹笔画不匀，愈写愈大（大写症）。这些运动异常组成典型的小脑笨拙综合征。

（3）言语障碍：由于发音器官唇、舌、喉肌共济失调可使说话缓慢，含糊不清，声音呈断续、顿挫及爆发式，表现为吟诗样或爆发性语言。

（4）眼运动障碍：眼球运动肌共济运动失调可出现粗大的共济失调性眼球震颤。尤其是与前庭联系受累时，可出现双眼来回摆动，偶尔可见下跳性（down-beat）眼震、反弹性眼震等。

（5）肌张力减低：见于急性小脑病变。可导致姿势或体位维持障碍，较小的力量即可使肢体移动，运动幅度增大，行走时上肢摆动的幅度增大，腱反射呈钟摆样。患者前臂在抵抗外力收缩时，如果外力突然撤去，患者前臂不能立即放松，而出现不能控制的打击动作即回弹现象（rebound phenomenon）。

2. 大脑性共济失调　大脑额、颞、枕叶与小脑半球之间有额桥束和颞枕桥束相联系，故当大脑损害时也可出现共济失调，但大脑性共济失调通常不如小脑性共济失调症状明显，较少伴发眼球震颤。

（1）额叶性共济失调：出现于额叶或额桥小脑束病变时，表现如同小脑性共济失调，如体位性平衡障碍、步态不稳、向后或向一侧倾倒；除有对侧肢体共济失调外，常伴有腱反射亢进、肌张力增高、病理反射阳性，以及精神症状、强握反射和强直性跖反射等额叶损害表现。

（2）顶叶性共济失调：表现对侧患肢不同程度的共济失调，闭眼时症状明显，深感觉障碍多不重或呈一过性；两侧旁中央小叶后部受损可出现双下肢感觉性共济失调及大小便障碍。

（3）颞叶性共济失调：较轻，可表现一过性平衡障碍，不易早期发现。

3. 感觉性共济失调　深感觉障碍使患者不能辨别肢体的位置及运动方向，并丧失重要的反射冲动，可产生感觉性共济失调。脊髓后索损害时症状最明显，表现站立不稳，迈步不知远近，落脚不知深浅，常目视地面，在黑暗处步行更加不稳。其特点是：睁眼时共济失调不明显，闭眼时明显，即视觉辅助可使症状减轻；闭目难立（Romberg）征阳性，闭眼时身体立即向前后左右各方向摇晃，幅度较大，甚至倾倒；检查音叉振动觉及关节位置觉缺失。

4. 前庭性共济失调　前庭损害时因失去身体空间定向功能可产生前庭性共济失调，主要以平衡障碍为主，特点是站立或步行时躯体易向病侧倾斜，摇晃不稳，沿直线行走时更为明显，改变头位可使症状加重，四肢共济运动多正常。其特点是：眩晕、呕吐、眼球震颤明显，可出现双上肢自发性指误；前庭功能检查如内耳变温（冷热水）试验或旋转试验反应减退或消失。病变越接近内耳迷路，共济失调症状越明显。

三、 康复评定

协调与平衡的评定详见《康复功能评定学》中有关章节。

四、 康复治疗

（一）治疗目的

1. 改善患者运动的姿势基础　①增强近端稳性；②改善平衡调节，使患者学会小范围的运动。

2. 改善主动肌、协同肌、拮抗肌的协同，使患者的运动变得平稳和流畅。

3. 在抗重力的位置上，让患者体验有目的的抗重力运动。

4. 改善视固定和眼、手协调，使患者能利用视觉帮助稳定。

5. 在患者的运动中，引入旋转的成分，减轻患者因害怕失调而不自主地或自主地对其运动的限制。

6. 训练患者恢复正常的中线感和垂直感，以便他们在运动中有返回中线的参考点。

（二）治疗原则

1. 起初训练患者做小范围的平稳而又流畅的运动。范围随着患者的控制改善而逐渐加大。

2. 治疗应集中在训练患者在正常支持基底上（即站立时两足距离正常而不是患者由于害怕不稳定而使两足的距离加大）和在抗重力的位置上训练平衡。

3. 发展在抗重力位置上的平衡，第一步是使位置尽量稳定，其方法是增加为提高稳定而设的固定点（如为了站稳可用手扶桌面等）和进行压缩，如在支撑于桌或床上的上肢的肩部向下或在站位上通过骨盆向下进行的压缩。先一部分一部分地进行，直到患者能控制其身体的单个部分，并对近端的姿势调节和平衡有一些控制为止。

4. 随着治疗的进展，治疗师减少其控制，并慢慢地用下述的方法引导。①减少压缩的压力；②减少稳定性固定点的数目；③增大运动的范围，增加患者对平衡的需要；④从远端处理患者，迫使他去控制其较近端的部位；⑤让患者由慢到快地增加运动的速度，然后再降低之；⑥让患者反复尝试发起和停止运动，变换运动的方向，在不失去控制的情况下再发起运动。

5. 改善言语的不协调，包括在稳定位置上控制呼气和用手在肋上加压以助呼气。

6. 在近端加重量 0.2 ~ 2kg 以增加躯干和近端的稳定性，这样可降低远端运动的错误。但需注意，近来有些学者认为对于像深感觉型共济失调那样的患者，加重量是有效的；但对于本体感完好的小脑性共济失调患者，效果不甚显著。

7. 以后治疗集中在促进患者的稳定和在特殊位置上的运动控制。

8. **要注意的几点**　①在改善姿势稳定和平衡中，负重、压缩、交替轻拍、肢体的空间定位和控住等促进技术是有用的，可以结合情况应用；②对这类患者应用震颤是不适宜的；③ PNF 技术中的节律性稳定不适于用来建立这类患者的姿势和近端稳定，因患者的问题是要通过微细的肌控制以调节运动，而不是激发运动单位或保持固定的位置；④在患者仍缺乏姿势稳定和平衡时，不宜在水中运动池中做直立运动，因浮力会加重失平衡。

（三）治疗方法

1. 改善坐位的姿势稳定

（1）患者坐在低的治疗床上，背部不支持，足平放地板上，手扶前方桌上，让他伸展脊柱、前倾骨盆，同时尝试用视固定使头在空间定向。一旦能正确地完成，治疗师通过对他的肩、骨盆、膝和踝的分别压缩帮助他了解其身体部位和位置。

（2）在（1）的位置上，练习向各个方向转移体重，练习骨盆的运动，进而让他抬起一手，并探取物品。但仍要保持躯干稳定、骨盆前倾和脊柱伸直。

（3）一旦患者能不用支持地稳坐片刻，就轻轻地推或拉他，使他的重心轻微地移位，以激发他的自动平衡反应。

适应后，治疗师逐步增大其重心的位移程度，但要防止过大，致使其反应过剧而失去控制。

（4）一旦患者能使双上肢游离地进行其他功能活动，治疗师就要利用让患者将上肢在空间的不同地方定位、控住和交替轻拍，促进他对肩胛带的控制，患者以后必须练习向各个方向探取物体，抓放物体，持物做关节全活动范围的运动。

（5）一旦患者双上肢能游离地活动而无需支持，就要准备做站起的练习：前倾骨盆，伸直脊柱，身体在骨盆上前倾，先做小范围的活动，获得控制后再增大活动范围。

（6）治疗师在患者前方一定距离处竖立一根体操棒，上端持在治疗师手中，下端立于地板上。患者坐在低治疗床上，背部不支持，双足平放地板上，双上肢伸直向前，双手握住体操棒，治疗师通过将棒向患者方向轻轻地推而对他的上肢和肩胛带进行压缩，促进这些部位的稳定。然后再让他前倾骨盆，伸直脊柱，使躯干在骨盆上做向前、向后和向侧方的小范围活动，获得控制后再逐步增大活动范围。进而让他改将双手放自己双膝上，继续上述的练习，如感觉不够稳定，可让他用双手向下对双膝加压。

（7）让患者坐在一个高度与椅子相近，并由治疗师稳定住的体操球上，双上肢支撑在前方小桌上，在保持骨盆前倾和脊柱伸直的情况下，利用球的灵活性练习向各个方向转移体重。起初活动范围要小，治疗师控制住球以进行帮助。以后减少对球的控制，并让患者一手离桌放于自己膝上，继续练习，改善后再将另一手也离桌放膝上练习。

（8）患者的起始位置同（7），让患者把注意力集中在球上，治疗师较大范围地活动球，患者适应后，其上肢的变化同（7）。室内骑电动马和室外的骑马慢跑同样是练习坐位平衡的有效方法。

2. 改善站和走时的姿势稳定　小脑型共济失调患者站和走时的主要问题有：骨盆在双下肢上不稳定；在适当地伸髋站着时平衡有困难，原因是他们倾向于轻屈髋、躯干倾向前而使体重后倾地站着；步行时由于骨盆侧向不稳定，为免跌倒而加宽步行的基底，即两足的左右距离加宽。对这类患者，整个站立期必须在适当的位置和排列上练习对髋伸肌和外展肌的控制，伸髋时他必须感知骨盆在站直的双下肢上的运动。此外，他还必须学习在关节活动范围很小时的精细控制，如控制骨盆的每侧距中线 5cm 的活动等，后者与骨盆的侧向运动有显著关系。对上述问题，治疗人员可进行如下的训练。

（1）在站立中期，即一下肢在前另一在后地站着时，体重移向站立的下肢，在此情况下要练习对髋伸肌和外展肌的控制，其法如下。

1）双上肢前平举，轻外展、外旋，掌心向前方，抵在站在前面的治疗师的双掌上，治疗师通过患者伸直的双上肢施加压缩以建立其上躯干的稳定和控制，并使患者能集中在控制骨盆在站立腿上的向前运动上。

2）患者双上肢前平举，轻外旋外展，双手握住治疗师竖于其前方的两根长棒上，治疗师再次通过推动棒对患者进行压缩，目的同1）。

3）患者双上肢前上举，轻外展外旋，双手分放于治疗师双肩上，但不应靠在治疗师身上。治疗师引导患者躯干和骨盆在站立腿上方向前运动。一旦患者姿势已正确，可进行下列活动：①通过患者负重站立腿侧的骨盆和髋向下压缩；②猛击髋外展肌以获骨盆的侧向稳定；③猛击髋伸肌以获骨盆的前后方稳定和对髋伸肌的控制。

（2）为发展在直立位重新获得和保持平衡的能力，治疗师可在各个方向上应用交替的轻拍。①患者双足平行地站着；②患者在站立中期的位置上站着（可两腿轮流向前）。

（3）为练习在窄基底上行走和使步距对称，患者可在地板上预先标好的脚印上行走练习。

（4）为练习对称的步行，可用下面方式踏步：①与节拍器或音乐同步；②与治疗师的计数同步；③与患者自己的计数同步；④治疗师控制患者的肩，使肩活动与正常走路的姿势同步。

（5）为使患者有单腿站立平衡的感觉，治疗师单膝跪在患者前方，患者将迈步腿屈髋、屈膝、踝背屈、足放在治疗师大腿上，治疗师沿站立腿的骨盆和髋向下压缩。一旦姿势正确，为进一步增加稳定性，治疗师可通过迈步腿的膝向下压缩。

（6）为使患者有正常向前踏步的感觉，治疗师可将患者放在自己大腿上的足移到正常足跟着地时的位置以引起相应的平衡反应，此时患者的站立腿必须仍保持于伸髋位。

（7）为训练步行和推进步态活动，可让患者：①走和越过障碍物；②弯腰拾物或探取物品以改变重心的高度。

3. 改善协调　为改善协调可进行 Frenkel 体操（Frenkel exercise），详见有关章节。

4. 辅助器具的应用　半侧身体共济失调的患者，生活能自理，但转移有困难，其健侧虽可代偿，但对于重症，仍应给予助行器帮助建立可靠的平衡为佳。躯干共济失调者，下肢能进行良好的代偿，为保持稳定，他们步行时采用宽基底的方法，即两足左右分得更开，此时四足手杖对他们有帮助。下肢共济失调者，如训练效果不明显，宜给带前轮的助行器，这样患者向前推进时不必完全提起它，可改善步行的稳定性。为防止患者向一侧跌倒，用有平台型前臂手托的助行器更好。下肢共济失调患者，步行基底加宽，为免踢及助行器，后者应采用超宽型的。

5. 医疗体操

（1）Keim 体操的目的

1）发展本体和视机制以代偿迷路功能紊乱。

2）改善全身肌肉的协调。

3）每日在特别注意眼、肌和关节运动的情况下练习平衡。

4）训练眼不依赖于头的运动。

5）松弛颈肩肌以克服保护性肌痉挛和成板块状运动的倾向。

6）练习不引起眩晕的头运动，以逐步克服残疾。

7）在日光下和在黑暗中习惯于自然地活动。

8）恢复自信心，鼓励容易进行的自发运动。

（2）体操方案

1）眼体操：坐或卧，15～30分钟，每日2次。①上下运动20次，先慢后快；②左右运动20次，先慢后快；③对角运动20次，先慢后快；④集中注意于从距脸面100cm远处移到距面33cm处的手指上。

2）头体操：先在睁眼情况下慢慢地做，然后加快，最后闭目进行，各20次。①前屈和后屈；②左旋和右旋；③左侧屈和右侧屈；④对角运动。

3）两眼和头在与2）相同的方向上的协调运动。

4）耸肩和环形运动，每种20次。

5）坐着，向前弯腰拾物，20次。

6）站立体操，各20次。①重复1）的练习；②睁眼和闭目下从坐变为立；③从一手向另一手抛球（眼水平以上）；④从一手向另一手抛球（膝以下）；⑤从坐到站，在中途转身。

7）充分地锻炼，各做10次。①先开目然后闭目地走过房子；②先开目然后闭目地上下斜坡；③先开目然后闭目地上下楼梯；④在床上坐起和躺下；⑤在椅中站起和坐下；⑥当被向各个方向推时，恢复平衡；⑦投出和接住球；⑧做任何需要弯腰、伸腰和命中目标的游戏，如保龄球、掷木盘游戏等。

（刘　波）

第五节 肌痉挛康复

一、概述

1. 定义 痉挛（spasticity）是上运动神经元（UMN）损伤后，由于脊髓与脑干反射亢进而导致的肌张力异常增高状态。痉挛经常在脑或脊髓病变后出现，但并非所有的肌张力增高均称为肌肉痉挛。一定的肌张力是维持体位和肢体动作所必需的，但过高的肌张力则限制肢体的运动，影响日常生活活动，不利于对患者的护理与康复训练。如痉挛伴有疼痛还影响患者睡眠、情绪与精神心理状态。

有关痉挛的定义，国际上尚未统一。Lance（1980）对痉挛的定义曾经被普遍采用，即"痉挛属于上运动神经元综合征的运动障碍表现之一，是一种因牵张反射兴奋性增高所致的、以速度依赖性肌肉张力增高为特征的运动障碍，且伴随有腱反射的亢进"。所谓牵张反射是指外力牵伸骨骼肌时，能反射性地引起受牵伸肌肉收缩的现象，其机制为牵伸兴奋了肌梭，通过 γ 环路引起梭外肌的收缩。

临床上，若检查者被动牵伸某一肌群时体会到过大的阻力，且这种阻力随着检查者牵伸速度的加快而增加，则可据此判定该肌群存在痉挛。实际上，痉挛是正常情况下处于潜伏状态的牵张反射变得明显的一种状态，此时腱反射阈值下降，对叩击的反应增加，而且可引起邻近肌肉的反射性收缩。

近年来随着对痉挛认识的不断深入，人们发现痉挛不仅仅只是运动障碍，它常常还伴随有感觉的异常，如痉挛肢体的疼痛、对温度异常敏感等。因此，2005 年 Pandyan 把痉挛重新定义为：痉挛是一种由于上运动神经元损害所致的、感觉运动控制障碍，表现为间歇性或连续性的肌肉不随意激活。

据最近的文献报道，全世界目前有超过 1.2 亿人受痉挛的影响，仅在英国就超过 10 万人，半数以上的痉挛需要治疗。

2. 病因与分类 痉挛常见于中枢神经系统疾病，如儿童脑瘫、脑卒中、脑外伤、脊髓损伤、多发性硬化等。

根据病变部位不同可分为：①脑源性痉挛：如脑卒中、脑外伤和脑瘫引起的痉挛；②脊髓源性痉挛：根据脊髓损伤的程度不同又分为完全性痉挛和不完全性痉挛两类；③混合性痉挛：如多发性硬化引起的痉挛。

（1）脑源性痉挛：当病变损害到皮质、基底节、脑干及其下行运动径路的任何部位，均可出现瘫痪肢体的肌张力增高或痉挛。脑源性痉挛的主要特点：①单突触传导通路的兴奋性增强；②反射活动快速建立；③抗重力肌倾向过度兴奋并形成偏瘫的异常姿势。临床表现为：肌张力呈持续性增高状态，通过反复牵拉刺激可暂时获得缓解，但维持时间短。痉挛严重影响肢体的协调性，使精细活动困难，尤其在下肢行走时，此种障碍表现得更突出，常出现典型的划圈步态，且由于上肢屈肌群强，下肢伸肌群强，呈现上肢屈曲内收，下肢固定伸展。而脑瘫儿童则由于内收肌的痉挛出现特有的剪刀步态。脑源性痉挛一般在发病后 3～4 周内出现，较脊髓源性痉挛出现的时间早。

（2）脊髓源性痉挛：脊髓损伤可波及上运动神经元和与之形成突触的中间神经元，以及下运动神经元。颈、胸段的脊髓完全损伤可阻断全部上运动神经元下行的指令，而出现痉挛；腰、骶段的脊髓完全损伤常伤及下运动神经元，临床表现为迟缓性瘫痪。脊髓源性痉挛的主要特点和临床表现：①节段性的多突触通路抑制消失；②通过对刺激和兴奋的积累，兴奋状态缓慢、渐进地提高；③从一个节段传入的冲动可诱发相连的多个节段的反应；④屈肌和伸肌均可出现过度兴奋。脊髓源性痉挛极易被皮肤刺激所诱发。有研究表明不完全性脊髓损伤的 Frankel 分级 B、C 级比完全性脊髓损伤的 Frankel A 级更易引起严重痉挛。脊髓源性痉挛一般在发病后 3～6 个月内出现，较脑源性痉挛出现的时间晚。

（3）混合性痉挛：多发性硬化往往累及脑白质和脊髓的轴突，从而出现运动通路不同水平的病变而导致痉挛的症状和体征。

3. 病理生理　痉挛的病理生理机制仍不十分清楚，目前认为可能与下列因素有关：

（1）运动神经元兴奋性增强：包括兴奋性的输入增强，节段性输入（segmental afferents）增加，中间神经元的兴奋性增加（局部）以及下行通路（前庭脊髓束）的兴奋性增加。

（2）牵伸诱发的运动神经元突触兴奋性增强：如兴奋性中间神经元对肌肉牵拉的传入更敏感，兴奋阈（threshold）降低（低于正常的刺激）和增益（gain）增大（阈值不变，反射强度增大）。

（3）抑制性突触的输入降低：如 Renshaw 细胞募集（recruitment）受抑制，Ia 抑制性中间神经元兴奋性降低或 Ib 纤维传入减少。

（4）脊髓上兴奋性改变：包括前庭脊髓束、网状脊髓束节段性反射功能改变，下行通路（如网状脊髓束）对接受皮肤和肌肉传入的中间神经元的抑制作用减弱或丧失。

概括来说，当上运动神经元发生病变后，高级中枢对脊髓的牵张反射的调控发生障碍，如中枢抑制作用的减弱和（或）兴奋作用的增强，其结果是使牵张反射的"最后共同通路"α 运动神经元兴奋性增高，最终导致牵张反射过敏和反应过强，表现为肌肉发生不自主的较强或强烈的收缩，对被动牵伸呈现出不同程度的阻力即痉挛。

二、　康复评定

对痉挛进行临床评估，不仅可以了解痉挛的严重程度，还可以进行痉挛的治疗效果比较，有利于治疗方案的制订。痉挛的临床评估应尽量以量化的形式记录下来。痉挛评定的内容包括痉挛的严重程度、痉挛的分布（受累的肌肉、肌群或肢体部位）及痉挛所致的功能性不良后果。此外，应注意痉挛是一种动态性的现象，评定痉挛的环境不同，会引起痉挛程度的变化。痉挛程度受发病时间、体位变化、功能训练与用药情况、患者情绪状况和伴发疾病的影响。因此，痉挛评定必须综合考虑上述多方面的影响因素。

（一）量表评定

评定痉挛的量表较多，下面介绍一些临床常用的量表。

1. Ashworth 痉挛量表（Ashworth scale for spasticity，ASS）和改良 Ashworth 量表（modified Ashworth scale，MAS）　它们是目前临床上应用最多的痉挛评定量表（表 14-1），具有良好的效度和信度。两个量表均将肌张力分为 0～4 级，使痉挛评定由定性转为定量。二者的区别在于改良 Ashworth 量表较 Ashworth 痉挛量表分得更细，前者在等级 1 与 2 之间增加了一个等级 1 +，其他则完全相同。

近年来，国外有学者认为，Ashworth 痉挛量表和改良 Ashworth 量表只评定了肌张力，而忽略了与痉挛关系密切的腱反射和阵挛，因此不够全面。根据文献报道，此两种量表评定上肢痉挛的信度优于下肢。

表 14-1 改良 Ashworth 量表（MAS）

等级	标准
0	肌张力不增加，被动活动患侧肢体在整个范围内均无阻力
1	肌张力稍增加，被动活动患侧肢体到终末端时有轻微的阻力
1⁺	肌张力稍增加，被动活动患侧肢体时在前 1/2 ROM 中有轻微的"卡住"感觉，后 1/2 ROM 中有轻微的阻力
2	肌张力轻度增加，被动活动患侧肢体在大部分 ROM 内均有阻力，但仍可以活动
3	肌张力中度增加，被动活动患侧肢体在整个 ROM 内均有阻力，活动比较困难
4	肌张力重度增加，患侧肢体僵硬，阻力很大，被动活动十分困难

注：本表若没有 1⁺，即是 Ashworth 痉挛量表（ASS）。

2. **综合痉挛量表**（composite spasticity scale，CSS） 20 世纪 90 年代初，加拿大学者 Levin 和 Hui-Chan 根据临床的实际应用提出了一个定量评定痉挛的量表，其内容包括 3 个方面即腱反射、肌张力及阵挛，目前主要应用于脑损伤和脊髓损伤后下肢痉挛的评定。该量表具有良好的效度与较高的信度。有报道用 CSS 评定脑卒中和脊髓损伤患者，发现其内部一致性优于 Ashworth 痉挛量表。

以踝关节为例，CSS 的评定内容则包括跟腱反射、踝跖屈肌群肌张力、踝阵挛，其评定方法及具体的评分标准如下：

（1）跟腱反射：患者仰卧位，髋外展，膝屈曲。检查者使踝关节稍背伸，保持胫后肌群一定的张力，用叩诊锤叩击跟腱。0 分：无反射；1 分：反射减弱；2 分：反射正常；3 分：反射活跃；4 分：反射亢进。

（2）踝跖屈肌群肌张力：患者仰卧位，下肢伸直，放松。检查者被动全范围背伸踝关节，感觉所受到的阻力。0 分：无阻力（软瘫）；2 分：阻力降低（低张力）；4 分：正常阻力；6 分：阻力轻度到中度增加，尚可完成踝关节全范围的被动活动；8 分：阻力重度（明显）增加，不能或很难完成踝关节全范围的被动活动。

（3）踝阵挛：患者仰卧位，下肢放松，膝关节稍屈曲。检查者手托足底快速被动背伸踝关节，观察踝关节有无节律性的屈伸动作。1 分：无阵挛；2 分：阵挛 1~2 次；3 分：阵挛 2 次以上；4 分：阵挛持续超过 30 秒。

结果判断：0~7 分为无痉挛，8~9 分为轻度痉挛，10~12 分为中度痉挛，13~16 分为重度痉挛。

3. **两侧内收肌肌张力分级**（bilateral adductor tone rating） 该分级是评定髋内收肌群的特异性量表，主要用于内收肌痉挛的患者治疗前后肌张力改变的评定。包括 0~4 个等级（表 14-2）。

表 14-2 两侧内收肌肌张力分级

0	肌张力不增加
2	肌张力增加，一人可轻易使髋关节外展到 45°
3	肌张力增加，一人轻微用力即可使髋关节外展到 45°
4	一人需用较大力才可使髋关节外展到 45°
5	需两人才能使髋关节外展到 45°

4. **痉挛频率量表**（spasm frequency scale） 痉挛频率量表包括 Penn 痉挛频率量表和每天痉挛频率量表，一般由患者自己记录每小时或每天发生的痉挛次数。前者（表 14-3）用于评定脊髓损伤患者每小时双下肢痉挛出现的频率，了解患者痉挛的程度；后者（表 14-4）适用于每天的痉挛频率评定，而非每小时的评定。两者均可作为治疗前后的对比之用。

5. **痉挛的阵挛评分**（clonus score） 临床主要对踝关节进行阵挛检查，并以踝阵挛持续的时间长短作为评分的依据（表 14-3）。

表 14-3 痉挛的阵挛评分

0	无踝阵挛
1	踝阵挛持续时间 1~4 秒
3	踝阵挛持续时间 5~9 秒
4	踝阵挛持续时间 10~14 秒
5	踝阵挛持续时间超过 15 秒

（二）仪器评定

除了上述量表之外，还可应用以下方法对痉挛进行评定。这些方法虽然结果较为客观，但不仅需要一定的仪器，而且积累的临床经验不多，也不太成熟，因而临床上的实用性有限，在科学研究和治疗前后疗效观察中可参考选用。

1. **临床神经电生理检查** 如进行肌电图（EMG）检查，分析其 H 反射、F 波、Hmax/Mmax 等。研究发现，痉挛患者的 H 反射波幅增大，F 波时限和波幅增加，Hmax/Mmax 值明显增加，牵张反射阈值明显降低。近来认为多通道动态 EMG 是检测痉挛比较通用、临床应用也有效的电生理方法，即将表面电极固定在各相关肌肉上，在患者进行主动、被动或施加皮肤刺激时，用多导肌电仪记录各相关肌肉的收缩情况，以反映拮抗肌与协同肌的收缩时相、强度和协调性，并依此分析患者的痉挛与功能情况。

2. **钟摆试验**（pendulum test） 主要用于下肢股四头肌与绳肌痉挛程度的定量评定。方法是受试者坐在床边，小腿自然下垂，开始测试时，检查者用手抬起受试侧小腿，至完全伸直，然后松手，让小腿在重力和惯性作用下摆动，以电子量角器记录膝关节的摆动情况。正常人该过程类似钟摆，均匀衰减直至停止，因此叫作"钟摆试验"。有痉挛存在时，下肢摆动受到影响，呈现出一种与正常情况不同的摆动形式，并随痉挛轻重而有一定差异。痉挛越严重，摆动受限越明显。

3. **步态分析**（gait analysis） 是多通道动态 EMG 技术在步行与步态周期中的应用。利用表面电极及步态分析仪，收集下肢肌肉的生物力学和肌电图的数据，分析痉挛对肌肉控制和步态的影响，有助于决定痉挛的治疗方案。

（三）功能评定

痉挛常对患者的功能活动造成不同程度的影响，因此对于痉挛患者尚需评估其运动功能如床上活动、体位转移、平衡能力与步态等以及日常生活活动（ADL）自理能力等。

常可选择应用徒手肌力检查、关节活动范围（ROM）的测量、Brunnstrom 运动功能、Fugl-Meyer 量表、Barthel 指数（BI）或功能独立性评定（FIM）、Berg 平衡量表、Holden 步行功能分级（FAC）、步态分析等，以全面了解痉挛对功能活动各方面的影响。如不能进行正式的运动功能评定，可在治疗前和治疗后让患者做相同的功能活动，并摄像记录。根据这样简单的记录，也能对治疗前、后的功能变化进行客观的评价。

三、治疗方法

在临床实践中，单从痉挛不能决定治疗，是否治疗痉挛以及如何积极实施有效措施应以患者功能状态为指导。只有当运动能力、体位摆放、照顾或舒适度等受痉挛的影响达到一定程度时，才需要进行以降低肌张力为目的的抗痉挛治疗。但是，当痉挛影响患者的 ADL、步态、睡眠、个人卫生或当痉挛引起严重疼痛，导致挛缩时，要给予积极处理。但是，一个合适的临床治疗决策的制订是复杂的，并且需要综合考虑多方面的因素。

是否治疗痉挛应取决于治疗的适应证以及所希望达到的治疗结果，即是否影响功能来决定。首先应考虑痉挛是否有必要治疗，在某些病例中痉挛是有用的。例如，下肢痉挛在转移或步行中可起到支撑体重的支架作用，上肢痉挛在辅助穿衣时是有用的。还需要考虑到治疗的严重副作用，尤其是口服抗痉挛药物，有时可能引致肌无力和疲劳，这比痉挛不处理更为有害。

痉挛的治疗目标：包括改善活动能力、ADL、个人卫生；减轻疼痛、痉挛；增加关节活动度、扩大关节活动范围；增加矫形器配戴的合适程度，改善矫形位置，提高耐力；改变强迫体位、改善在床或椅上体位摆放，让患者自觉舒适；消除有害的刺激因素，预防压疮发生或促进更快愈合，使护理更容易；预防或减轻与肌张力异常有关的并发症如挛缩等，延迟或避免外科手术；最终提高患者及其照顾者的生存质量。

痉挛的治疗原则：痉挛的表现在不同患者之间差异很大，因此治疗方案必须个体化。治疗计划（包括短期、长期的目标）应清晰可见，而且患者及其家属、照顾者必须能够接受。

痉挛的治疗方法有很多，下面分别介绍。痉挛的处理应是综合性的，应以康复治疗与药物治疗为主，必要时辅以手术治疗。

（一）康复治疗

康复治疗在切实可行、有针对性的治疗目标基础上，把物理及作业治疗等各种行之有效的方法有机地结合应用，最大限度地减轻痉挛。

1. 消除加重痉挛的诱发因素　痉挛可由多种原因诱发，尤其是对于昏迷的、认知障碍和交流困难的患者。常见的原因包括尿潴留或感染、严重便秘、皮肤激惹（如压疮或外界感觉刺激增强如不合适的支具和尿袋）等。有时痉挛的恶化意味着潜在的急腹症和下肢骨折，尤其是不能准确表达疼痛和不能指出自己不适的患者。应首先消除这些诱发因素。

2. 正确的体位与坐姿

（1）正确的体位：对于不能活动的患者尤其重要。保持肢体抗痉挛的良好体位称为良姿位，可以预防痉挛的产生。如果痉挛已经产生，良好的抗痉挛体位还具有缓解痉挛的作用。应避免各种可以加重痉挛的体位。

（2）正确的坐姿：基本的原则是身体可维持在一个平衡、对称和稳定的体位上，既舒适又可发挥最大的功能。不同类型的坐姿系统最终目的都是保持骨盆稳定，不会倾斜，微微前倾，这样脊柱可保持腰椎前曲、胸椎后曲和颈椎前曲，髋通常维持在 90°，膝和踝通常为 90°。有严重痉挛的患者为了维持这种体位需要进行一系列坐姿装置的改进如足带、膝控制板、内收环、腰部支撑。躯干侧面支撑及一系列头和颈的支撑系统的帮助也很重要。

3. 物理治疗 物理治疗方法包括神经发育技术、手法治疗、功能性活动训练和物理因子治疗等，主要作用是缓解痉挛及其引起的疼痛，防止关节挛缩变形，提高患者的运动能力，从而尽可能地改善痉挛患者的生活质量。

（1）神经肌肉促进技术：主要依据人体正常神经生理和发育的过程，利用多种感觉的刺激，运用诱导或抑制的方法，使得患者逐步学会如何在控制肢体痉挛的状态下，以一种正常的运动方式去完成日常生活动作。例如，Bothath 技术中的控制关键点和反射性抑制（reflex inhibiting pattern，RIP），Brunnstrom 技术中的紧张性颈反射和紧张性迷路反射等，均有较好的抗痉挛作用；PNF 技术中的上肢伸展模式、下肢屈曲模式以及手法接触、时序、口令交流与视觉刺激、节律性发动、慢逆转与慢逆转 - 保持、收缩 - 松弛技术等方法均有助于缓解痉挛；在缓解痉挛方面，Rood 方法主要采用皮肤感觉刺激、关节负重、体位的摆放、痉挛肌肉的牵拉等技术。目前鲜有证据表明这些神经肌肉促进技术一种比另一种在处理痉挛上更有效，通常将这些技术综合应用。

（2）手法治疗：目前认为，对痉挛肢体的关节实施手法牵伸，可以缓解肌肉的痉挛，改善关节的活动范围。手法牵伸时力量应缓慢增加，当感觉到肌肉等软组织的抵抗时，在此位置上保持至少15 秒，然后放松，反复进行。痉挛肌肉到底牵伸多长时间比较合适还没有共识，一般认为每 24 小时至少应有 2 小时使肌肉保持在完全伸展状态。

（3）功能性活动训练：这是训练患者如何在控制痉挛的同时，自主地完成一些日常的生活动作。日常生活中的功能性活动训练包括床上翻身动作、坐位 / 立位平衡的维持、站起和步行训练等。

如果可能，还应进行痉挛肌的拮抗肌肌力训练。痉挛可导致痉挛肌本身和其拮抗肌肌力减弱。肌力训练目的是一定程度上恢复受累肌肉尤其是痉挛肌的拮抗肌肌力水平，以便在通过其他方法降低肌张力的同时，使痉挛肌的拮抗肌肌力得到最大程度的恢复。

（4）物理因子治疗：包括功能性电刺激、生物反馈、温度刺激和超声波等疗法。

各种类型的直流电刺激特别是痉挛肌群及其拮抗肌群的交替电刺激、肌电生物反馈刺激、脊髓通电等，对降低痉挛肌群的肌张力均有较好的疗效。肌肉直接电刺激的抗痉挛效果可持续数小时。

热疗如各种传导热（砂、中药外敷）、辐射热（红外线）、内生热（微波、超短波）等可以用来缓解肌肉痉挛。冷疗也可抑制肌肉痉挛，如将手放在冰水中浸泡 10 秒左右取出，反复多次，可以缓解手的屈曲痉挛；用冰敷小腿三头肌，可以缓解足的跖屈痉挛。热疗与冷疗重复使用的效果都维持不长，大约半小时左右，可在家中使用。

水疗也可以起到暂时缓解痉挛的作用，可以根据条件选择应用。

4. 矫形器的制作与应用 矫形器制作是痉挛康复治疗中重要的治疗手段之一。在肌肉痉挛情况下，矫形器能在一定程度上通过对肌肉的持续牵伸，骨骼、关节的固定，达到减缓肌痉挛、疼痛，预防和（或）矫正畸形，防止关节挛缩，促进正常运动模式建立的作用。

现有的各种各样的矫形器均可将痉挛的肢体固定在休息位或功能位，将挛缩的危险降到最小。如踝足矫形器（AFO），对纠正足的跖屈内翻有效。在使用过系列夹板或矫形器（新型的低温热塑材料可随着关节活动度的改善，每隔数天进行修改）之后，挛缩肢体的活动度可获得明显的提高。

（二）药物治疗

治疗痉挛的药物既包括口服的全身性药物，也包括局部应用的药物。

1. 全身用药 下列情况下应首选口服药物治疗：①患者伴有痉挛性疼痛、睡眠减少、癫痫发作和张力异常；②所有肌群均可见无选择性的动作，伴有认知障碍的患者；③四肢瘫患者。治疗痉挛的常用口服药物（表 14-4）是巴氯芬（baclofen）、苯二氮䓬类（Benzodiazepine）、丹曲林（dantrolene）和替扎尼定（Tizanidine）等药。

表 14-4　治疗痉挛的常用口服药物

药物	剂量（mg/d）	半衰期（h）	作用机制
巴氯芬	10~80	3.5	突触前抑制剂，活化 γ-GABA 受体
地西泮	4~60[+]	27~37[+]	有助于 GABA 突触后的效果，使突触后抑制加强
丹曲林	25~400	8.7	减少钙离子的释放，影响肌肉收缩的联系
替扎尼定	12~24	2.5	具有 α_2 肾上腺素激动药性质，增强运动神经元的突触前抑制作用
可乐定	0.1~0.4	12~16	选择性 α_2- 受体协同剂
妙纳	150	1.6~1.8	抑制 γ 运动神经元的自发冲动，抑制肌梭传入冲动

（1）巴氯芬（baclofen）：是 GABA 的衍生物，对 GABA 受体有亲和力，在受体突触前与之结合而抑制兴奋性天冬氨酸、谷氨酸的释放与降低单突触性与多突触性反射与（或）使神经元内 K+ 外流，产生超极化，使上运动神经元综合征（UMN）引起的骨骼肌痉挛状态缓解。巴氯芬作用部位为传入至脊髓的神经终末的突触前抑制，以改变中间神经元活动与下降 α 运动神经元活动。

临床应用：用于脊髓损伤、多发性硬化、脑瘫、脑卒中及脑外伤后肢体痉挛状态等。剂量应个体化，成人 5mg，每日 3 次，每 3~5 天增加总量 5mg/天，直至起作用，保持此剂量。老年人剂量宜从 2.5mg，每日 3 次开始。剂量一般不超过 80mg/天，但也有 120mg/天的报道。对痉挛严重、口服药不良反应比较大或其他治疗效果不理想的患者，可以考虑采用巴氯芬鞘内注射，鞘内给药时所需剂量仅为口服药的 1%。

副作用：镇静作用（嗜睡）、头晕与乏力（中枢神经系统抑制），并可影响注意力和记忆力，且可发生精神错乱，在肌无力影响功能时，考虑停药，此外，尚有低血压、癫痫发作等。

注意事项：本药可影响反应性，故驾驶员应慎用。停药要慢，避免反跳作用。

（2）地西泮（diazepam）：是 GABA 的协同剂，抗痉挛作用是经由苯二氮䓬类 -GABA 受体复合体的。在脊髓水平对输入增加突触前抑制，减少单突触和多突触的反射传导。在脊髓损伤和多发性硬化时用于症状缓解，如屈肌、伸肌痉挛、僵硬、疼痛。治疗剂量 5~40mg/天。副作用：嗜睡、呼吸抑制、成瘾、撤药综合征。

（3）硝苯呋海因（丹曲林，dantrolene）：由于抑制 Ca^{2+} 从肌质网中释放，影响收缩肌肉的联系，因而是作用在骨骼肌，对心肌和平滑肌无明显作用。用于缓解症状，特别是阵挛，适用于所有原因引起的上运动神经元综合征（UMN）。治疗剂量 75~400mg/d，成人开始 25mg/天，渐增量至 100mg，每日 3 次，可用于脑源性痉挛状态，也可作为脊髓源性痉挛状态的辅助用药。副作用：肌无力，肝功能损害，中枢神经系统副作用少，可有昏睡。

（4）替扎尼定（tizanidine）：中枢性 α_2 肾上腺素受体激动药，可能是通过增强运动神经元的突触前抑制作用而降低强直性痉挛状态，可抑制突触前末梢天门冬氨酸的释放。用于降低因脑和脊髓外伤、脑出血、脑炎以及多发性硬化病等所致的骨骼肌张力增高、肌痉挛和肌强直。应根据患者需要做剂量调整，初始剂量不应超过 6mg / 天（分 3 次服用），通常每 2 ~ 4 天增加 2 ~ 4mg。通常用量为 12 ~ 24mg / 天（分 3 ~ 4 次服用）。最大剂量不能超过 36mg / 天。常见副作用：嗜睡、眩晕、低血压（与降血压药物合并应用更要特别注意）。

（5）可乐定（clonidine）：为一种选择性 α_2 受体协同剂，其抗痉挛状态作用可能由于感觉输入的 α_2 介导的突触前抑制加强所致，低血压是潜在的副作用。

（6）妙纳（myonal）：抑制 γ 运动神经元的自发冲动，抑制肌梭传入冲动。可改善脑卒中、脑外伤、脊髓损伤等所致的肢体肌痉挛状态。治疗剂量 150mg / 天。副作用主要是肝功能损害。

2. 神经传导阻滞（包括运动点阻滞） 当一组肌群的痉挛或同一神经支配区域的数块肌肉出现肌痉挛，如髂腰肌、腰方肌或脊旁肌等，可考虑选用可逆的局部麻醉药物（利多卡因和同类药物）或作用时间较长的乙醇类如乙基乙醇（乙醇）、苯基乙醇（苯酚）进行肌内注射（神经肌肉阻滞）或支配神经附近处注射（神经周围阻滞），以降低肌痉挛。

（1）常用药物：如乙醇（60% ~ 100%）、石炭酸（5% ~ 6% 酚）等。

（2）注射方法：利用肌电图准确地找出运动终板的所在处，利用一个可发出 1 ~ 3mA 电流的小型刺激器，连接上一支带有注射器的针。将针进到皮下之前，可利用表面的电流刺激仪，寻找支配神经或肌肉运动点所在的大致位置。当这支针接近支配的神经或肌肉运动点时，很小的电流（大约 0.5mA）就可以刺激引起靶肌肉的跳动，此时即可进行药物注射。

（3）副作用：注射部位疼痛、肌无力、感觉障碍、静脉血栓形成等，注射过量可引起抽搐、心力衰竭、中枢神经系统抑制等。

3. 肉毒毒素注射 肉毒毒素（botulinum toxin，BTX）作用于周围运动神经末梢、神经肌肉接头即突触处，抑制突触前膜对神经递质——乙酰胆碱的释放，引起肌肉松弛性麻痹，即化学去神经作用（chemodenervation）。BTX 能有效降低肌张力，改善关节活动度、自主神经反射、步态、姿势等，并使会阴易于清洁，且无明显不良反应。

作为局部痉挛治疗的首选药物，使用 BTX 应遵循如下原则：①在 BTX 使用前，使用者应当确保注射后可进行恰当的康复治疗；②BTX 使用与否取决于患者的痉挛模式、运动时的痉挛成分、明确治疗目标和达到目标所需的能力；③在治疗之前，患者和家属及其照顾者应给予有关正确的信息，应当同意治疗计划；④BTX 靶肌肉内注射一般由临床医生来执行，医生应在诊断与处理痉挛上有经验，具有功能解剖学方面的知识，懂得如何控制剂量；⑤BTX 注射之后要达到最理想的临床效果，还应结合锻炼程序、肌肉牵伸和（或）矫形器应用等；⑥临床治疗小组应规范地评估治疗效果，在 BTX 治疗前后都需要进行一系列的评测，帮助患者和照顾者达到他们的目标。

目前，临床上使用的是 A 型肉毒毒素（BTXA），它是从 A 型肉毒梭菌的培养液中提取的。常用的 BTXA 有衡力（兰州生物制品研究所生产）、Dysport（英国）、Botox（美国）。通常在注射 BTXA 2 ~ 3 天内见效，有些患者可在数小时内即见效，而另一些则要 1 周，疗效持续 8 ~ 12 周，此后，由于神经发芽及神经 - 肌肉传导的重建，限制了毒素活性的发挥。2% ~ 3% 的患者注射后无效，即原发性无反应；5% ~ 10% 的患者注射后出现抗体，成为继发性无反应者。

BTXA 采用肌肉或皮下注射，如果进行复杂的精细肌内注射（如脑瘫、书写痉挛），则需要 EMG、电刺激或超声引导（图 14-1、图 14-2）定位，但对单个或大块肌内注射则不一定需要（如眼睑痉挛、斜颈）。目前，临床上常用于治疗脑或脊髓损伤后的肢体痉挛、痉挛性斜颈、书写痉挛等，也可用于治疗睑肌痉挛、面肌痉挛、Meige 综合征、斜视、构音障碍、咬肌痉挛和抽动症等。

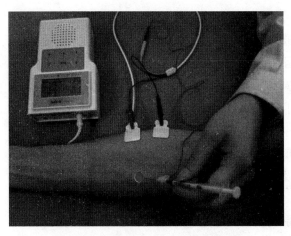

图 14-1 电刺激引导下肉毒毒素注射

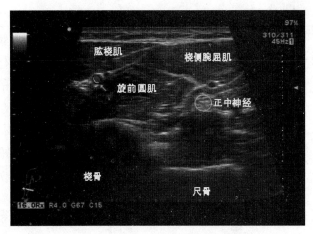

图 14-2 超声引导下肉毒毒素注射

BTXA 的副作用可在少数患者中出现，出现部位和症状与治疗病种、注射部位有关。主要表现为肌无力，常见的有眼部的睑下垂、瞬目减少、睑裂闭合不全，面部的面肌肌力减弱、口角歪斜，肢体无力等。副反应均为短暂的、轻微的，2~8 周内自然消失。副反应的出现还与注射技术及用量有关。偶有过敏反应的报道。

几种治疗痉挛的注射药物的选择见表 14-5。

表 14-5 治疗局部痉挛的注射药物的选择

药物	机制	注射处	受阻滞组织	开始时间	持续时间
局部麻醉剂	阻滞细胞膜的离子通道	神经周围或肌肉内	感觉和运动神经、肌肉、神经肌肉接头处	数分钟	数小时
乙醇	组织和血循环毁损	神经周围或肌肉内	感觉和运动神经、肌肉、神经肌肉接头处	< 1 小时	2~36 个月
石炭酸	组织和血循环毁损	神经周围或肌肉内	感觉和运动神经、肌肉、神经肌肉接头处	< 1 小时	2~36 个月
肉毒毒素	突触前 Ach 释放阻滞	肌肉内	肌肉	72 小时	3~6 个月

（三）手术治疗

处理痉挛很少需要外科手术，除了部分严重或症状持久以及肌肉固定、挛缩的患者。痉挛的外科处理主要针对四个不同水平的解剖位置：大脑、脊髓、周围神经和肌肉。外科治疗痉挛的手术包括选择性背根切断术、周围神经切除术以及肌腱延长、肌腱切开等，甚至还有脑、脊髓切开，脊髓前侧柱切断等手术。

针对大脑为治疗目标的神经外科主要是采用外科手段作用于苍白球、腹丘脑核或小脑部位，目前对痉挛的治疗收效甚微。选择性脊神经后根切断术（selective posterior rhizotomy，SPR）目前得到较广泛的应用，并被认为是一种有效的作用于中枢神经系统的治疗方法。$L_2 \sim S_2$ 脊神经后根在术中暴露并采用电刺激仪来检测，对显示为异常刺激反应的后根神经束予以切断，该手术的禁忌证主要是肌力太弱和固定的挛缩畸形。新近采用的微创经皮射频神经根切断术可取代 SPR，且创伤小。周围神经切断术也被试用于痉挛的治疗，但治疗效果并不理想且副作用严重。

针对肌肉骨骼的手术方式依然在治疗痉挛引起的挛缩方面扮演重要的角色。最常见的矫形术是跟腱延长术，可缓解跟腱固定挛缩畸形。内收肌腱切断术有时对严重的内收肌痉挛有效。上肢手术的效果较差，但各种肌腱切开术和肌腱延长术也可以施行，如肱二头肌和肱桡肌的延长、尺侧腕屈肌延长和桡侧腕屈肌延长，单个拇指 - 掌畸形时可将拇长屈肌转移至拇指桡侧。

有人将痉挛的处理形象地比作为上阶梯，共分 7 级阶梯，简称"七阶梯方案"，具体如下。

第一阶梯：①预防伤害性刺激：便秘、尿道感染、膀胱膨胀、焦虑、气温下降等各种因素都可能诱发和（或）加重痉挛，患者要学会观察自己，分析原因，尽量避免可能诱发和（或）加重痉挛的情形发生。②健康教育：避免诱发和（或）加重痉挛的同时，学会在日常生活中抑制和（或）控制痉挛的技巧，并学会利用痉挛进行转移等日常生活动作。

第二阶梯：掌握并坚持正确的体位摆放、关节被动运动和牵伸技术。

第三阶梯：①治疗性的主动运动训练；②理疗、水疗、按摩、针灸等；③矫形器的使用。

第四阶梯：①以巴氯芬为代表的口服抗痉挛药物的使用；②以 BTXA 为代表的神经化学阻滞疗法。

第五阶梯：①鞘内药物注射；②选择性脊神经后根切断术等手术治疗。

第六阶梯：①肌腱延长、肌腱切开等矫形外科手术；②周围神经切除手术。

第七阶梯：脊髓切开、脊髓前侧柱切断等破坏性更大的手术。

典型的治疗痉挛的方法是阶梯式的，开始以最简单、最小侵入式和最小副作用的方法，逐渐过渡到更多侵入式的方法。如果低一级的方法无效，才考虑使用更高一级阶梯的方案。但级别越高，侵害性和不可逆性损害越强，副作用越多。因此，阶梯式治疗方案的基本原则是如果能使用上一阶梯方法控制痉挛，就尽量不使用下一阶梯的方法。

痉挛的处理原则是以提高患者的功能能力为主要目的。目前强调痉挛的处理要从发病的早期开始。2016 年 6 月发布的《美国成人脑卒中康复治疗指南》推荐，康复训练结合早期局部注射 A 型肉毒毒素，可以减轻上下肢痉挛的程度，改善肢体功能。

总之，痉挛的治疗是综合性的。大多数患者可用物理治疗及局部神经肌肉阻滞或肉毒毒素注射相结合的方式来解决，有时需加用一些剂量相对较小的口服药物。更进一步的鞘内注射或手术的方式较少采用，除非由于早期不正确的治疗或并发症较多。另外，痉挛的处理需要各相关专业的医务人员通力协作，以康复小组方式（team work）进行，尤其是物理治疗师、矫形器师、康复医师将发挥重要作用。

（胡昔权）

第六节　植物状态康复

一、概述

1. 定义　植物状态（vegetative state，VS），是一种特殊的意识障碍状态。该术语首先由 Jennet

和 Plum 于 1972 年提出来。VS 是由于大脑半球严重损害，皮质功能丧失而脑干相对完好，处于皮质下生存的一种临床综合征。其主要特征是对自身和外界环境的认知功能完全丧失，但能睁眼、有睡眠 - 觉醒周期、下丘脑与脑干功能基本保存。植物状态可为暂时性，也可以持续存在，即持续性植物状态（persistent vegetative state，PVS）；如果植物状态已属不可恢复，则称为永久性植物状态。

至于 VS 持续多久才称 PVS，国内外的意见不一，从 1 个月到 1 年不等。

2. 流行病学 据报道，PVS 的年发病率为 2.5/10 万，脑外伤引起 PVS 的患病率约为 4/100 万。1980 年世界资料库的统计资料显示，1373 例脑外伤后昏迷超过 6 小时的患者中，有 140 例（约 10%）处于 PVS；而昏迷超过 24 小时者发生 PVS 的比例达 10%～24%。

美国 1992 年统计 PVS 患者大约有 1.5 万～2.5 万人，其中儿童患者约 0.6 万。日本 1984 年估计 PVS 患者大约有 7000～8000 人。英国 1976 年估计 PVS 患者大约有 1000～3000 人。国内至今尚无 PVS 发病情况的具体统计报告。据粗略估计，我国 PVS 患者约有 7 万～10 万人。

3. 病因病理 VS 是由严重损害大脑半球的急性或慢性疾病造成的。引起 VS 的病因中，最多是重度脑外伤，约占 1/3 以上。除脑外伤外，还有脑血管病、缺血 - 缺氧性脑病、脑肿瘤、脑膜炎、脑炎、中毒、代谢性疾病、退行性变性疾病、脑发育畸形等，也有个别患者原因不明。

大脑外观可以如常，但镜下可见严重破坏，多灶梗塞和软化灶形成，广泛的脱髓鞘改变，大量神经元丧失，皮质细胞形态不完整，胶质细胞增生。大脑皮质与基底节的联系中断，脑室扩大，脑干大多正常，或见网状结构的破坏，小脑可见浦肯野细胞变性和星形细胞增生。也有尸检表明双侧脑部最广泛的病变不在大脑皮质而在丘脑。病理改变随病因不同而不同。

4. 临床表现 VS 患者主要临床表现如下：①思维活动丧失；②不会说话，也不能理解他人语言；③不能随意运动，不遵嘱动作，但对痛刺激可有逃避反应；④存在睡眠 - 觉醒周期，表现为间歇性的觉醒；⑤觉醒时能睁眼，眼球可无目的地移动；⑥主动进食功能丧失，有些患者可有吞咽和咀嚼动作；⑦大小便失禁。

重型脑损伤后昏迷的患者其恢复过程并不都经过植物状态，只有很少数患者进入 VS 或 PVS。此类患者往往于外伤后陷入深昏迷，数日乃至 1～3 周渐渐睁眼，对疼痛刺激似有反应，有醒觉而无知觉，或似醒非醒状态，患者虽睁眼并可有眨眼和徘徊性眼球运动，但对恐吓似乎不注意，少数有时眼球能跟随物体的移动而转动。这种眼球跟踪反映枕 - 间脑通路未完全破坏，但并不意味着皮质整体功能的恢复。患者可有情绪反应，对有害刺激或大声叫喊，或可引起呻吟、叹气、睁眼、皱眉、苦相、呼吸改变，以及肢体屈曲等，但多数情况下表现为安静状态。

肢体呈现瘫痪，腹壁反射消失，有时能引出腱反射和锥体束征，重刺激可引起肢体屈曲反应。常有明显的抓握反射，好像在抓东西，转动颈部可引起姿势的改变，可有吸吮、咀嚼动作，把水和食物送入口中可出现吞咽动作，但这种食法不足以维持生命，往往需要管饲喂养。上述表现对于不熟悉 VS 患者的医务人员及陪伴家属往往看成有意识活动，造成不切实际的乐观。

5. 辅助检查 临床检验和放射检查无特殊表现，脑脊液检查多无异常。EEG 可见弥散慢波活动，也可见正常 α 节律，也有表现为电静息。脑血管造影大多正常，气脑造影可见脑室扩大。CT 和 MRI 可显示造成 VS 的原发疾病征象，并显示皮质萎缩和脑室扩大、脑干外形相对保持或轻度萎缩。视觉诱发电位（VEP）和脑干听觉诱发电位（BAEP）显示无大脑半球功能和部分脑干损害，体感诱发电位（SEP）消失或显示 N13-N20 的中枢传导时间延长和 N_{20} 波幅降低。

经颅多普勒（TCD）超声检查示 VS 患者大脑前、大脑中动脉血流缓慢或无血流，而供应脑干的椎 - 基底动脉血流相对较好。若有条件可进一步行 SPECT 与 PET 检查。虽然价格昂贵但二者可以较好地显示脑血流和脑代谢情况。PET 显示 VS 患者脑部代谢率明显降低。

二、诊断与鉴别

1. 诊断标准 对 VS 的诊断，国内外至今尚无统一的标准。大多数学者认为，应以大脑皮质功能的有无作为判断基准，一旦患者能依指令作出睁眼、抓握等动作，即提示皮质功能已开始恢复。各种诊断标准多基于"植物状态"的定义及临床表现而制订。

1990 年美国医学会及美国神经学会制订 VS 临床诊断依据为：①恢复睡眠-觉醒周期；②自动保持血压和呼吸规律；③缺乏孤立性局部的运动反应；④不能发声，不能遵嘱；⑤缺乏持续性眼球跟踪活动等，患者被描述成醒状但无意识，无认知或无情感功能。上述症状持续时间因病不同而不同。

1996 年我国制订 VS 诊断标准是：①认知功能丧失，无意识活动，不能执行指令；②保持自主呼吸和血压；③有睡眠-觉醒周期；④不能理解或表达语言；⑤能自动睁眼或在刺激下睁眼；⑥可有无目的性眼球跟踪运动；⑦下丘脑及脑干功能基本保存。VS 必须持续 1 个月以上方可诊断为 PVS。认知功能丧失是指对自身或外界刺激（如视、听、触、痛等）缺乏有意识的情感和行为反应。下丘脑及脑干功能是指心跳、呼吸、血压及脑干反射（包括瞳孔、角膜、眼头、眼前庭、咳嗽、吞咽、呕吐等反射）。

脑干反射检查内容如下：

（1）睫脊反射：以疼痛刺激一侧颈部皮肤，引起同侧瞳孔生理性扩大。如果患者睫脊反射消失，而其他脑干反射存在，揭示间脑平面受损。

（2）额眼轮匝肌反射：叩击额颞部或颧弓，引起同侧眼轮匝肌明显收缩。VS 患者睫脊反射和眼轮匝肌反射消失，而其他脑干反射存在，提示间脑-中脑平面受损。

（3）眼头反射（oculocephalic reflex，OCR）：此反射像洋娃娃的头眼运动，故又称玩偶眼现象（doll's eyes phenomenon）。将患者头部谨慎而较快地转向一侧，再经 90° 转向另一侧，同时观察眼球运动，正常人眼球与头运动方向、速度一致（伴随运动）为正常反应，即为转头试验（－），将 VS 患者按上述方法转头时，如见患者眼球向相反运动（背离运动），则为眼头反射存在或转头运动（＋），VS 患者出现此反射时示间脑病损，随意识障碍加深，OCR 反射消失则示病损已累及中脑平面。

（4）瞳孔对光反射：此反射消失提示中脑平面受损。

（5）角膜反射：此反射消失提示脑桥上段受损。

（6）下颌反射：叩击下颌联合时嚼肌收缩。如消失也提示脑桥上段受损。

（7）眼前庭反射（oculovestibular reflex，OVR）：将患者头部抬高 30°，以使最大限度刺激半规管，用注射器吸取 1ml 冰水（或冷水）迅速注入一侧外耳道，同时观察眼球运动。若脑桥功能尚好，则冰水刺激可使两眼球一起向刺激侧运动，持续 2~3 分钟后返回原位，即为 OVR 存在；若脑桥受损则 OVR 消失。

（8）眼心反射：压迫眼球引起心率减慢。此反射消失，提示病损已达延髓平面。

（9）掌颏反射：针刺患者掌心皮肤，引起同侧下颌肌肉收缩。本反射原为病理反射。皮质-皮质下病损时可出现。

（10）角膜下颌反射：刺激角膜，引起下颌的跟随运动。本属病理反射，当间脑或中脑平面病损时可出现。

病理反射：患者一侧病理反射（＋），表示对侧大脑存在局限性病灶。随着病情进展，另一侧也可为（＋），此提示病变累及双侧半球或脑疝压迫继发脑干损害，如果同时出现双侧（＋），则表示为两半球存在弥漫性病变或脑干病损。

临床上作出 VS 与 PVS 的诊断时，必须十分慎重。因为诊断正确与否，关系到患者的预后估计及治疗效果的评定可靠性。因此，严格执行上述诊断标准极为重要，否则就会陷入误区，得出错误的结论。

VS 的诊断主要依据临床表现。但为了明确病因、观察病情变化、评估治疗效果及预测患者的预后，根据病情及客观条件，可选择进行某些辅助检查，如 EEG、SEP、TCD、CT、MRI、SPECT、PET 等，这些检查有助于临床诊断。

2. 鉴别诊断 VS 必须和其他缺乏反应的状态如昏迷、脑死亡等相鉴别，最重要的是和闭锁综合征相区别。

闭锁综合征（locked-in syndrome）患者的脑干受到部分损害（脑桥基底部病变），导致其运动功能几乎全部丧失，表现为患者肢体不能活动，不能言语，易被误认为 VS，但由于患者的大脑皮质和脑干被盖部的网状结构上行激活系统无损害，故其意识完全清楚，能通过睁、闭眼或眨眼表示"是"或"不是"来进行交流。

VS 不同于昏迷（coma）。昏迷是一种持续的、深度的病理性意识障碍，其特征是双眼闭合，不能被唤醒，更不能认知；VS 则是能觉醒但无认知。

VS 还需与脑死亡（brain death）相鉴别，鉴别依据在于脑干反射存在与否。VS 患者可自发睁眼，转动眼球，瞳孔对光反射和角膜反射存在，并且有咀嚼、吞咽、喷嚏等反射；在脑死亡时，这些脑干功能全部消失。各国诊断脑死亡的标准中都把这条列为 1 个单项。日本（1974）制订脑死亡标准为：①深昏迷；②双侧瞳孔放大，对光反射、角膜反射消失；③自主呼吸停止；④血压突然下降，保持低血压；⑤脑电图平坦；⑥以上 5 条同时具备并持续 6 小时以上。

如果尚不能确定 VS 时，可以进一步做 CT 和 MRI 检查，虽不是特异，但能确定脑损伤部位，帮助诊断。PET 扫描很特异，VS 患者脑部糖代谢率极低，而闭锁综合征患者皮质糖代谢率只比正常稍低。

三、 康复评定

对 VS 的评定是当前研究的重要课题。近年来不同作者报告了 VS 的不同疗效，由于采用不同的评定标准，因而彼此间的疗效不具有可比性，很难说明一种治疗方法优于另一种。目前在 VS 临床康复中急需解决的问题就是研究一种能够客观反映康复疗效的评定标准。

1996 年我国首次制订了 VS 疗效评分标准，经过 5 年的临床应用，2001 年于南京重新修订为目前的 VS 疗效评分标准（简称为"南京标准 2001"）。2011 年再次修订，形成目前的 VS 疗效评分标准（简称为"南京标准 2011"）。以下分述之。

1. 1996 年 VS 评分标准 该标准（表 14-6）中，VS 评分通过对眼球运动、执行命令、肢体运动、语言、吞咽、情感反应六项分别进行检查，每项按 0～3 分四级评分，然后累加计算出 VS 评分。

VS 评分总分为 18 分。≤ 3 分为完全植物状态（complete vegetative state，CVS）；4～7 分为不完全植物状态（incomplete vegetative state，IVS）；8～9 分为过渡性植物状态（transient vegetative state，TVS）；10～11 分为脱离植物状态；≥ 12 分为意识基本恢复。

VS 的疗效评定标准（意识恢复标准）：①基本痊愈（意识恢复）：VS 评分 ≥ 12 分；②明显好转：VS 评分提高 4～6 分，或 CVS→TVS，或脱离 VS；③好转：VS 评分提高 1～3 分，或 CVS→IVS，或 IVS→TVS；④无效：VS 评分无变化甚至下降。

近年我国许多医院使用这个评分方法。无论国内外，在使用 VS 评分时，都是配合脑干反射表现观察，这样既可判定意识丧失程度，也反映脑功能受损水平。

表14-6 VS评分

项目	评分	项目	评分
眼球运动无	0	语言无	0
偶有眼球跟踪	1	能哼哼	1
经常眼球跟踪	2	能说单词	2
有意注视	3	能说整句	3
执行命令无	0	吞咽无	0
微弱动作	1	吞咽流质	1
执行简单命令	2	吞咽稠食	2
执行各种命令	3	能咀嚼	3
肢体运动无	0	情感反应无	0
刺激后运动	1	偶流泪	1
无目的运动	2	能哭笑	2
有目的运动	3	正常情感反应	3

2. VS评分南京标准2001 该标准中，VS的疗效评估主要包括两个方面。

（1）是否脱离植物状态：

Ⅰ.植物状态：完全不能执行指令或无语言（失语除外）；

Ⅱ.初步脱离植物状态：能执行简单指令或简单对答；

Ⅲ.脱离植物状态：能执行较复杂指令或能对答。

（2）其他功能疗效评分（表14-7）：表中4项临床表现评分与2项客观检查评分之和，总分为0~12分。

表14-7 其他功能疗效评分

评分	眼球运动	肢体运动	进食	情感反应	脑电图	SEP
0	无	无	胃管营养	无	平直波	N20消失（双侧）
1	眼球跟踪	无目的运动	能吞咽	轻度反应	δ或θ节律	N20潜伏期延长
2	有意注视	随意运动	自动进食	常反应	α或β节律	N20潜伏期正常

（3）总的疗效评分

Ⅰ：植物状态，提高0~2分，无效；

Ⅰ：植物状态，提高≥3分，好转；

Ⅰ：植物状态，提高≥8分，显效；

Ⅱ：0~12分，初步脱离植物状态；

Ⅲ：0～12分，脱离植物状态。

（附注：①每次评分必须包括以上两个方面；②疗效评分量表至少每月检查、记录一次。）

3. VS 评分南京标准 2011 该标准中（表14-8）中，VS 评分通过对肢体运动、眼球运动、听觉功能、进食、情感五项分别进行检查，每项按 0～4 分五级评分，然后累加计算出 VS 评分。

（1）临床评分：

Ⅰ植物状态（0～1 数值行内）

疗效：评分提高≤1 分为无效，≥2 分为好转，≥4 分为显效

Ⅱ初步脱离植物状态（2 分数值行内任何一项）：微小意识状态（MCS）

Ⅲ脱离微小意识状态（3～4 数值行内）

（2）客观检查：①神经电生理：EEG、SEP；②特殊检测技术：MRI、PET/CT、脑磁图等。

（附注：每次评分包括两个方面；（1）临床评分（2）客观检查评分；临床疗效评分量表至少每月检查、记录一次；即 MCS。一般医院：5 项评法；有条件医院：5+1 评分法、5+2 评分法。）

表 14-8 VS 疗效评分量表（2011 年修订版）

评分	肢体运动	眼球运动	听觉功能	进食	情感	备注
0	无	无	无	无	无	出现其中一项即为微小意识状态（MCS）
1	刺激可有屈伸反应	眼前飞物，有警觉或追踪	声音刺激能睁眼	能吞咽	时有兴奋表现（血压、呼吸、心率增快）	
2	刺激可定位躲避	眼球持续跟踪	对声音刺激能定位，偶尔能执行简单指令	能咀嚼，可执行简单指令	对情感语言（亲人）出现流泪、兴奋、痛苦等表情	
3	可简单摆弄物件	固定注视物体或伸手欲拿	可重复执行简单指令	能进普食	对情感语言（亲人）有较复杂的反应	
4	有随意运动，能完成较复杂的自主运动	对列举物件能够辨认	可完成较复杂指令	自主进食	正常情感反应	

4. 三个标准的比较 与 1996 年 VS 评分标准相比，2001 年与 2011 年南京标准在检查项目及疗效评定等方面都有所变化，具体如下。

（1）检查项目不同：1996 年标准的六项内容为眼球运动、执行命令、肢体运动、语言、吞咽、情感反应，2001 年标准的六项内容为眼球运动、肢体运动、进食、情感反应、脑电图、SEP。2001 年标准删除了"执行命令"和"语言"两项，增加了"脑电图"和"SEP"两项客观的电生理检查，另外将"吞咽"改称为"进食"。2011 年标准将临床评分与客观检查评分分开。临床评分的五项内容为肢体运动、眼球运动、听觉功能、进食、情感，在 2001 年标准的基础上增加了听觉功能。客观检查不仅包括神经电生理检查：EEG、SEP，还包括特殊检测技术：MRI、PET/CT、脑磁图等。

（2）每个项目的计分值和总分改变：在 2001 年标准中，每个项目的评分值由原来的 0～3 分调整为 0～2 分，总分也由原来的 18 分变为 12 分。在 2011 年标准中，每个项目的评分进一步调整为

0～4分。

（3）疗效评定表述的方式不同：1996年标准采用VS评分具体分值的不同来判定患者所处的意识状态及疗效；2001年标准使用"是否脱离植物状态"和"其他功能疗效评分"综合的表述方法；2011年标准使用"是否脱离植物状态"和"是否脱离微小意识状体"的表述方法。如1996年标准中，完全性植物状态的VS评分应≤3分；如疗效为"好转"，评分则需提高1～3分。2001年标准中，Ⅰ为植物状态，如疗效提高0～2分，为"无效"；提高≥3分，为"好转"；提高≥8分，为"显效"，而Ⅱ和Ⅲ均已脱离植物状态，分值提高所代表的疗效意义不大。2011标准中，Ⅰ为植物状态，但其疗效评分与2001年标准不同，如评分提高≤1分为"无效"；≥2分为"好转"；≥4分为"显效"。而且，2011标准中，Ⅱ和Ⅲ也与2001年标准有所不同，Ⅱ为初步脱离植物状态即微小意识状态，Ⅲ为脱离微小意识状态。

国内有学者认为，2001年南京标准虽然参考了国外标准，但各项的得分权重过于平均，有必要加以区分以体现不同项目的实际意义。另外，2001年标准中关于VS的评定既涉及临床情况也涉及检查项目，但究竟哪些项目对判断预后有价值目前还存在争论，有待进一步的临床或基础研究来验证。2011年南京标准细化了Ⅱ即MCS最小意识状态的内容，它代表着更多意识恢复的可能性，应采取积极的方法治疗。该评分量表能反映病情的变化过程，有简单明了、要点突出、符合临床实际、容易掌握、易于操作的特点。2011年中国南京PVS疗效评分量表在临床应用过程中仍需不断完善，以期更准确地评估VS患者的意识状态并评估其预后。

四、治疗方法

植物状态多为脑的严重损害，功能恢复困难，易出现并发症，死亡率、致残率均高，总的来说，疗效差，预后差，因此，一直以来VS都是神经康复的一个难点。近几年，国内外对VS患者的康复不断进行了积极的探索，治疗上取得了一定的进展，令人看到了康复的希望。

VS患者的康复治疗目标：①促进意识好转，尽可能争取意识恢复；②促进功能恢复，改善生存质量；③防治各种并发症，阻止病情恶化。

关于VS的治疗措施，除加强护理、维持营养和防治并发症外，其他可选择的方法虽然很多，但大多数还处于临床试验阶段。由于PVS的病理变化极为复杂，因而不能期望仅仅通过某种单一的治疗手段就能奏效，而需采取综合性措施，并要长期坚持。

1. **基本康复治疗** 良好的康复护理是维持PVS患者生存的关键。康复护理措施包括床上良肢位的摆放、睡气垫床、定期翻身与拍背并指导体位排痰引流、口腔护理、气管切开护理与气道的管理、鼻饲管或胃造瘘管的管理、大小便护理等。

物理因子治疗方面，常用脑部超声波、眼枕法碘离子导入等，还可应用低频脉冲电流刺激四肢肌肉以防肌肉萎缩。功能训练方面可予以关节被动活动、牵伸易于缩短的肌肉与软组织，必要时应用矫形器固定关节于功能位。一旦病情允许即安排站立斜床训练，鼓励患者坐轮椅，尽早处理肌肉痉挛等。尽管VS患者一般都有不同程度的吞咽功能障碍，但也不能忽略其吞咽训练。实际上，有一部分VS患者的吞咽障碍经过训练后会有所恢复，甚至最终可以喂食而拔除胃管。吞咽训练的方法如吸吮训练、咽部冰刺激、反复诱发吞咽反射等。功能训练时动作要轻柔，注意循序渐进。

这些基本的治疗措施有助于预防肢体关节挛缩、肌肉萎缩、压疮、肺部感染、尿路感染、骨质疏松、肢体静脉血栓形成等并发症的发生，对于维持和延长患者的生命、争取恢复的机会具有积极的意义。

2. 营养支持治疗　VS 患者的能量消耗是正常人的 140% ~ 250%，足够的营养支持是患者康复的基本条件。对吞咽障碍明显或完全不能吞咽的 VS 患者需管饲高蛋白、高热量、高维生素、低脂肪、易消化流质饮食。营养膳食以匀浆膳、成品营养素为主要饮食，牛奶、豆浆、果汁为辅助营养。每日进食总量为 3000 ~ 4000ml，每 2 ~ 3 小时管饲 1 次，也可以匀速缓慢滴入胃管中，以满足每日能量需要。注意在两餐之间补充水分。对无吞咽障碍或轻度吞咽障碍的患者给予清淡、易消化、营养丰富的半流质或糊状食物，少量多餐，避免过饥或过饱。

3. 感觉刺激治疗　最常用的是为 VS 患者提供系统和经常的视、听、嗅、味等感觉刺激。其理论依据是丰富的外周环境刺激能促进神经功能的恢复。这些方法尽管暂时还没有循证医学的证据，但它是合理的，而且简便易行，因而临床上已普遍采用。

（1）听觉刺激：由于简单易行而最常应用。①定期播放患者病前熟悉和喜爱的音乐和戏曲；②家属定期与患者谈话，最好是谈患者亲近的人和事，讲患者平时感兴趣的话题。通过观察患者面部及身体其他方面的变化，了解患者对听觉刺激的反应。

（2）视觉刺激：可以利用灯光进行。如在患者周围布置彩色的电灯，不断闪烁并变换色彩以进行视觉刺激。还可以安排适当的户外活动，给予环境及大自然的视觉刺激。

（3）嗅觉刺激：应在患者洗漱后进行。常用的刺激物如咖啡、香水、沐浴露及患者最喜欢的食物等。

（4）味觉刺激：可用棉签分别蘸酸、甜、咸味的溶液先后刺激患者舌头的前面部分。

（5）皮肤感觉刺激：可利用软毛刷、毛巾等从肢体远端向近端进行皮肤触觉刺激，也可持续抚摸患者口腔、嘴唇、耳垂等头面部敏感区域的皮肤。还可对患者的皮肤进行冷、热等刺激。

4. 神经刺激治疗　包括两种方式的电刺激，一种是把电极植入脑的深部给予电刺激，另一种是把电极放在周围刺激周围神经再上传至皮质。

（1）深部刺激法：分别有丘脑电刺激、脑干中脑电刺激、小脑电刺激等，均为电极直接埋在相应部位。近来常用的是高颈髓后索电刺激，就是在全麻下把电极放在颈 2 和颈 4 水平硬膜外正中部（类似于放置在腹部外侧皮下的起搏器），给予持续电刺激，用来治疗 VS 患者，取得了较满意的效果。认为电刺激高颈段脊髓可上行达脑干，通过网状结构上行激活系统并传达到大脑皮质，进而唤起大脑皮质功能的恢复，即起到所谓"唤起反应（arousal response）"的作用。

（2）周围神经刺激法：即用低周波功能性电刺激（FES）持续刺激双下肢或上肢如正中神经，在正常人具有激活脑电的效果，使 α 频域的波幅增大，也就是有促进大脑皮质广泛觉醒机制存在。在植物状态，已有应用促进苏醒的报道。该方法理论上是合理的，因此可作为治疗措施之一。

5. 药物治疗　对于 VS 患者，可以选用一些具有促进脑细胞代谢、改善脑血液循环、活化与营养神经细胞等作用的药物，可能有助于苏醒及神经功能障碍的恢复。临床上常用复方阿米三嗪、尼麦角林、甲磺酸双氢麦角碱、氟桂利嗪、尼莫地平、吡拉西坦、盐酸吡硫醇、胞磷胆碱、甲氯芬酯、醒脑静、脑活素、小牛血去蛋白提取物等。上述药物可以选择 2 ~ 3 种联合应用，交替使用。

新型的神经营养药物如神经节苷脂（尤其是单唾液酸四己糖神经节苷脂，即 GM-1）能通过血 - 脑屏障，不仅在脑损伤后早期能降低脑水肿，纠正离子失衡，降低死亡率，后期也能促进损伤的神经细胞恢复其功能。据报道采用 GM-1 治疗重型脑外伤后长期昏迷患者取得了较好的效果，而且长期使用也无明显毒、副作用，因此，对于 VS 患者值得在临床上试用。建议开始剂量为每日 100mg 静脉滴注，持续 2 ~ 3 周后改为维持剂量（20 ~ 40mg / 天）肌注，连续 30 ~ 60 天。此外，由于神经生长因子（NGF）独特的作用机制，如能解决通过血 - 脑屏障的问题，可能会给 VS 的治疗带来令人鼓舞的前景。

近来还在催醒药物方面进行了一些新的尝试。目前试用的催醒药物主要包括以下几类：①多巴胺类药物，如左旋多巴、甲基溴隐亭和金刚烷胺，均取得了一定效果，认为这些药物能强化网状结构上行激活系统而具有促醒作用；②抗抑郁药，如帕罗西汀、氟西汀、丙米嗪也取得一定的功效；③精神兴奋药，如盐酸哌醋甲酯、硫酸右旋苯丙胺和匹莫林；④纳洛酮，是非特异性阿片受体拮抗剂，作为麻醉患者的促醒药已在临床普遍应用，被认为也应适用于长期昏迷和 VS 患者的促醒。这些药物都有一定的理论依据，但其确切效果还有待于进一步证实。

值得指出的是，有很多药物可能加重脑损害，影响意识与认知功能的恢复，应该避免使用。这些药物包括镇静剂、抗惊厥药、抗痉挛药、抗胆碱能药、抗组胺药和某些抗高血压药等，如苯妥英钠、卡马西平和巴比妥类药物。

6. 高压氧治疗 高压氧治疗是指在超过一个大气压（101.33kPa）环境下的给氧治疗。治疗是在特殊的高压氧舱中进行，舱内所加压力称为附加压，一个大气压加上附加压称为绝对压（ATA），临床治疗压力即以 ATA 计算。

脑是机体代谢最旺盛的器官之一，它不仅对氧具有特殊的依赖性，还对缺氧具有特殊的敏感性。高压氧由于能迅速提高氧浓度，增加脑组织的氧含量，改善或纠正脑组织缺氧所致的脑功能障碍，从而促进脑功能的恢复。研究证实，高压氧虽使颈动脉收缩、大脑半球血流量减少，但椎动脉系统的血流量并不减少，甚至有所增加，因而脑干和网状结构上行激活系统等处的氧分压也相对增高，从而有利于改善觉醒状态和生命功能活动，使"休眠"细胞的功能恢复。

高压氧已被认为是长期昏迷或 VS 患者催醒的重要手段之一。近年来，国内外应用高压氧治疗 VS 取得了可喜的疗效，因此，对于 VS 患者建议常规使用。高压氧治疗的方法：持续的高压氧，压力在 1.75～2.00ATA，每日 1 次，每次 90 分钟，10 次为一疗程，可连续多个疗程。高压氧治疗 VS 的基本原则为早期、长疗程。据报道，对于 VS，高压氧治疗多在 70～80 次以上，意识才有一定程度的好转，严重的 VS 患者甚至可达到 200 次。

7. 中国传统疗法 如针灸、按摩、中药等 针灸可有助于解除 VS 患者大脑皮质的抑制状态，起到醒脑开窍的作用。对脑部不同损害部位取相应的头部、耳部和肢体远区穴位，常用穴位如四神聪、神庭、本神、百会、神门、人中、内关、三阴交、劳宫、合谷、涌泉等。针灸时可采用不同手法治疗，如肌张力高者用弱刺激，肌张力低者用强刺激，必要时甚至连接电针仪加用电刺激。做头针刺激时，可同时做肢体关节和肌肉的按摩，使患者在兴奋之后又有舒适和安慰感。通过按摩，不仅能防止关节强直和肌肉萎缩，还可降低大脑皮质醒觉阈值，有助于促进 VS 患者的觉醒。

除了针灸、按摩，中药也可以应用。常用的中药以促醒方剂为基础方，再根据患者的具体情况加减。中医认为昏迷为淤血攻心，神明受扰，淤血乘肺，则气机受阻，清气不入，浊气不出，宗气不能生成而致，或因血不养心，心神失养，神魂散失等。故先用的方剂主要为活血化瘀，再配辛香走窜、开窍、醒神的药物，如石菖蒲、远志肉、当归、川芎、丹参、地龙、桃仁、益智仁、赤芍、白芍、鸡血藤、生黄芪、黄精等。成药安宫牛黄丸具有辛凉开窍、镇惊息风作用，也可用来促进苏醒。

8. 手术治疗 脑外伤后继发性脑积水是加重意识障碍，导致长期昏迷的原因之一。严重脑外伤后继发脑积水并不少见，通过 CT 或 MRI 诊断的发生率约为 3%～8% 之间，伴有外伤性蛛网膜下腔出血者发生的几率更高。凡严重脑外伤后持续昏迷不醒或意识状况一度好转后又恶化者，均应考虑外伤后脑积水的可能。CT 或 MRI 扫描是首选的辅助检查手段。脑积水时，CT 或 MRI 可显示脑室扩大和脑室周围水肿区。CT 或 MRI 不仅能确定脑积水的有无，还能了解积水的类型、原因和严重程度，因此，对于严重脑外伤后长期昏迷或 VS 患者要定期反复检查。

脑外伤后 VS 患者的脑积水常属交通性脑积水。脑积水的诊断一旦确定，特别是脑室呈进行性扩大者，应尽早行脑脊液分流术，如侧脑室 - 腹腔分流术等，减轻或避免由于交通性脑积水而加重脑损伤。

9. 家庭 / 社区康复 部分患者在生命体征平稳后，可能需要回到家里或社区继续康复，这时医务人员应将护理、康复的基本方法及注意事项向患者家属说明，并定期随访，了解患者康复的进展，指导康复治疗的方法，使患者能及时得到继续治疗。最好能设立家庭病房。VS 患者的康复可能是一个长期的过程，对此医务人员和患者家属都应做好充分的思想准备。

由上可见，VS 患者的康复是一个综合、多元的系统工程。在上述众多的 VS 治疗方法中，目前仍然以加强护理、维持营养和防治并发症为主。在促进功能恢复，特别是促进苏醒方面依然是一个探索中的问题，还没有特异性的治疗方法。良好的基础治疗是维持患者生存、保持患者功能的关键，通过基础治疗，使患者达到或接近正常生理状态。在此基础上行促醒治疗，两者相辅相成，不可偏废。

尽管至今为止，VS 患者的治疗尚未达到突破性的理想效果，但高压氧及脑电刺激治疗取得了可喜的进展，新型神经营养药物如 GM-1、NGF 等药物的出现、发展及应用，新检查手段如 SPECT、PET、fMRI、SEP 等尽早应用，做到早期诊断、早期综合治疗，应该说 VS 的治疗前景值得期待。那种认为 VS 的治疗是没有希望的悲观观点是不可取的。

（胡昔权）

参考文献

1. 倪朝民.神经康复学.2版.北京：人民卫生出版社，2013.

2. 贾建平，陈生第.神经病学.7版.北京：人民卫生出版社，2013.

3. 王维治.神经病学.2版.北京：人民卫生出版社，2013.

4. 芮德源.临床神经解剖学.北京：人民卫生出版社，2007.

5. 倪朝民.脑卒中的临床康复.合肥：安徽科学技术出版社，2013.

6. 燕铁斌，窦祖林，冉春风.实用瘫痪康复.2版.北京：人民卫生出版社,2010.

7. 乐卫东.帕金森病中西医治疗.北京：科学出版社，2016.

8. 吴江，贾建平.神经病学.3版.北京：人民卫生出版社，2016.

9. 南登昆，黄晓琳.实用康复医学.北京：人民卫生出版社，2009.

10. 王茂斌.神经康复学.北京：人民卫生出版社，2009.

11. 张通.神经康复治疗学.北京：人民卫生出版社，2011.

12. 赵继宗.神经外科学.北京：人民卫生出版社.2007.

13. 刘中霖.临床脑病会诊与治疗.北京：人民卫生出版社，2012.

14. 朱镛连.神经康复学.北京：人民军医出版社，2010.

15. 黄晓琳，燕铁斌.康复医学.5版.北京：人民卫生出版社，2013.

16. 中华医学会神经病学分会帕金森病及运动障碍学组.中国帕金森病治疗指南,2版.中华神经科杂志:2009，42（5）：352-355.

17. 中华医学会神经病学分会与认知障碍学组和中国阿尔茨海默病协会.中国痴呆与认知障碍诊治指南.中华医学杂志:2011，91(9):577-581.

18. 中华医学会神经病学分会神经免疫学组，中国免疫学会神经免疫分会.中国多发性硬化诊断和治疗专家共识.中华神经科杂志:2010，43：516-521.

19. 李建军，杨明亮，杨德刚，等."创伤性脊柱脊髓损伤评估、治疗与康复"专家共识.中国康复理疗与实践:2017,23(3):274-287.

20. 王一吉，周红俊，李建军，等.脊髓损伤神经学分类国际标准检查表最新修订及解读.中国康复理论与实践:2015,21(8):879-882.

21. 张丽娜，殷竞争，滕军放.成人心肺复苏后缺血缺氧性脑病的诊疗进展.中国实用神经疾病杂志:2014 (23)：45-47.

22. 庞英，宿英英.多模式诱发电位对缺氧性脑病的研究.中华神经科杂志:2005,38（8）:491-494.

23. Maas AI, Stocchetti N, Bullock R(August 2008).Moderate and severe traumatic brain injury in adults. Lancet Neurology7(8): 728-741.

24. P Scheltens, K Blennow, MM Breteler, et al. Alzheimer's disease. Lancet, 2016,388(10043):505-517.

25. R Mayeux, Y Stern. Epidemiology of Alzheimer disease. Cold Spring Harbor Perspectives in Medicine,2011,7(3): 137-152.

26. LZ Gras, SF Kanaan, JM McDowd, et al. Balance and gait of adults with very mild Alzheimer's disease. J Geriatr Phys Ther, 2015,38(1):1-7.

27. Hawryluk G，Whetstone w，Saigal R，et al. Mean arterialblood pressure correlates with neurological recovery after human spinal cord injury：analysis of high frequency physiologicdata. J Neurotrauma，2015，32(24)：1958-1967.

28. Ingrid ES, Samuel B, Giuseppe C,et al.ILAE classification of the epilepsies: Position paper of the ILAE Commission for Classification and Terminology. Epilepsia, 2017,58(4):512-521.

29. Gutierrez LG, Rovire A, Portela LA,et al. CT and MR in non-neonatal hypoxic-ischemic encephalopathy: radiological findings with pathophysiological correlations. Neuroradiology. 2010 Nov; 52(11):949-976.

30. Winstein CJ,Stein J,Arena R,et al.Guidelines for Adult Stroke Rehabilitation and Recovery:A Guideline for Healthcare Professionals From the American Heart Association/American Stroke Association.Stroke,2016,47(6): e98-e169.

中英文名词对照索引